OPERATIVE EINGRIFFE
IM GEBIETE
DES OHRES · DER NASE
DES HALSES

NACH EIGENEN ERFAHRUNGEN DARGESTELLT

VON

DR. A. LAUTENSCHLÄGER
BERLIN

MIT 355 MEIST FARBIGEN ABBILDUNGEN

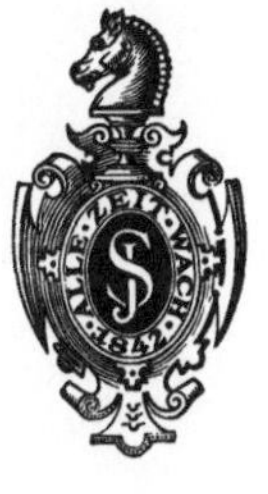

BERLIN
VERLAG VON JULIUS SPRINGER
1936

ISBN 978-3-540-01237-5 ISBN 978-3-642-51084-7 (eBook)
DOI 10.1007/978-3-642-51084-7

SOFTCOVER REPRINT OF THE HARDCOVER 1ST EDITION 1936

„Wer fertig ist, dem ist nichts recht zu machen
Ein Werdender wird immer dankbar sein.“

Faust. Vorspiel.

Vorwort.

Dieses Buch verdankt seine Entstehung dem Auftrage KIRSCHNERS, für seine Chirurgische Operationslehre die Operationen unseres Fachgebietes darzustellen.

Was dem Chirurgen ersprießlich ist, dient im allgemeinen auch dem Facharzt, doch hat dieser eigene Bedürfnisse, die in einer fachärztlichen Bearbeitung zu berücksichtigen waren. Damit nun das Buch einerseits durch Aufnahme neuer Kapitel nicht zu umfangreich wurde, andererseits die Geschlossenheit der ursprünglichen Anordnung erhalten blieb, mußte manches wegfallen, was für den Facharzt entbehrlich ist, und auch der Zuwachs beschränkt werden, der vielfach eine rein bildliche Darstellung oder nur kurze, wegweisende Richtlinien erhielt.

Durch diese Erfordernisse und Beschränkungen kam ein Werk zustande, das sich wesentlich von einem Lehrbuch im üblichen Sinne unterscheidet und mit Absicht freie Schilderungen enthält, vor allem die möglichst lückenlose Darstellung der Eingriffe selbst und was mit ihnen unmittelbar zusammenhängt: Plan, Werkzeug und Weg.

Aber auch davon konnte nicht alles gleichmäßig zur Geltung kommen. Manche in anderen Werken leicht auffindbare und gut beschriebene Eingriffe (Technizismen usw.) wurden vernachlässigt zugunsten der bei uns üblichen, bewährten, und in der Fachliteratur nicht oder nur wenig berücksichtigten Arbeitsweisen. Neue Wege bedurften einer breiteren Darstellung. Wenn ein subjektiver Grundton durchdringt, so möge man bedenken, daß in unserem jungen Fache noch vieles im Flusse und umstritten ist und daß man nur das gut anschaulich machen kann, was man selbst geschaffen und erprobt hat.

Die Grenzgebiete unseres Faches werden nur selten überschritten.

Der geborene Chirurg eignet sich für alles. Wer aber alles, was er gelernt hat, üben will, kann niemals und nirgends die Vollendung erreichen, zu der nur weise Beschränkung führt. Wir respektieren die Grenzen unseres an und für sich weiten Reiches, verzichten auf die Operation des Wolfsrachens, der Sattelnase, der Struma und überlassen die Oberkieferresektion, die Chirurgie der Speiseröhre, sowie die Ausrottung des Kehlkopfes dem Befugten, wozu auch ein Spezialist unseres Faches gelegentlich gezählt werden darf, wenn er für die genannten Eingriffe eine besondere Neigung, Befähigung und Ausbildung mitgebracht hat. Die plastischen Operationen möge der Kosmetiker ausführlicher darstellen. Der Facharzt soll zuerst in seinem eigenen Hause Bescheid wissen, und wenn er darin das Beste erreicht hat, wird er gerne auf einige später hinzugekommenen und mit Recht oder Unrecht eroberten Grenzgebiete freiwillig verzichten. Dank gebührt dem Verlag für die gute Ausstattung. Dank auch dem Kollegen SCHULZ VAN TREECK für die gelungenen Bilder und die liebevolle Sichtung des Textes.

Berlin, Februar 1936.

LAUTENSCHLÄGER.

Inhaltsverzeichnis.

I. Die Eingriffe am Ohr.

A. Allgemeine Vorbemerkungen.

1. Einleitung.

Jede Operation erfordert eine Reihe zweckmäßiger, auf ein bestimmtes Ziel gerichteter Handlungen. Im Brennpunkt dieser Handlungen steht der Operateur. Seinem Willen ordnen sich alle Kräfte unter, er trägt die Verantwortung sowohl für die kunstgerechte Durchführung der Operation als auch für alle zu dieser gehörenden Verrichtungen: Narkose, Assistenz, Asepsis, Verbände, Wartung und Nachbehandlung. Je besser die dem großen Ziele dienenden Kräfte aufeinander eingespielt sind, je reibungsloser die einzelnen Phasen der Operation aufeinanderfolgen, je umsichtiger und geschickter der Leiter, um so besser das Gelingen.

Mehr als bei jeder anderen Kunst ist in der Chirurgie das Handwerk die Grundlage. Außer der Kenntnis des Handwerkzeuges und dessen vielfacher Verwendungsmöglichkeit muß der Chirurg weit mehr als der Stein-, Holz- oder Metallbearbeiter Eigenart und Gefüge des zu formenden Stoffes kennen, dessen lebendiger Inhalt keine Korrekturen zuläßt. Jeder Schnitt oder Hammerschlag muß genau berechnet sein. Die Vielfältigkeit des zu bearbeitenden Stoffes erfordert eine vielfache Behandlungsweise und im Wechsel des Stoffes und der Geräte muß stets das zugrunde liegende anatomische Bild gegenwärtig sein.

Handwerklich betrachtet ist der Ohrenarzt im wesentlichen ein Knochenbildhauer. Der zu bearbeitende Stoff ist keineswegs homogen. Sein Gefüge, schon im normalen Zustande ungleichmäßig, zeigt in kranker Verfassung noch größere Verschiedenheiten, so daß die Herstellung des beabsichtigten Knochenreliefs Materialgefühl und Geschicklichkeit in der Instrumentenführung erfordert.

Die Bewältigung der gestellten Aufgaben ist vor allem gebunden an zwei unersetzliche Instrumente, nämlich Hammer und Meißel. Wer beide gut zu handhaben weiß, kann vieler anderen Instrumente entraten, sie schränken den Gebrauch von Stanzen, Fräsen, Knochenzangen und scharfen Löffeln bedeutend ein, ersparen Zeit und Mühe und ermöglichen das genaueste Arbeiten. Im Notfall muß man imstande sein, mit jedem beliebigen mittelgroßen Meißel und irgendeinem der gebräuchlichen chirurgischen Hämmer eine Aufmeißelung des Warzenfortsatzes vorzunehmen. Große breite Meißel und umfangreiche eckige Holzhämmer behindern die Übersicht; viel gebraucht wird der umstehend abgebildete walzen- oder tonnenförmige Holzhammer (Abb. 1). Wir nehmen mit Vorliebe den dem kleinen Operationsfeld besser angepaßten, leicht im Handgelenk federnden und Erschütterungen des Schädels auf ein Minimum einschränkenden Metallhammer nach JANSEN (Abb. 2), dessen Bleifüllung über den Metallmantel herausragt und beim Aufschlagen den Klang abdämpft.

Der beste Meißel — in seiner Verwendungsmöglichkeit und Arbeitsleistung ein Wunderwerkzeug — ist der nach Art eines Stemmeisens einseitig abgeschliffene gerade Flachmeißel mit wenig abgerundeter Schneide (Abb. 3 u. 4). Er vereinigt zwei dienliche Eigenschaften, die zutage treten, je nachdem man seine Schneide mit der geraden oder abgeschrägten Seite aufsetzt. Berührt bei flacher Haltung die schräge Fläche des Meißels den zu bearbeitenden Knochen, dann schürft die Schneide wie ein feiner Hobel. Dreht man den Meißel um und setzt ihn steil auf, so dringt er ins Knochengewebe tiefer ein (Abb. 5 u. 6).

Letztere Eigenschaft brauchen wir, um bestimmte Knochenteile abzusprengen, erstere zum Abmeißeln feiner Späne und an allen Stellen, wo

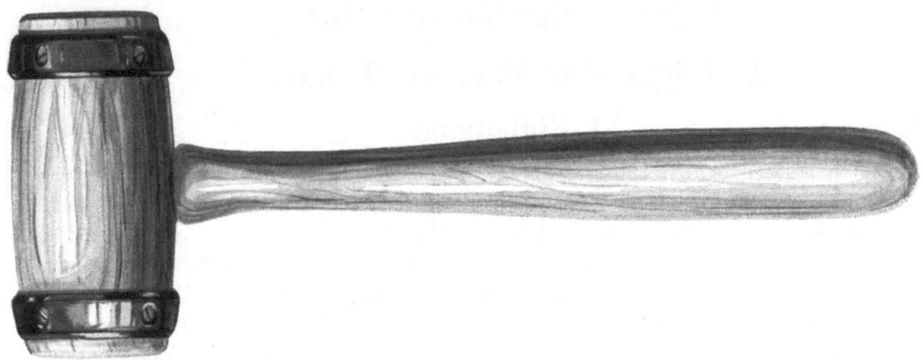

Abb. 1. Holzhammer mit Metallfassung.

vorsichtiges Schürfen geboten ist: zur Verdünnung einer Knochenschicht, zur Glättung von Unebenheiten, und anstatt des scharfen Löffels zur Beseitigung von Zellwänden und brüchigem, auf festerer Basis aufsitzendem Knochen. Der

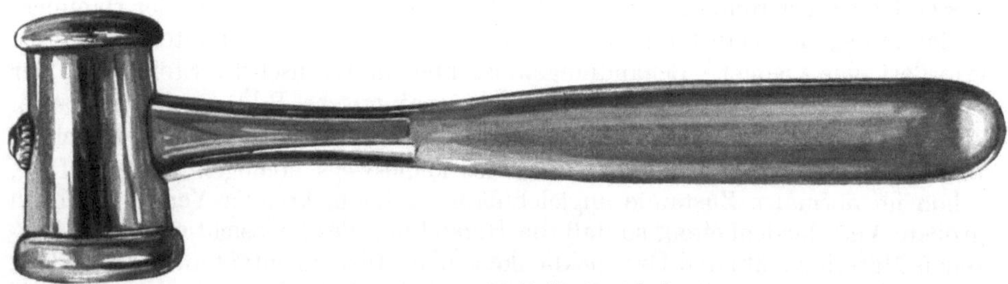

Abb. 2. Metallhammer mit Bleifüllung nach JANSEN.

zungenförmige Vorsprung der Schneide erleichtert das Ansetzen und Eindringen des Meißels an geeigneter Stelle. Die Hohlmeißel sind zweckmäßig an den Kanten und Ecken einer Höhle, wo der gewölbte Meißel sich den Knochen-

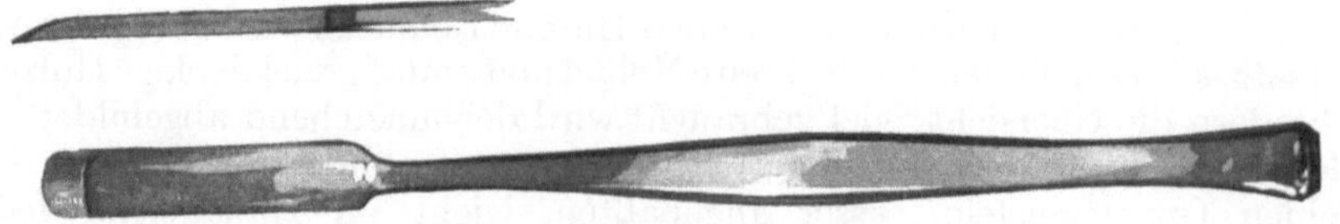

Abb. 3. Flachmeißel nach LUCAE-JANSEN.

linien gut anschmiegt (s. Abb. 7), doch kann man auch mit einem Satz von Flachmeißeln allein jedes Profil herstellen.

Der handliche Hammer hat eine breitere und schmälere Aufschlagfläche. Man läßt meist die breitere auf den Meißelgriff fallen, weil bei solcher Gewichtsverteilung der Hammer leichter zu schwingen ist, besser federt und weichere Schläge erlaubt. Umgedreht fällt er mit größerer Härte auf. Um eine Sprengwirkung hervorzurufen (Labyrinthoperation) genügt ein kurzer, harter Hammerschlag, wonach der Meißel rasch zurückgezogen wird. Am meisten gebraucht man den Hammer zu kurzen, lockeren, unmittelbar aufeinanderfolgenden und je nach der Örtlichkeit und Härte des Knochens abzustufenden Schlägen.

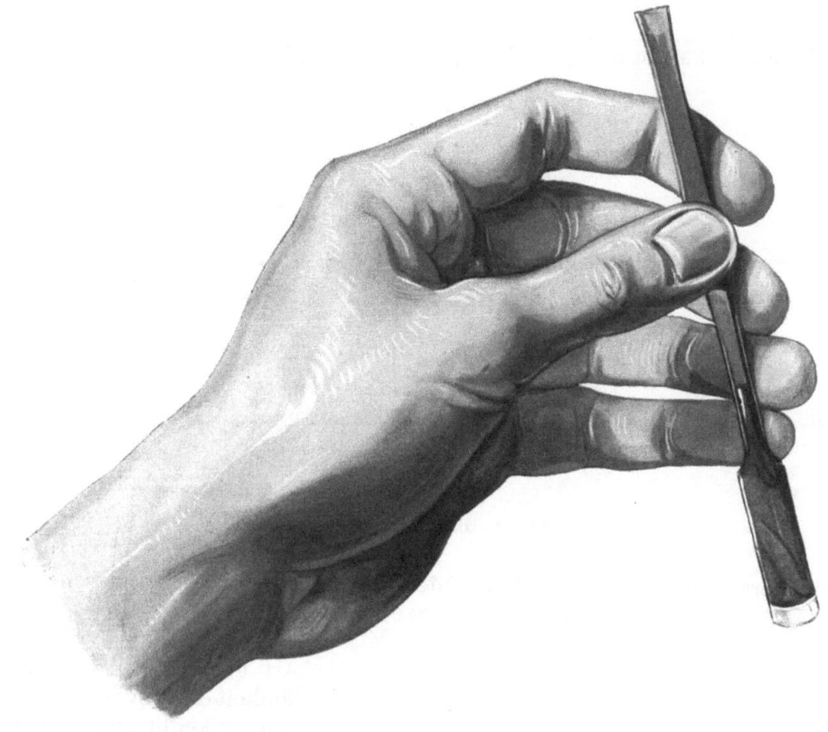

Abb. 4. Meißelhaltung.

Ein weiteres unentbehrliches Instrument ist die stumpfe Häkchensonde (Abb. 8). Sie hilft uns fühlen, unterscheiden und Wege suchen. Wo wir im

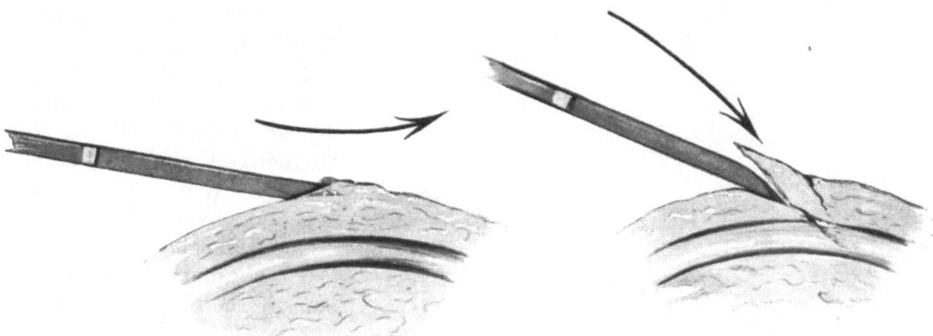

Abb. 5. Der flach aufgesetzte Meißel „schürft" oberflächlich.

Abb. 6. Der steil aufgesetzte Meißel dringt in die Tiefe ein.

Zweifel sind, ob eine Fistel besteht, ob harte Hirnhaut oder Blutleiter oder eine derbe Cholesteatommembran vorliegt, gibt sie Aufschluß. Wir nehmen sie, um verirrte oder halb gelockerte Knochensplitter vom Sinus, der Dura oder

1*

irgendwelchen Ritzen abzuheben und nach außen zu befördern, sie ist ein gutes Tast-, Sondier- und Hebelinstrument. Niemals soll an ihrer Statt die Pinzette zum Tasten oder Suchen gebraucht werden.

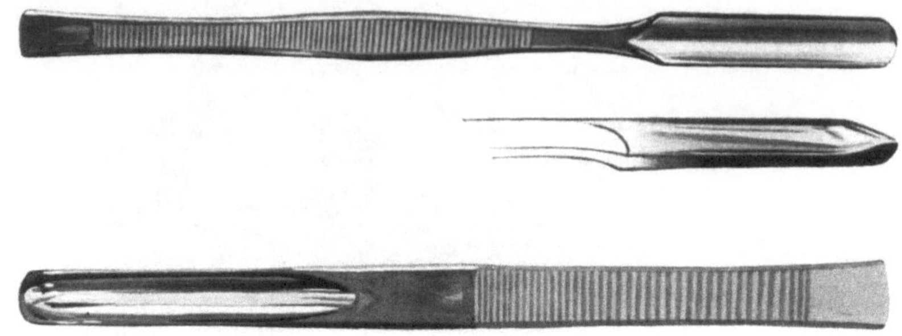

Abb. 7. Hohlmeißel.

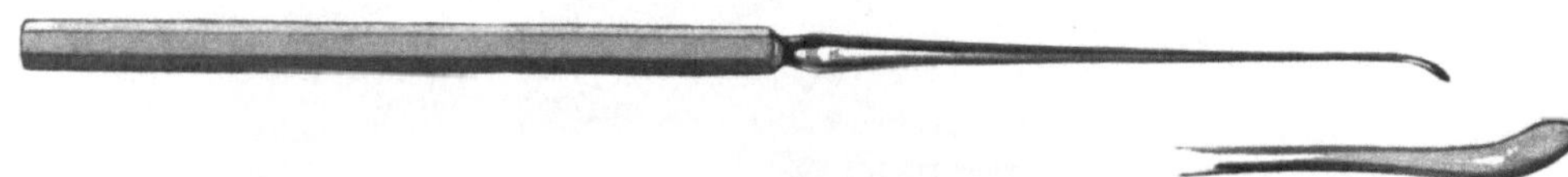

Abb. 8. Häkchensonde.

Das weitere unentbehrliche Instrumentarium wird an seinem Orte beschrieben. Grundsätzlich brauchen wir möglichst wenig Instrumente. Je geschickter der Operateur, je besser er Art und Verwendungsmöglichkeit des einzelnen Instrumentes kennt und ausnützt, um so weniger Hilfsinstrumente hat er nötig.

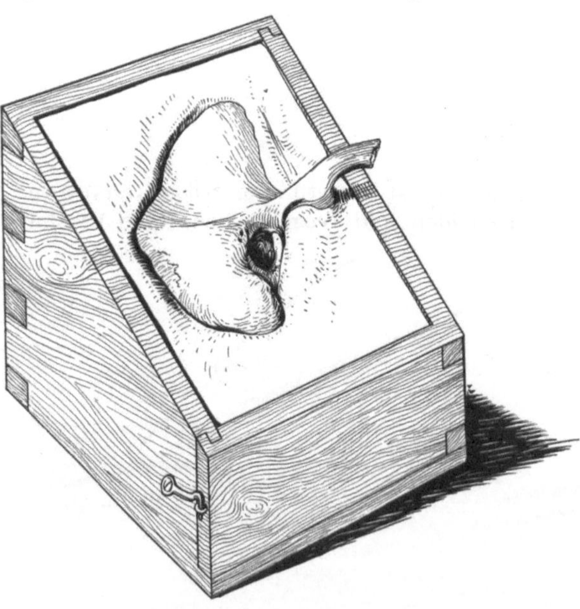

Abb. 9. Schläfenbein im Holzkasten eingegipst fertig zur Bearbeitung. (Nach WAGENER.)

Ebenso ist es mit dem Personal beschaffen. Das verhältnismäßig kleine Operationsfeld erlaubt selten die gleichzeitige Betätigung mehrerer Hände. Je mehr Geräte und Hantierung, um so bedeutender ist die Möglichkeit, Fehler in der Technik und Asepsis zu begehen. Wer mit beiden Händen gleichzeitig und im Wechsel zu arbeiten gelernt hat, braucht in der Norm nur einen aufmerksamen, zuverlässigen Assistenten, der die Wundhaken bedient oder stärkere Blutungen beherrschen hilft. Im Notfall tritt ein praktischer Arzt, eine Schwester oder der Wundsperrer allein an seine Stelle.

Die Bearbeitung des Knochens muß am Präparat gelernt und geübt werden. Zu diesem Zweck beschafft man sich frische Knochen vom Kalb oder Rind, klemmt sie in einen Schraubstock, betätigt sich im Schürfen und Absprengen und sucht an bestimmten Stellen genau abgezirkelte Profile anzulegen. An der Leiche oder am herausgenommenen Schläfenbein verwendet man die erlernte Technik, um die pneumatischen Hohlräume des Schläfenbeins und das Antrum aufzudecken, ohne zunächst die Hirnhaut, den Sinus oder den Nervus facialis freizulegen. Sehr geeignet für diese Übungen ist die abgebildete, der Wirklichkeit nahekommende Anordnung. Dura und Sinus eines Schläfenbeins sind mit verschiedenfarbiger Wachsmasse ausgegossen, der Fazialiskanal ist durch einen feinen Draht markiert und das Ganze in Gips eingebettet (Abb. 9). Wie der Bildhauer seinen Ton oder seine Wachsmasse dauernd feucht erhält, so muß auch das anatomische Präparat durch feuchte Formalinlappen vor der Austrocknung bewahrt werden, damit die Beschaffenheit des Knochens den Verhältnissen am Lebenden möglichst gleichbleibt.

2. Operationsanordnung. Beleuchtung.

Die unentbehrlichen Instrumente liegen übersichtlich auf einer rechteckigen, in horizontaler und vertikaler Richtung verstellbaren Tischplatte in nächster

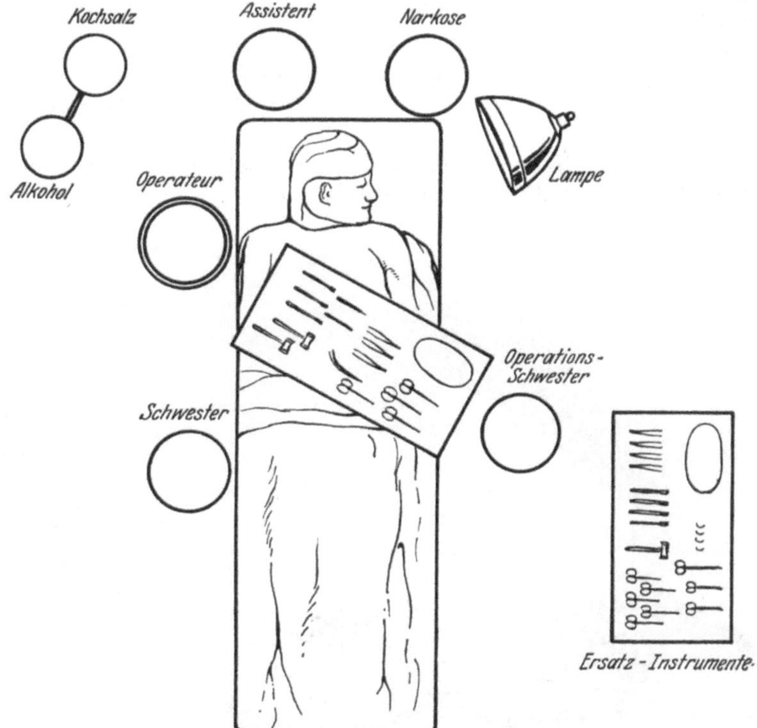

Abb. 10. Operationsanordnung.

Nähe des Operationsgebietes und können vom Operateur jederzeit erreicht werden, damit er sich selbst bedienen kann. Die Schwester sorgt lediglich für genaue Einordnung der Instrumente und zugleich für das nötige Tupfer-, Naht- und Verbandmaterial, welches nur mit stumpfen Pinzetten, nicht aber mit den Händen (mit oder ohne Handschuhe) angefaßt und zugereicht wird. Dazu kommt eine Hilfsperson, welche den Kopf hält und ihn durch sanften Zug oder

Druck in die jeweils beste Lage bringt. Der Kranke liegt mit dem Rücken auf einem stabilen Operationstisch, sein Nacken wird durch eine solide Halbrolle

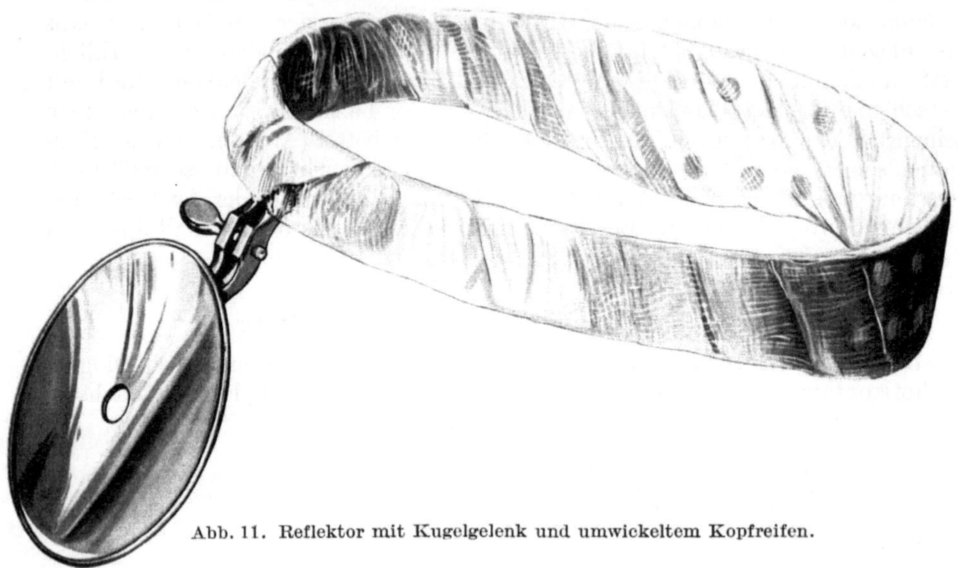

Abb. 11. Reflektor mit Kugelgelenk und umwickeltem Kopfreifen.

gestützt, auf welcher der Kopf bequem und ohne Umstände nach beiden Seiten gedreht, erhoben und gesenkt werden kann.

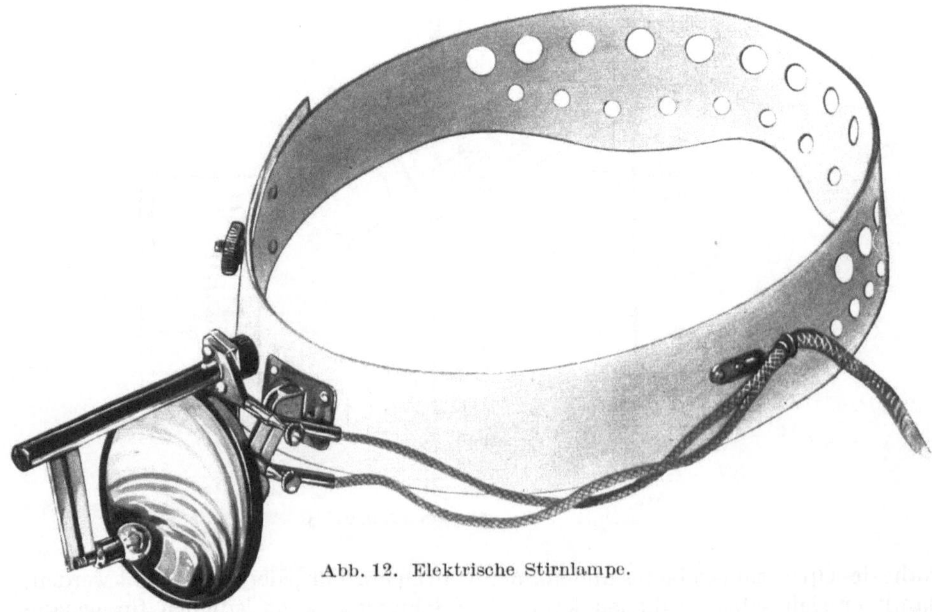

Abb. 12. Elektrische Stirnlampe.

Vorstehende Skizze veranschaulicht Stellung und Anordnung des für eine Ohroperation notwendigen Personals und der hierzu unentbehrlichen Geräte (Abb. 10).

Bei Eingriffen an der linken Kopfhälfte steht der Operateur links, sonst rechts vom Kranken, die Lichtquelle befindet sich auf der Stirne des Chirurgen oder schräg gegenüber.

Das zuverlässigste Licht erhalten wir von einer einfachen elektrischen Lampe mit dunkler Einfassung, die sich nach allen Richtungen verstellen und leicht bedienen läßt. Der das Licht auffangende allgemein bekannte Reflektor (Abb. 11) sitzt auf einem mit steriler Gaze umwickelten, der Kopfform gut angepaßten Hartgummireifen. Die sonst brauchbaren, direktes Licht spendenden elektrischen Stirnlampen (Abb. 12) hindern die Bewegungsfreiheit des Operateurs und Personals und erhitzen sich schnell. Störungen der Beleuchtung sind umständlich zu beheben, bei mangelhafter Isolierung erhält der Kopf des Operateurs elektrische Schläge. Elektrische Funken können auf das Narkosegerät überspringen und Äthergemische entzünden.

Für die Instandhaltung des Lichtes, Versorgung des Instrumentenkochers und sonstige außerhalb des streng umgrenzten aseptischen Bezirkes nötige Handreichungen brauchen wir eine weitere Hilfsperson.

Da wir nie mit Sicherheit den Umfang unserer Eingriffe voraussagen können, müssen die behaarten Teile des Kopfes besonders sorgfältig vorbereitet werden. Rücksicht auf die Eitelkeit der Kranken rächt sich unter Umständen schwer. Man rasiere ausgiebig, bei Ohroperationen stets auch die Nackenhaare bis zur Protuberantia occipitalis.

3. Allgemeinnarkose und örtliche Betäubung.

Bei allen größeren Eingriffen am Schläfenbein bevorzugen wir die allgemeine Betäubung durch eine erfahrene Hilfskraft. Wir arbeiten an recht empfindlichen Organen. Die Hammerschläge auf den oft elfenbeinharten Knochen werden vom nichtbetäubten Kranken peinlich empfunden, die Möglichkeit der örtlichen Umspritzung ist beschränkt, die Einspritzungen selbst sind nicht ungefährlich (es sind mehrere Todesfälle infolge Lokalanästhesie bekanntgeworden), weshalb wir uns die Segnungen der Allgemeinnarkose in den bekannten Grenzen zunutze machen und die örtliche Betäubung nur dann allein und mit den geringsten Dosen anwenden, wenn die körperliche und psychische Veranlagung des Kranken sie als angebracht erscheinen lassen. Wählen wir die örtliche Betäubung, so behalten wir uns stets vor, die Allgemeinnarkose nachfolgen zu lassen. Patient bleibt dementsprechend vollkommen nüchtern.

Den Narkotiseur von Beruf erkennt man an seiner Wunsch- und Geräuschlosigkeit. Er waltet seines verantwortungsvollen Amtes so, als wenn er überhaupt nicht vorhanden wäre. Er weiß auch, daß er bei Säuglingen, Diabetikern, alten Leuten, Nieren-, Herz- und Lungenkranken besonders vorsichtig in der Dosierung des Betäubungsmittels sein, beim Arbeiten in der Nähe des Fallopischen Kanals auf die vom N. facialis versorgte mimische Muskulatur achten muß und bei Operationen am Kleinhirn wegen der hier drohenden Atemlähmung die Narkose im Einvernehmen mit dem Operateur rechtzeitig abbricht.

Für kleinere Eingriffe, wie oberflächliche Inzisionen, Fremdkörperextraktion, Parazentese u. a. genügt der kurze Ätherrausch (Chlor- oder Bromäthyl).

Die örtliche Betäubung muß bei allen hier in Betracht kommenden Eingriffen möglichst vollkommen sein. Wir verwenden die stets ausreichende, sterile, frisch bereitete $^1/_2$%ige Pantokain-Suprareninlösung.

Desinfektion der äußeren Haut, Jodanstrich. Beginn der Einspritzung am oberen Muschelansatz. Die Nadel wird von da langsam bis zum oberen Knochenrand des äußeren Gehörgangs vorgeschoben. Dort werden, subperiostal 1—2 ccm

Flüssigkeit abgesetzt. Schon jetzt Beobachtung der Wirkung der Einspritzung auf den Organismus (Puls, Atmung, Gesichtsfarbe).

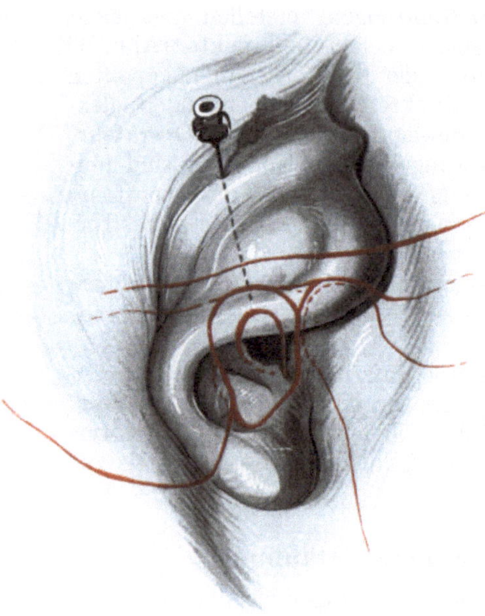

Abb. 13. Die Nadel ist vom oberen Muschelansatz bis zum knöchernen Gehörgang vorgeschoben.

Nun ziehen wir die Ohrmuschel leicht nach vorne und stechen die Nadel ungefähr in der Mitte zwischen oberem und unterem Muschelansatz ein, halten uns wieder dicht an den Knochen und schieben die Nadel langsam nach vorne und hart zwischen Knochen und häutigem Gehörgang in die Tiefe, wo eine weitere Flüssigkeitsmenge (1 ccm) verschwindet.

Das dritte Depot wird v o r dem Tragusknorpel angelegt; auch von hier aus sucht man mit der Nadelspitze bis zum Gehörgang vorzudringen. Schließlich werden, wenn bis dahin die Einspritzungen gut vertragen wurden, noch am unteren Muschelansatz Gehörgang und Warzenfortsatz infiltriert (Abb. 13—16).

Tastend sucht man die entsprechende Gewebsschicht auf, umgeht die Knochenränder und vermeidet den Knorpel und den Gehörgangsschlauch. Durch die Ausschaltung des Nervus auriculo-temporalis und des Ramus auricularis vagi vom Gehörgang aus nach v. Eicken-Lavalle erzielt man ebenfalls eine gute Anästhesie des Gehörgangs und Trommelfells.

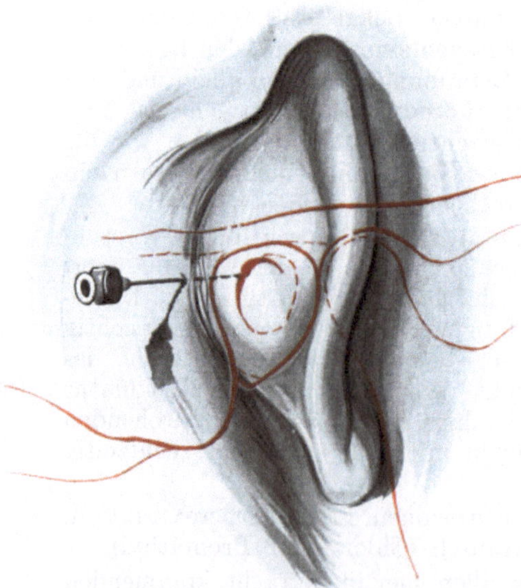

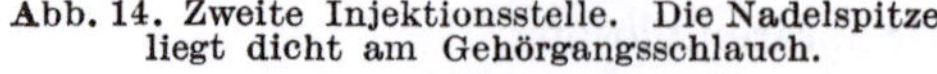

Abb. 14. Zweite Injektionsstelle. Die Nadelspitze liegt dicht am Gehörgangsschlauch.

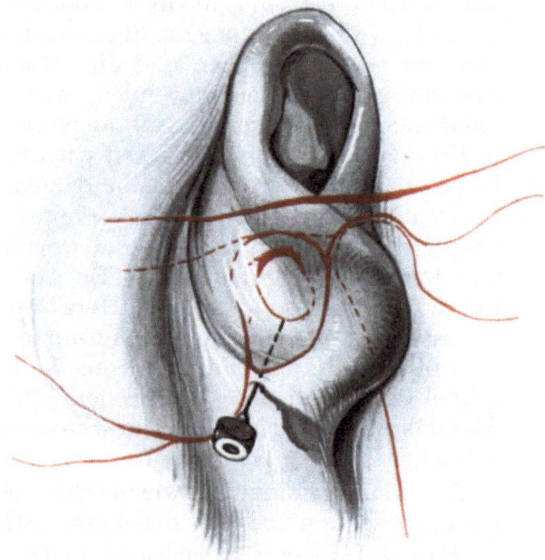

Abb. 15. Dritte Injektionsstelle.

Bei Herzkranken, Leberleidenden, Vagotonikern geht man mit der Menge der Injektionsflüssigkeit besonders sparsam um und gibt vorsorglich Ephedrin subkutan oder in Tablettenform.

Etwaige später auftretende toxische Wirkung des Panto-(Novo-)kain-Adrenalins bekämpft man durch Einatmung von Amylnitrit oder Einspritzungen von Kampfer und Lobelin (Coramin).

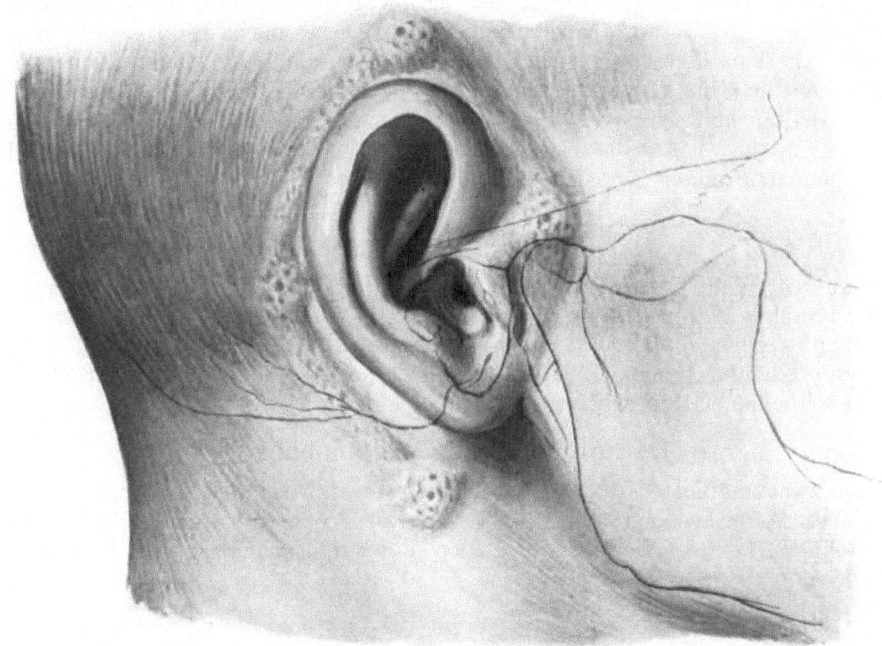

Abb. 16. Übersichtsbild für die äußere Infiltrationsanästhesie des Ohres. Die Knochengrenzen sind rot eingezeichnet.

Welcher Art der vorzunehmende Eingriff auch sei, an welcher Stelle und unter welchen Umständen wir handeln müssen, wir verfahren stets nach den strengen Regeln der Asepsis.

B. Die Eingriffe am äußeren Ohr.

1. Furunkel und andere entzündliche Infiltrate des äußeren Gehörgangs

werden gespalten, wenn die üblichen konservativen Heilbestrebungen nicht zum Ziele führen. Ein schmales spitzes Messerchen wird mit der Schneide nach der Höhe des Infiltrates gerichtet vorsichtig in den Gehörgang eingeführt und durchtrennt beim Zurückziehen rasch und tief zugleich die dicke Kutis und das Infiltrat. Oberflächliche Einschnitte schaden mehr als sie nützen und bringen so gut wie keine Erleichterung. Nach dem Einschneiden wird ein schmaler steriler Gazestreifen in den Gehörgang eingeführt, der sich voll Blut und Sekret saugt und dadurch genügend angefeuchtet wird. Darüber gut anliegender, aber nicht drückender Salbenverband. Ein Salbenlappen bedeckt die Hinterfläche der Ohrmuschel mit dem Plan. mastoid., ein zweiter schließt den Gehörgang luftdicht ab. Kopfverband.

2. Die Fistula auris congenita.

Ihre Ausrottung kann schwierige Aufgaben stellen. Der feine Fistelgang ist selten sondierbar und läßt sich nicht mit Jodipin füllen, so daß wir über seine Tiefe nichts erfahren und bei seiner Exstirpation die Führung verlieren. Dabei muß die Auskleidung der Fistel (meist Zylinder- bzw. Flimmerepithel) sorgfältig zerstört werden, wenn Rezidive ausbleiben sollen. Sondierbare, nicht allzu tiefe Fisteln lassen sich in örtlicher Betäubung oder im Ätherrausch entlang der Sonde ausschneiden. Die Fistelwand hebt sich meist von dem sie umgebenden lockeren Gewebe durch ihre derbere Beschaffenheit ab. Dieses derbe Bindegewebe muß zugleich mit dem Fistelgang gründlich beseitigt werden. Bei tiefer reichenden Fisteln sucht man das Gewebe seitlich und in geringer Entfernung von der Sonde breit zu spalten und schält den Fistelgang von der klaffenden Wand her um die Sonde herum aus. Ein in der Tiefe zurückbleibender Rest kann galvanokaustisch (spitzer feiner Brenner) verödet werden.

3. Aurikularanhänge

erfordern gründliche Beseitigung ihrer Unterlage, die meist aus derben Knorpelplatten besteht. Während beim bindegewebigen Fistelgang jede stärkere Zerrung vermieden werden muß, hält der oft tief sitzende Knorpel den Zug einer angelegten Klemme gut aus und läßt sich leicht aus seiner Umgebung isolieren und ausschneiden. Dem N. facialis ferne bleiben!

4. Eine fehlende Ohrmuschel

wird am zweckmäßigsten durch eine Prothese ersetzt, solange der Ersatz durch natürliches Material noch mangelhaft ist. Der große Aufwand an Mühe und Zeit steht in keinem Verhältnis zu dem notdürftigen Erfolg der bisherigen Methoden.

5. Leicht ausführbar ist die

Verkleinerung zu großer Ohrmuscheln,

sie geschieht a) durch totale Keilexzision. Liegt die übermäßige Größe im oberen Teil der Ohrmuschel, so wird durch zwei genaue Scherenschnitte, die bis zum Crus helicis und darüber hinaus reichen, ein entsprechend großes Ohrmuschelstück entfernt und nun nach Bedarf senkrecht zu beiden Wundrändern je ein weiteres Keilchen aus der Muschel ausgeschnitten. Die klaffenden Teile werden durch sorgfältige Hautnaht vereinigt (s. Abb. 17 u. 18), *wobei der Knorpel nicht mitgefaßt werden darf*;

b) durch Knorpelexzision allein (Streit). Von der Hinterfläche der Ohrmuschel wird ein elliptisches Hautstück abpräpariert, der freiliegende Knorpel unter Schonung der vorderen Muschelhaut soweit verkleinert, bis die entsprechende Form des Ohres erreicht ist, sodann die Wunde hinterm Ohr ohne Rücksicht auf die Hautfaltenbildung an der Vorderfläche durch feine Nähte geschlossen. Die geraffte Haut glättet sich allmählich von selbst.

Will man den Rand eines *Schaufelohres* einrollen, so verfährt man in der Weise, daß man einen größeren oder zwei kleine parallele Knorpelstreifen mit ihrer Bedeckung von vorne herausnimmt und die Haut der Muschelhinterfläche schont. Vereinigung der Wundränder durch feine Nähte (s. Abb. 20).

6. Eingriffe am Ohrläppchen.

a) Verkürzung übermäßiger *Länge* nach J. Joseph (s. Abb. 23 u. 24).
b) Bei übermäßiger *Breite* wird die Keilexzision ausgeführt wie oben.

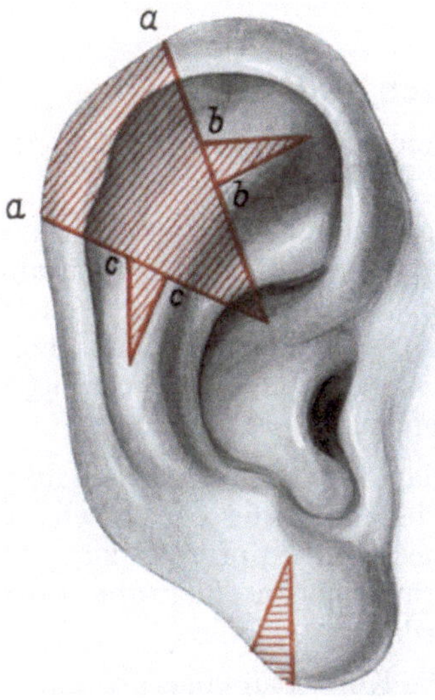

Abb. 17. Keilexzision bei zu großer Ohrmuschel und zur Verkleinerung des Ohrläppchens nach TRENDELENBURG.

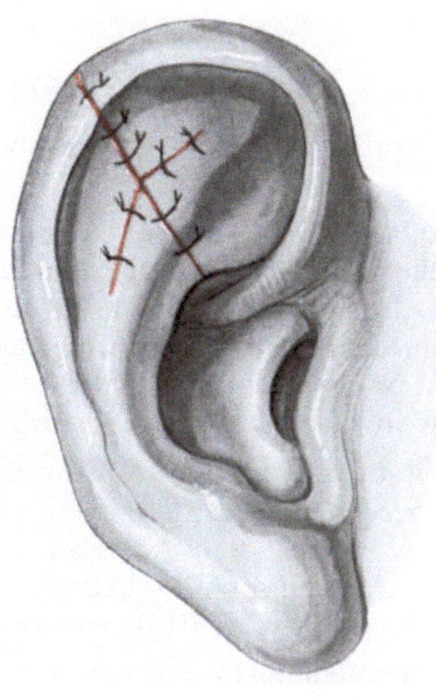

Abb. 18. Ohrmuschelverkleinerung nach TRENDELENBURG beendet.

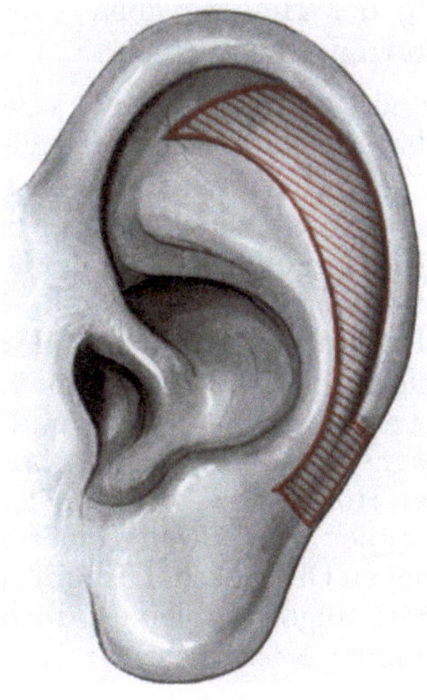

Abb. 19. Ohrmuschelverkleinerung nach GERSUNG.

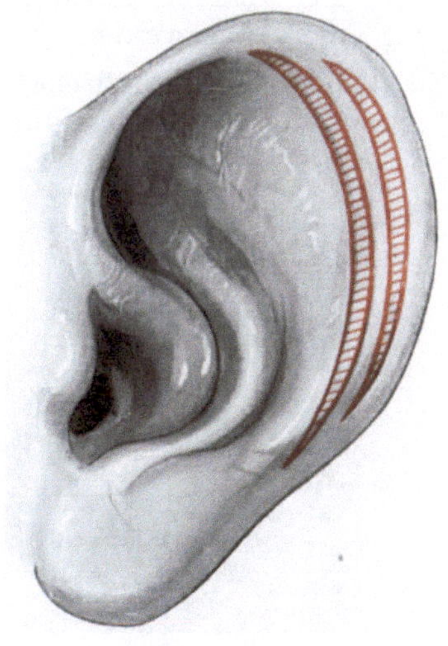

Abb. 20. Schaufelohrverkleinerung nach JOSEPH.

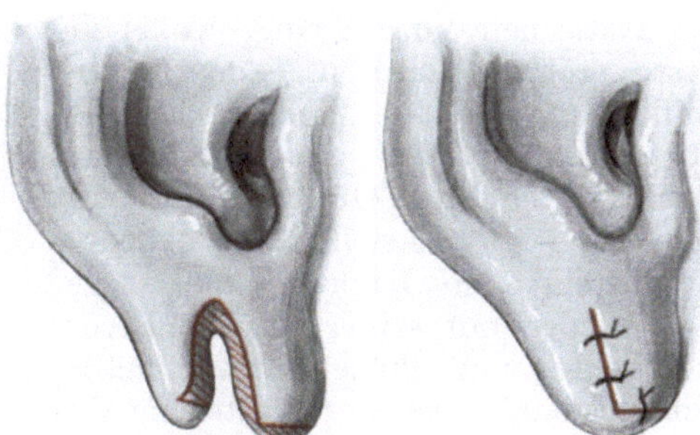

Abb. 21. Abb. 22.
Abb. 21 u. 22. Plastik bei gespaltenem Ohrläppchen.

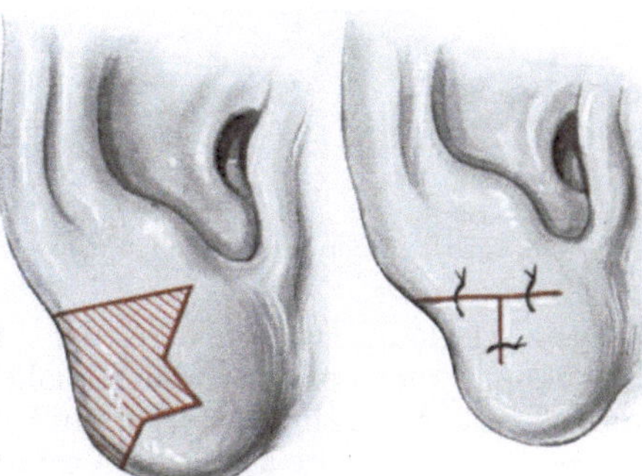

Abb. 23. Abb. 24.
Abb. 23 u. 24. Plastik zur Verkleinerung des Ohrläppchens.

7. Eingriffe bei abstehenden Ohren.

Man muß verschieden vorgehen, je nachdem der Knorpel weich oder fest ist.

a) Bei weichem Knorpel Ausschneiden eines länglichen Hautstückes aus der Furche zwischen Ohrmuschel und Kopfhaut, wobei der Muschelhautanteil ungefähr dreimal so groß ist als der Anteil der Kopfhaut. Nach oben verschmälern sich die Defekte, um sich im obersten Ansatz der Ohrmuschel zu verlieren. Nach unten reichen die Schnitte bis zur Ansatzstelle des Ohrläppchens, das meist in die Rücklagerung einbezogen werden muß.

b) Bei starrem Knorpel muß außerdem ein flaches sichelförmiges Knorpelstück ausgeschnitten werden, dessen Länge nach der Länge der Ohrmuschel und dessen Breite nach dem Abstand der Ohrmuschel vom Kopfprofil zu messen ist. Nach allen Knorpelresektionen muß die Ohrmuschel in einen gut warmen lockeren Gaze- bzw. Wattebausch eingehüllt werden.

Bei Aufmeißelung des Warzenfortsatzes kann die Korrektur eines abstehenden Ohres als Nebenaufgabe gestellt werden. Sie läßt sich lösen durch Abmeißeln schalenförmiger Knochenspangen vom hinteren und oberen Teil des Planum mastoideum und des knöchernen Gehörgangs meist ohne Knorpel- oder Hautexzision. Der anderen Ohrmuschel muß nach der Heilung genau die gleiche Stellung angewiesen werden wie der bereits korrigierten.

Zu allen diesen kosmetischen Eingriffen gehört neben der leicht erlernbaren Technik ein sicheres Formgefühl. Jedes Ohr ist ein Kunstwerk für sich, dessen Form der allgemeinen Kopf- und Gesichtsform nicht widersprechen darf, weshalb jede Regulierung vor der Operation genau durchdacht werden soll. Die Vielgestaltigkeit der Aufgaben läßt keine schablonenmäßige Lösungen zu, doch sind die technischen Mittel und die vorgezeichneten Wege heute schon auf solcher Höhe, daß kaum noch ein Problem außer der Bildung einer vollkommen neuen Ohrmuschel durch lebendiges Material ungelöst bleiben dürfte (siehe J. Joseph, Nasenplastik).

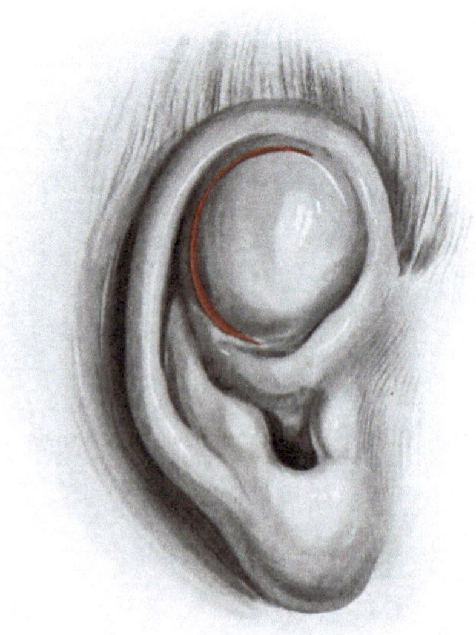

Abb. 25. Operation des Othämatoms.

8. Operation des Othämatoms.

Bogenförmiger Einschnitt hinter der zystischen Vorwölbung, wobei die Zyste eröffnet wird und das Sekret abfließt (s. Abb. 25), Vorklappung des „Deckels“, der Zyste, Auskratzung von Rauhigkeiten oder Granulationen mit besonderer Berücksichtigung etwaiger Bruchstellen im Knorpel, die ausgeglichen werden. Danach wird der „Deckel“ wieder mit seiner Unterlage vereint und, wenn er überstehen sollte, mit Schere und Pinzette zweckmäßig modelliert. Leichter Druckverband mit entsprechender weicher Polsterung des ganzen Ohres. Naht unnötig. Verhütung der Ansammlung neuer Wundsekrete zwischen Deckel und Unterlage.

9. Parazentese des Trommelfells.

Unter den kleineren Eingriffen ist die Parazentese des Trommelfells unentbehrlich.

Der Gehörgang muß gut übersichtlich sein. Zu diesem Zweck wird er von randständigen Cerumen- oder Epidermisfetzen durch vorsichtiges Auswischen

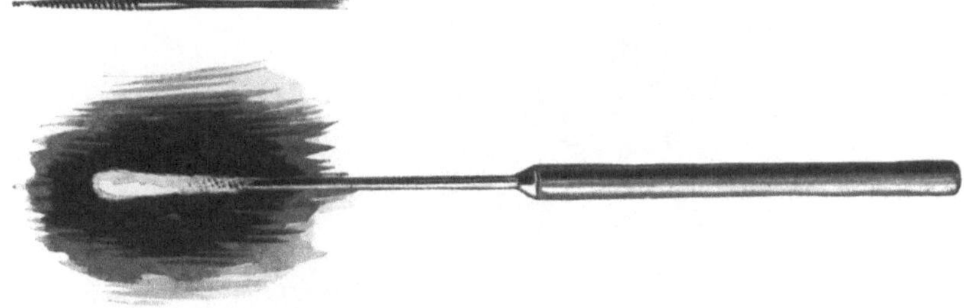

Abb. 26. Wattetupfer für den Gehörgang.

(Tupferchen) (Abb. 26), bei größeren Ansammlungen durch Ausspritzen (warme Borsäurelösung) befreit, ein entsprechend großer Trichter in den Gehörgang eingeführt und das Trommelfell in den Lichtkegel eingestellt (Abb. 28).

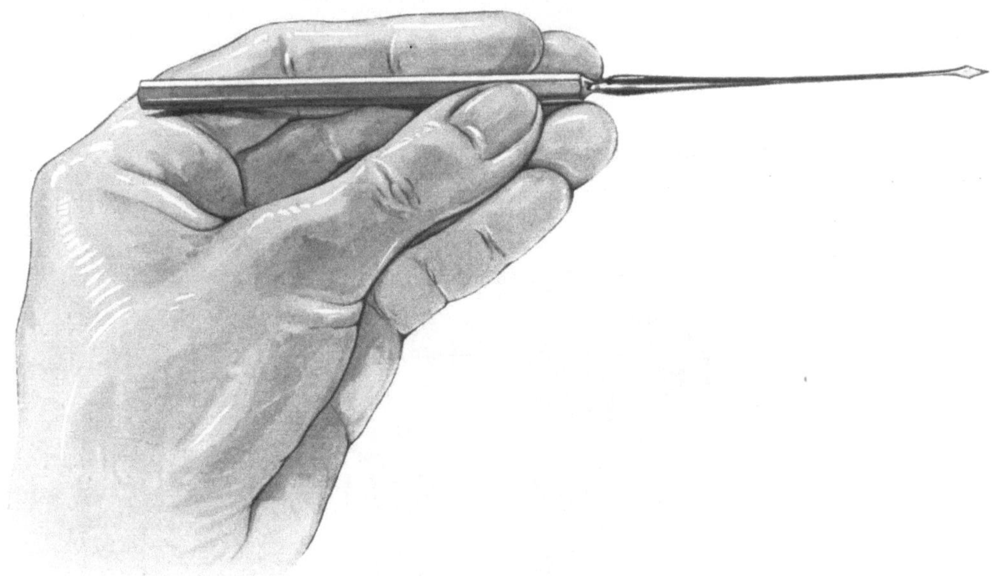

Abb. 27. Handhabung der Parazentesenlanzette.

Während eine Hand die Ohrmuschel und den eingeführten Ohrtrichter festhält, führt die andere bei guter Beleuchtung und unter Leitung des Auges die auf den Ohrtrichter sich stützende Lanzette in die Tiefe (Abb. 28) und durchschneidet das Trommelfell dicht hinter dem Hammergriff (Abb. 29).

Bei Kindern genügt die einfache Durchbohrung. Sonst längerer Schnitt bis in die Nähe des Trommelfellfalzes, Quer- oder Lappenschnitte sind entbehrlich.

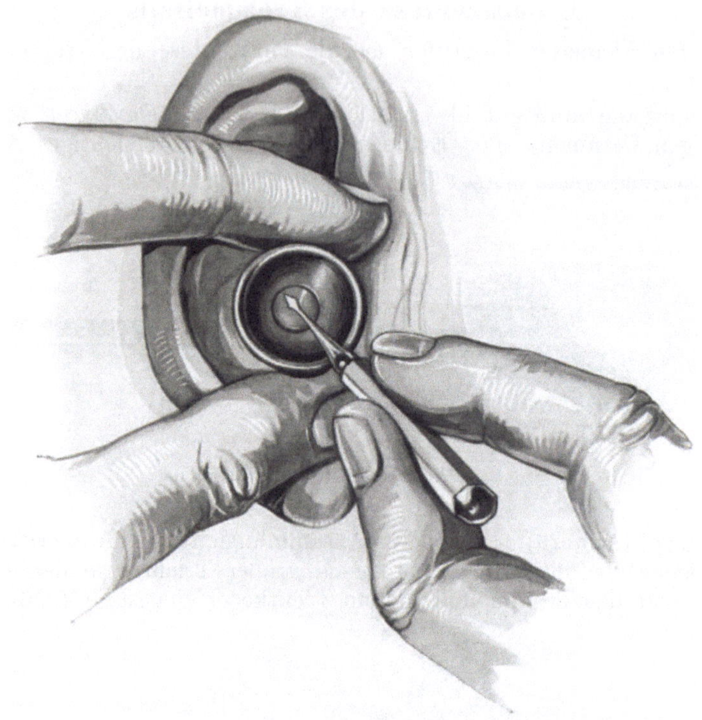

Abb. 28. Hand- und Instrumentenhaltung bei der Trommelfellparazentese.

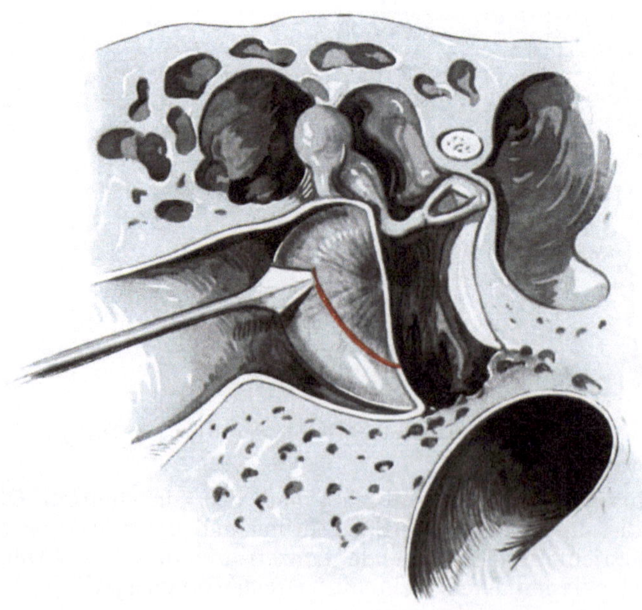

Abb. 29. Schnittführung bei der Trommelfellparazentese (nach PASSOW-CLAUS).

Um überraschenden Abwehrbewegungen zuvorzukommen, muß der Kopf des Patienten gut festgehalten werden — was ohne Fixation des ganzen Körpers meist nicht geht. Bei unruhigen, wenig beherrschten Kranken nimmt man den kleinen Eingriff am besten im Ätherrausch und im Liegen vor, besonders wenn man ihn beiderseits ausführen muß, wobei man vor dem Eingriff Lichtquelle, Instrumente und Assistenz so aufstellt, daß man rasch alles zur Hand hat. Vor der Berührung der Paukenschleimhaut durch die Lanzette braucht man sich nicht ängstlich zu hüten. Sie schadet erfahrungsgemäß nichts. Die Paukenwand ist ohnehin an der Stelle unseres Einschnittes 4—6 mm vom vorgewölbten Trommelfell entfernt.

In seltenen Fällen ragt der Bulbus der Vena jugularis ungeschützt oder nur von einer feinen Knochen- bzw. Bindegewebsschicht bedeckt in die Paukenhöhle. Er ist einige Male bei der Parazentese verletzt worden. Die heftige Blutung wurde durch Tamponade vom Gehörgang aus gestillt. Man geht dieser, bei bestehender Mittelohrentzündung bedenklichen Verletzung dadurch aus dem Wege, daß man den Schnitt nicht bis zum unteren Trommelfellrand führt und den Paukenhöhlenboden meidet (Abb. 29).

Die Luxation der Gehörknöchelchen kann sich nur bei sehr ungeschicktem und gewaltsamem Vorgehen ereignen.

Ist der Gehörgang entzündlich gerötet, so ist zumal bei Kindern seine hintere Wand vom entzündeten Trommelfell manchesmal schwer zu unterscheiden. In diesen Fällen verlegt man die Parazentese nach vorne unten, bleibt dabei aber dem Paukenhöhlenboden erst recht aus dem Wege.

Der Gehörgang ist ein natürliches Drainrohr, das die unter Druck stehenden Sekrete leicht ableitet. Tamponieren, Tupfen, Ausspülen nach der Parazentese möglichst vermeiden, Ekzem durch Einfetten der Ohrmuschel und des Gehörgangs mit Vaseline verhüten!

10. Fremdkörperentfernung ohne und mit Ablösung des Gehörgangsschlauches.

Abgesehen von Ceruminalpfröpfen, deren Aufweichung und Ausspritzung unter vorsichtiger Handhabung (cave alte Perforation!) einer zuverlässig gebauten Spritze oder eines Klysopomps keine Schwierigkeiten macht, finden sich im äußeren Gehörgang kleinere Fremdkörper — Glasperlen, Steinchen, Kirschkerne, Antiphonreste, Erbsen u. a. —, welche ebenfalls durch Ausspritzen entfernt werden können. Lebende Insekten werden durch Einträufeln von Olivenöl gezwungen, den Gehörgang zu verlassen oder sterben ab und werden dann ausgespritzt.

Füllt der Fremdkörper den Gehörgang aus, so kann der Geübte versuchen, ihn mit einem stumpfen Häkchen an einer Vertiefung, Rauhigkeit, einer Öse oder einer sonst geeigneten Stelle anzuhaken und herauszuziehen. Meist findet sich ein Spalt zwischen Fremdkörper und Gehörgangswand, durch welchen das Häkchen sich hinter den Fremdkörper bringen läßt. Durch hebelnde Bewegungen, wobei der kurze Hebelarm des Häkchens von hinten nach vorne wirkt, lassen sich auch runde, glatte, nicht anhakbare Fremdkörper herausbefördern, ohne daß die in der Tiefe sehr zarte und leicht blutende Gehörgangsauskleidung verletzt wird.

Bei empfindlichen Erwachsenen und bei Kindern mit fast unbeweglich eingekeilten Fremdkörpern ist Ätherrausch bzw. Narkose unerläßlich, wenn schon Extraktionsversuche von anderer Hand gemacht worden sind und der Fremdkörper womöglich in Blutgerinnseln eingebettet festliegt.

Einem weiteren vergeblichen Extraktionsversuch muß sogleich in Allgemeinnarkose die Ablösung der Ohrmuschel und des Gehörgangsschlauches folgen.

Schnittführung. Oben dicht am Ansatz der Ohrmuschel beginnend und nach hinten unten verlaufend (s. Abb. 32) Durchtrennung des Periosts, das mit einem rechtwinkelig abgebogenen Raspatorium (s. Abb. 37) nach vorne gedrängt wird. Stumpfe Ablösung des Gehörgangsschlauches von seiner hinteren knöchernen Unterlage, wobei der Fremdkörper zutage tritt und nun mit der Häkchensonde herausgewälzt wird.

Um Stenosen im äußeren Gehörgang durch nachfolgende Verwachsungen mit Sicherheit zu vermeiden, meißele man bei allen Fällen, wo durch Extraktionsversuche das Periost des Gehörganges bereits verletzt oder der Fremdkörper in die Paukenhöhle gestoßen wurde, eine Mulde oder einen Halbtrichter in die hintere knöcherne Gehörgangsbegrenzung wie zu Beginn der Radikaloperation (s. Abb. 41) und tamponiere den gespaltenen Gehörgangsschlauch auf die entblößte Knochenwand.

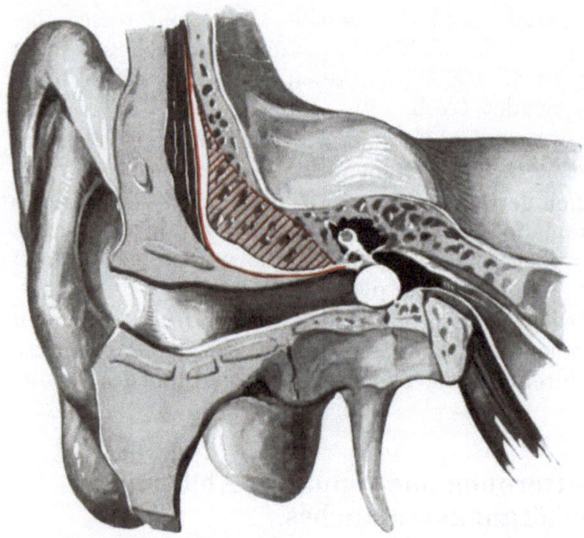

Abb. 30. Rundlicher Fremdkörper in der Paukenhöhle eingekeilt. Rot schraffiert: Bei der Fremdkörperoperation wegfallender Knochen.

Vereinigung des retroaurikulären Schnittes durch einfache Naht, lockere Tamponade des Gehörgangs. Verband.

Kleinere Metallfremdkörper (Parazentesennadelspitzen, Schrotkörner) heilen erfahrungsgemäß ohne weitere Folgen ein. Man läßt sie in Ruhe.

Bei Gehörgangshyperostosen und stärkerer Exostosenbildung wird die „Mulde" in der hinteren Gehörgangswand entsprechend tiefer angelegt, zutage kommende Knochenzellen (bei Exostosen selten) in die Mulde einbezogen, bis eine gleichmäßig glatte Vertiefung entsteht, in welcher durch schalenförmiges Abmeißeln — hier ist der Hohlmeißel gut verwendbar — auch die obere knöcherne Umrandung des Gehörganges in der Mulde völlig aufgeht.

Nun bedeckt man aus den Resten des häutigen bzw. knorpligen Gehörgangsschlauches die ausgemeißelte „Mulde", spaltet zu diesem Zwecke den Gehörgangsschlauch wie nach der Radikaloperation (S. 48) und tamponiert den erweiterten Gehörgang bis zur völligen Epidermisierung der Wundfläche. Man vermeidet die hierbei wegen schwieriger Orientierung mögliche Verletzung des N. facialis dadurch, daß man beim Meißeln in der hinteren oberen Umrandung des knöchernen Gehörganges bleibt und nach unten möglichst wenig wegnimmt. Wer im kompakten Knochengewebe die Orientierung völlig verliert, lege sich an der Linea temporalis die Tabula interna der mittleren Schädelgrube an einer kleinen Stelle frei und folge dann der Außenseite derselben, von oben her gerade in die Tiefe dringend, von unten mit der abgeschrägten Fläche des Meißels schürfend (s. Abb. 5). Von dem entstandenen

Trichter aus lassen sich auch etwa vorhandene breitbasig aufsitzende Exostosen oder ringförmige Hyperostosen ohne Mühe und Gefahr abtragen. Die Gehörgangsplastik verhindert die Neubildung von Knochenauswüchsen oder störenden Bindegewebszügen, die Epidermisauskleidung des erweiterten Gehörganges erfolgt rasch und bleibt auch in der Folge bestehen, vorausgesetzt, daß keine Epidermisansammlung in einer Nische oder Höhle stattfindet, aus welcher sich über kurz oder lang ein Cholesteatom entwickeln kann.

C. Indikation zur Aufmeißelung des Warzenfortsatzes.

Zu den schwierigsten Aufgaben des Ohrenarztes gehört die Entscheidung, ob und wann der Warzenfortsatz bzw. das Mittelohr aufgemeißelt werden muß. Die Zeichen sind wenig ausgeprägt, sichere Anhaltspunkte können fehlen, so daß nicht selten neben dem Gesamteindruck, den Anamnese und Verlauf geben, das Gefühl für die Situation entscheidet.

Es kann die initiale Periostitis verschwunden sein, die Sekretion hat aufgehört, die Temperatur ist bis zur Norm gesunken, Druckempfindlichkeit besteht nicht mehr — trotzdem ist eine unter Umständen weit vorgeschrittene Knocheneinschmelzung vorhanden. Die Entscheidung ist um so schwieriger, je kürzer die Beobachtungsdauer ist und je spärlicher die Aufzeichnungen des Verlaufes sind. Gute Anhaltspunkte gibt der Beginn der Mittelohrerkrankung. Stürmisch einsetzende Entzündungen mit hohem Fieber, profuser blutig-seröser Absonderung, anhaltend heftigen Schmerzen kommen mit wenig Ausnahmen zur Operation. Von Bedeutung sind gleichzeitige Infektionskrankheiten (Masern, Scharlach, Typhus usw.), sowie Tuberkulose und Diabetes, die meist eine frühzeitige Aufmeißelung erfordern.

Eine bestimmte Zeit vor welcher die Aufmeißelung nicht erfolgen soll, gibt es nicht. Eiterungen, die über 7 Wochen fortdauern, können immer noch heilen, selten aber unter Wiederherstellung des Hörvermögens. Die zurückbleibende Mittelohrschwerhörigkeit klagt dann den Chirurgen mit Recht wegen seiner mangelnden Initiative an.

Das strikte Gebot der Aufmeißelung liegt vor:

1. Wenn bei bestehender oder abgelaufener Mittelohrentzündung eine Knocheneinschmelzung an irgendeiner Stelle mit Sicherheit zu erkennen ist.

2. Wenn die hintere-obere Gehörgangswand sich gesenkt hat und das Hörvermögen für Luftleitung stufenweise abnimmt.

3. Wenn trotz Entlastung der Paukenhöhle Fieber, Schmerzen, Sekretion unvermindert anhalten und die Druckempfindlichkeit des Warzenfortsatzes zunimmt.

4. Wenn der Verdacht auf falsche Eiterwege oder auf Einbruch der Entzündung ins Labyrinth oder ins Schädelinnere begründet ist.

5. Bei otitischer Allgemeininfektion.

6. Bei Schädelverletzungen mit Beteiligung des mit einer Mittelohreiterung behafteten Schläfenbeins.

Eine Fazialisparese kann unter Umständen allein den operativen Eingriff rechtfertigen, wenn es sich nicht um eine vorübergehende akute Schädigung handelt, sondern wenn der knöcherne Kanal selbst erkrankt ist.

Röntgenaufnahmen können, richtig gedeutet, eine Sachlage klären, sogar Entscheidungen herbeiführen, doch soll man zweifelhafte Befunde möglichst vorsichtig und nur im Verein mit anderen Zeichen verwenden.

D. Die Eingriffe am Schläfenbein.

1. Die typische Antrotomie.

Schnittführung (s. Abb. 32 u. 33) vom oberen Muschelansatz im flachen Bogen über den Warzenfortsatz bis zu dessen Spitze entsprechend dem auf Abb. 32 sichtbaren Periostschnitt.

Durchtrennung der Weichteile. Damit das Skalpell nicht unmittelbar in einen offenen, bereits eingeschmolzenen Knochenherd oder in eine Cholesteatomhöhle gerät und Sinus bzw. Dura verletzt, geht man präparierend vor, durchtrennt die

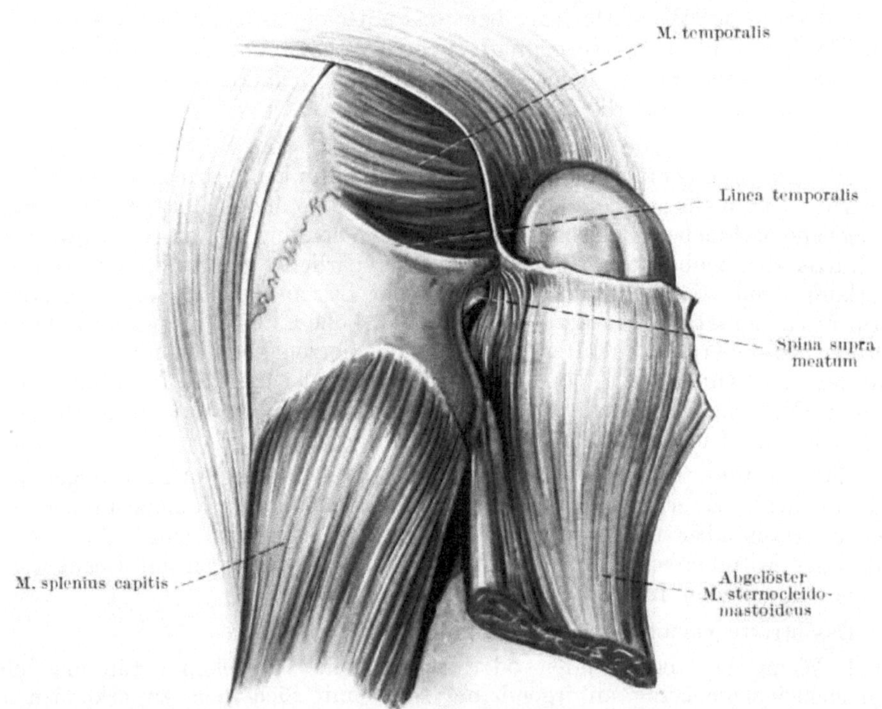

Abb. 31. Muskelansätze am Warzenfortsatz. Richtung und Verlauf der Muskelfasern.

Gewebsschichten nacheinander und schiebt das Periost nach vorn und hinten mit einem kräftigen halbscharfen Raspatorium (s. Abb. 37 u. 39) bzw. Elevatorium genügend weit vom Knochen ab. Die Ablösung eines Teiles der hinteren oberen Gehörgangswand gibt bessere Übersicht und mehr Bewegungsfreiheit. Spritzende Gefäße werden gefaßt, die Klemmen bleiben liegen. In den hinteren Wundrand einen scharfen, in den vorderen einen stumpfen, nicht zu langen Haken (Abb. 32 u. 33) einsetzen. Der Handrücken des den Haken haltenden Assistenten drängt die Klemmen mit sanftem Druck aus dem Operationsfeld. Zusammenliegende Klemmen können mit einer Gazebinde vereinigt und in ihrer Gesamtheit leichter fixiert werden. Niemals aber die Klemmen als Zügel für die Wundränder gebrauchen!

a) Orientierung über die Lage des Antrums bei verschiedenen Schädelformen (s. Abb. 34).

Oben durch die Linea temporalis (kann fehlen, schwach angedeutet oder abnorm gestaltet sein), vorne durch die obere Jochbogenwurzel bzw. die

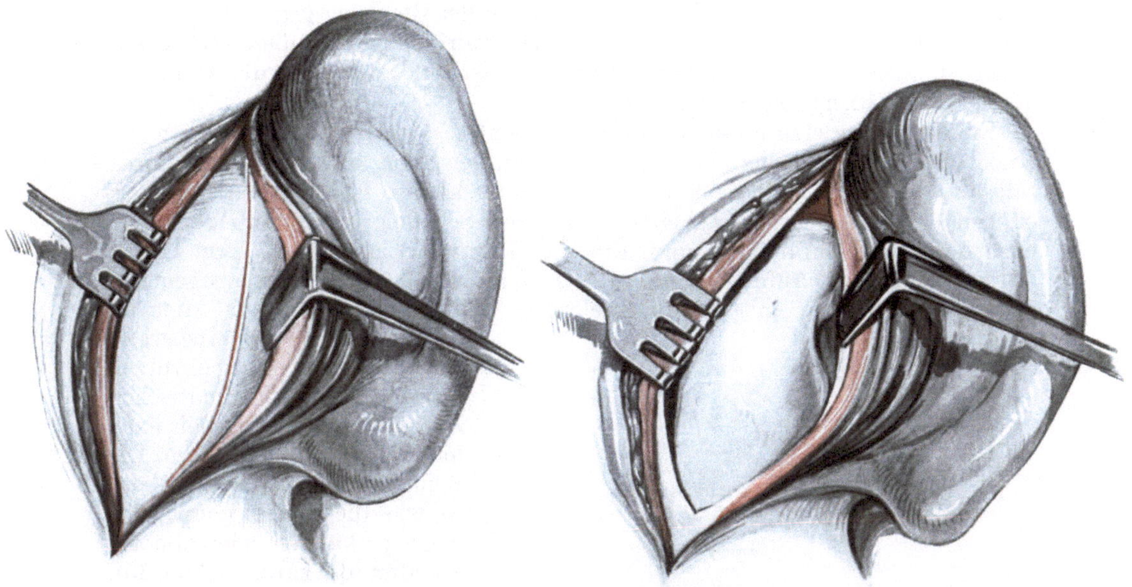

Abb. 32. Nach Durchtrennung der Weichteile. Periostschnitt.

Abb. 33. Nach Ablösung des Periosts.

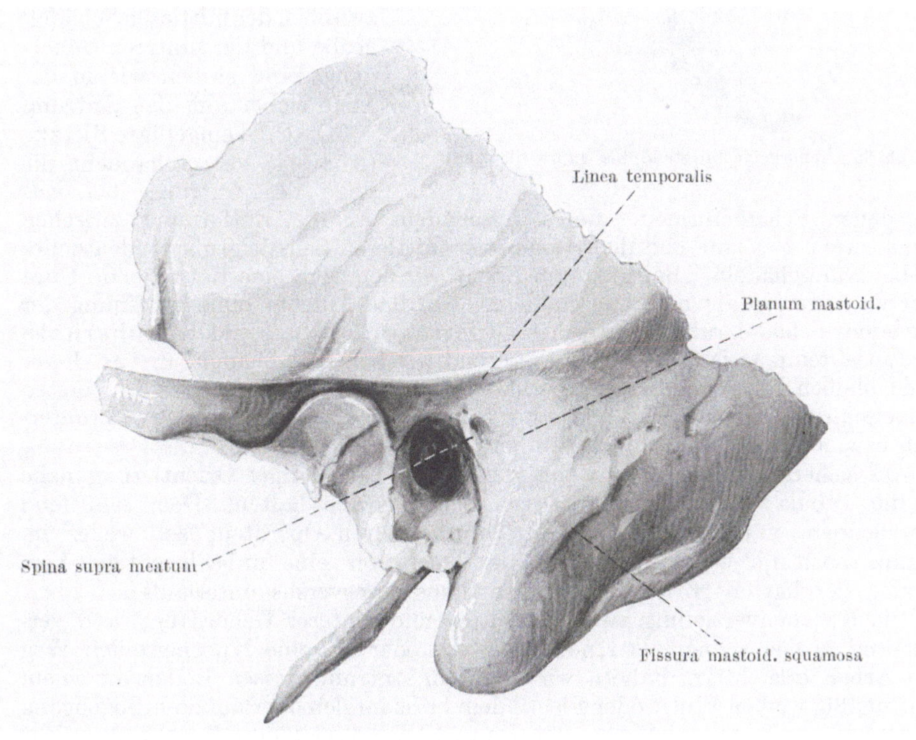

Abb. 34. Linkes Schläfenbein von außen.

knöcherne hintere Gehörgangswand. In diesem Winkel beginnen wir mit der Meißelarbeit, zunächst schürfend und immer in der Richtung gegen den Gehörgang (s. Abb. 40 u. 41). Wir erkennen nach Durchdringung der äußeren Knochenschale (Corticalis), ob der Sinus vorgelagert ist und wie weit die Dura der mittleren Schädelgrube nach unten reicht.

Eine Sinusverletzung kann durch vorsichtiges schürfendes Vorgehen im Knochen sicher vermieden werden, auch wenn der Sinus dicht unter der Corticalis liegt und sich weit nach vorne erstreckt. Ebenso ist es, wenn bei überhängender Dura einer tiefstehenden mittleren Schädelgrube unser Arbeitsfeld nach oben eingeschränkt ist und hier eine Duraverletzung droht. Am besten beginnt man jede Aufmeißelung so, als wenn sowohl der Sinus vorgelagert wäre, als auch die mittlere Schädelgrube tief stünde, hält sich stets an die hintere Gehörgangswand bzw. obere Jochbogenwurzel, bis die ersten pneumatischen Zellen freiere Arbeit auch nach hinten und unten erlauben. Die Spina supra meatum, die, ebenso wie die Linea temporalis, nicht vorhanden oder abnorm gestaltet sein kann (s. Abb. 35), und die Temporalleiste müssen wir nicht selten opfern, sie sind zur weiteren Orientierung entbehrlich, denn im Winkel zwischen der mittleren Schädelgrube und der hinteren Gehörgangswand stoßen wir in der Tiefe sicher auf das Antrum.

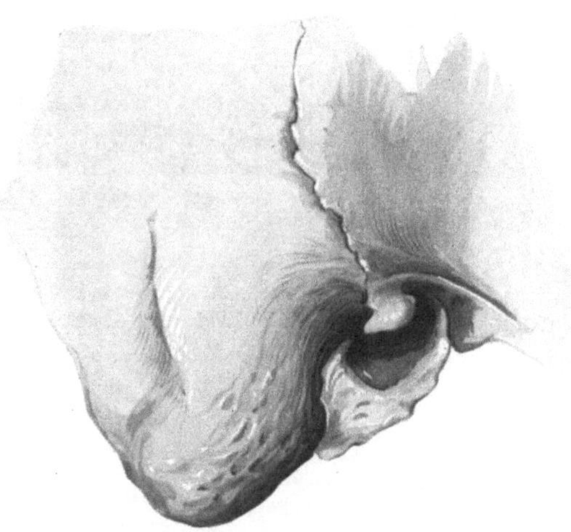

Abb. 35. Abnorm gestaltete Spina supra meatum.

Die S. 24 eingefügte Skizze (Abb. 44) veranschaulicht die Lage des Antrums bei verschiedenen Schädelformen. Bei Langschädeln ist die Entfernung zwischen Spina supra meatum und dem Boden der mittleren Schädelgrube bedeutender als bei Kurzschädeln. Bei letzteren haben wir demnach eine tiefstehende Dura eher zu erwarten als bei Langschädeln. Um das Antrum ohne Eröffnung der mittleren Schädelgrube zu erreichen, dringen wir bei Langschädeln oberhalb der Linea temporalis in die Tiefe, während wir bei Kurzschädeln unter dieser Linie bleiben müssen, um der überhängenden Dura auszuweichen. Die ersten Meißelschnitte legen wir aber immer, auch bei Langschädeln, etwas unterhalb bzw. am Rande der Linea temporalis an.

Am sichersten gehen wir, wenn wir uns bei schwieriger Orientierung nahe an die Tabula interna der mittleren Schädelgrube halten. Dem schürfend vorgehenden, mit Hammer und Meißel vertrauten Operateur soll weder im Beginn noch im weiteren Verlauf der Operation eine unbeabsichtigte Verletzung der harten Hirnhaut oder des Sinus transversus unterlaufen.

Die Knochenvertiefung zwischen Vitrea und hinterer Gehörgangswand vergrößernd, wobei spongiöses Knochengewebe oder einzelne Knochenzellen Weg und Arbeit erleichtern, nähern wir uns dem Antrum, dessen Boden an einem gleichmäßig weißen Wulst oder Fleck, dem horizontalen oder äußeren Bogengang erkennbar ist. Bevor wir Vorhandensein und Lage des äußeren Bogengangs nicht sicher festgestellt haben, dürfen wir nicht weitergehen. Er ist ein Orientierungspunkt erster Ordnung, von ihm aus ergibt sich die ganze Topographie des

Labyrinths, des Kuppelraums mit den Gehörknöchelchen und die Lage des Fallopischen Kanals, der medial und etwas unterhalb von ihm anzutreffen ist. Durch entzündliche Vorgänge kann der Bogengang unkenntlich werden. Trotzdem ist seine Lage durch die Lage des sondierbaren unmittelbar anliegenden

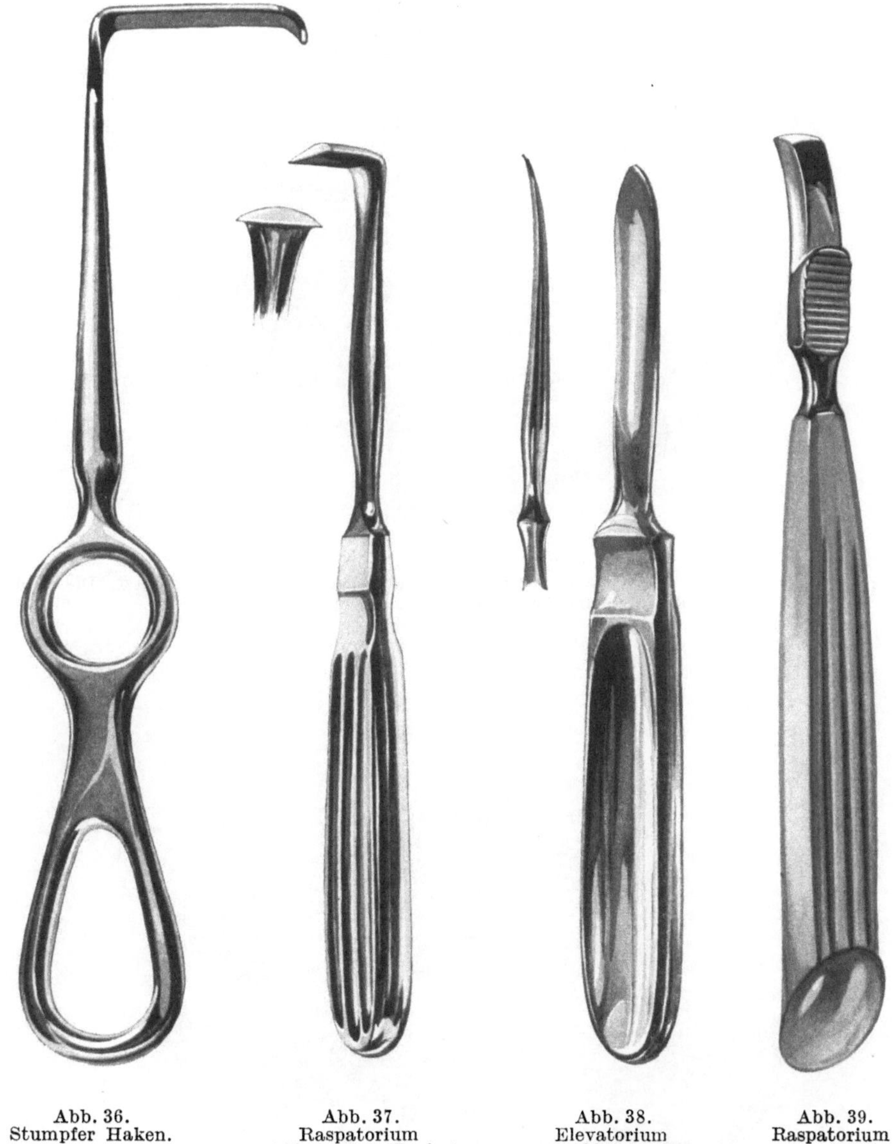

Abb. 36. Stumpfer Haken.

Abb. 37. Raspatorium zur Ablösung des Periostes.

Abb. 38. Elevatorium zur Ablösung des Gehörgangsschlauches.

Abb. 39. Raspatorium nach v. EICKEN.

Aditus festzustellen. Man führt die Häkchensonde durch den Aditus in die Pauke ein. Dicht unterhalb des Sondenweges und etwas lateral davon verläuft der Bogengang.

Scharfe Löffel benutzen wir selten, nehmen lieber den schürfenden und glättenden Meißel, um die morschen Zwischenwände der geöffneten Zellen und alles Krankhafte bis zur Warzenfortsatzspitze, nach hinten bis zum ersten

b) Meißeltechnik.

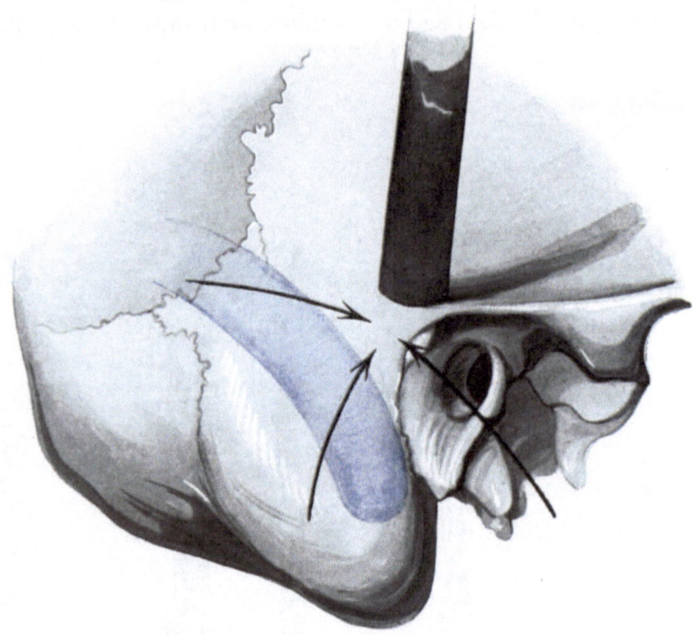

Abb. 40. I. Phase der Antrotomie. a) Meißel flach auf die Spina supra meatum gesetzt. Die Pfeile geben die Richtung der vordringenden Meißelschneide an.

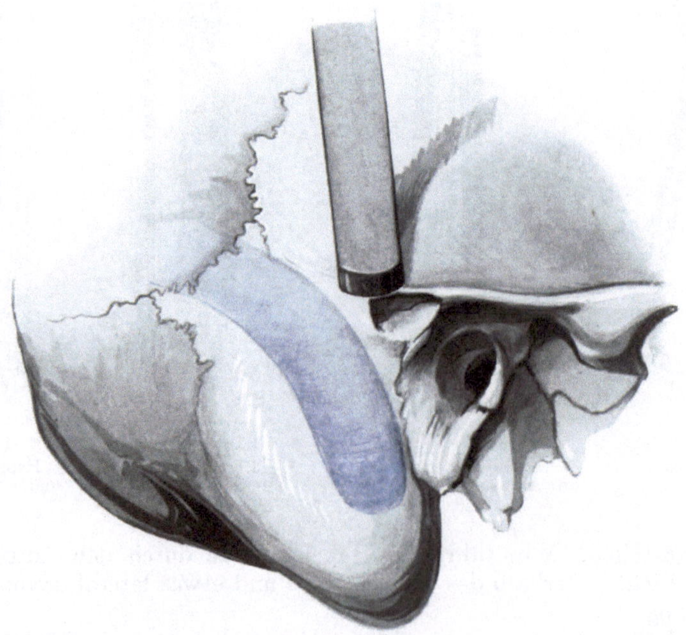

Abb. 41. II. Phase der Antrotomie. Meißel steil auf die Linea temporalis aufgesetzt. Die Meißelschneide dringt in den Knochen ein.

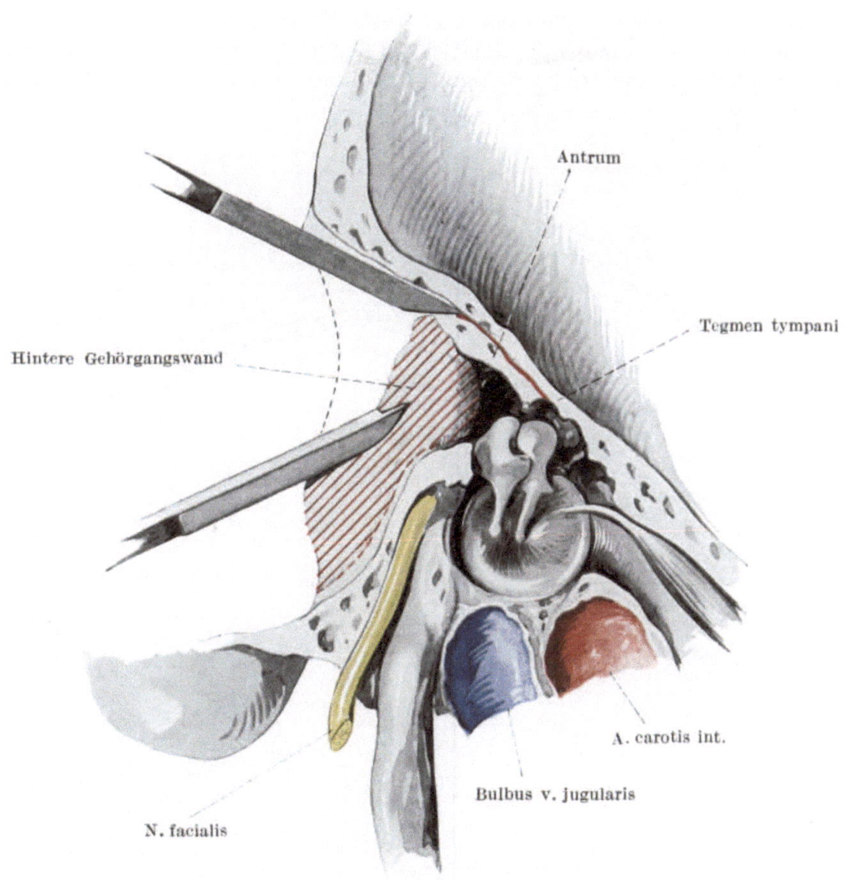

Abb. 42. Meißelführung bei der Abmeißelung des vor dem Antrum tymp. befindlichen Knochenkeils

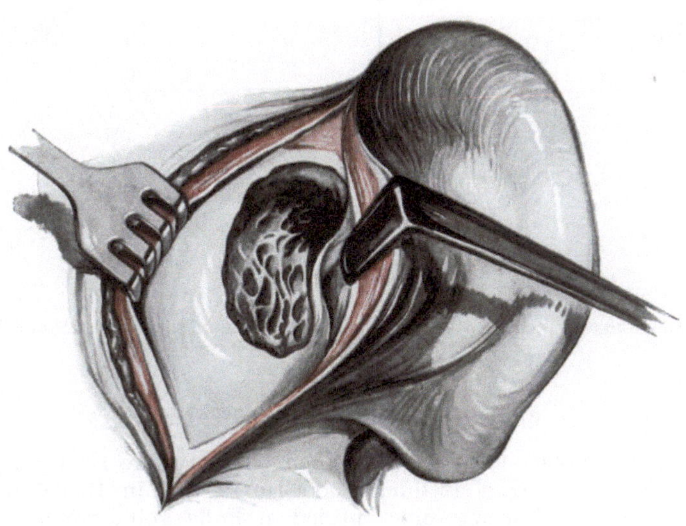

Abb. 43. Antrum breit eröffnet.

Sinusknie, wo zwischen Großhirndura und der Spitze des Sinusknies bei stärkerer Zellanordnung eine Zelle versteckt liegt (toter Winkel nach BEYER), und soweit sich sonst der erreichbare pneumatisierte Knochen erstreckt, so gleichmäßig auszuräumen, daß eine trichterartige, glatte und übersichtliche Höhle entsteht.

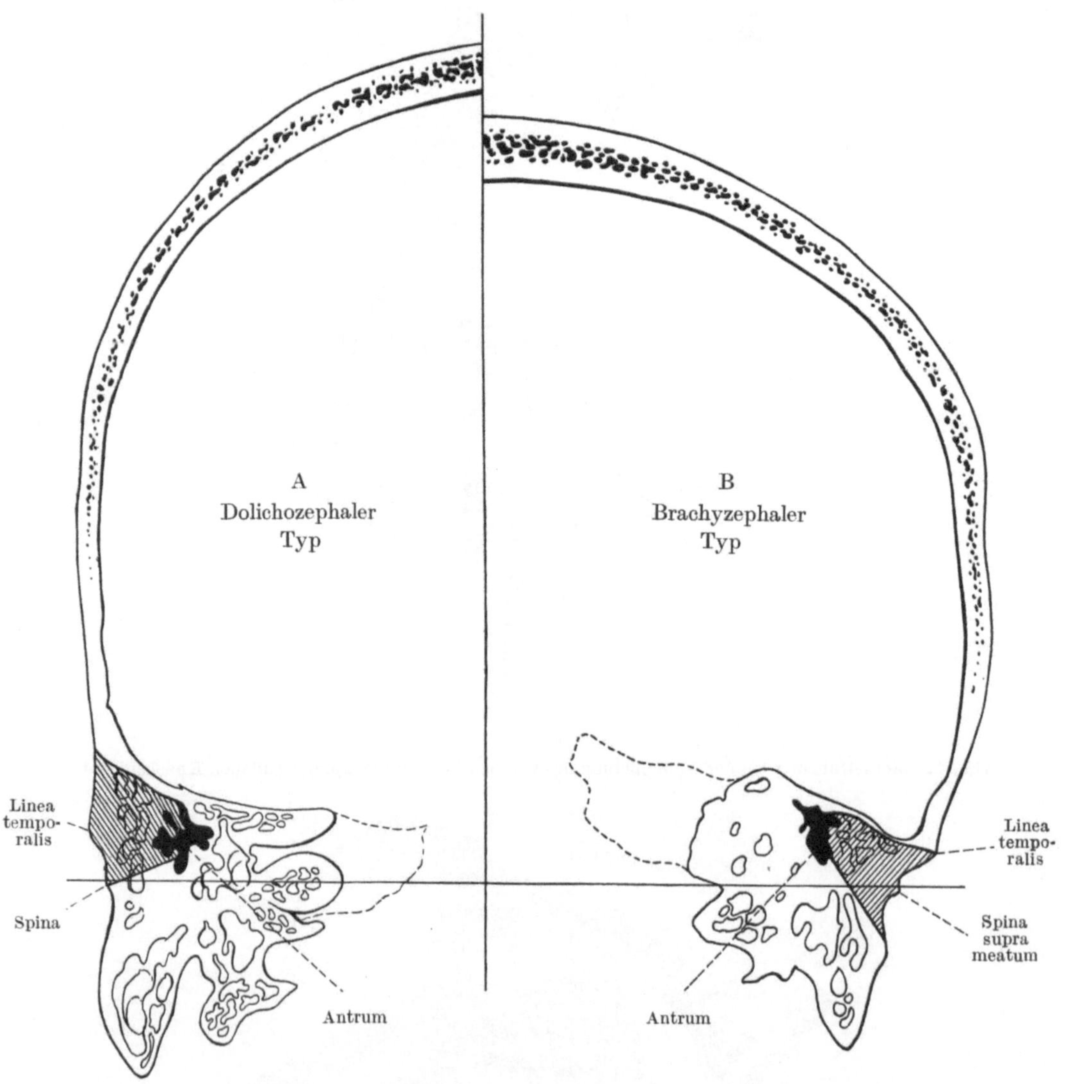

Abb. 44. Schädelform und Stellung des Schläfenbeins nach KOERNER. Die horizontale Richtungslinie verbindet beide Spinae supra meatum.

c) Zellverteilung im Schläfenbein.

Die wiedergegebenen Abb. 45—48 zeigen ohne weitere Erklärung die mannigfaltige Zellentwicklung, Verteilung und Gruppierung im Schläfenbein, deren Kenntnis für die Ausführung einer in jedem Falle vollkommenen Operation nötig ist. Vom Antrum aus führt die Spongiosa oder im fester gefügten Knochen da und dort ein Blutpunkt auch zu den mehr oder weniger versteckten Zellgruppen, die wir alle, soweit sie überhaupt erreichbar sind, aufdecken

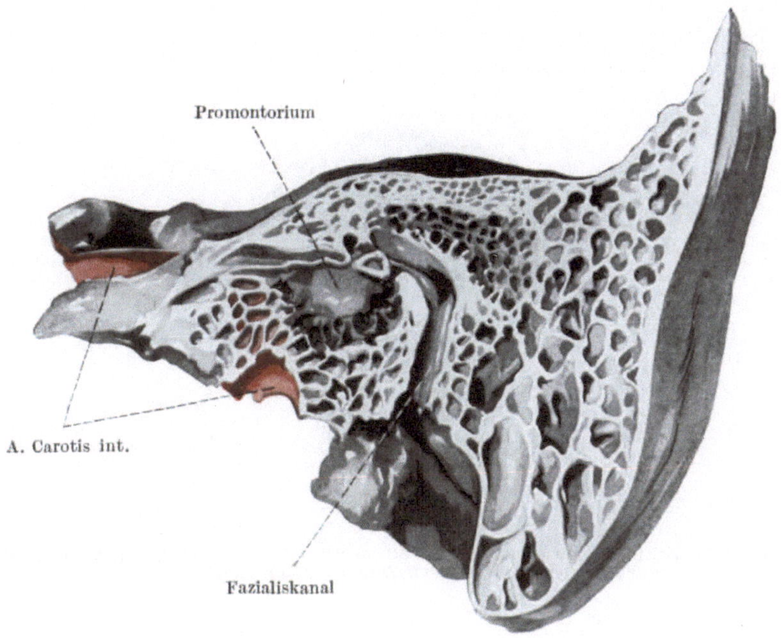

Abb. 45. Allgemeine reiche Zellentwicklung.

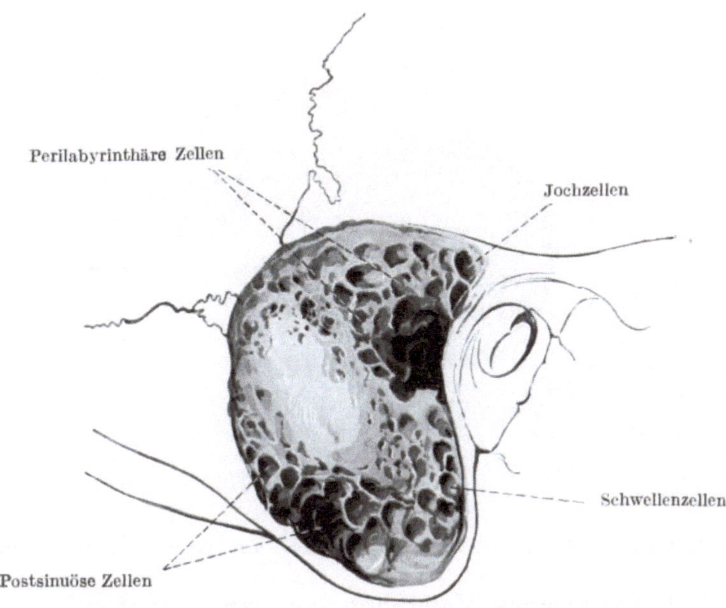

Abb. 46. Antrum und Sinus von Knochenzellen umgeben.

und mit der zentral gelegenen und immer zuerst eröffneten Haupthöhle (dem Antrum) vereinigen.

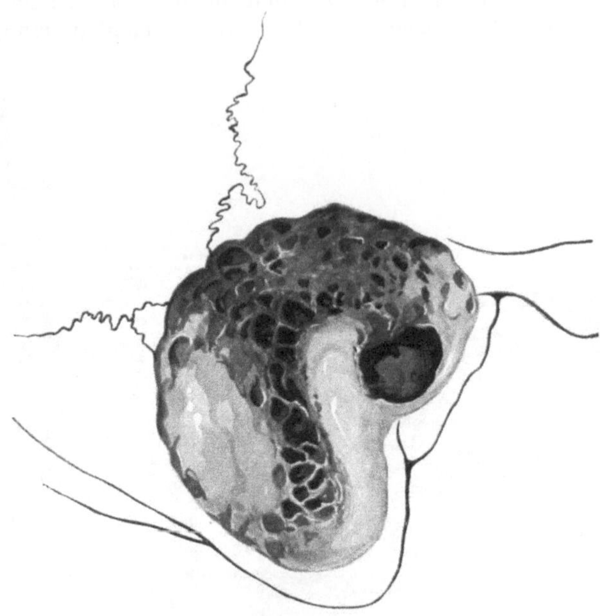

Abb. 47. Bedeutender Zellplexus zwischen Sinus und vorderer Gehörgangswand (Schwellenzellen). Auch die perilabyrinthären Zellen gut ausgebildet.

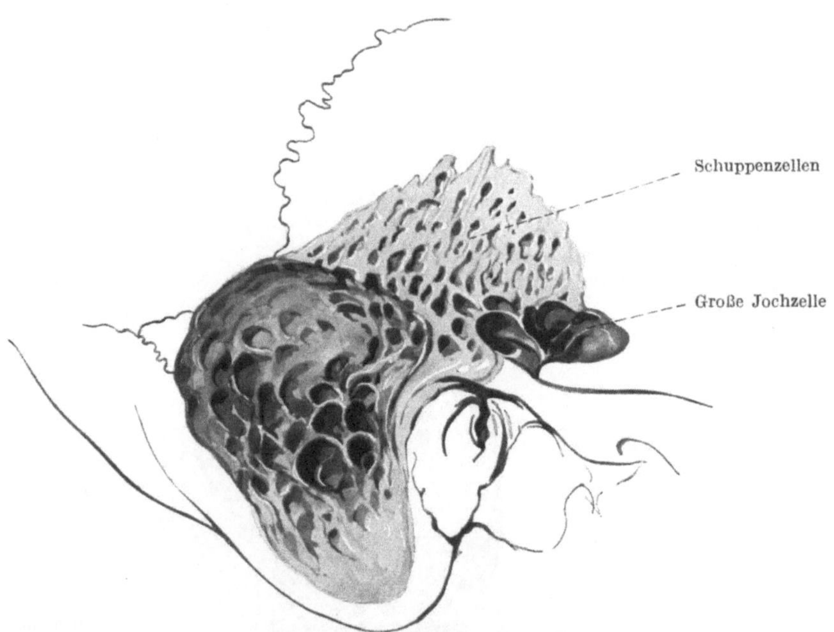

Abb. 48. Zellen nach oben in die Schuppe und nach vorne in den Jochbogen entwickelt.

2. Atypisches Vorgehen bei der Antrotomie.

a) Bei **Säuglingen und Kindern** im 1. Lebensjahr sind die Warzenfortsatzzellen noch im Beginn der Entwicklung. Es ist meist nur eine einzige oberflächlich gelegene Antrumzelle vorhanden, deren Grund von der Dura der

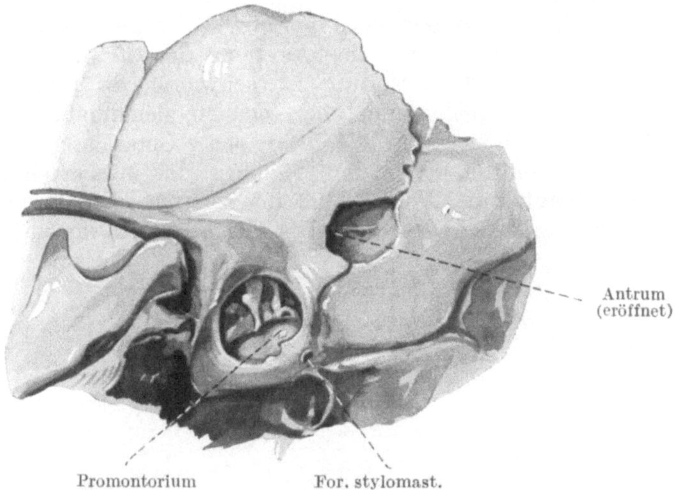

Abb. 49. Lage des Antrums beim Säugling.

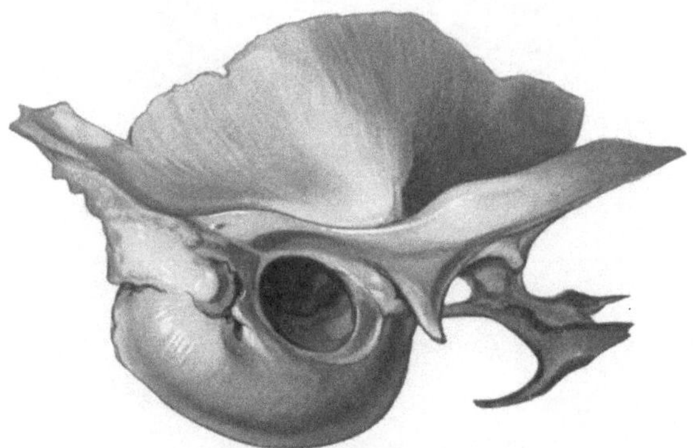

Abb. 50. Schläfenbein mit großer Bulla im Warzenfortsatz.

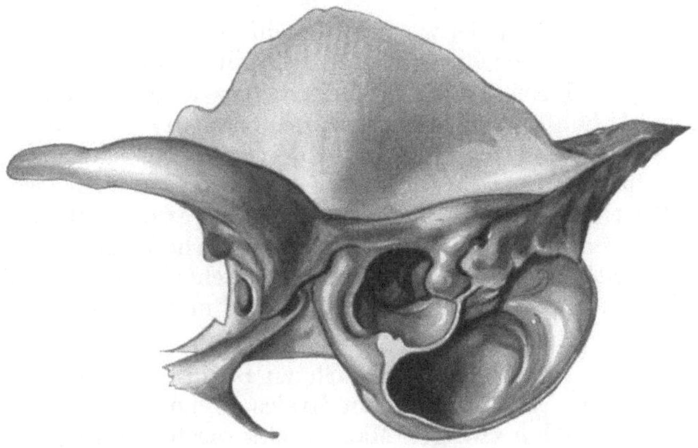

Abb. 51. Derselbe Warzenfortsatz eröffnet.

mittleren Schädelgrube lediglich durch eine dünne Vitrea getrennt ist (s. Abb. 49). Im übrigen findet sich im ersten Jahre mancher Warzenfortsatz, bei dem das Antrum tiefer liegt und eine dem Erwachsenen ähnliche Topographie besteht. Die Orientierung ist schwierig, da Linea temporalis und Spina supra meatum fehlen und der Knochen gleichmäßig spongiös ist. In diesen Fällen hält man sich an die hintere obere Gehörgangswand, schlägt dicht hinter ihr ein kleines Loch in den Knochen, das man nach hinten vergrößert und gelangt auf diese Weise sicher ins Antrum. Die Feststellung des äußeren Bogengangs geschieht wie oben (s. S. 20) durch den Nachweis des

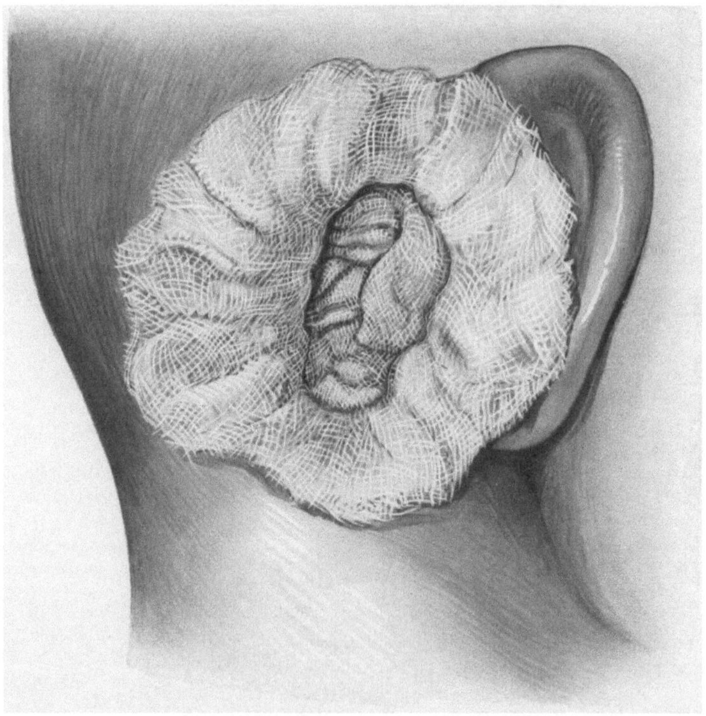

Abb. 52. Antrotomiehöhle durch Gazeschleier geschützt und tamponiert (Tamponade nach MIKULICZ).

Aditus. In den meisten Fällen ist es zu Knocheneinschmelzungen gekommen und der Weg nach der Antrumzelle durch den abfließenden Eiter, durch verfärbten Knochen oder durch Granulationen vorgezeichnet. Man durchtrennt bei Kindern im 1. Lebensjahr besonders behutsam die Weichteile, geht präparierend, ohne stärkeren Druck auszuüben, vor, sucht nach Zurückstreifen des Periostes die Antrumzelle direkt auf und bringt die mit wenigen, flach geführten Meißelschnitten begonnene Knochenoperation mit dem die Ränder glättenden scharfen Löffel zu Ende. Weitere vorhandene Hohlräume werden bei dem übersichtlichen Bau des kindlichen Schläfenbeins leicht gefunden, in Verfolgung des Krankheitsherdes aufgedeckt und mit der Antrumzelle vereinigt.

b) Atypisch müssen wir vorgehen, wenn sich zu Beginn des Eingriffs eine **Verletzung des Sinus** ereignet. Sie ist stets ein fatales Ereignis, das aber nicht zur Unterbrechung der Operation zwingt. Man drückt rasch einen Gazebausch auf die Stelle der Verletzung, ersetzt diesen dann durch ein kleineres Stück zusammengefalteter Vioformgaze, das mit einem schmalen Flachmeißel fest angedrückt wird — ohne aber die Zirkulation im Sinus aufzuheben — und arbeitet inzwischen an anderer Stelle weiter, sucht die Zellgruppen am oberen Sinusknie von oben her auf oder eröffnet zuerst die Spitze des Warzenfortsatzes und von hier aus dann die Knochenzellen zwischen hinterer Gehörgangswand und der unteren Sinuskrümmung. Eine Sinusverletzung verpflichtet zu besonders sorgfältiger Ausschaltung alles kranken Knochens, weil von stehengebliebenen Zellen aus eine Sekundärinfektion um so leichter eintreten kann, als wir gezwungen sind, den Verband wegen der Blutungsgefahr länger liegen zu lassen. Es dürfen die in der Spitze des Warzenfortsatzes befindlichen sog.

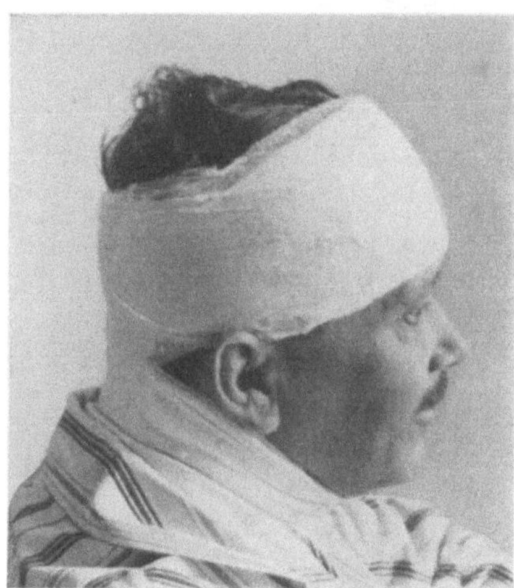

Abb. 53.

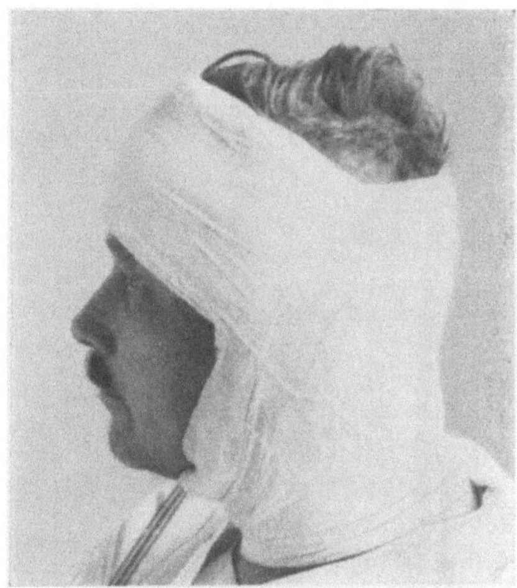

Abb. 54.

Richtig angelegter Ohrverband.

terminalen Zellen, vor allem aber die der hinteren Gehörgangswand anliegenden Zellen nicht vergessen werden.

Vom obersten Schnittende aus vergrößern wir die Inzision nach vorn, wenn Eiteransammlung am oder unter dem Jochbogen wahrscheinlich ist, eröffnen die in ihm gelegenen vereiterten Zellen und lösen evtl. den temporalen Ansatz des Musculus temporalis ab. In gleicher Weise gehen wir nach unten mit der Inzision über die Spitze des Warzenfortsatzes hinaus, wenn der Eiter sich nach dem Halse zu gesenkt hat (BEZOLDsche Mastoiditis), nehmen die Warzenfortsatzspitze weg und leiten den Eiter durch Gegeninzision nach außen.

3. Wundversorgung, Verband.

Nach Ausräumung aller kranken Zellen, unter Umständen auch der ganzen Warzenfortsatzspitze, Revision der Knochenhöhle nach freien oder lose mit dem Gewebe verbundenen Splittern. Beseitigung derselben mit Häkchensonde und Pinzette, Auslegen der Höhle mit einer, allen Buchten folgenden und schließlich einen Sack bildenden doppelten Gazeschicht nach Art des MIKULICZ-Schleiers. Lockeres Ausstopfen dieses Sackes mit geballten passenden Vioformgazestücken, darüber mehrere Lagen sterilen Mulls. Kopfverband (s. Abb. 53 u. 54).

Diese Art der Wundversorgung hat sich bei allen Knochenhöhlenoperationen bewährt, vor allem bei Frühaufmeißelungen mit Verdacht auf Sepsis, wo die frühzeitige Flüssigkeitszufuhr in die Wunde und die Schonung ihrer Oberfläche von Bedeutung ist. Der gleichmäßige Druck der Gazeschicht auf die Wundränder macht Gefäßunterbindungen überflüssig, die Verbandwechsel sind völlig schmerzlos, es bleiben keine Verbandstoffasern in der Wunde zurück, weshalb diese Art der Nachbehandlung vor allem in der Kinderpraxis unentbehrlich geworden ist.

Der Schleier selbst kann bis zu 2 Wochen liegenbleiben, nur seine überstehenden Ränder werden verkürzt. In der Tiefe wird er beim Wechseln seines

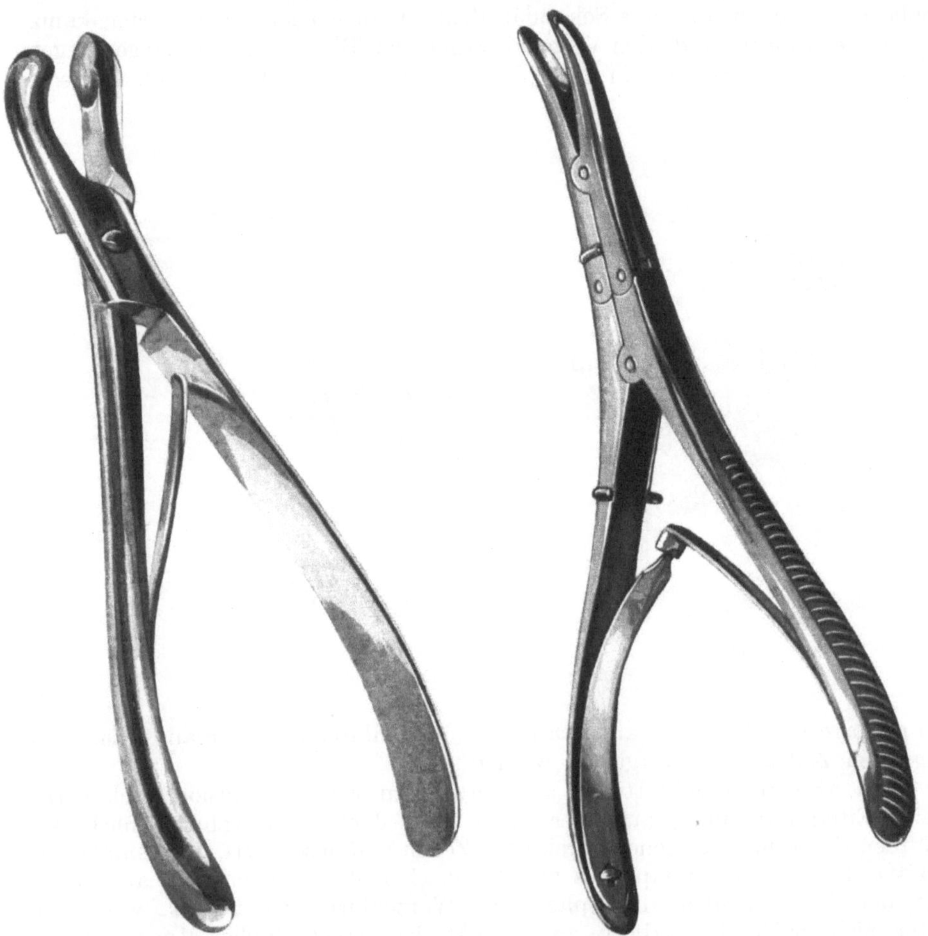

Abb. 55. Knochenzange nach LUER. Abb. 56. Zange nach ZAUFAL-JANSEN.

Inhaltes allmählich gelockert und, wenn er dann noch festhaften sollte, mit Wasserstoffsuperoxyd- und Kochsalzlösung aufgeweicht und entfernt. Die Art der Weiterbehandlung richtet sich nach dem Krankheitsbild im ganzen und nach den örtlichen Wundverhältnissen. Der Gehörgang soll während der Nachbehandlung stets mit einem Gazedocht leicht ausgestopft und außen mit Vaseline eingefettet werden, damit er sich nicht verengt.

4. Instrumentarium.

Hammer, ein Satz Meißel, Häkchensonde, Raspatorium, Elevatorium, Klemmen, ein scharfer und ein stumpfer Wundhaken, eine kurze bajonettförmige Ohrpinzette ohne Zähnung, eine anatomische und eine Hakenpinzette, 2 gewöhnliche Scheren, eine Löffelzange, 2—3 scharfe Löffel, Knochenzangen, evtl. ein Wundsperrer (Assistenzersparnis), Naht- und Unterbindungsmaterial.

In Fällen, bei denen der Eiterherd im Warzenfortsatz sich gegen die Umgebung mehr oder weniger demarkiert hat, kann man nach der Operation

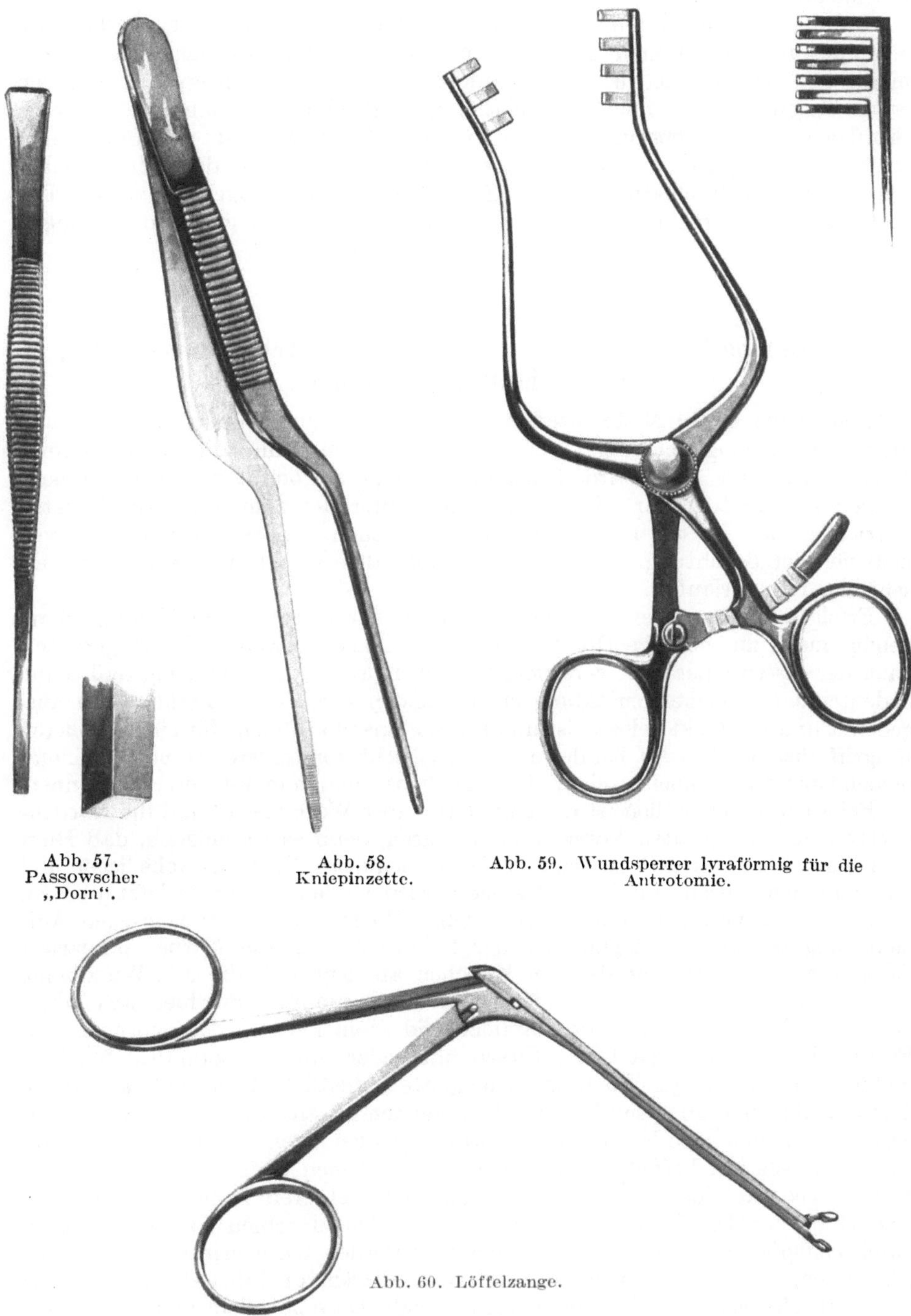

Abb. 57. Passowscher „Dorn".

Abb. 58. Kniepinzette.

Abb. 59. Wundsperrer lyraförmig für die Antrotomie.

Abb. 60. Löffelzange.

die primäre Naht der Wunde mit gutem kosmetischem Resultat vornehmen. Solche Fälle sind nicht häufig, meist müssen wir im Stadium zunehmender

Entzündung operieren und auf jede Naht zunächst verzichten. Nach dem Rückgang aller entzündlichen Erscheinungen und bei günstigem Verlauf der Mittelohrerkrankung kann die Sekundärnaht in gleicher Weise die Heilung beschleunigen.

Bei der weiteren Wundbehandlung richtet man sich nach den anerkannten allgemeinen chirurgischen Grundsätzen und sieht zu, wie man am zweckmäßigsten die verschiedenartig verlaufende Wundheilung unterstützt. In den ersten Tagen Verbände häufiger wechseln, meist genügt die Abnahme der äußeren Stofflagen mit Erneuerung einiger lockeren Tampons und des Gehörgangstreifens. Temperatur und Allgemeinzustand, Aussehen der Wundränder, Quantität und Beschaffenheit der Sekrete geben Weisungen für unser Tun und Lassen, das mehr auf Sicherheit als die Schnelligkeit des Erfolges eingestellt ist.

Anhang.

Die Behandlung der Rezidive akuter Mittelohrentzündung nach geheilter Antrotomie.

Befällt die akute Mittelohrentzündung einen schon früher operierten und durch Vernarbung geheilten Warzenfortsatz, dann quillt die bindegewebige Narbe auf, rötet sich, wird druckempfindlich, es kommt zu einem subperiostalen Abszeß oder zur Eiteransammlung unter der zum Teil neugebildeten Corticalis oder in tiefer gelegenen Knochenzellen. Diese „Narbenrezidive" bedürfen der Beachtung so gut wie die erstmalige Infektion. Sie können verschiedenartig verlaufen.

Erfolgt die Neuinfektion kurze Zeit nach der ersten Aufmeißelung, dann genügt meist die einfache Durchtrennung des Narbengewebes. Ist längere Zeit nach der ersten Operation verstrichen, dann müssen wir annehmen, daß schon bedeutendere Knochenneubildung stattgefunden hat, der Krankheitsherd ausgedehnt und versteckt gelegen ist und müssen uns um so mehr für einen größeren Eingriff rüsten, als auch bei der ersten, vielleicht von anderer Hand vorgenommenen Operation Knochenzellen stehengeblieben und nun infiziert sein können.

Bei allen diesen Fällen ist die Spaltung der Weichteile und die Narbenexzision mit der größten Vorsicht auszuführen, denn es ist möglich, daß Dura oder Sinus frei unter dem aufgequollenen, entzündeten Narbengewebe liegen und nun von dem durch infiziertes Gebiet vordringenden Messer verletzt werden.

Am besten verfährt man in der gleichen Weise wie bei der typischen Aufmeißelung (s. oben), umgeht bei der Schnittführung die Narbe, präpariert dann Narben und Weichteile vom Knochen ab, legt sich die alte Wundhöhle frei, sucht das Antrum mastoideum auf und nimmt von hier aus überhängende Knochenränder mit Hammer und Meißel weg. Alle vorhandenen Eiterherde werden ausgeräumt, Eiterpunkte oder -quellen sorgfältig beachtet und ihnen nachgegangen, bis wieder eine glatte einheitliche Höhle entstanden ist, deren Wände überall gesundes Gewebe erkennen lassen. Das an den Wundrändern noch verbliebene Narbengewebe wird ausgeschnitten, die ganze Höhle von Bindegewebsfetzen befreit, in der oben beschriebenen Weise mit einem Gazeschleier bedeckt, locker ausgestopft und mit mehreren Lagen steriler Gaze abgeschlossen. Die Wundränder können bei den einzelnen Verbandwechseln durch Heftpflasterstreifen einander genähert werden. Die primäre Naht ist zu widerraten, weil einerseits gerade die Weichteilränder infiziert sind und das nach Ausschneiden der Narben übrigbleibende Gewebe allein zum Wundverschluß nicht ausreicht, andererseits die Unterminierung der infizierten Wundränder für eine primäre Plastik immer ein Wagnis bleibt.

Auch die sekundäre Naht erübrigt sich meistens, doch ist gegen die Vereinigung der Wundwinkelränder durch Naht gelegentlich eines späteren Verbandwechsels bei normalem Heilungsverlauf nichts einzuwenden.

Nach der Wundversorgung sind wir aus prophylaktischen Gründen häufig genötigt, sogleich eine Trommelfellparazentese anzuschließen, weil in der Paukenhöhle neben der eitrigen Infektion des Warzenfortsatzes fast regelmäßig ein einfacher, nichteitriger Mittelohrkatarrh anzutreffen ist, das Exsudat aber meist nach der Antrumeröffnung vereitert und von neuem Fieber und Ohrenschmerzen

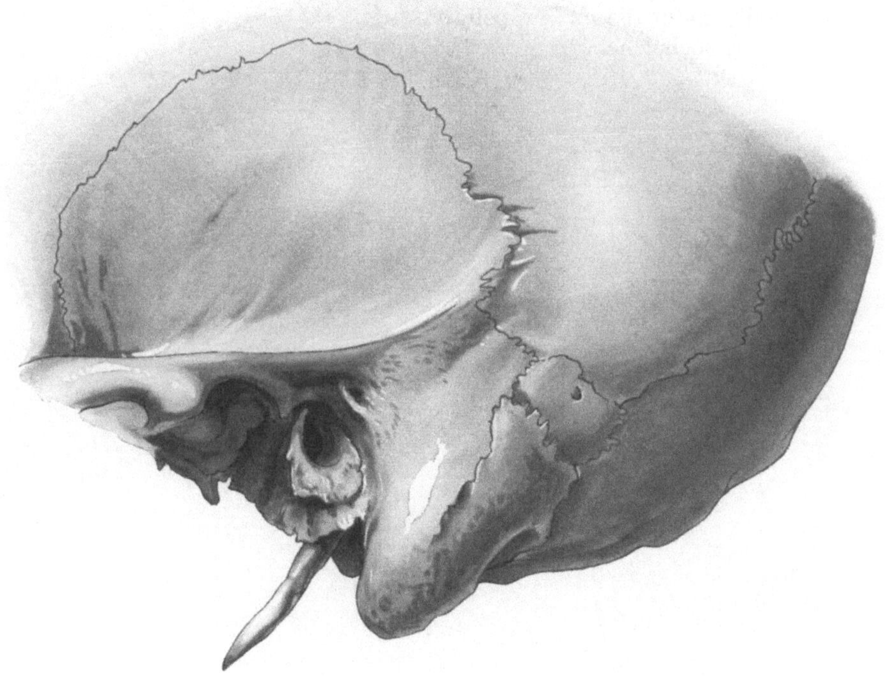

Abb. 61. Offengebliebene Fissuren am Schläfenbein eines Erwachsenen.

verursacht — Komplikationen, welche das Krankheitsbild trüben und zum vorzeitigen Verbandwechsel zwingen.

Weitere Rückfälle sind selten. Treten sie auf, dann nehmen wir die Attikotomie nach Jansen-Beyer (s. S. 44) mit Erhaltung des Schalleitungsapparates (Trommelfell, Gehörknöchelchen) vor, decken die Wundhöhle durch einen Koernerschen Lappen (s. S. 48) und führen die Nachbehandlung durch den erweiterten Gehörgang.

Erkrankung der Gehirnblutleiter durch eitrig infiltriertes, dem Sinus anliegendes Bindegewebe oder durch Vermittlung vereiterter Knochenzellen kommen bei den Narbenrezidiven öfter vor und werden, weil das Ohr nicht läuft und die Narbe wenig geschwollen ist, übersehen oder verkannt, mithin der rechte Zeitpunkt zur Operation versäumt. Wir greifen sofort ein, legen den Sinus frei und verfahren nach den an anderer Stelle (s. S. 57) dargelegten Grundsätzen und Methoden.

5. Gefahren bei Operationen am Warzenfortsatz.

a) Beim **Hautschnitt.** Die Knochenrinde ist bereits durchbrochen, das hart und steil aufgesetzte Messer fällt in eine Höhle und verletzt die ungeschützt in ihr liegenden Gebilde — Sinus, Dura, Fazialis.

Ein nach hinten gelagerter, die Vorderfläche des Warzenfortsatzes bedeckender Parotisteil wird am unteren Schnittende durchtrennt. Die Folge ist eine Parotisfistel. Schnittführung wie auf Abb. 83 schützt dagegen.

b) Beim Meißeln. Schon der erste Meißelschnitt legt den Sinus oder die Dura frei (Sinus vorgelagert, Dura tiefstehend). Orientierung, Weiterarbeiten im kleinen abgegrenzten Raum unter Schonung der freigelegten Gebilde, Wegnahme eines Teiles oder der ganzen hinteren Gehörgangswand mit schmalen Instrumenten.

In der Absicht, den vorgelagerten Sinus zu vermeiden, gerät man zu weit nach vorne und verletzt die im Kuppelraum liegenden Gehörknöchelchen.

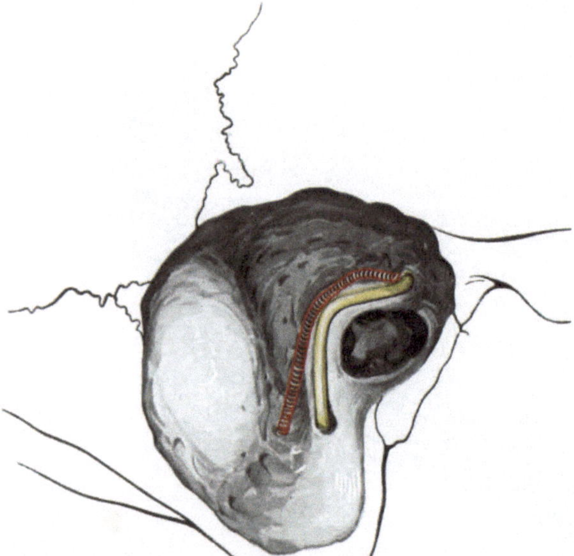

Abb. 62. Abnormer Fazialisverlauf (rot eingezeichnet). (Nach BEYER.)

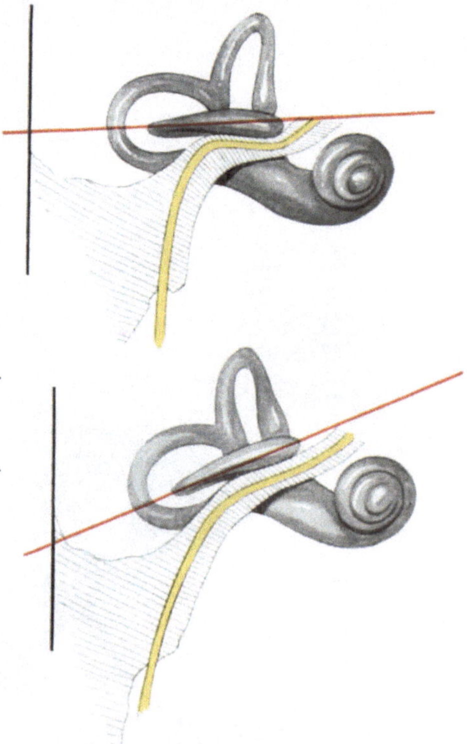

Abb. 63. Fazialisverlauf bei waagerechter und bei geneigter Labyrinthstellung (schematisch).

Vitrea bzw. Dura der mittleren Schädelgrube hoch hinauf freilegen und hintere Gehörgangswand als Wegweiser benutzen!

c) Verletzung des N. facialis. Am häufigsten am 2. Knie seines Verlaufes (s. Abb. 62 u. 63). Man arbeite mit dem Meißel in dieser Gegend stets schürfend und konstruiere sich immer wieder in die Operationshöhle den Verlauf des Fazialis hinein, der im allgemeinen typisch ist, jedoch geringe Abweichungen zeigen kann. Bei der Ausräumung erkrankter Zellen an der hinteren Gehörgangswand (sog. „Schwellenzellen", s. Abb. 64) führe man den Meißel in der Tiefe mehr vertikal und stets parallel zur hinteren Gehörgangswand und stelle ihn erst dann flach und horizontal, wenn die Schwellenzellen in der Nähe des Fazialis ausgeräumt sind.

Bei der Radikaloperation ist die Hauptstütze der Orientierung stets der horizontale Bogengang. Die „Brücke" wird nicht im ganzen durchschlagen, sondern wie in der Abb. 71, erst verdünnt und dann vorsichtig abgebrochen, ebenso wird der „Sporn" durch schürfende Arbeit flacher mittelbreiter Meißel geglättet.

Die Verletzung des N. facialis durch Abkratzen von Paukenhöhlengranulationen oberhalb des ovalen Fensters ist möglich. Da dieser Stelle auch der Steigbügel nahe liegt und luxiert werden kann, so unterläßt man hier am besten jede Anwendung des scharfen Löffels, ist aber auch mit dem Tupfen vorsichtig, da in den Gazemaschen das Steigbügelköpfchen hängenbleiben kann.

Besonders gefährdet ist der Fazialis bei Labyrinthoperationen (siehe das entsprechende Kapitel S. 73). Man bleibt dem Sinus solange als möglich aus

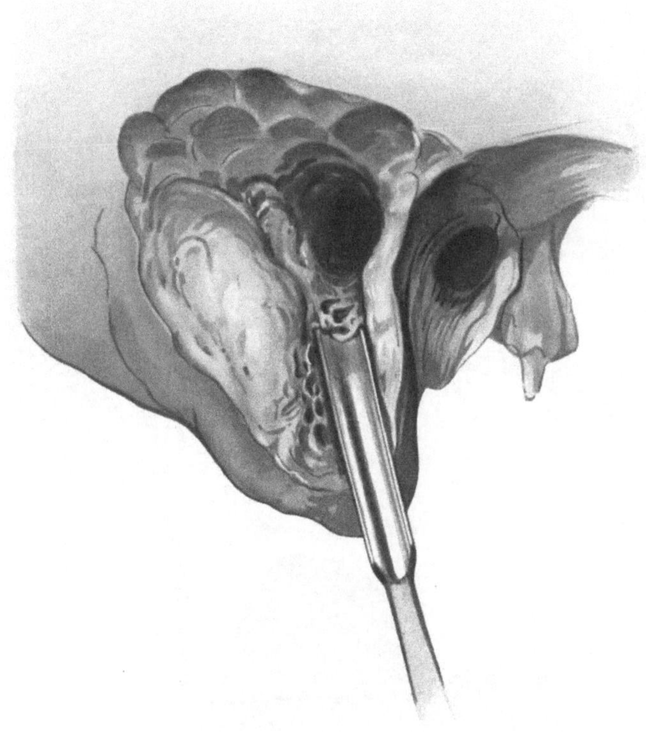

Abb. 64. Meißelführung bei Entfernung der Schwellenzellen.

dem Wege, beendigt zuerst alle sonstigen Arbeiten und nimmt sich erst zum Schluß den Sinus vor.

d) Sinusverletzung. Geschieht die Verletzung unabsichtlich und gleich zu Beginn des Eingriffs, so bedeckt man die Stelle des Knochendefektes nach Entfernung von Knochensplittern mit einem zusammengefalteten Gazestückchen, das man andrücken läßt, setzt die Operation an anderer Stelle fort und legt zum Schluß einen aus der Nachbarschaft entnommenen gestielten Periostlappen über den Defekt. Die Ausräumung aller kranken Zellen in der Umgebung des Sinus ist nach seiner Verletzung schwierig, muß aber erst recht und unter allen Umständen wegen der erhöhten Infektionsgefahr vorgenommen werden.

e) Die sachgemäße Freilegung der **Dura** an einer kleinen Stelle lateral vom Tegmen antri ist im Falle mangelnder Orientierung unbedenklich, jedoch ist die zufällige Durchtrennung der Dura immer ein ernstes Mißgeschick. Sie geschieht seltener mit dem Meißel als durch den scharfen Löffel, wenn die

Dura von Granulationen bedeckt ist und frei im Grunde einer Knochenzelle liegt oder wenn sie mit einer Cholesteatommembran verwechselt wird.

Ist man mit einem Instrument nach der Dura hin ausgeglitten, so unterläßt man die weiteren Eingriffe, bis man sich über den Zustand der Dura Rechenschaft gegeben hat. Man tue das gründlich, lege die Dura in größerer Ausdehnung frei und gehe bei nachgewiesener Verletzung in folgender Weise vor: Man

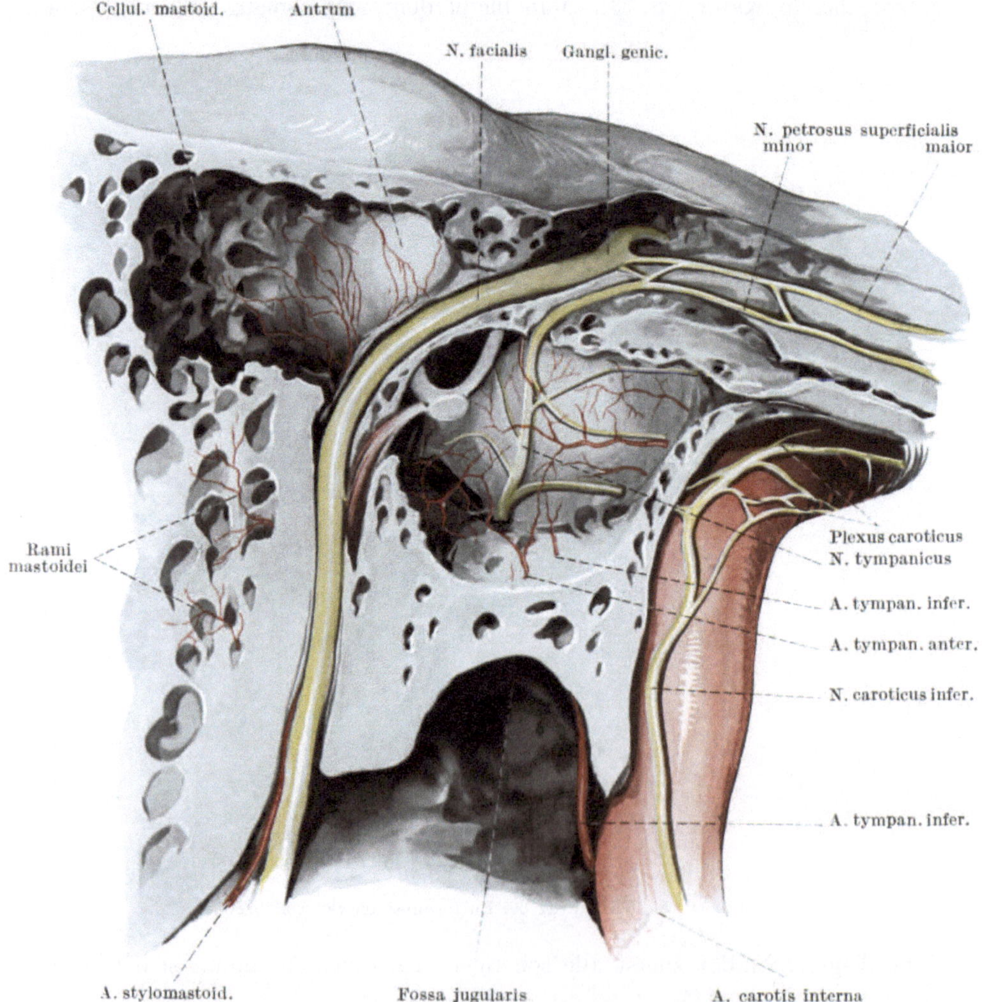

Abb. 65. Topographie der medialen Paukenhöhlenwand.

macht sich die Stelle der Verletzung mit einem Strich Jodtinktur kenntlich, versieht dann den Riß mit einem Vioformgazetampon, läßt diesen liegen, entfernt den Knochen in der weiteren Umgebung der verletzten Durastelle, spaltet, die Dura vom Gesunden her auf den Riß zu und stopft um den zuerst eingeführten und angedrückten Vioformgazetampon herum sterile Gaze.

f) Labyrinthverletzung. Die Verletzung des äußeren Bogengangs kann erfolgen, wenn sein Wulst sich nicht deutlich gegen die Umgebung abhebt, besonders dann, wenn man verabsäumt, durch Sondierung die Lage des Aditus und damit des horizontalen Bogengangs genau festzustellen.

Die Absprengung der knöchernen Bogengangskuppe mit Entblößung des häutigen Bogengangs äußert sich durch grobschlägigen Nystagmus, beim Erwachen ist der Kranke sehr schwindlig, außerstande, sich im Raume zurechtzufinden, erbricht und hat Ohrgeräusche — ein schweres Krankheitsbild, das bei günstigem Verlauf in 10—12 Tagen völlig verschwindet.

Niemals die Stelle der Verletzung, die an einem feinen roten Strich im Knochen erkennbar ist, sondieren, auch nicht tupfen oder mit Wasserstoffsuperoxydlösung reinigen, sondern lediglich mit einem glatten sterilen Gazebäuschchen bedecken, das bis zur endgültigen Heilung an seiner Stelle und beim Verbandwechsel unberührt bleibt.

In derselben Weise verfährt man bei Verletzung der anderen Bogengänge.

Nachbehandlung. Bettruhe im verdunkelten Zimmer, keinerlei oder nur vorsichtiger Lagewechsel des Kranken, genaue Beobachtung. Bei den ersten Zeichen der Labyrinthitis – Temperatursteigerung, erlöschende Hörfunktion, Lumbalpunktat (steigende Pleozytose) getrübt – sofort die Labyrinthoperation vornehmen!

Die Erfahrung hat gelehrt, daß die Verletzung eines oder des anderen Bogenganges, wenn sie rechtzeitig entdeckt wird, ohne schlimme Folgen bleiben kann. In den meisten Fällen tritt bei sachgemäßer Behandlung Heilung ein. Dagegen ist die Luxation des Steigbügels oder schon die Zerreißung seines Ringbandes (Ligamentum annullare) immer ein Unglück, weil der Verletzung die Infektion des Labyrinthinhaltes unter stürmischen Erscheinungen meist auf dem Fuße folgt.

Wir können das drohende Unheil nur dadurch abzuwenden suchen, daß wir sofort das Labyrinth vom Promontorium aus eröffnen und ausräumen (Operation nach JANSEN-HINSBERG s. S. 77—78).

6. Chirurgische Behandlung der Fazialislähmung.

Ist der operativ geschädigte N. facialis in keiner Weise mehr durch den elektrischen Strom erregbar, so versucht man seine Funktion wiederherzustellen durch direkte Nerven- oder Muskelverpflanzung.

a) Pfropfmethode nach HABERLAND. Prinzip: Vereinigung des peripheren Fazialisstumpfes mit einen Teil des N. hypoglossus. Hautschnitt von der Warzenfortsatzspitze bis zum Zungenbein, Unterbindung der Vena jug. ext. und der Vena facialis. Nun legt man durch Meißelarbeit am Warzenfortsatz den Fazialis an seiner Austrittsstelle aus dem Foramen stylomastoideum frei, verfolgt ihn zentralwärts bis ein genügend langes Stück zutage liegt, sucht dann den Hypoglossus unterhalb des M. digastricus auf, präpariert den Ramus descendens desselben in entsprechender Länge frei, spaltet und verbindet ihn durch Naht mit dem Fazialisstumpf.

Die Erfolge der Nervenpfropfung sind stets zweifelhaft. Da bis zum Entschlusse der Nervenpfropfung meist eine geraume Zeit vergeht und die Muskulatur inzwischen atrophisch geworden ist, so wendet man das mehr Erfolg versprechende Verfahren nach LEXER an. Prinzip: Muskuläre Versorgung der gelähmten Gebiete durch frischen, funktionstüchtigen Muskel, dessen Nervenfasern in die atrophischen Muskelfibrillen hineinwachsen: Muskuläre Neurotisation der gelähmten Gebiete.

b) Korrektur der Gesichtslähmung nach ROSENTHAL. Bogenschnitt der Linea temporalis folgend. Durchtrennung der Faszie, Freilegung des Schläfenmuskels, aus dessen vorderem Teile ein Stück von Daumenbreite und Länge so weit von der Schläfenbeinschuppe abgelöst wird, daß es nach vorn geschlagen an den M. orbicularis oculi heranreicht.

Ein zweiter Schnitt umkreist den knöchernen Orbitalrand in seiner lateralen Hälfte und legt den atrophierten Augenringmuskel frei. Nun wird die Haut zwischen beiden Schnitten über der Muskulatur stumpf abgelöst und durch den so entstandenen Tunnel der in zwei Hälften geteilte Temporalmuskellappen unter den Rand des Augenringmuskels geschoben und dort mit seitlichen feinen Nähten fixiert. Die quergeschnittene Muskelmasse des Schläfenmuskels muß

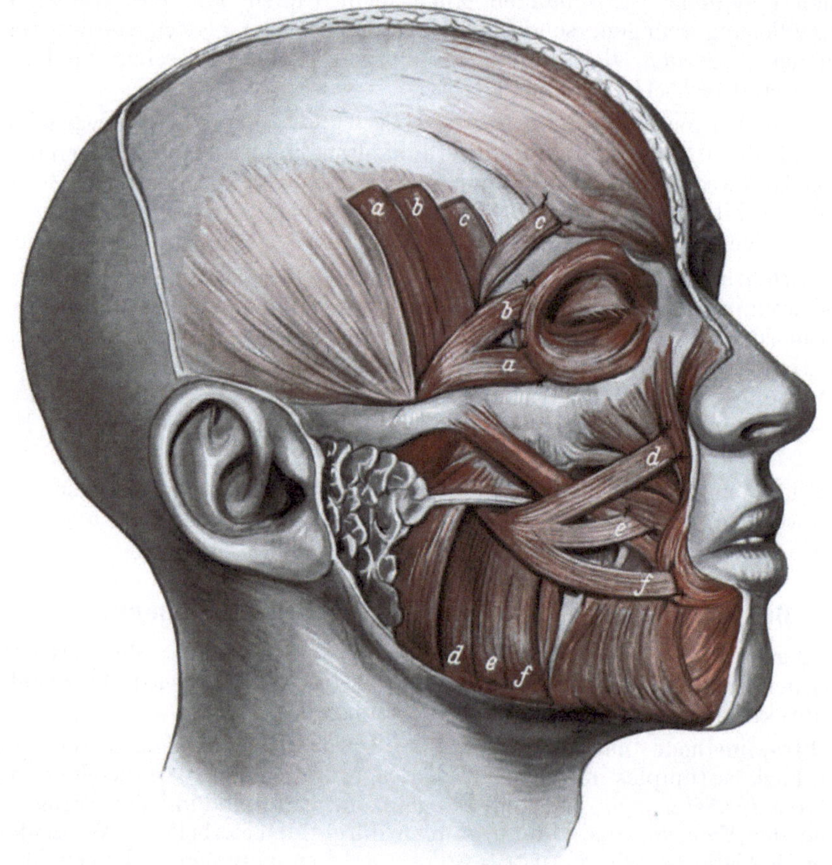

Abb. 66. Muskelverpflanzung bei Gesichtslähmung nach LEXER-ROSENTHAL.

sich dabei innig an die tangential gerichteten Muskelfasern des Augenringmuskels anlegen (s. Abb. 66).

Um den Temporalmuskel nicht zu quetschen und ihn besser unter der Hautbrücke durchziehen zu können, beläßt man ihm bei der Präparation ein Stückchen Temporalfaszie, das nach Erfüllung seines Zweckes abgeschnitten werden kann. Näht man es an der Fascia tarsoorbitalis an, so wird die Kongruenz der Muskeln gestört. Die Nervenfasern des quergeschnittenen funktionstüchtigen Temporalmuskels sollen ungehindert in die Fasern der atrophischen Orbikularis einwandern können, weshalb jede Zwischenschaltung fremden Stoffes unterbleiben muß.

In ähnlicher Weise wird der Mundwinkel versorgt. Die atrophischen, den Mund hebenden Muskeln erhalten ihre Wiederbelebung durch Teile des M. masseter (s. Abb. 66).

7. Verschluß von Antrumfisteln.

Je gründlicher bei der Antrotomie vorgegangen, je zweckmäßiger und sorgfältiger die Nachbehandlung geführt wurde, desto vollkommener die Heilung. Indes wird bei der unberechenbaren, oft reichen Pneumatisierung des Schläfenbeines gelegentlich eine oder die andere versteckte kranke Zelle übersehen oder es stößt sich nachträglich ein Sequester ab oder die Nachbehandlung war fehlerhaft — kurz das Antrum und die äußere Wunde schließen sich nicht, es entsteht eine Knochenfistel, welche wir in einer, den örtlichen Verhältnissen angepaßten Weise beseitigen. Liegt sie nahe der hinteren Gehörgangswand, dann nehmen wir nach SIEBENMANN-WINCKLER den größten Teil der knöchernen hinteren Gehörgangswand weg, beziehen die Fistelrinne in die

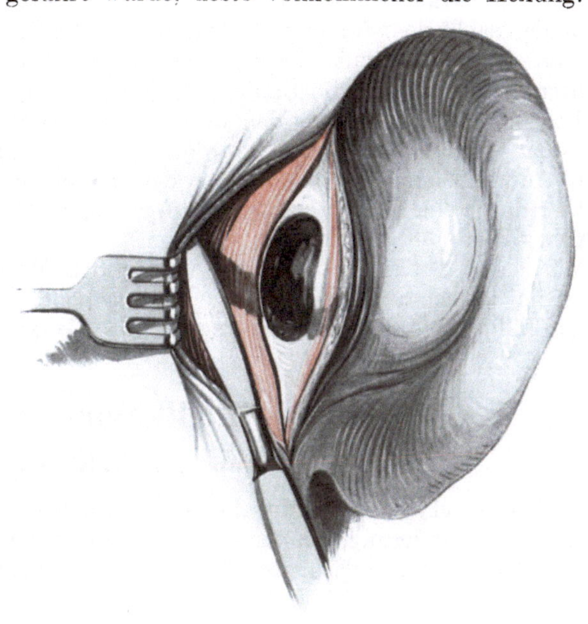

Abb. 67. Verschluß einer Antrumfistel. Nach G. CLAUS-BLUMENTHAL. Unterminierung der Weichteile.

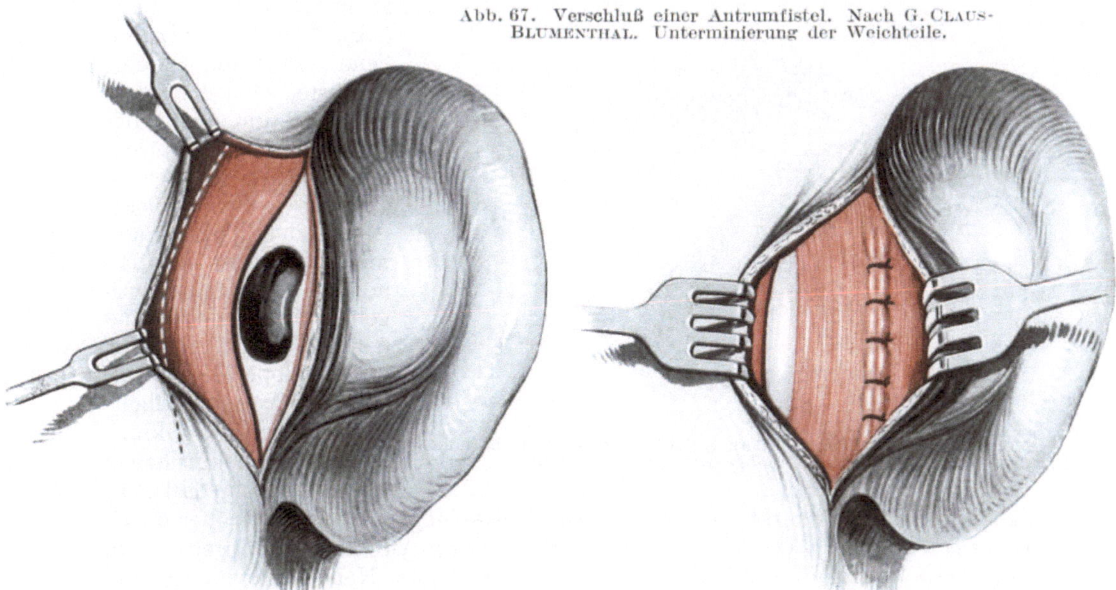

Abb. 68. Bildung des Periost-Brückenlappens.

Abb. 69. Periostnaht.

dadurch entstehende Mulde ein, frischen den Knochen breit an und bilden aus dem Gehörgangsschlauch einen, die hintere Fläche der Mulde deckenden Lappen (s. Gehörgangsplastik S. 47).

Hieraut wird die retroaurikuläre Öffnung vernäht und die Nachbehandlung durch den erweiterten äußeren Gehörgang wie nach der Radikaloperation (s. S. 48) vorgenommen. Trommelfell und Gehörknöchelchen bleiben erhalten. Wenn man darauf achtet, daß der knöcherne Boden der Mulde ohne höhere Schwelle nach dem äußeren Gehörgang verläuft, dann können sich weder Sekrete noch Epidermisschuppen festsetzen. Die Überhäutung des Wundtrichters erfolgt rasch, die Epidermis bleibt gesund, die Heilung ist dauernd.

Legt man Wert darauf, den äußeren Gehörgang in seiner ursprünglichen Form zu erhalten, so kann man, ohne die Gehörgangswand wegzunehmen, nach Ausmeißelung und Reinigung der Fistel den entstandenen Knochentrichter durch einen Periost-Brückenlappen (nach G. Claus und Blumenthal, s. Abb. 67—69) bedecken.

Wir kamen öfter in die Lage, von beiden Methoden Züge zu entlehnen, haben im übrigen aber der Sachlage entsprechend frei gestaltet und in zweifelhaften Fällen stets die radikalere Siebenmann-Wincklersche Methode gewählt.

E. Die Radikaloperation.

1. Mit Erhaltung der Gehörknöchelchen.

Bei vielen chronischen Mittelohrerkrankungen, insbesondere bei den durch Epidermiseinwanderung komplizierten, genügt die einfache Antrotomie nicht zur Heilung. Die Ursache dafür liegt häufig an den engen räumlichen Verhältnissen im Kuppelraum, den Amboß und Hammer mit ihrem Bandapparat zum größten Teil ausfüllen (Abb. 42 u. 74). Entzündliche Prozesse, kleine Cholesteatome in diesem engen Raum sind der Behandlung auf dem natürlichen Weg schwer zugänglich. Wir sind genötigt, den Kuppelraum mit Teilen der Paukenhöhle in das Operationsgebiet einzubeziehen und nehmen damit die sog. „Radikaloperation" vor.

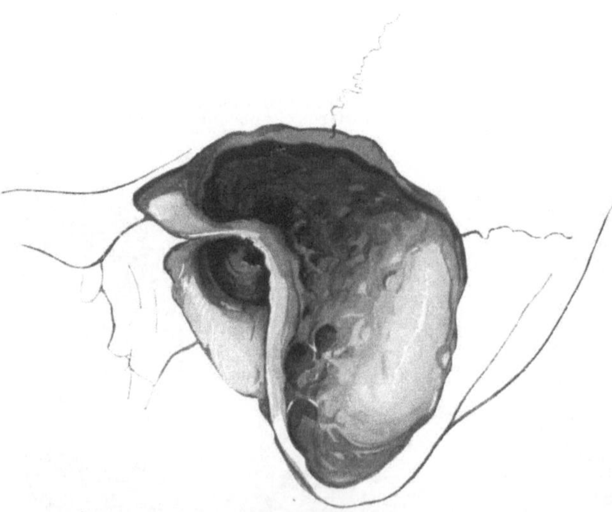

Abb. 70. Warzenfortsatz ausgeräumt, Attikotomie beendet. Hintere Gehörgangswand in toto erhalten.

Viele entzündliche Schleimhauterkrankungen des Mittelohres heilen allein dadurch, daß man den Kuppelraum operativ entlastet. Die Entlastung suchte man früher durch Entfernung der Ossikula vom Gehörgang aus herbeizuführen — ein Verfahren, das zu diesem Zwecke wegen der Gefahr der Nebenverletzungen und wegen seiner unsicheren Resultate, aber auch wegen der Gehörverschlechterung heute wohl allgemein aufgegeben ist.

Die Fortnahme von Teilen der hinteren Gehörgangswand vom äußeren Gehörgang aus (Radikaloperation durch den äußeren Gehörgang mit oder ohne Spaltung der Ohrmuschel) haben wir nur ausgeführt, wenn ein Cholesteatom Kuppelraum, Aditus und Antrum ausgeschliffen und die hintere obere Gehörgangswand bereits verdünnt hatte (s. Abb. 74). In diesen Fällen kann die der Natur geleistete chirurgische Nachhilfe tatsächlich eine Ohreiterung zur Heilung bringen. Aber selbst in diesen recht seltenen Fällen, wo die „Entbindung“

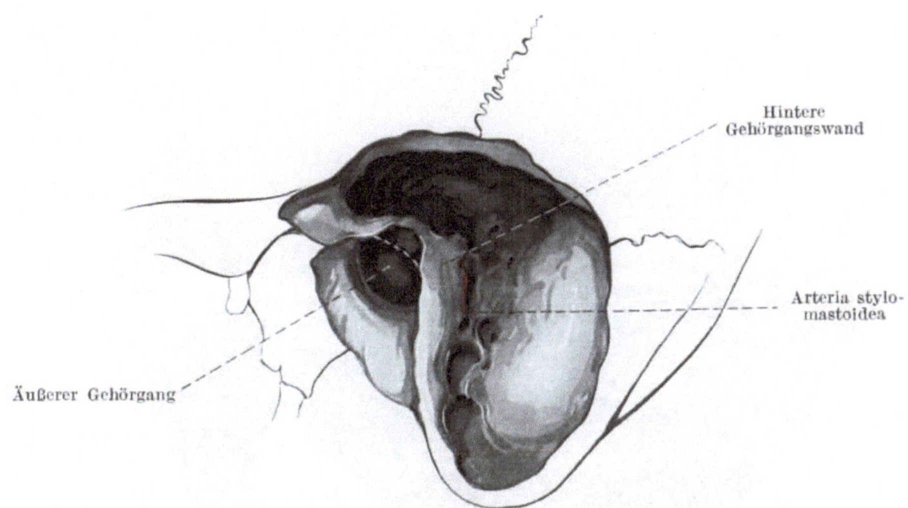

Abb. 71. Erweiterte Attikoantrotomie nach BEYER. Brücke zum größten Teil abgetragen. Ossicula in situ.

des Cholesteatoms vollkommen geglückt erschien, mußte nachträglich die Eröffnung von außen angeschlossen werden, weil Cholesteatomzapfen zurück-

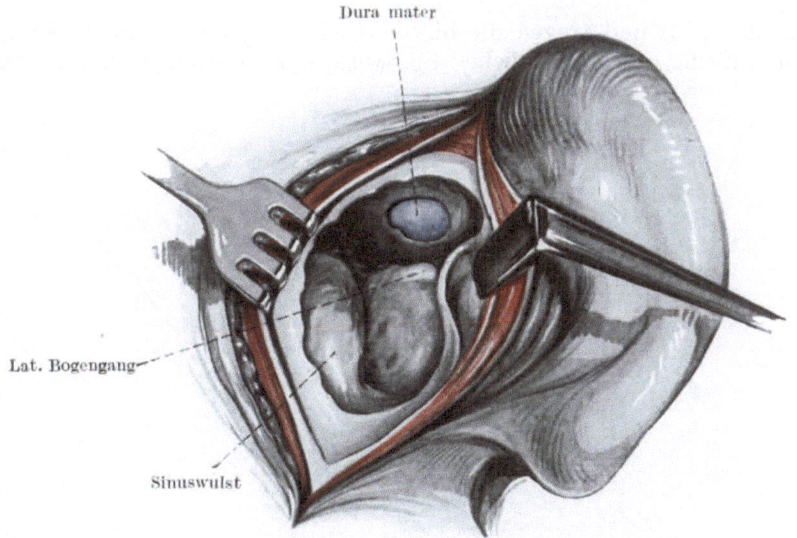

Abb. 72. Aufmeißelung der Mittelohrräume und des hinteren Kuppelraumes mit Erhaltung der hinteren Gehörgangswand. Dura der mittleren Schädelgrube an einer Stelle freigelegt.

geblieben waren und weiterwucherten. Wir wenden daher diese Operationsweise nicht mehr an, sondern wählen den sicheren, erprobten Weg von außen, der ebenso rasch zum Ziele führt, wenn das Cholesteatom Antrum und hintere Gehörgangswand bereits angeschliffen hat und die Cholesteatommatrix die Epidermisierung begünstigt.

Um den Kuppelraum gut zugänglich zu machen, nehmen wir den chirurgisch sicheren Weg über das in der oben beschriebenen Weise eröffnete Antrum

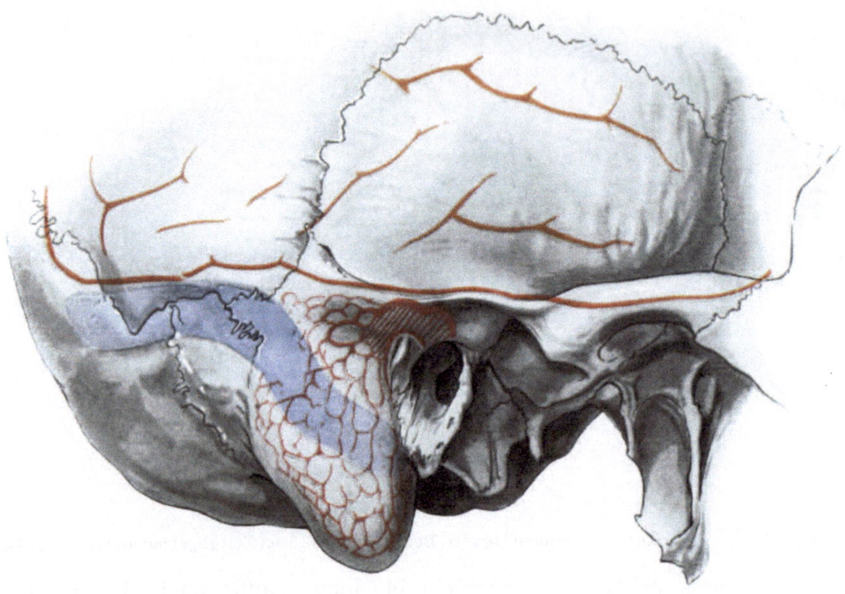

Abb. 73. Lage des Kuppelraumes und des Aditus ad antrum. Sinus von Knochenzellen überlagert. Dach des Kuppelraumes der Dura dicht anliegend.

(s. Antrotomie, S. 18) und tragen die hintere Gehörgangswand mit Meißel und Hammer bis auf eine schmale „Brücke“ ab, welche den kurzen Amboßschenkel

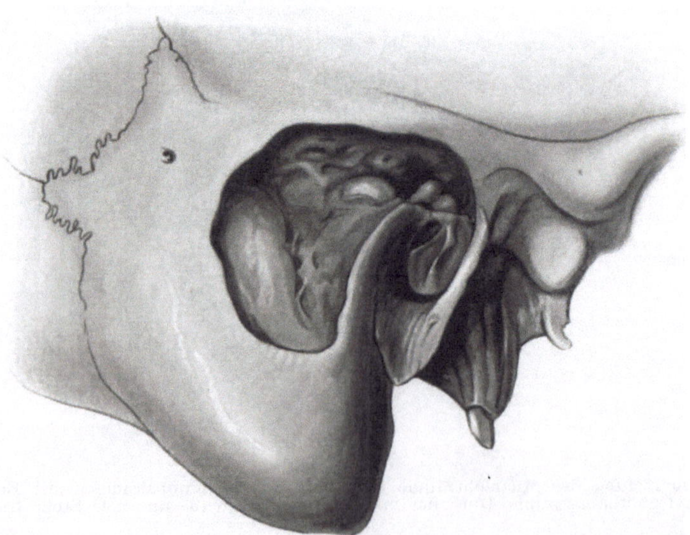

Abb. 74. Zerstörung der hinteren oberen Gehörgangswand im Sinne einer Radikaloperation mit Erhaltung der Gehörknöchelchen und des Trommelfells (Cholesteatom).

stützt und die äußere Wand des Kuppelraumes darstellt. Hierbei treten die Vorzüge des flachen, abgeschrägten Meißels ins beste Licht, denn bei der

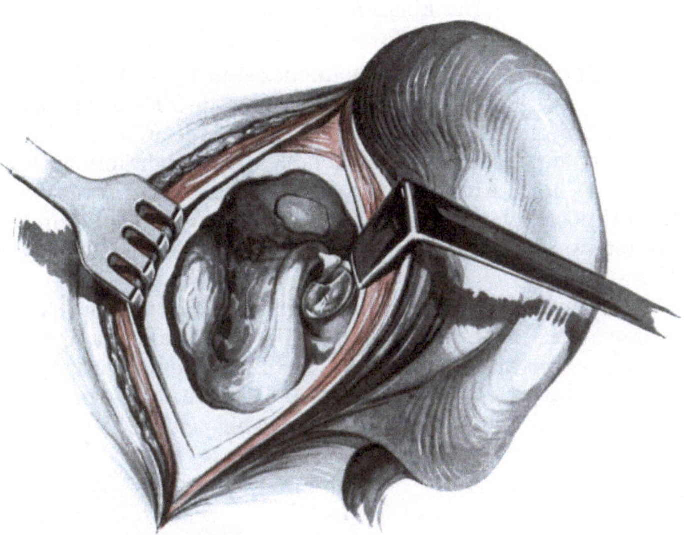

Abb. 75. Radikaloperation mit Erhaltung der Ossikula und des Trommelfells beendet. Dura der mittleren Schädelgrube freigelegt.

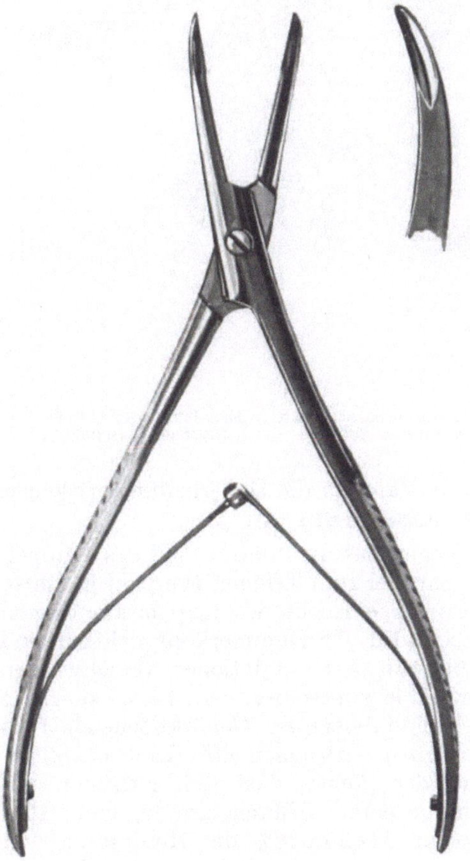

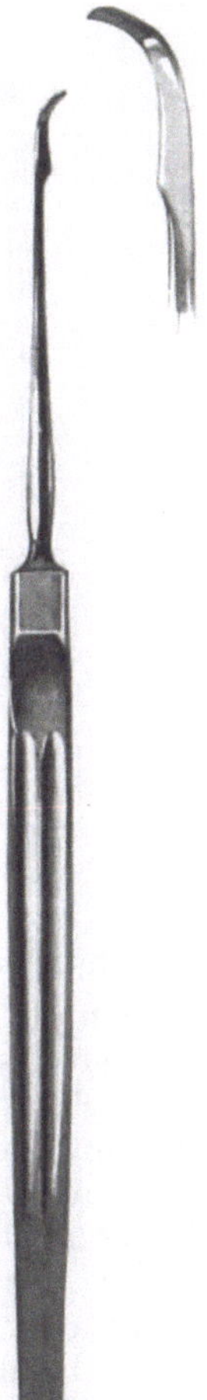

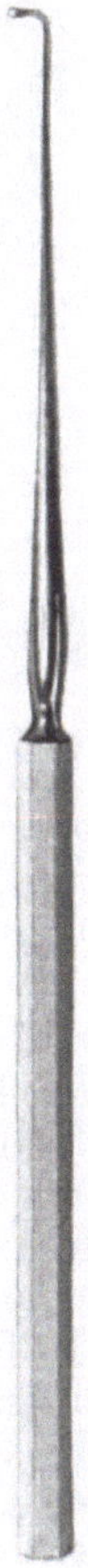

Abb. 76. Kuppelraumzange nach BEYER.

Abb. 77. Amboßhaken.

Abb. 78. Tenotom.

Bearbeitung des zu bewältigenden Knochenkeiles sind beide Meißelflächen gleich nützlich (s. Abb. 42): von oben her dringt die gerade Fläche in die Tiefe, von unten schürft die abgeschrägte, beim Meißeln gleitende Fläche millimeterweise genau Schicht für Schicht ab bis zur „Brücke", an der wir immer haltmachen, bis wir uns über Art und Ausdehnung der Kuppelraumerkrankung und den Zustand der Gehörknöchelchen unterrichtet haben. Wieweit die hintere Gehörgangswand erhalten werden darf, hängt vom Zustande des Knochens und vom Verlauf des Fazialis ab.

Art und Ausdehnung der weiteren Eingriffe richten sich nach den vor der Operation gewonnenen Merkmalen, in höherem Maße nach dem bei der Operation erhobenen Befund. Den schalleitenden Apparat (Ossikula, Trommelfell) erhalten wir nach Möglichkeit und schlagen auch bei wenig gutem Hörvermögen den schonenderen Weg ein, wenn daraus keine Gefahr für die Dauerheilung erwächst. Das schonende Verfahren ist folgendes (Jansen-Beyer):

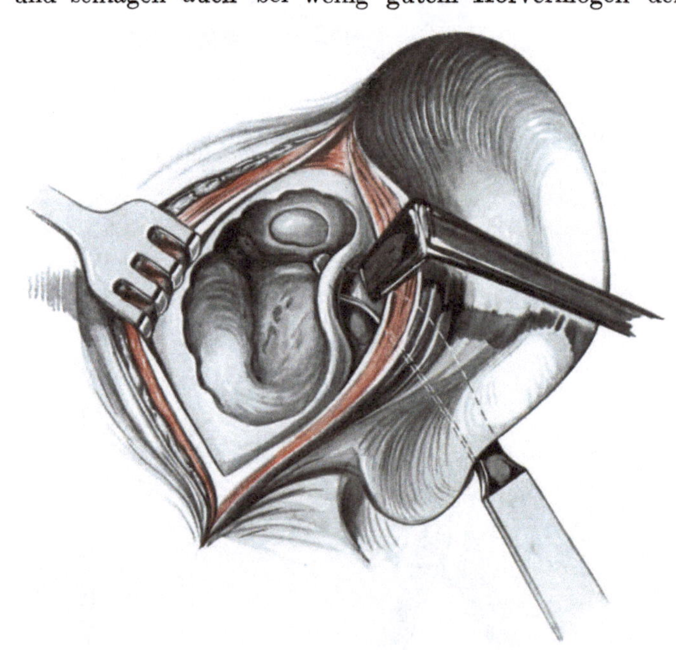

Abb. 79. Schützer. Nach Stacke.

Abb. 80. Beginn der Radikaloperation ohne Erhaltung der Gehörknöchelchen. Der Stackesche Schützer liegt unter der „Brücke".

Nach der Antrotomie wird vom Jochbogen aus der hintere Teil des Kuppelraums eröffnet, die Kuppel selbst durch parallel zum Tegmen tympani geführte Meißelschnitte abgeflacht, sodann die vordere Bucht des Kuppelraumes von vorne und von oben her freigelegt. Dabei wird der Hammerkopf sichtbar und seine Verbindung mit dem Amboß. Vorhandene Granulationen verschwinden mit der Austrocknung der ganzen Wundhöhle von selbst, man tastet sie nicht an, um nicht Gefahr zu laufen, die Verbindungen der Gehörknöchelchen zu lockern oder ihre Stützpunkte zu schwächen. Abgemeißelte Knochensplitter müssen besonders sorgfältig beseitigt werden, keines darf sich zwischen den Gehörknöchelchen oder im Kuppelraum verlieren, Häkchensonde, feine Pinzetten, Knochenzangen werden mit Vorsicht gebraucht, die Hohlräume und Ossikula durch schmale Gazebrücken geschützt. Bei der Glättung des Fazialisspornes muß die Stütze des kurzen Amboßschenkels an der Antrumschwelle stehenbleiben (Abb. 74 u. 75).

Bei niedriger Kuppel und auch sonst engen Verhältnissen kann die glücklich durchgeführte Operation (Attikotomie) ein Meisterstück fachärztlicher Geschicklichkeit genannt werden. Ihr schönster Lohn erwächst aus der Erhaltung oder sogar Besserung des Hörvermögens.

2. Totalaufmeißelung ohne Erhaltung der Gehörknöchelchen.

Erst wenn wir sehen, daß die Knochenzerstörung die Erhaltung von Amboß und Hammer nicht erlaubt, nehmen wir auch die „Brücke“ mit den Resten der

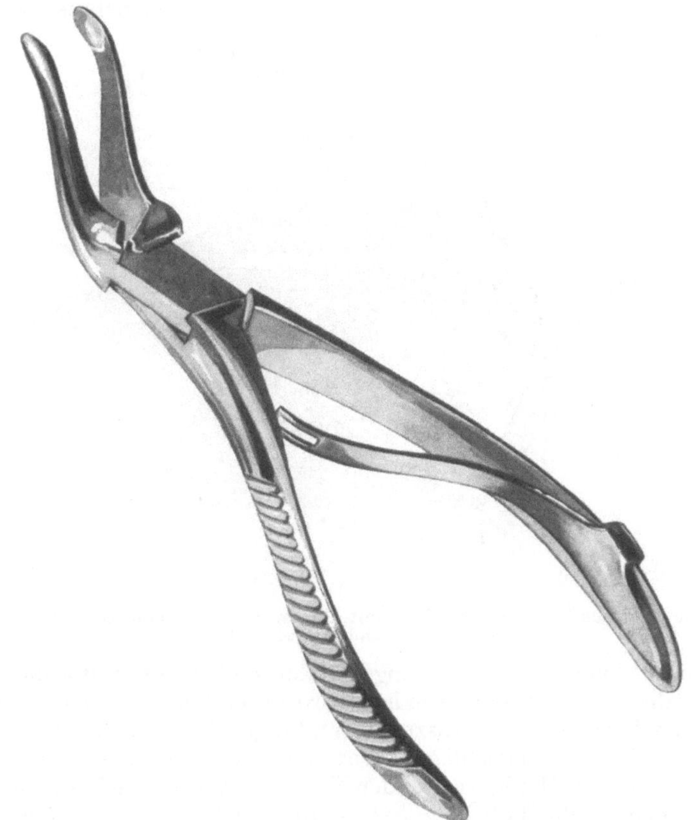

Abb. 81. Zange nach JANSEN.

Gehörknöchelchen weg und gestalten damit das eben beschriebene Verfahren zur Radikaloperation. Der Amboß folgt nach seiner Freilegung dem Zuge des Amboßhakens, der Hammer wird mit einem feinen Messerchen (Abb. 77) vom Tensor tympani befreit. Reißt man ihn ab, so kann man den mit dem Fazialiskanal in Verbindung stehenden Processus cochleariformis (s. Abb. 78) verletzen und eine Blutung in den Fallopischen Kanal mit Lähmung des Nervus facialis bewirken. Vom Trommelfell werden nur fest angewachsene Teile erhalten. Alles, was flottiert oder Taschen bildet, muß entfernt werden.

Dieser letzte Operationsabschnitt birgt mehrere Gefahren, nämlich die Verletzung des Nervus facialis, des äußeren Bogengangs und der Labyrinthfenster.

Genaue anatomische Kenntnis, vor allem aber ruhige sichere Instrumentenführung schützen auch vor diesen mit Recht gefürchteten üblen Zufällen. Bei sehr hartem Knochen, engen, räumlichen Verhältnissen lege man den „Schützer" von STACKE unter die Brücke (s. Abb. 79) und verschmälere diese durch millimeterweises Schürfen mit dem Meißel, bis man zur schmalen, gut schneidenden Knochenzange greift (Abb. 56 u. 81), womit die verdünnte und womöglich schon gelockerte Brücke wie mit einer Stanze abgekniffen, keinesfalls aber abgerissen wird.

Im Gebiete des Fallopischen Kanals achte man stets auf die Richtung des Meißels, der, selbst wenn er ausgleiten sollte, niemals den Fazialis treffen darf, halte sich daher möglichst dicht an die mittlere Schädelgrube und schlage den nach der Abtragung der Brücke stehengebliebenen Knochenrest immer von

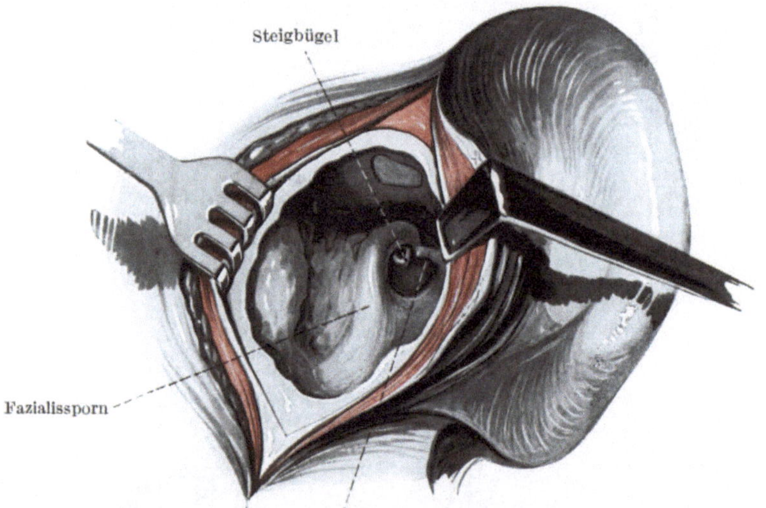

Abb. 82. Radikaloperation beendet, „Brücke" mit Hammer und Amboß ist entfernt, die hintere Gehörgangswand abgeschrägt.

oben her durch. Auch bei der Glättung darf der Meißel nicht mit seiner Schneide auf den Fazialis gerichtet sein, sondern wird unter Beobachtung der Gesichtsmuskulatur des Patienten (Fazialiszuckung!) tangential zum Fallopischen Kanal geführt, wobei die Hammerschläge leicht und mit verhaltener Kraft auf den Meißel fallen. Die den Meißel richtenden Finger liegen hier, wie an allen Stellen, wo es auf flache, mehr hobelnde Arbeit ankommt, tiefer als sonst und der Schneide möglichst nahe. Dadurch vermeidet man auch Einbrüche der verdünnten Knochenschale (Depressionsfraktur des Canalis Fallopiae und der Bogengänge) und Blutungen in den entsprechenden Kanal mit Schädigung des Gesichtsnerven oder des Labyrinthes. Die bei der Glättung des „Sporns" meist blutende, unmittelbar am Fallopischen Kanal verlaufende Arteria stylomastoidea (s. Abb. 71) „warnt" vor weiterem Vordringen. Die Blutung aus ihr ist sonst bedeutungslos.

Was zwischen der geschaffenen Warzenfortsatzhöhle und dem Boden des äußeren Gehörgangs von der hinteren Gehörgangswand noch steht, wird soweit mitentfernt und abgeschrägt, daß man später vom erweiterten Gehörgang aus bequem die hintersten Teile der Höhle erreichen und übersehen kann.

Hierauf wird die Paukenhöhle mit einem in Wasserstoffsuperoxyd getränkten Tupfer gereinigt, niemals aber einem scharfen Löffel ausgesetzt oder mit irgendwelchen Ätzmitteln in Berührung gebracht. Knochensplitter und Gehörknöchelchenreste entfernt man mit einem feinen Wattetupferchen, einem stumpfen Häkchen oder mit einer bajonettförmigen Löffelpinzette.

Schließlich muß nach Abtragung aller Unebenheiten und Leisten ein einheitlicher, trichterförmiger Hohlraum resultieren mit vollkommen glatten, nach der Paukenhöhle und dem äußeren Gehörgang abfallenden Wänden.

3. Gehörgangsplastik.

Während sich bei der Antrotomie die Operationswunde durch Granulationen und Bindegewebsneubildung schließt, muß nach der Radikaloperation das retroaurikuläre Loch plastisch gedeckt werden, denn es fehlt die hintere Gehörgangswand, von welcher bei der einfachen Antrotomie ein großer Teil der Gewebsregeneration ausgeht. Glücklicherweise können wir das plastische Material auch bei größeren Höhlen aus der Ohrmuschel und dem Gehörgangsschlauch nehmen. Damit jede Gewebsspannung vermieden und die Ernährung der Gewebe selbst sichergestellt wird, denken wir bereits beim Hautschnitt an die spätere Plastik und legen ihn so, daß möglichst wenig Gefäße durchschnitten werden und an der Ohrmuschel ein $^1/_2$—1 cm breiter Hautrand von der Weichteilbedeckung des Warzenfortsatzes erhalten bleibt. Wir folgen bei der Radikaloperation nicht durchaus dem Ohrmuschelansatz, sondern gehen ungefähr in der Mitte der ganzen Schnittlänge gerade nach hinten unten, wodurch die Ohrmuschel ein festes Widerlager erhält (s. Abb. 83). Dieses Widerlager ist der beste Schutz gegen eine üble Komplikation der Gehörgangsplastik: die Perichondritis, die Entzündung der Ohrknorpelhaut, welche auch im günstigsten Falle und bei rationeller Behandlung (frühzeitige ausgiebige Inzisionen bis in den Knorpel, warme feuchte Verbände) zu Substanzverlusten Anlaß gibt und die Form der Ohrmuschel entstellt.

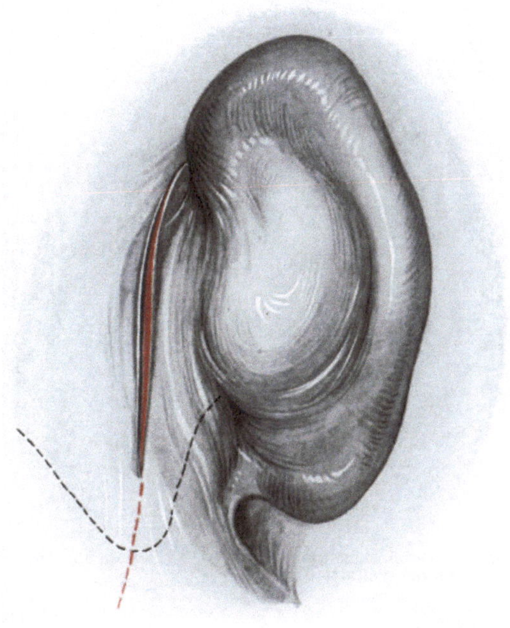

Abb. 83. Schnittführung für die Radikaloperation.

Auch bei der Ablösung des Gehörgangsschlauches zu Beginn der Radikaloperation gehe man behutsam vor und vermeide jede Quetschung oder Zerreißung der Haut, des Periosts und Knorpels. Die mit einem stumpfen Haken oder Bindenzügel versehene Assistentenhand hält, dem Gang des Eingriffs folgend, nicht immer dieselbe Stelle drückend, die Muschel und den Gehörgangsschlauch mit sanftem Zug zurück. Das Knorpelgewebe ist gegen Druck besonders empfindlich. Je schonender man bei der Operation mit ihm umgeht, desto umfangreicher kann bei der Plastik die Schnittführung ohne Sorge vor der Perichondritis vorgenommen werden.

Das dem Gehörgangsschlauch entnommene plastische Material reicht bei rechter Verwendung zur Bedeckung des größten Teiles der hinteren Trichterwand aus, die Epidermisierung des übrigen Trichters geht von den Epidermisrändern auch ohne Verwendung von frei transplantierten THIERSCH-Läppchen meist rasch vor sich.

Für die Form der Lappenbildung wurden viele Vorschläge gemacht, das Prinzip ist bei allen das gleiche: die Auskleidung der Höhle soll von möglichst vielen Stellen ungehindert erfolgen.

Damit der aus dem Gehörgang gebildete Lappen gut anwächst, braucht er einen gesunden Stützpunkt für seine Hinterfläche. Diese Stützfläche darf

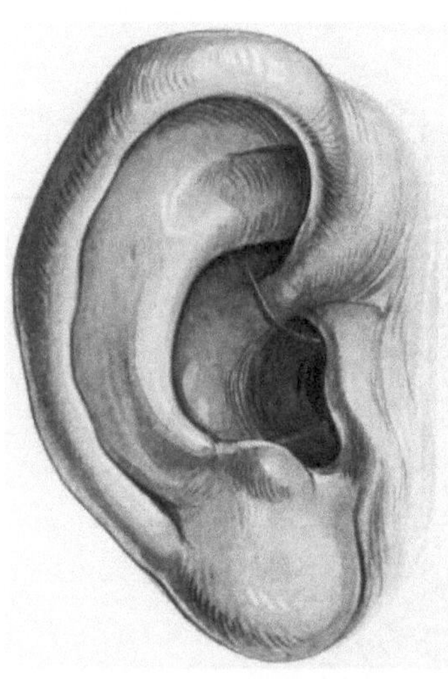

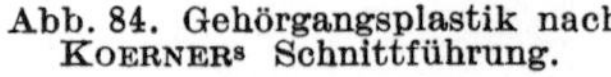

Abb. 84. Gehörgangsplastik nach KOERNERs Schnittführung.

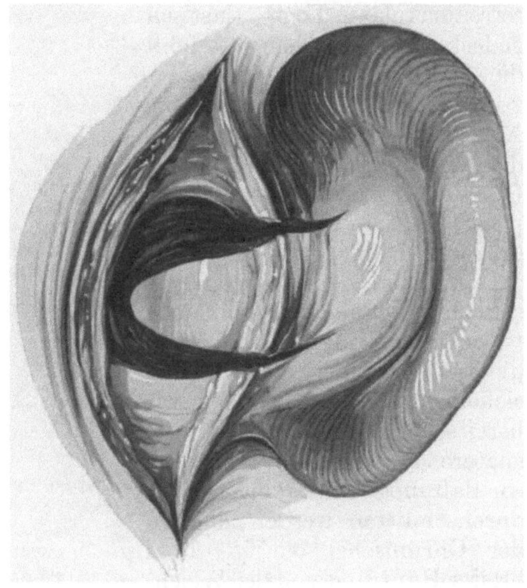

Abb. 85. Der KOERNERsche Lappen von der Rückseite gesehen.

keine Matrixreste von einem Cholesteatom, keine Knochenhöhlenserosa, keine kariöse Stelle und keine groben Unebenheiten enthalten. Man bilde den Lappen groß genug, scheue sich nicht, tiefer in die Koncha hineinzugehen und schneide überstehende Knorpelteile mit Skalpell und Schere aus. Der Lappen wird durch keine Naht fixiert, er muß genügend weit gelockert und seiner Unterlage so angepaßt sein, daß er sich von selbst dem Knochen anlegt. Dadurch braucht kein Nahtmaterial versenkt zu werden (Infektionsgefahr verringert, Zeitgewinn), die Gewebsspannung wird auf ein Minimum beschränkt.

Wir verfahren mit geringen Abweichungen nach den Angaben KOERNERs. Seine Plastik ist in allen Fällen leicht ausführbar, ermöglicht gute Lüftung der Operationshöhle, begünstigt die Epidermisierung und gibt ein zufriedenstellendes kosmetisches Resultat.

Die Plastik selbst verläuft folgendermaßen:

Vom abgelösten, freipräparierten Gehörgangsschlauch wird die hintere Wand mit der COOPERschen Schere verdünnt, von weghängenden Fetzen befreit, geglättet und vom Ohreingang aus mit einem schmalen geknöpften Messer — der Anfänger mag sich der HARTMANNschen Klemme bedienen — durch zwei erst parallele, dann leicht divergierende Längsschnitte gespalten (Abb. 84

u. 85). Je nach der Weite der Operationshöhle werden die Schnitte tiefer oder flacher in die Cymba conchae hinein fortgesetzt, bloßgelegte Knorpelteile ausgeschnitten und die Modellierung des Lappens fortgesetzt bis er sich der hinteren Umrandung unseres zu deckenden Knochentrichters bequem einfügen läßt. Nachdem der Grund dieses Trichters — die Paukenhöhle mit dem Antrum — bereits vorher mit kleineren Gazestückchen leicht ausgestopft worden ist, drückt man mit einem schmalen Flachmeißel den Lappen auf seine knöcherne Unterlage und tamponiert die ganze noch übrige Höhle mit steriler Vioformgaze mäßig fest aus.

Von einem nachgreifenden schmalen Elevatorium wird die dem Plastiklappen entsprechende Gazeschicht festgehalten und angedrückt, der Meißel vorsichtig herausgezogen und die Gehörgangstampons um nur wenige schmale Streifen vermehrt, so daß Tampons und Lappen sich nicht mehr verschieben können. 3—4 Knopf- oder Klammernähte vereinigen die retroaurikulären Schnittränder so exakt wie möglich. Beim Verbandwechsel bleibt die den Lappen und seine Wundränder deckende Gazeschicht noch 10—12 Tage liegen. Dadurch werden die Wundränder geschont, der Verbandwechsel geht schmerzlos vor sich, die Gefahr der Knorpelhautinfektion wird wesentlich verringert. Die Epidermisierung der Knochenflächen beginnt erst dann, wenn sich gesunde Granulationspolster auf ihnen zeigen. Legt man die Lappenschnitte in schräger Richtung an, so daß die Epidermis in dünner Schicht der Wundfläche aufliegt, so gewinnt die Wundrandepidermis leichter Anschluß an die sich neubildenden Granulationen, die Weite des Wundtrichters leidet dann auch nicht unter nachträglicher bindegewebiger Schrumpfung. Gefühl für Maß und Mitte schützt vor Entstellung des Ohres durch übermäßige Weite des Gehörgangs und vor Materialverlusten.

4. Nachbehandlung nach der Radikaloperation.

Grundsätzlich Tamponade wie bei allen operierten Knochenhöhlen, hier ganz besonders zur Sicherung des Lappens und einer ungestörten Epidermisierung. Die ganze Höhle soll nach und nach mit einer dünnen spiegelnden Epidermis versehen werden. Die einzelnen Räume verhalten sich aber in Beziehung auf die Aufnahme von Plattenepithel verschieden. Während außen die Epidermisierung rasch erfolgt, geht sie in der Tiefe nur langsam vor sich. Nichts unterstützt die Epidermis in ihrem Kampf um den Standort mehr als die Austrocknung der Höhle, und Trockenheit erzielen wir am Ohr vor allem durch ständige Ableitung der Sekrete in die häufig gewechselten Tampons, welche zugleich die emporschießenden Granulationen im Zaume halten und Verwachsungen verhüten, in zweiter Linie durch „Lüftung“ der Höhle.

Die ersten 4—5 Tage nur die obersten Lagen des Verbandes und die Nähte entfernen, dann erst die Gehörgangstampons lockern und nach und nach auswechseln. Nach 10—12 Tagen täglich Tampons erneuern, wobei ein besonders geräumiger, abgeschrägter, den Wundverhältnissen angepaßter Ohrtrichter gute Dienste leistet.

Viel einfacher wird die Nachbehandlung, wenn ein Teil der Paukenhöhle schon epidermisiert ist oder die Matrix einer Perlgeschwulst erhalten werden konnte. Diese wandelt sich nach Beseitigung aller Ausläufer bald in eine dauerhafte, glatte, dünne Epidermisdecke um, welche die weitere Epidermisierung trefflich unterstützt. In solchen Fällen kann die Tamponade frühzeitig unterbleiben.

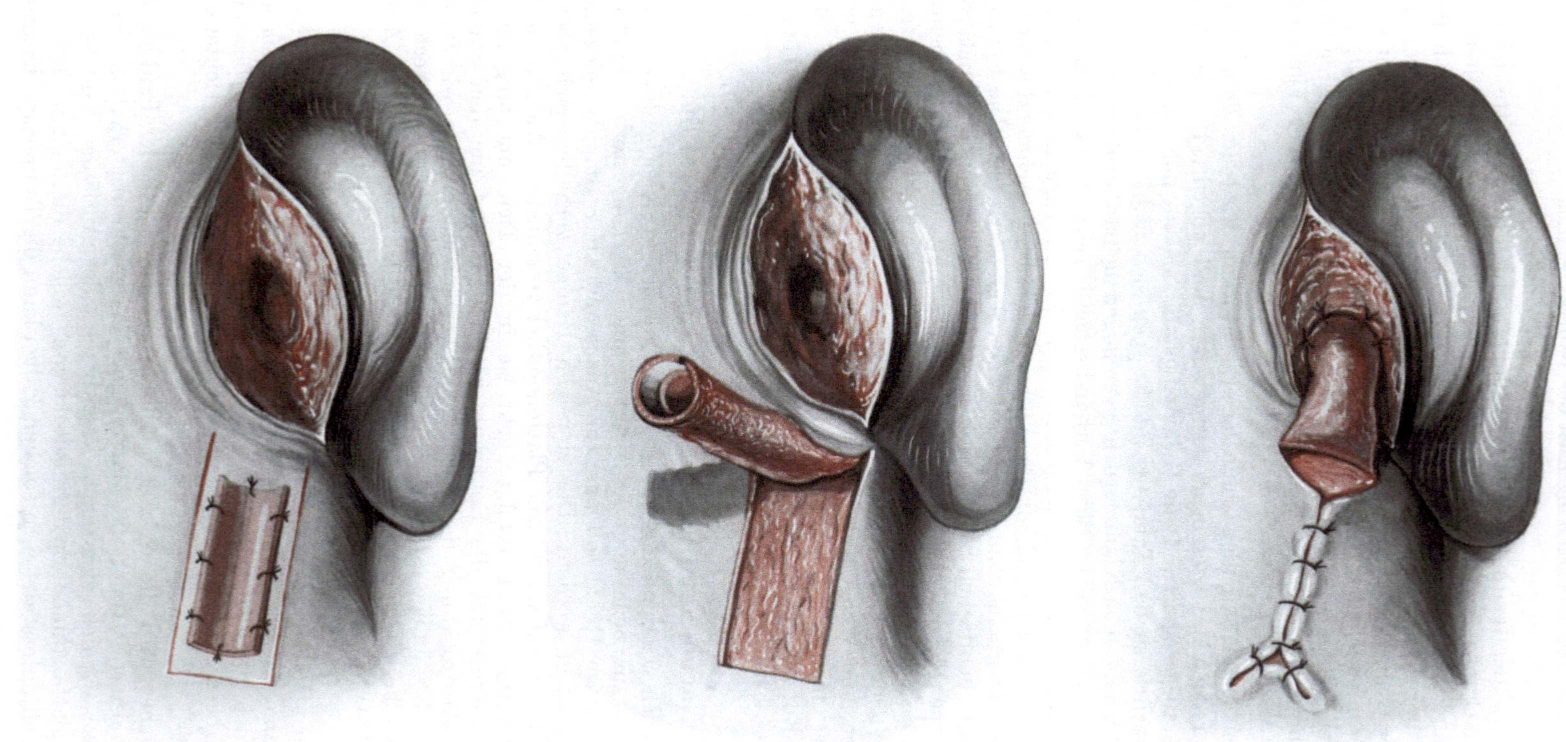

Abb. 86. Ohrmuschel nach vorne geklappt. Aufgeschnittenes Gummischlauchstück auf die Haut aufgenäht.

Abb. 87. Haut unterm Schlauchstück abgelöst. Gehörgang durch das sich einrollende Gummistück geformt, die Hautränder des Defektes sind unterminiert.

Abb. 88. Der neue Gehörgang ist eingefügt, der Defekt geschlossen.

Bildung eines Gehörgangs bei Atresie. RUTTINsche Schlauchplastik.

5. Bildung eines neuen Gehörgangs bei Atresie nach RUTTIN.

Siehe die Abb. 86–88.

6. Sekundärer Verschluß von retroaurikulären Öffnungen im Warzenfortsatz nach Radikaloperationen.

a) Nach LAUTENSCHLÄGER. Der primäre Verschluß der Höhlen nach der Radikaloperation ist bei allen unkomplizierten Fällen möglich und zweckmäßig.

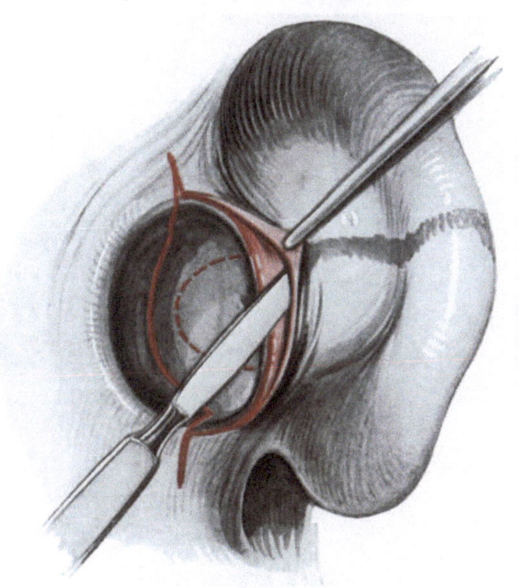

Abb. 89. Schnittführung beim Verschluß radikaloperierter Höhlen nach LAUTENSCHLÄGER.

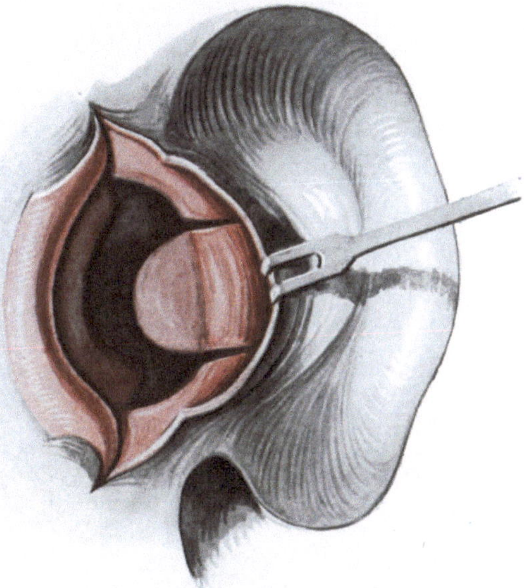

Abb. 90. Lappenbildung beendet.

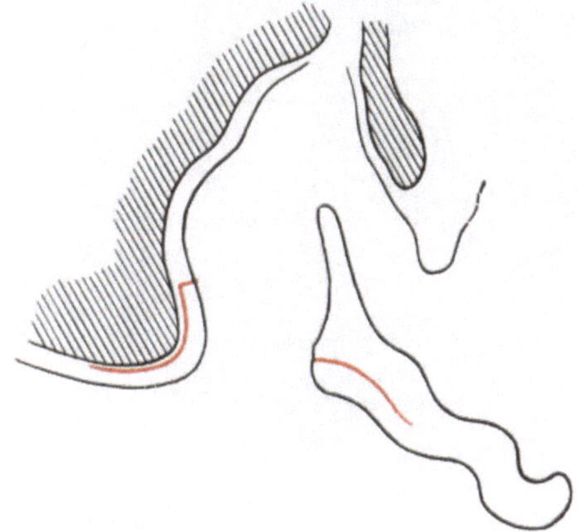

Abb. 91.

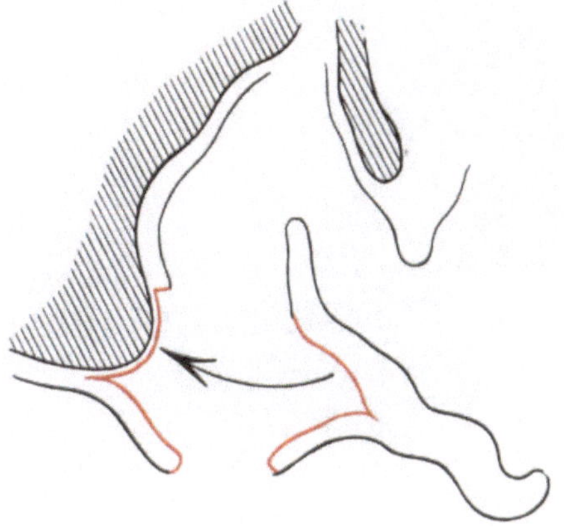

Abb. 92.

Schematische Darstellung der Zwickelbildung bei diesem Verfahren (Horizontalschnitt).

Besondere Verhältnisse (entzündliche Weichteilinfiltration, Fisteln, Sinuserkrankung und sonstige Komplikationen) können zur offenen Wundbehandlung zwingen und den zur Plastik günstigsten Zeitpunkt versäumen lassen. Dabei schrumpft der zur Plastik geeignete häutige Gehörgangsschlauch ein, der

Gehörgang wird zu eng, die Höhle hinterm Ohr zu einem tiefen, offenen Trichter und zu einem häßlichen Schmutzfänger. Diese Höhlen unterscheiden sich von

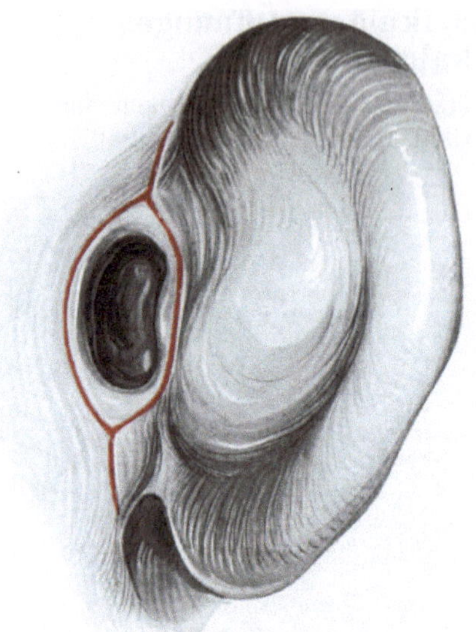

Abb. 93. Zirkulärer Hautschnitt. In zwei Richtungen verlängert.

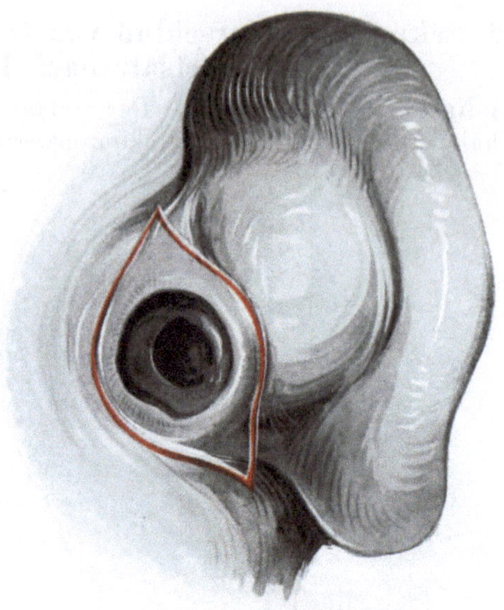

Abb. 94. Eiförmige Schnittführung.

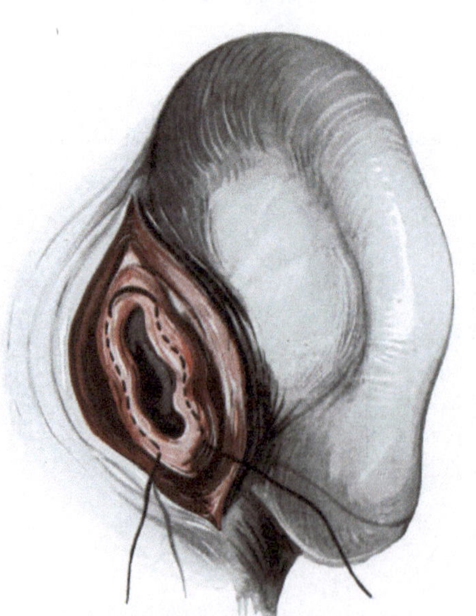

Abb. 95. Innere Naht.

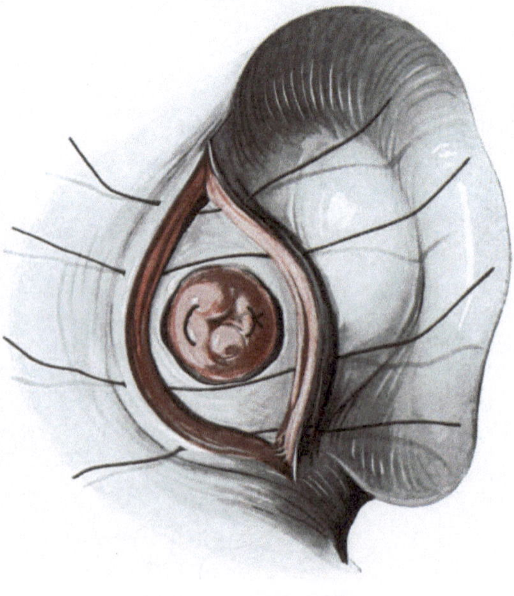

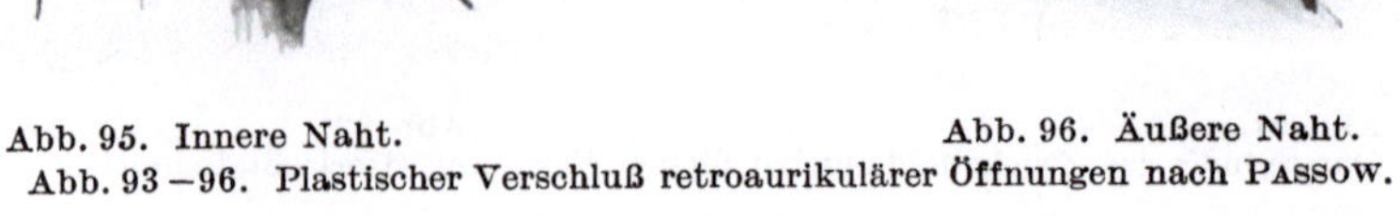

Abb. 96. Äußere Naht.

Abb. 93–96. Plastischer Verschluß retroaurikulärer Öffnungen nach PASSOW.

den oben beschriebenen Antrumfisteln (s. S. 39) durch das Fehlen der knöchernen, hinteren Gehörgangswand.

Ihren plastischen Verschluß nehmen wir in folgender Weise vor: Schnitt dem vorderen Rand des Trichters folgend, durchtrennt die Weichteile bis zum

Ohrmuschelansatz oben und unten. Ein zweiter, den halbringförmigen ersten ergänzender Schnitt bleibt hinten 1—2 cm unterhalb des Knochenrandes und dringt bis auf den Knochen (Abb. 89). Vorsicht wegen des vielleicht früher freigelegten Sinus, der meist bläulich durch die Narbe durchschimmert. Ablösung dieses Hautperiostlappens aus der Bedeckung der hinteren Trichterfläche, wobei der hintere Knochenrand der ursprünglichen Operationshöhle freigelegt wird. Anfrischung des hinteren Knochenrandes und Glättung mit Hammer und Meißel. Dann wird der freie Ohrmuschelrand durch parallel der Cymbafläche geführte sägende Schnitte in zwei Blätter zerlegt, von denen das äußere Blatt aus Haut und Bindegewebe, das innere aus Haut und Knorpel besteht.

Durch diese Teilung der Ohrmuschelbasis entsteht ein zwickelförmiges Gebilde mit zwei Schenkeln (s. Abb. 91 u. 92). Der äußere Schenkel wird später mit dem zuerst gebildeten Trichterlappen vereinigt, vorher aber der innere Schenkel stark verdünnt, nach Art des Koernerschen Lappens (s. oben

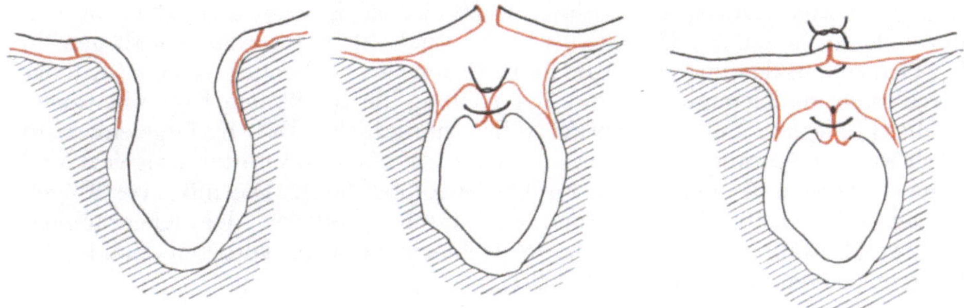

Abb. 97. Schematische Darstellung der Passowschen Plastik.

S. 48) zugeschnitten, auf die hintere Trichterfläche gelegt und dort durch Tamponade festgehalten. Da ein großer Teil der Höhle bereits epidermisiert ist, genügt ein kurzer Koernerscher Lappen zur Sicherstellung der Epidermisierung an der angefrischten Knochenpartie des Höhlentrichters. Die ausreichend mobilisierte Ohrmuschel wird zugleich mit dem Koernerschen Lappen an den hinteren Wundrand antamponiert, die äußeren Blätter werden sodann durch Naht vereinigt.

Die zu vereinigenden Wundränder (Parallelschnitte A und B) müssen ohne Spannung aneinander liegen. Im Notfalle macht man einen Entspannungsschnitt und bildet einen Brückenlappen wie bei der Blumenthal-Clausschen Plastik (s. d. S. 39).

Diese Art des Verschlusses eignet sich besonders für geräumige Höhlen. Sie nützt das vorhandene Material gut aus, erweitert den geschrumpften Gehörgang zweckmäßig und hinterläßt eine glatte, feste Narbe. Mehrere Male wurde zugleich ein knöcherner Substanzverlust über der Sinuswand gedeckt, ohne daß weiteres plastisches Material zur Deckung oder Befestigung hätte herangezogen werden müssen.

b) Nach Passow. Prinzip. Bildung eines inneren Verschlußblattes aus der Haut des Höhlentrichters und eines zweiten äußeren Blattes durch Unterminierung der angefrischten Wundränder.

Ausführung (s. Abb. 93—97). Zirkulärer oder eiförmiger Schnitt um den Höhlentrichter. Die Trichterhaut wird ringsherum freipräpariert, so daß eine innere Manschette aus Haut und Periost entsteht, deren angefrischte Ränder nach Art einer Tabaksbeutelnaht vereinigt werden (Catgut). Über diesem inneren Blatte werden nun die angefrischten und unterminierten Wundränder so modelliert, daß sie sich ungezwungen durch ein paar Seidenknopfnähte zu einem zweiten, äußeren Blatt vereinigen lassen (Abb. 96).

In ähnlicher Weise verfährt MOSETIG-MOORHOF, nur daß dieser das innere Blatt durch einen gestielten, aus der unteren Umrandung entnommenen und nach innen geschlagenen Hautlappen ersetzt und die äußere Wundfläche des Lappens durch Thiersch deckt.

Beide Verfahren haben den Nachteil, daß der äußere Gehörgang eng bleibt und die Operationshöhle in der Folge sich schwer übersehen und reinigen läßt.

F. Operative Behandlung von Komplikationen im Gefolge der Otitis.

1. Beteiligung des Kiefergelenkes.

Die akute eitrige Mittelohrentzündung breitet sich nicht selten auf die Umgebung aus. Neben den schon besprochenen Eiterdurchbrüchen in den Sternokleidomastoideus (BETZOLDsche Mastoiditis) unter den Jochbogen in die Pharynxauskleidung und die Flügelgaumengrube kommt gelegentlich der Durchbruch ins Kiefergelenk vor. Zur Heilung dieser seltenen Komplikationen ist die Freilegung der Durchbruchstelle erforderlich. Das Kiefergelenk wird durch weiteres Vorklappen der Ohrmuschel von oben und hinten freigelegt und dräniert, wonach es meist ohne Funktionsstörung heilt. Die infizierte Flügelgaumengrube eröffnen wir permaxillär durch Resektion der Kieferhöhlenhinterwand, während die seitliche Halsphlegmone vom vorderen Rande des M. sternocleidom. aus angegangen wird.

2. Fortleitung der Entzündung auf den Fazialiskanal.

Diese ist immer als eine ernste Komplikation anzusehen. Sie ist bei jeder Mastoiditis eine Aufforderung, chirurgisch einzugreifen, wenn ihr peripherer Ursprung mit Sicherheit ausgeschlossen werden kann und wenn es sich nicht um eine katarrhalische, eine akute exsudative Mittelohrentzündung oder einen Herpes zoster oticus begleitende und dann meist spontan sich zurückbildende Affektion handelt. Blieb bei akuter Mittelohrentzündung mit Fazialislähmung die Parazentese erfolglos, so entschließen wir uns bei Beteiligung des Warzenfortsatzes rascher zur Aufmeißelung, verfahren jedoch im übrigen durchaus typisch.

Bei der Lähmung des Nervus facialis infolge chronischer Mittelohreiterung entschließen wir uns sofort zur Totalaufmeißelung. Während der Aufsuchung des Krankheitsherdes, der die Lähmung verursacht hat, ist die größte Vorsicht geboten. Jede instrumentelle Berührung des bereits geschädigten Nerven muß unterbleiben, in seiner Nähe unterbleibt auch das Tupfen und Wischen.

Meist handelt es sich um Perlgeschwülste, welche dem Fallopischen Kanal unmittelbar aufliegen, den Knochen allmählich ausschleifen und nun durch Druck und chemische Umsetzungsvorgänge den Nerven lähmen.

Nach vorsichtig durchgeführter Radikaloperation, wobei die dem Fazialis aufliegenden Schichten der Perlgeschwulst zunächst erhalten bleiben und nur, was seitlich und über dem äußeren Bogengang liegt, behutsam entfernt werden darf, trägt man, die stumpfe Häkchensonde als Schaufel benutzend, die einzelnen Schichten der restierenden Perlgeschwulst bis zur Nervenscheide ab. Da der Nervenstrang in seinem Zusammenhang durchweg erhalten ist, so reinigt man den ihn bergenden Kanal, indem man — immer mit der Häkchensonde — vorsichtige, dem Nerven parallel laufende, schabende Züge macht. Die meist sehr feine Cholesteatommatrix wird, sofern sie in den Fallopischen Kanal eingedrungen ist, ebenfalls herausbefördert. Damit ist unsere Aufgabe noch nicht gelöst. Da der Nerv durch Druck und *chemische Agentien* geschädigt ist, müssen wir weitere Schädigungen von ihm fernhalten. *Weg also mit imprägnierten Verbandstoffen* und allen chemischen Mitteln! (Jodoform, Airol, Vioform, Borsäure usw.).

Dann bedecken wir den ganzen freigelegten Nerven und seine nächste Umgebung leicht (jeder Druck ist schädlich!) mit einem in steriler verdünnter physiologischer Kochsalzlösung angefeuchteten Gazedocht und legen darüber schmale Gazebäusche, welche die nun vorzunehmende Plastik nicht behindern. Die Plastik und primäre Naht führe ich, gestützt auf meine Erfahrungen, trotz Fazialislähmung immer aus. Keine meiner durch Perlgeschwülste verursachten Lähmungen ist stationär geblieben.

In ähnlicher Weise behandelt man Fälle, bei denen Knochennekrosen die Lähmung verursacht haben. Hier verzichten wir zunächst auf die Plastik und verfahren im übrigen so konservativ wie möglich. Feuchte Verbände mit stark verdünnter physiologischer Kochsalzlösung, häufiger Verbandwechsel, Festigung der Allgemeinkonstitution. Mit der Zeit stößt sich der nekrotische Knochen ab, ohne daß der inzwischen wieder funktionstüchtig gewordene Fazialis von neuem darunter leidet.

Hierüber mehr in dem Abschnitt: „Gefahren der Aufmeißelung des Warzenfortsatzes“, S. 33.

Die Fazialislähmungen infolge von *Geschwülsten* sind meist irreparabel. Sie unterliegen allgemeinen chirurgischen Grundsätzen.

3. Epiduralabszeß.

Bei der systematischen Ausräumung des Krankheitsherdes im Warzenfortsatz stößt man bisweilen unversehens auf Eiteransammlungen zwischen

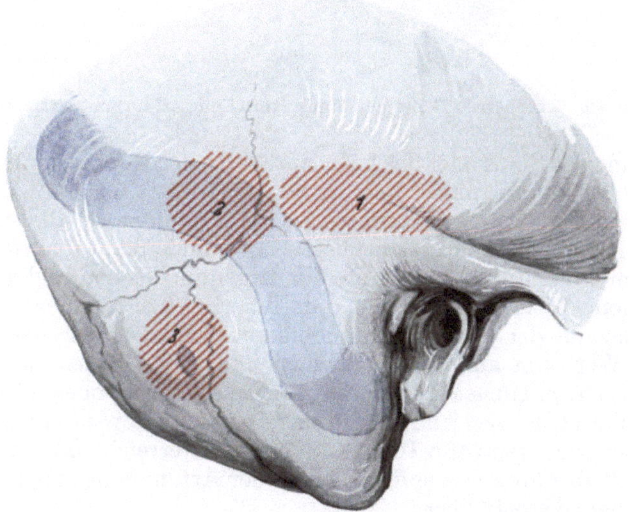

Abb. 98. Schmerzhafte Druckpunkte bei Epiduralabszessen. 1. Druckpunkt über dem Antrum (mittlere Schädelgrube). 2. Druckpunkt am 2. Sinusknie. 3. Druckpunkt am Emrissarium (perisinuöser Abszeß). (Nach ALEXANDER.)

harter Hirnhaut und Knochen, die plötzlich in das Operationsgebiet einbrechen. An und für sich unbedeutend und nach der Entleerung rasch heilend, sind die *Epiduralabszesse* nicht selten der Anlaß und die Begleiter tiefer liegender

Komplikationen. Daher bedürfen sie gründlicher Aufdeckung, Nachforschung und sorgsamer Beobachtung.

Sitzt die Eiteransammlung in der mittleren Schädelgrube, so nimmt man mit einer Knochenzange Teile des Tegmen antri bzw. tympani weg (der rote Pfeil auf der Abb. 101 gibt die tiefste Stelle im Tegmen an), hebt die Dura mit einem stumpfen Elevatorium in die Höhe und sieht nach, ob sich der Eiterherd nicht in der Tiefe noch weiter ausbreitet. Verfärbte Stellen der Dura werden bis ins Gesunde freigelegt, sonst aber zunächst in Ruhe gelassen, weil in vielen Fällen die Dura sich erholt und weitere Verwicklungen sich nicht einstellen (s. Abb. 113, Durafreilegung).

Befindet sich die epidurale Eiteransammlung an der Kleinhirndura, so geht man vom TRAUTMANNschen Dreieck (s. Abb. 102) gegen die Dura vor.

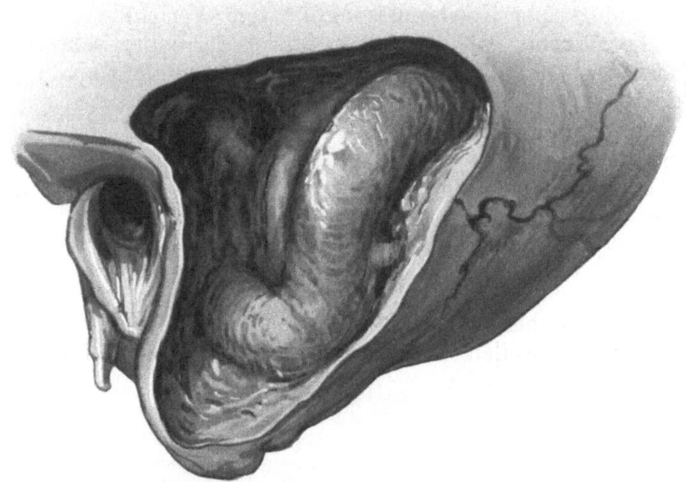

Abb. 99. Knöchernes Relief der Sinus samt Emissarium und Fazialiswulst.

Bei Beteiligung des Sinus oder des Labyrinthes an der Eiteransammlung schließen wir die in folgenden Kapiteln beschriebenen Operationen an.

Besonderer Erwähnung bedürfen die Epiduralabszesse, die von vereiterten perilabyrinthären Zellen an der oberen Pyramidenkante ausgehen, bis zur Pyramidenspitze und bis zur Impressio trigemini reichen und außerordentlich heftige, keinem Mittel weichende Kopfschmerzen hervorrufen.

Zur Freilegung der oberen Pyramidenkante schlagen wir den S. 80—84 beschriebenen Weg von außen ein, nehmen ein großes Stück der Schläfenbeinschuppe fort (A. meningea media auf dem Wege nach oben nicht verletzen!), heben die Dura nach oben und tragen das Tegmen tympani mit dem Meißel ab. Wir befinden uns, wenn die Impressio trigemini erreicht ist, in unmittelbarer Nachbarschaft des Foramen spinosum mit der Art. mening. med., unter welcher der Bulbus der Karotis liegt.

Dränage mittels festkantiger Vioformgazestreifen in Form von Dochten.

4. Perisinuöser Abszeß.

Ist die Sinuswand durch die ihr unmittelbar aufliegenden Eiteransammlungen verfärbt, dann genügt auch hier die Entleerung des perisinuösen Eiters und die Freilegung des Herdes in den meisten Fällen zur Heilung, doch bedarf hier noch mehr als bei den epiduralen Abszessen der Kranke der Überwachung und klinischen Beobachtung.

Bei der Freilegung des Sinus bedienen wir uns hauptsächlich des flachen Meißels und nehmen erst dann, wenn ein genügend großes Fenster vorliegt, eine Knochenzange nach Beyer (s. Abb. 104). Ohne eine hebelnde Bewegung zu machen, wird damit die knöcherne Bedeckung des Sinus weiter abgekniffen bzw. ausgestanzt. Die seitlich stehengebliebenen steilen Knochenränder werden zum Schluß mit dem Meißel abgeschrägt.

Setzt sich der Eiterherd hinter den Sinus fort, dann nehmen Meißel und Zange unter Schonung der Dura den Knochen der Hinterhauptschuppe bis zur Grenze des Abszesses weg.

Auch die hintere Pyramidenfläche kann der Sitz einer vom Sinus fortgeleiteten Eiteransammlung sein. In diesem Falle entfernt man zunächst vom Trautmannschen Dreieck (Abb. 102) aus die hintere Pyramidenfläche weit nach oben mit Hammer und Meißel — immer die harte Hirnhaut schonend. Größte Vorsicht muß bei der Ablösung der Dura walten, wenn wir in die Gegend des Saccus endolymphaticus vordringen, der intradural eingeschlossen, gelegentlich ein Empyem beherbergt.

Die Dura wird durch einen breiten stumpfen Haken oder durch den abgebildeten biegsamen Spatel geschützt (Abb. 113).

5. Erkrankungen des Sinusrohres.

Der Sinus kann von einer Eiteransammlung umgeben sein, ohne daß er erkrankt. Er kann im Beginn der Erkrankung einen Thrombus enthalten, der keine Symptome macht und gutartig bleibt. Grundsätzlich verhalten wir uns daher bei allen symptomlosen Eiterungen am und im Sinusrohr konservativ und begnügen uns mit der Ausräumung des ursächlichen Eiterherdes im Knochen (einfache Aufmeißelung bei akuten, Radikaloperation bei chronischen Mittelohreiterungen) und mit der Freilegung des Sinus im Bereiche der Eiteransammlung. Dabei unterlassen wir jede Betastung oder Punktion des Blutleiters, sorgen dafür, daß der Kranke ruhig liegt und möglichst wenig transportiert wird.

Finden wir einen zentral vereiterten, herz- und hirnwärts gut abschließenden Thrombus, der sich durch eine Fistel oder eine verfärbte Sinuswandstelle kundgibt, und bis zu seiner Auffindung keinen Schüttelfrost, ja nicht einmal eine Temperatursteigerung verursacht hat, dann schneiden wir die Sinuswand über der Eiteransammlung ein, räumen den zerfallenen Teil des Thrombus aus, rühren aber die meist schon in bindegewebiger Organisation begriffenen festen Thrombenteile nicht an. Ein locker eingeführter Gazedocht hält die Abszeßhöhle bis zu ihrer Heilung offen.

Sind jedoch die Zeichen einer fortgeleiteten infektiösen Thrombose (Schüttelfrost, rasch ansteigende Temperaturen) bereits vorhanden, dann unterbinden wir zunächst die Jugularis und nehmen im Anschluß daran die Aufmeißelung des Warzenfortsatzes vor. Ist die Sinuswand verfärbt oder zeigt sie Auflagerungen entzündlicher Art, dann wird der Sinus mit Meißel und Zange (Abb. 99) so weit freigelegt, bis seine normale blaue Farbe zutage tritt. Nachdem die den Blutleiter enthaltende Knochenrinne unter Abschrägung der Ränder des Sinuswulstes (Meißelarbeit, Beyersche Stanze) gut zugänglich gemacht ist, wird nach Meier-Whiting ein schmaler, passend zugeschnittener Tampon hirnwärts bis zu einer, flüssiges Blut enthaltenden Stelle leicht komprimierend zwischen Knochen und Sinus eingeschoben (Abb. 108), so daß die Sinuswandungen aufeinanderliegen.

Der zentrale Sinusteil wird in derselben Weise abtamponiert, die Sinuswand zu $^2/_3$ ihres Umfanges im Bereich der Rinne der Länge nach ausgeschnitten, der Sinusinhalt mit einem in sterile physiologische Kochsalzlösung getauchten und öfter erneuerten Tupferchen vorsichtig ausgewischt, die flache nach allen Seiten offene Rinne sodann mit angefeuchteten Gazestreifen ausgelegt. Häufiger Verbandwechsel, wobei der Körper des Kranken möglichst ruhig gehalten wird.

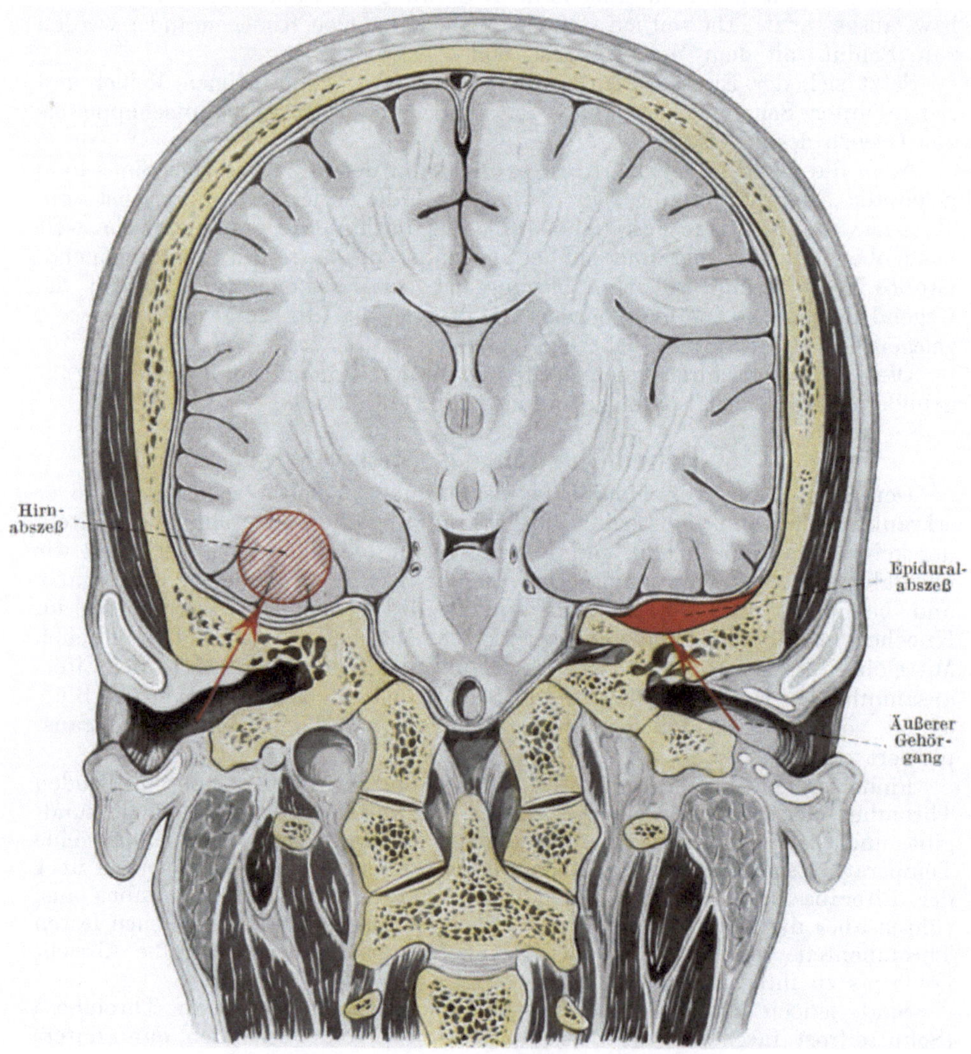

Abb. 100. Frontalschnitt durch den Kopf eines Erwachsenen. Rechts Epiduralabszeß dicht über dem Kuppelraum. Links Hirnabszeß. (Nach CORNING.)

Ruckartig erfolgende Bewegungen, rasche Drehung des Kopfes während der Operation, beim Verbandwechsel oder auf der Tragbahre sind verboten.

Die Abtamponade des Sinus nach MEIER-WHITING vor der Unterbindung des Venenstammes ist nicht immer möglich und zudem nicht unbedenklich, weil durch die Manipulationen an der Sinuswand zwischen oberem und unterem Knie, wo am häufigsten die Thromben sitzen, Thrombenteile in die offene Blutbahn gelangen können.

Am besten nimmt man auch in zweifelhaften Fällen sogleich die Jugularisunterbindung im Karotisdreieck oberhalb der Einmündung der Vena facialis oder dicht überm Schlüsselbein vor.

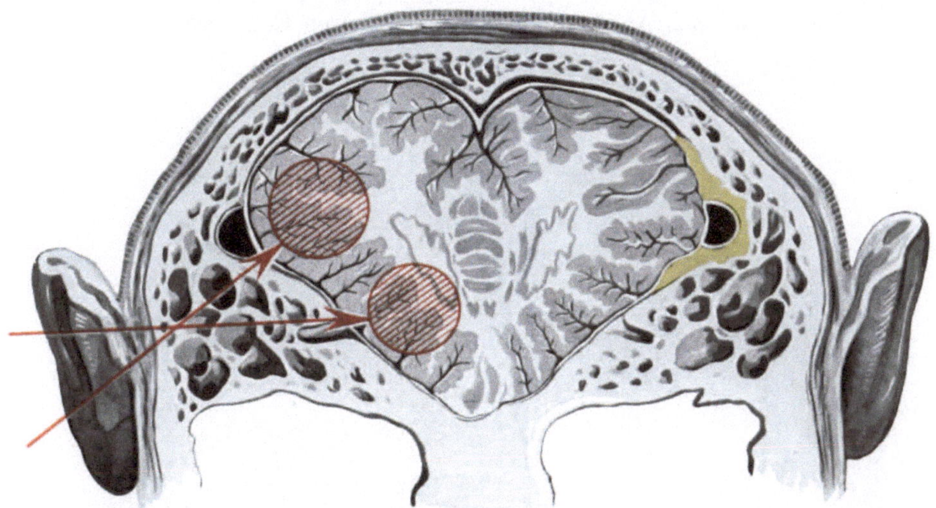

Abb. 101. Horizontalschnitt durch das Hinterhaupt. Rechts perisinuöser Abszeß, links zwei Kleinhirnabszesse.

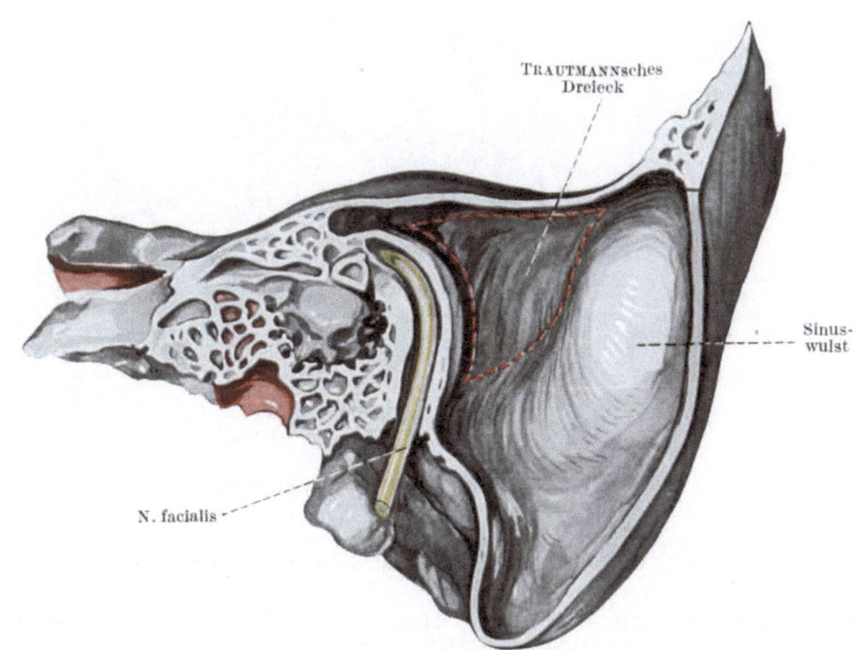

Abb. 102. Begrenzung des TRAUTMANNschen Dreiecks.

Für die frühzeitige Unterbindung der Vena jugularis bei Thrombophlebitis sind folgende Erwägungen maßgebend:

1. Durch die Unterbindung der Vena jugularis verlegen wir sofort dem Infektionsmaterial den Hauptweg.

2. Jede Thrombophlebitis ist eine schwere, lebensbedrohliche Erkrankung, der gegenüber die Gefahren der Unterbindung (retrograde Thrombenverschleppung, Thrombose des Jugularisstammes) gering anzuschlagen sind.

3. Lassen die Zeichen der pyämischen Infektion nach der sofortigen Unterbindung und nach Ausräumung der erreichbaren Eiterherde nicht nach,

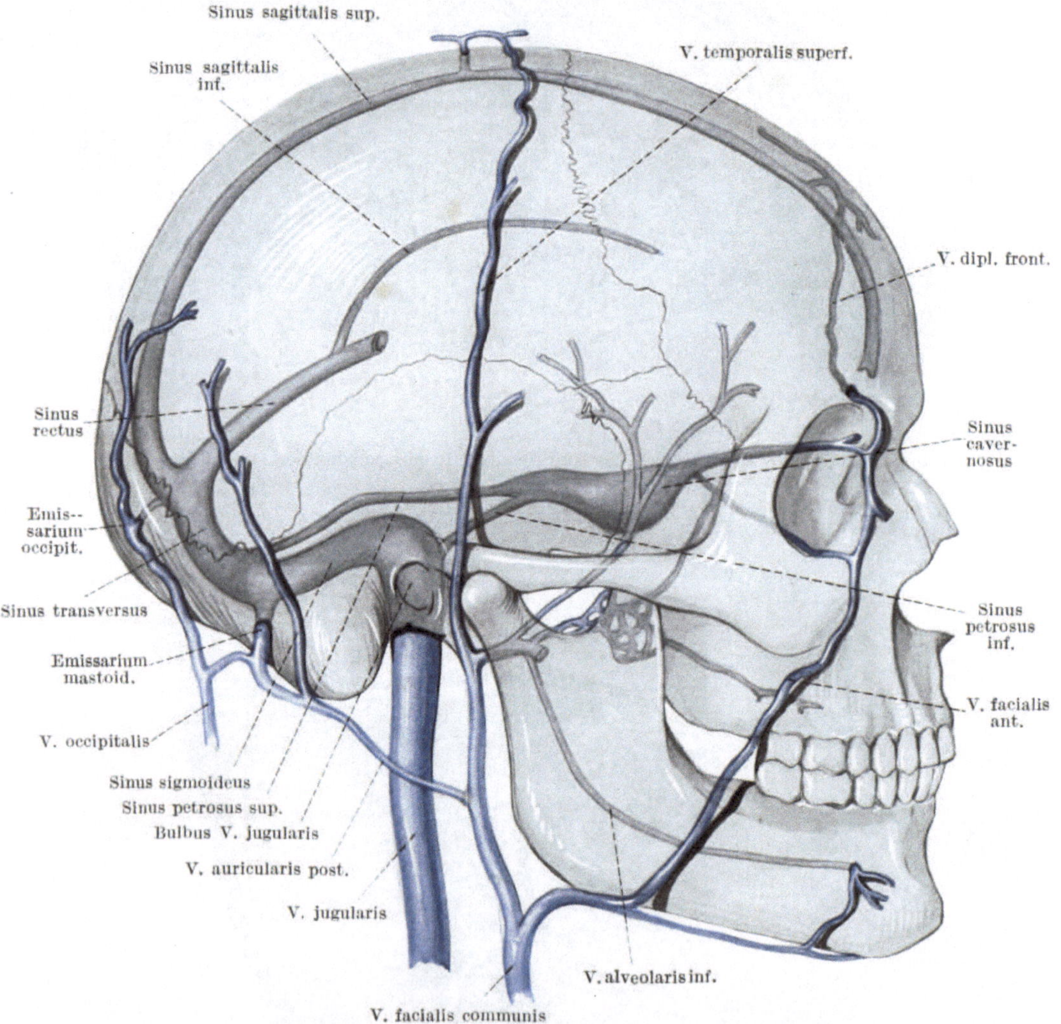

Abb. 103. Venenverteilung und Verlauf am Kopfe. (Nach TANDLER.)

dann wissen wir, daß noch andere Herde oder Wege vorhanden sind, die wir mit um so größerer Ruhe und Sicherheit operativ angreifen können, wenn die Jugularis schon unterbunden ist.

4. Je später wir uns zur Unterbindung zwingen lassen, um so trüber werden die Heilungsaussichten.

Allen Erwägungen für oder gegen die Unterbindung der Vena jugularis geht die Prüfung des Krankheitsbildes voraus. Stehen die Erscheinungen der Allgemeinintoxikation im Vordergrund, dann sind wir mit der Unterbindung zurückhaltender. Treten Schüttelfröste auf und schieben sich die metastatischen Erscheinungen in den Vordergrund, so ist die Venenunterbindung nicht zu umgehen. Stets muß das Sinusrohr schon bei der Aufmeißelung nach allen Seiten freigelegt werden, denn wenn auch die ihm anliegenden Zellen zur Zeit des ersten Eingriffs noch nicht infiziert waren, so bleibt ihre Infektion nicht aus. Bei weiteren Eingriffen bedenke man, daß selbst die kleinste, infizierte Zelle zur lebensbedrohlichen Infektion der Sinuswandung führen kann und

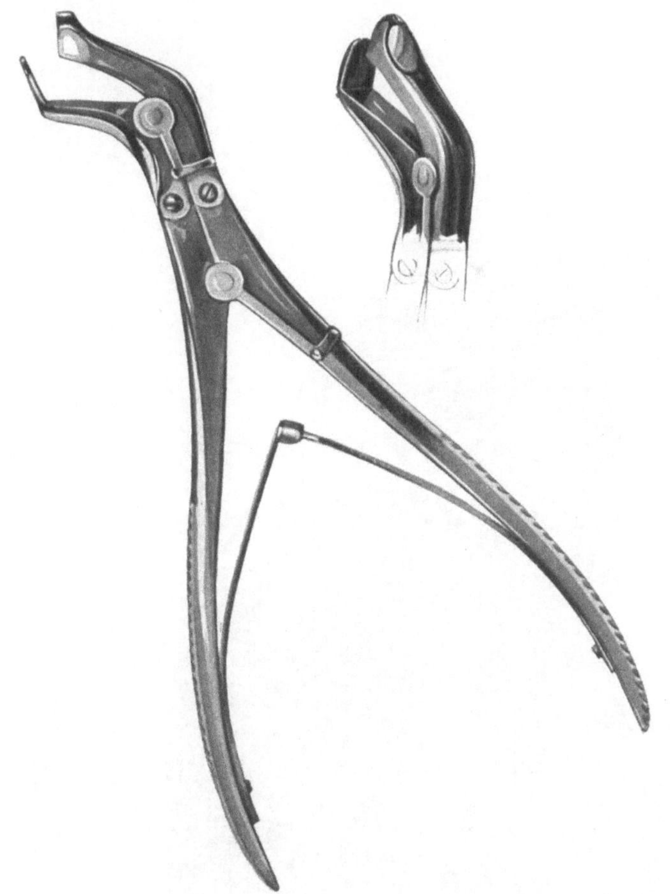

Abb. 104. Knochenstanze nach BEYER für die Sinusfreilegung. Das flache Blatt der Stanze wird in die verdünnte knöcherne Sinusrinne eingeführt, der durchbrochene Schenkel stanzt aus dieser ein entsprechendes Knochenstück aus.

räumen auch die Spongiosa hinter dem Sinus, insbesondere im unteren Abschnitt, so gründlich als möglich aus.

Die Überlegung, ob es nicht besser sei zu warten, bis die diffuse Entzündung eine gewisse Abgrenzung erfahren hätte, hat eine gewisse Berechtigung, wenn die Anfangssymptome einen milderen Verlauf der Mittelohrentzündung vermuten lassen. Anhaltend heftige Schmerzen in der ganzen Ohrgegend, die womöglich sogar der Mittelohrentzündung vorausgehen und nach der Parazentese bestehen bleiben, mahnen bei dauernd hohem, durch keine andere Organerkrankung hervorgerufenem Fieber immer zur Aufdeckung aller Mittelohrräume und des Sinusrohres in seiner ganzen Ausdehnung. Schonende Wundbehandlung, feuchte Verbände, Unterstützung des Organismus in seiner Abwehr.

Die frühzeitige Unterbindung brauchten wir in der Praxis nie zu bereuen. Abweichungen von unseren Grundsätzen, wozu gelegentlich der relativ gute lokale Befund überredete, folgte fast immer die Strafe.

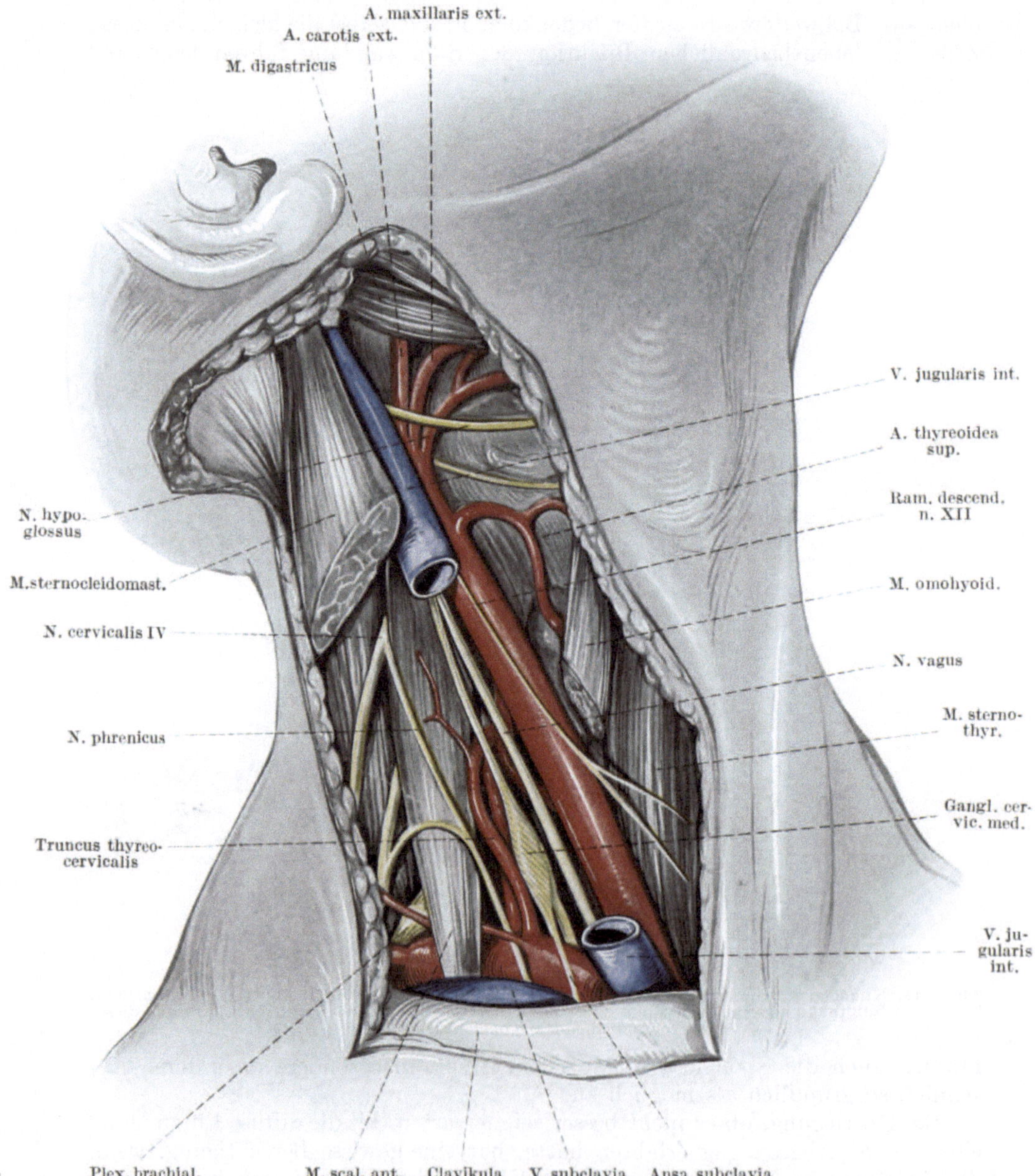

Abb. 105. Topographie des seitlichen Halsdreiecks. (Nach CORNING.)

Die Unterbindung der Vena jugularis geschieht in folgender Weise:

Dem vorderen Rande des M. sternocleidomastoideus entlang Hautschnitt von der Warzenfortsatzspitze bis an den oberen Rand der Clavikula. Vor dem Muskelrand, der durch einen scharfen Haken nach hinten gezogen wird, liegt die Gefäßscheide, die mit einer chirurgischen Pinzette angehoben und eingeschnitten wird. Isolierung der Vene von ihrer Umgebung. Der N. vagus liegt unmittelbar hinter der Vene, Karotis und Ramus descendens des N. hypoglossus vor ihr. Die Ablösung dieser Gebilde von der Vene ist bei entzündlicher Infiltration des Bindegewebes nicht leicht. In solchen Fällen unterbindet man den venösen Gefäßstamm stets unterhalb der Einmündung der Vena facialis

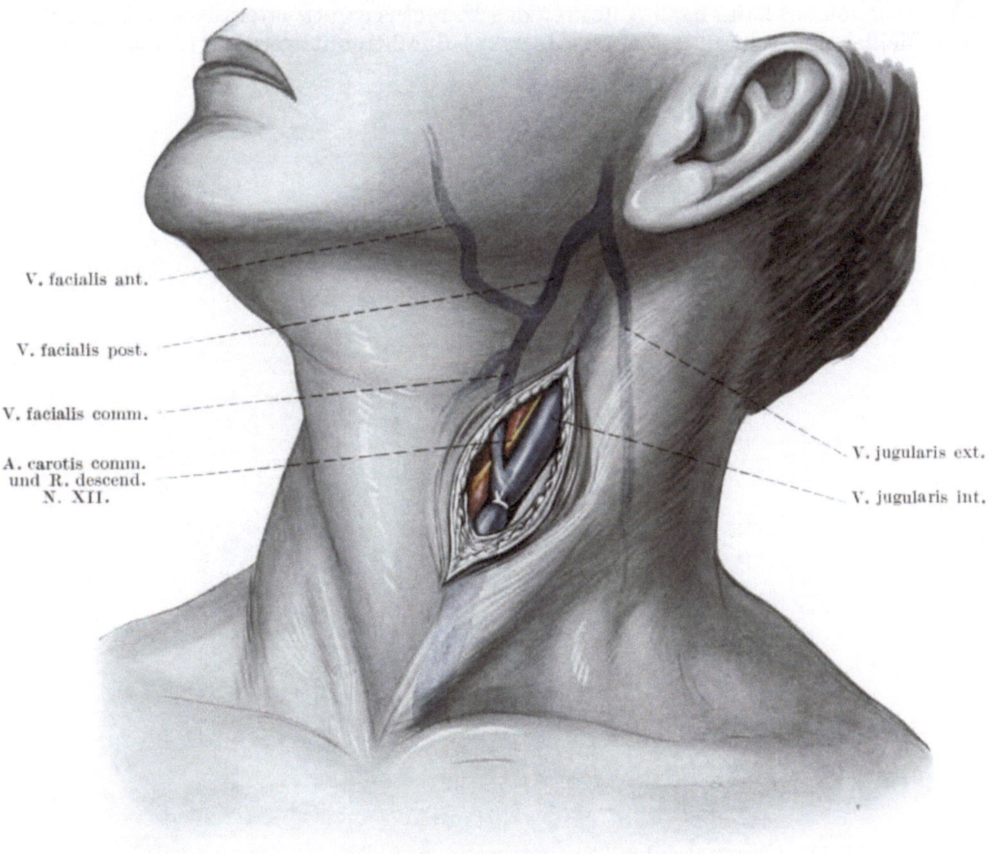

Abb. 106. Freilegung und Unterbindung der Vena jugularis interna.

communis, unterbindet auch diese und sonstige kleine, in die Hauptvene einmündenden Gefäße.

Danach erfolgt eine weitere Ligatur der Hauptvene oberhalb der ersten Unterbindung, das zwischenliegende Venenstück wird ausgeschnitten, das Wundbett tamponiert (s. Abb. 108). Nun wenden wir uns dem Sinus sigmoideus zu.

Von oben her reicht nicht selten der infizierte Thrombus bis in den Bulbus. Dann folgen wir nach Spaltung der Weichteile und Wegnahme der ganzen Warzenfortsatzspitze der Sinuswand, indem wir nach Grunert und Voss uns an die hintere Fläche der Fossa jugularis halten, damit wir den nach vorne liegenden, oft dicht neben dem Bulbus austretenden Nervus facialis nicht verletzen. Auch der Nervus accessorius gerät beim Loslösen der Muskulatur

(M. splenius capitis) in Gefahr. Man schont beide Nerven am sichersten, wenn man sie nach TANDLER vor der Bulbusfreilegung aufsucht und freipräpariert.

Die Arteria occipitalis wird unterbunden, ein stark überstehender Processus transversus des Atlas reseziert (auf Arteria vertebralis achten!).

Mit einem breiten Haken werden die Weichteile nicht zu kräftig nach vorne gezogen und das Foramen jugulare praeparando zugänglich gemacht.

Die nun noch stehende Knochenbrücke zwischen Foramen jugulare und dem Sinus sigmoideus kann nach Ablösung des M. rectus capitis lateralis vom Okziput mit Meißel und schlanker Zange (JANSEN) durchtrennt werden. (Auch dabei

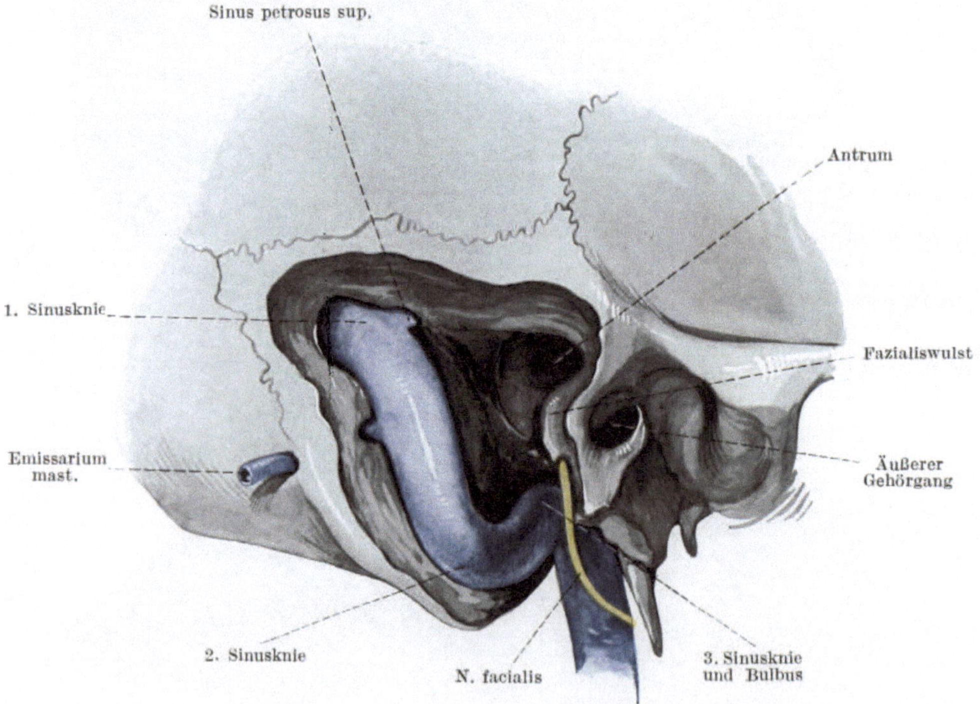

Abb. 107. Topographie des Sinus transversus mit Bulbus der Vena jugularis.

Arteria vertebralis schonen!) Danach wird vom Sinus her der Bulbus geschlitzt und seine äußere Wand mit der Schere weggeschnitten. Feuchte Dränage wie oben (Abb. 107).

Nach der Ausschaltung des Sinus transversus und sigmoideus und des Bulbus der Vena jugularis aus der Blutbahn erfolgt noch die Ausräumung des erkrankten Inhaltes des Venenrohres am Halse.

Wir spalten die Venenwand von ihrer Unterbindungsstelle an hoch hinauf bis in die Nähe der Schädelbasis und verwandeln das Venenrohr ebenfalls in eine offene Rinne, die wir mit dem Wundbett locker tamponieren.

Hören trotzdem Fieber und Schüttelfröste nicht auf, so fahnden wir nach weiteren Herden. Manchesmal sind kleinere Knochenzellen in der Nähe der Sinus petrosi oder hinter dem Sinus (postsinuöse Zellen) erkrankt, bisweilen ist die Vena thyreoidea superior oder facialis gegen den Blutstrom thrombosiert oder es sind schwer zugängliche Eiterherde in den pneumatischen Zellen der Felsenbeinpyramide ursächlich beteiligt. In anderen Fällen bleibt der Herd der **Aussaat** unauffindbar. Leicht übersehen wird die Thrombose der Venae condyloideae. Sie bewirkt Steifigkeit im Nacken, sehr schmerzhafte Fixation des Kopfes und teilt sich nach und nach dem Venenplexus der Wirbelsäule mit.

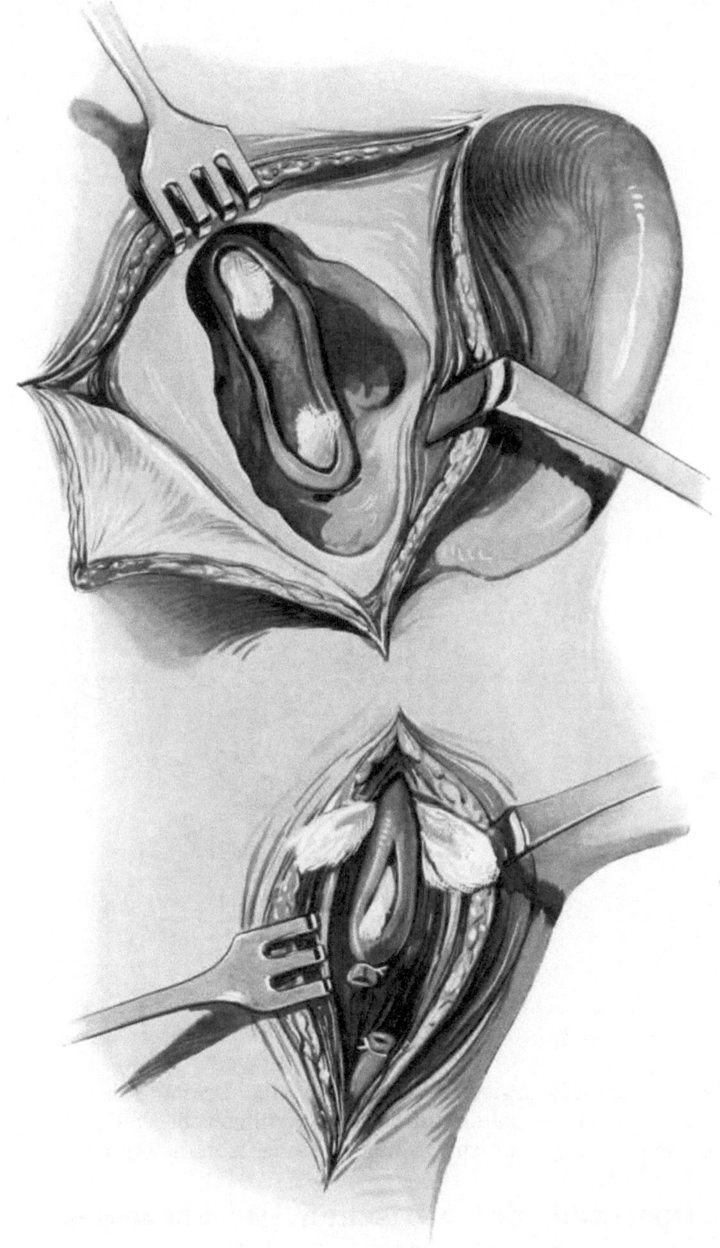

Abb. 108. Vena jugularis interna unterbunden, Sinus freigelegt und abtamponiert.

Der Sinus petrosus superior kann in seinem lateralen Teil durch Fortnahme der hinteren Pyramidenkante erreicht werden (s. Abb. 123), der Sinus petrosus inferior dagegen wird nur an seiner Einmündungsstelle in den Bulbus bei der Bulbusoperation sichtbar. Die Dränage des Sinus cavernosus ist aussichtslos. Der Phlebitis des buchtigen und weitmaschigen kavernösen Geflechtes um den Türkensattel folgt die tödliche Leptomeningitis meist unmittelbar.

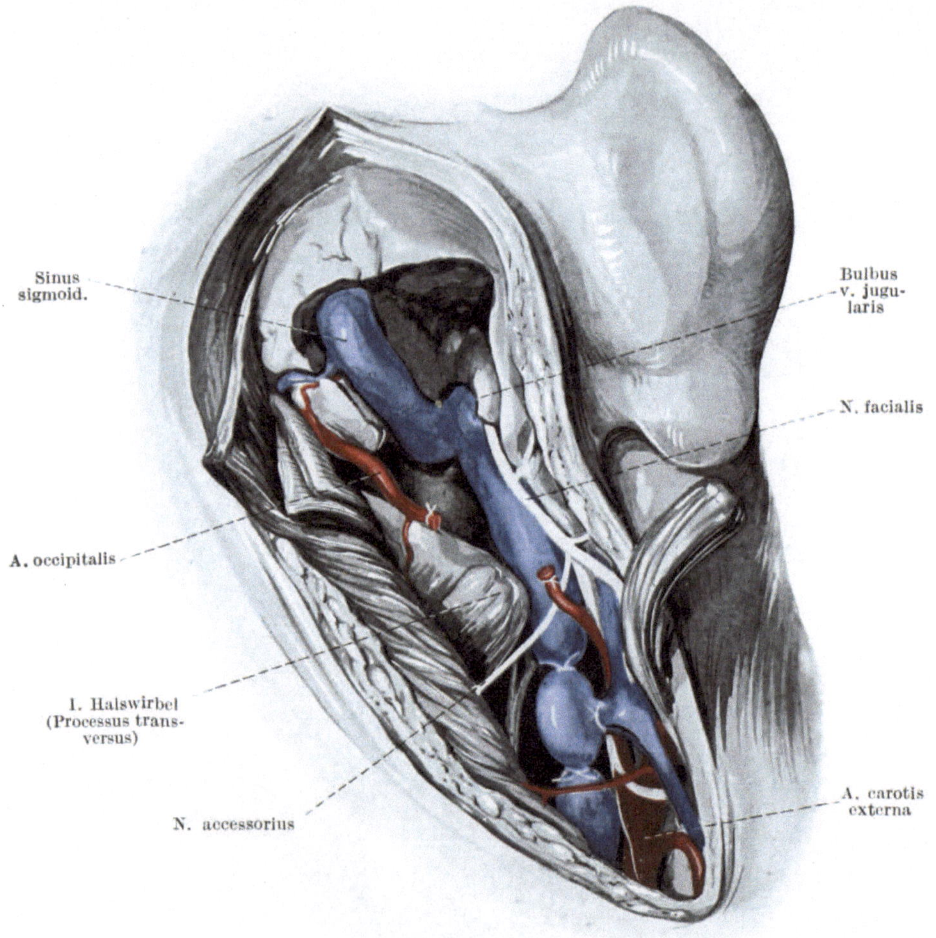

Abb. 109. Bulbusoperation nach GRUNERT-VOSS beendet.

Im Anschluß an die chirurgische Aufdeckung und Dränage des Hauptherdes werden Metastasen in den Gelenken, im Unterhautzellgewebe, in den Lungen u. a. nach den allgemein gültigen chirurgischen Grundsätzen behandelt.

G. Operation des otitischen Hirnabszesses.

Vom Mittelohr aus können Abszesse auch in der Hirnsubstanz entstehen. Die Überleitung der Entzündung erfolgt entweder durch kranken, der Dura anliegenden Knochen, durch ein vereitertes Cholesteatom, das den Knochen aufgelöst und durchbrochen hat, oder durch Vermittlung bindegewebiger Züge, welche die im Schläfenbein nicht seltenen angeborenen Spalten ausfüllen und von der Entzündung mit Vorliebe befallen werden. Die Dura kann

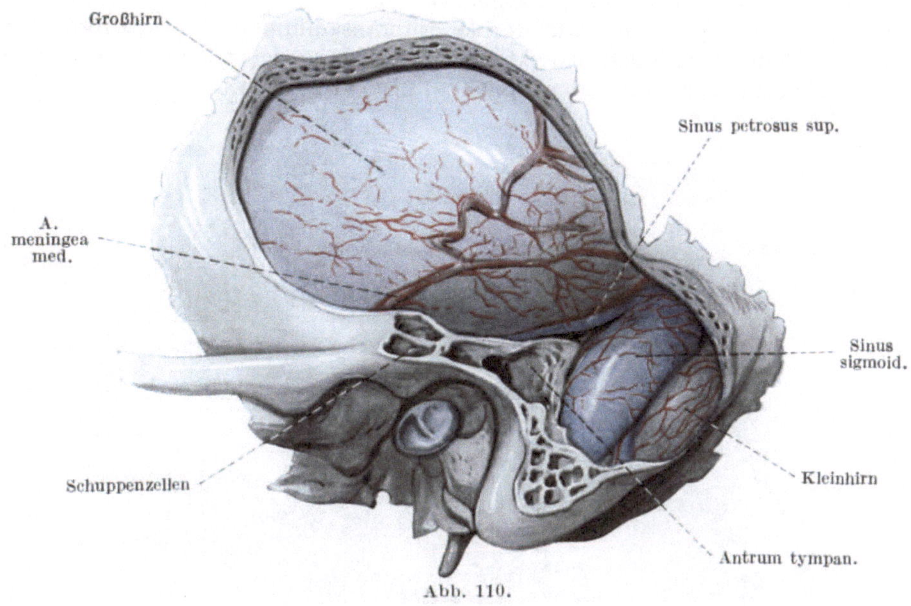

Abb. 110.

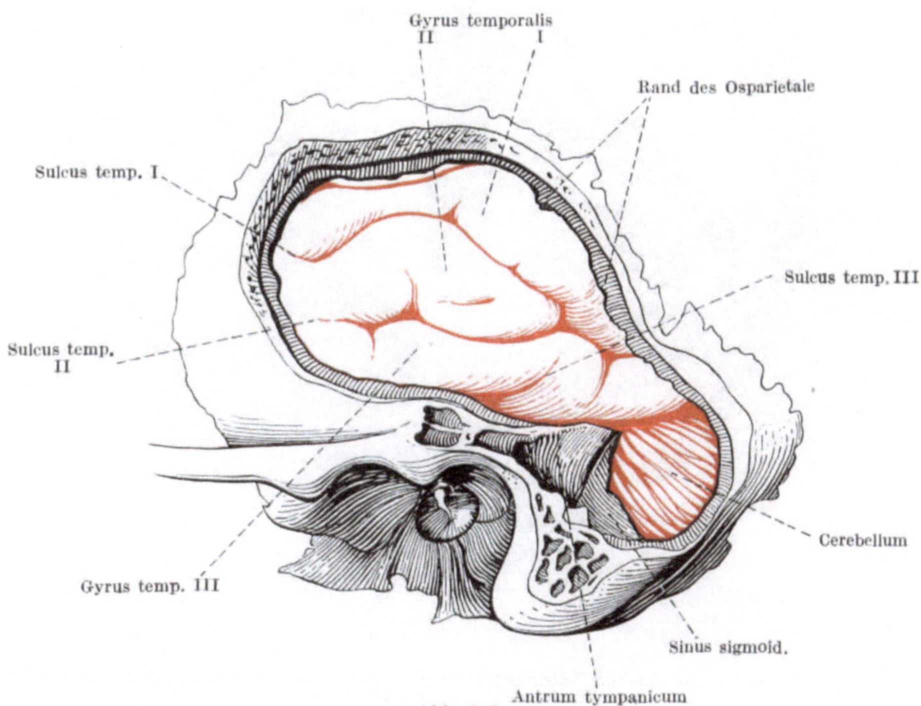

Abb. 111.

Abb. 110 u. 111. Lage der ans Schläfenbein unmittelbar angrenzenden Gehirnteile nach BRÜHL-POLITZER.

dabei erhebliche Veränderungen (Verfärbung, Verdickung, Defekte) aufweisen, in anderen Fällen ist sie makroskopisch unverändert. Entzündliche Verklebungen zwischen Dura und dem eitrigen Herd im Schläfenbein leiten die zur Abszeßbildung führende Enzephalitis ein, die Vorbereitung dieser Enzephalitis durch epi- oder subdurale Eiteransammlung ist außerordentlich selten, weshalb Hirnabszeß und extradurale Eiterung eigentlich nur bei akuten Otitiden gleichzeitig vorkommen (Oppenheim, Miodowski).

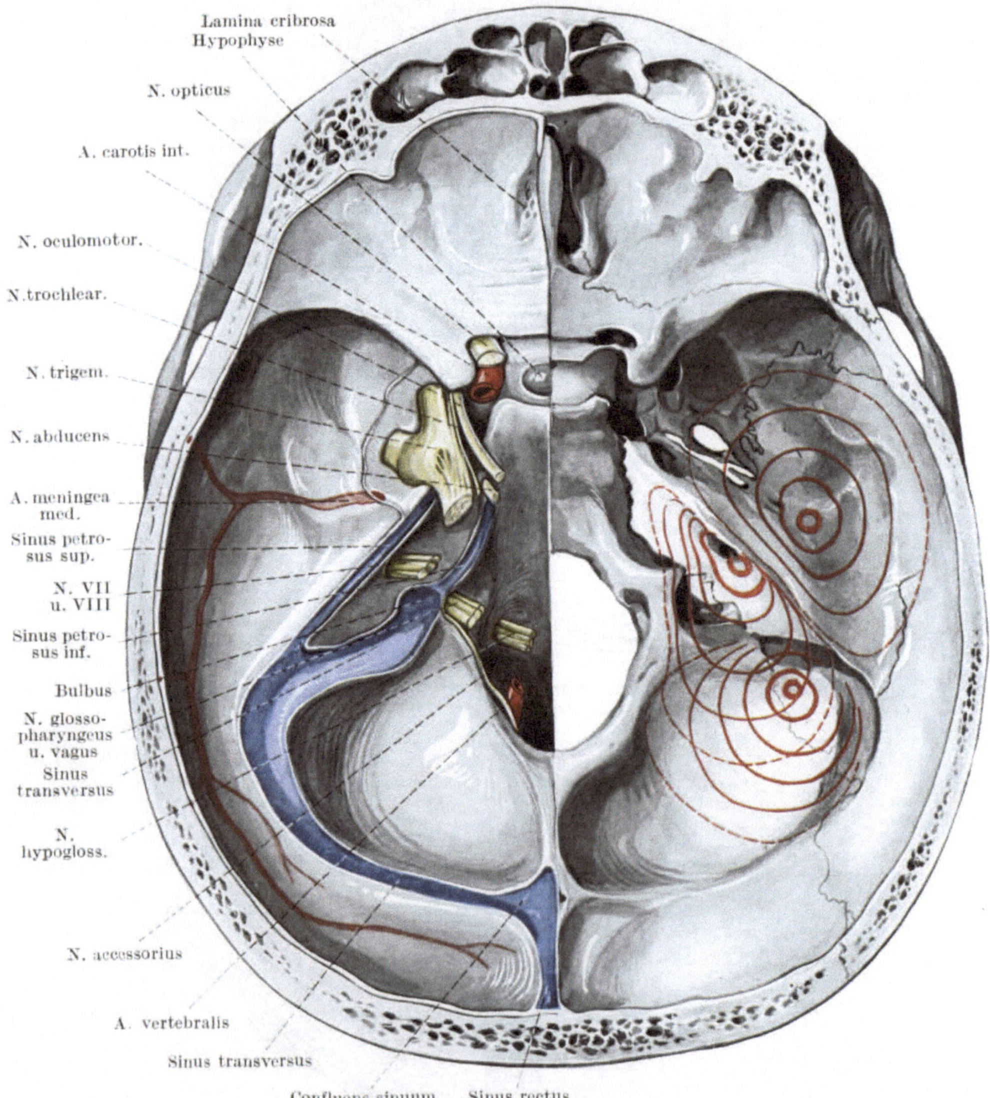

Abb. 112. Die rot eingezeichneten Felder geben die Stelle an, wo sich intrakranielle Komplikationen mit Vorliebe entwickeln und ausbreiten.

Die weitere Wegleitung in das Markgewebe geschieht vorzüglich durch die perivaskulären Lymphräume oder direkt durch arterielle bzw. venöse Gefäße. Es entstehen kleine Infarkte, die konfluieren und das zwischenliegende Hirngewebe zur Einschmelzung bringen. Die Rindenschicht leidet am wenigsten, weshalb zwischen Abszeß und Dura sich fast immer noch eine mitunter ansehnliche Schicht intakt aussehenden Hirngewebes findet, wenn nicht eine Fistel besteht oder der Abszeß Zeit gefunden hat, sich auszudehnen und auch noch die Zwischenschicht zu verdünnen. Eine Verwachsung zwischen Hirnsubstanz und Dura läßt sich bei den meisten otogenen Hirnabszessen nachweisen.

Gelegentlich kann sich in der Rinde von einem leptomeningitischen Herd aus ein kleiner Abszeß entwickeln, der, die Rinde durchbrechend, das Marklager erreicht und dort an Ausdehnung gewinnt.

Die Kenntnis dieser Verhältnisse hat vielfache prak ische Bedeutung.

Die Diagnose der Hirnabszesse ist, wenn keine ausgesprochenen Herdsymptome vorhanden sind, schwierig. Kopfschmerzen fehlen selten, häufig ist ein Gefühl des Unbehagens, mangelnde Initiative, wechselnde Stimmung, allgemeine Depression und Schutzbedürfnis vorhanden (Anamnese!). Die Temperatur ist meist nicht oder nur leicht erhöht. Druckpuls, Veränderungen am Augenhintergrund treten selten auf, sind aber, wenn deutlich erkennbar und keine andere Ursache (Nebenhöhleneiterung!) nachweisbar, für die Beurteilung des Krankheitsbildes von besonderem Werte.

Abwägen der Symptome, Berücksichtigung der Gesamtlage und des psychischen Verhaltens, die Blutuntersuchung, genaue Beobachtung auch in der Nacht geben uns Anhaltspunkte und Richtlinien für Stelle und Zeitpunkt unseres Eingriffes. Bestimmte Hirnsymptome können aus der Zerstörung funktionswichtiger Gehirnteile infolge eitriger Einschmelzung derselben resultieren. Sie sind mit Vorsicht zu verwerten, weil Fernwirkungen des Eiterherdes auf wichtige Zentren der Nachbarschaft und auf die an der Schädelbasis verlaufenden Hirnnerven Herdsymptome vortäuschen. Abszesse im Schläfenlappen können besonders lange ohne Symptome bestehen.

Im allgemeinen gilt auch hier der Grundsatz: Nicht lange warten, sondern schon auf den begründeten Verdacht hin von der Operationshöhle hinterm Ohr die Dura breit freilegen und die Hirnsubstanz punktieren. Das geschieht mit einer mäßig langen und weiten Kanüle nach verschiedenen Richtungen unter Vermeidung der Hirnventrikel.

Da bei otitischen Hirnabszessen der Eiterherd im Gehirn sich meist nicht weit von der Stelle befindet, von der aus die Eitererreger eingedrungen sind (Koerner), so achten wir bei der Durafreilegung gut auf das Aussehen der Gewebe, auf Fisteln oder Defekte, auf Verwachsungen oder kleinste eitrige Herde, die uns den Weg zum Sitze des Abszesses weisen. Häufig genug fehlt jegliche Führung, Knochen und Dura zeigen keine Abweichung von der Norm, der Weg, auf dem die Schläfenbeineiterung ins Schädelinnere gedrungen, ist verlorengegangen und makroskopisch nicht mehr zu finden.

Die Diagnose kann unterstützt werden durch den Nachweis von Störungen im Gebiete des in der ersten linken Schläfenwindung befindlichen Sprachzentrums (Abb. 110 u. 111, amnestische Aphasie, Paraphasie, Dysarthrie) und durch das Auftreten motorischer Reizerscheinungen (abnormer Ablauf, Fehlen oder Abschwächung der Reflexe, klonische oder tonische Krämpfe).

Differentialdiagnostisch steht an erster Stelle die Enzephalitis und Meningitis serosa (Lumbalpunktion).

1. Operation des Schläfenlappenabszesses.

Zur Aufsuchung und Entleerung des Abszesses benützen wir in den weitaus meisten Fällen die bereits offene Türe im Schläfenbein, welche wir erweitern, wobei gelegentlich zum Abszeß führende, bis dahin verborgene eitrige Herde im Knochen oder zwischen Knochen und Dura aufgefunden werden. Wir kommen von hier aus dem Sitze des Schläfenlappenabszesses am nächsten und können ihn an seiner tiefsten Stelle entleeren. Zudem ist der Eingriff geringer und viel schneller durchzuführen als von der Schädelaußenfläche mit Hilfe eines osteoplastischen Lappens.

Den Boden der mittleren Schädelgrube bildet nämlich das Tegmen tympani bzw. antri, welches durch die Aufmeißelung des Warzenfortsatzes bereits freigelegt ist. Besteht keine Lücke im Tegmen, so meißeln wir mit wenigen in tangentialer Richtung zur Durawölbung geführten Schlägen ein Knochenstück heraus und vergrößern das Loch mit der Knochenzange nach allen Seiten. Nicht selten wird dabei eine verfärbte Durastelle oder eine Fistel aufgedeckt, durch welche wir ohne weiteres den meist naheliegenden Herd erreichen können.

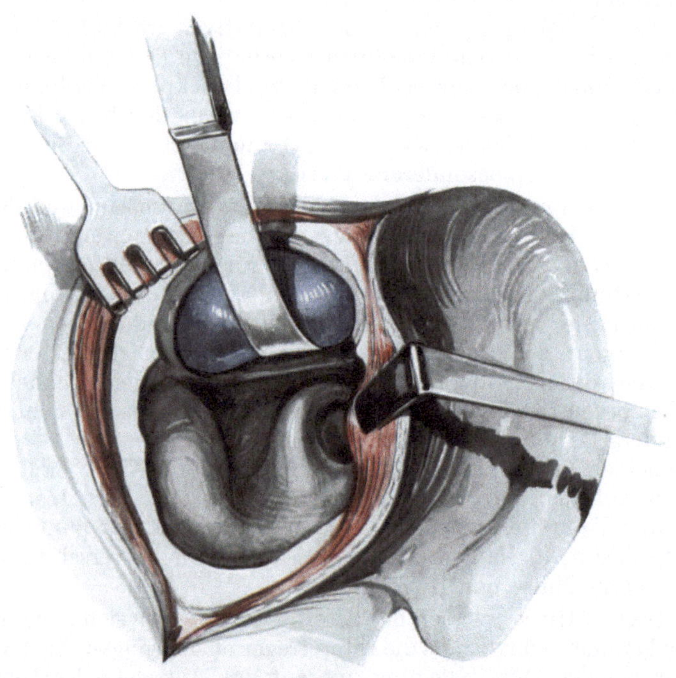

Abb. 113. Nach der Radikaloperation sind Tegmen tympani et antri mit Teilen des Jochbogens abgetragen. Die Schläfenlappendura liegt zutage und wird durch einen elastischen Spatel hochgehoben.

Vorher stellen wir durch Punktion mit einer Nadel größeren Kalibers Vorhandensein und Sitz des Abszesses erst noch genau fest. Zu diesem Zwecke und um Bewegungsfreiheit für den Eingriff am Gehirn zu schaffen, erweitern wir die Lücke im Tegmen bis zur Pyramidenkante und nach vorn bis an die Jochbogenwurzel, legen nach STREIT auch noch den Jochbogen durch einen Horizontalschnitt frei und nehmen den hier dünnen Knochen über dem Schläfenlappen weg.

Man muß mindestens ein daumengliedgroßes Stück der Schläfenschuppe über dem Jochfortsatz wegnehmen und auch diesen schichtweise mit einem flachen Meißel soweit abtragen, bis die Jochbogenschwelle in einer Ebene liegt mit der Ebene der Pyramidenfläche. Dann kann man die Dura der mittleren Schädelgrube von unten her bequem abheben und gerade Instrumente horizontal einführen. Alle abgebogenen Instrumente, auch das PREYSINGsche Winkelmesser, sind dadurch überflüssig und die Sekrete finden bessere Abflußmöglichkeiten. Die Wölbung der Dura darf kein Hindernis abgeben und muß stets oberhalb der Operationsebene liegen, damit wir horizontal vorgehen können (s. Abb. 113) und einen guten Überblick über die ganze vordere Pyramidenfläche gewinnen. Von unten her durch das Dach der Operationshöhle erschließen sich unserem Blick nur Teile der Pyramidenfläche.

Drängt sich die Dura in den angelegten Knochendefekt hinein und ist keine Pulsation vorhanden, dann ist das Vorhandensein eines größeren und nahe gelegenen Abszesses wahrscheinlich. Nach sorgfältiger Reinigung des Operationsgebietes und Austupfen mit steriler physiologischer Kochsalzlösung (wir verwenden keinerlei chemische Desinfektionsmittel) wird eine Pravazspritze mit weiter Kanüle in die Dura eingestochen und zunächst von unten nach oben und hinten in die Zone gelenkt, in der sich erfahrungsgemäß Abszesse am häufigsten lokalisieren. In den meisten Fällen braucht man die Punktionsnadel nicht tief einzustechen, so daß eine unbeabsichtigte Ventrikelverletzung vermieden werden kann (4—5 cm ad maximum). Langsam in die Tiefe vordringend, zieht man leicht an dem Spritzenstempel. Kommt Eiter, setzt man die Spritze ab und geht nun mit einem geraden spitzen Skalpell an der steckengebliebenen Kanüle entlang auf den Eiterherd ein, spaltet die Hirnsubstanz zu beiden Seiten der Kanüle und führt ein weites, gefenstertes Gummidrän behutsam bis zum Grund des Abszesses. Hat sich viel Eiter entleert, so weiß man, daß es sich um einen ansehnlicheren Herd handelt und daß man Mühe haben wird, ihn offen zu halten und dem sich neu bildenden Eiter guten Abfluß zu verschaffen. In diesen Fällen schneidet man die Hirnsubstanz im nahen Umkreise des Abszesses aus und steckt in die so vergrößerte Pforte 1—2 dickere starre, je nach der Tiefe der Höhle zurechtgeschnittene Gummidräns, welche bei größerer Ausdehnung des Abszesses mehrere Schichten Vioformgaze umgeben. Nach der endgültigen Reinigung der Abszeßhöhle werden die Dräns weggelassen. Zweckmäßig sind die von Koerner angegebenen Glasdräns, von welchen man allerdings eine größere Anzahl von verschiedener Länge und Dicke vorrätig halten muß.

Täglicher Verbandwechsel, wobei Patient aufrecht sitzt und seinen Kopf nach der gesunden Seite dreht. In dieser sog. Muckschen Haltung klafft die Abszeßhöhle von selbst, der Abszeßinhalt entleert sich leichter als im Liegen, weshalb auch die dauernde halbsitzende Stellung des Kranken von Vorteil ist. Spülungen der Höhle sind zu entbehren, doch ist gegen vorsichtiges Abtasten derselben nach Ausbuchtungen des Abszesses oder zur Prüfung seiner Tiefe und die direkte Beleuchtung nach Einführung eines Killianschen Spekulums nichts einzuwenden.

In die Operationshöhle vorfallende Hirnsubstanz trägt man nicht ab, sie bildet sich mit der Heilung der Abszeßhöhle und mit dem Rückgang der lokalen Enzephalitis von selbst zurück.

In ähnlicher Weise geht die

2. Abszeßoperation im Kleinhirn

vor sich. Sie unterscheidet sich aber von der Operation des Schläfenlappenabszesses in so wesentlichen Punkten, daß sie gesondert beschrieben werden muß.

Auf alle Fälle legt man im hinteren Bezirk der Operationshöhle den Sinus sigmoideus so weit frei, bis man nach vorne deutlich die Übergangsstelle zwischen Kleinhirndura und Sinus erkennen kann. Nun wird vor dem Sinus der Knochen der hinteren Felsenbeinfläche bis zum hinteren Bogengang abgetragen, alle von der Aufmeißelung her noch etwa zurückgelassenen Knochenzellen bis ans Labyrinthmassiv ausgeräumt, die Lücke nach oben und unten erweitert, bis die Dura in einer möglichst großen Dreiecksfigur freiliegt, die begrenzt wird hinten vom Sinus sigmoideus, oben von der Pyramidenkante, vorne vom hinteren Bogengang. Die Spitze des Dreiecks muß man sich in der Gegend des Saccus endolymphaticus denken (Trautmannsches Dreieck) (s. Abb. 102.)

Tiefliegende, auf dem Wege über das Labyrinth und den Meatus acusticus internus entstandene Kleinhirnabszesse suchen wir stets auf diesem Wege und dann erst auf, nachdem die ursächliche Labyrintheiterung beseitigt und das meist funktionslos gewordene Organ reseziert ist (siehe Labyrinthoperation).

Durch die Labyrinthoperation gewinnen auch bei mäßig vorgelagertem Hirnblutleiter unsere Instrumente Raum genug für die Punktion und Inzision des Kleinhirnabszesses an seiner rechten Stelle.

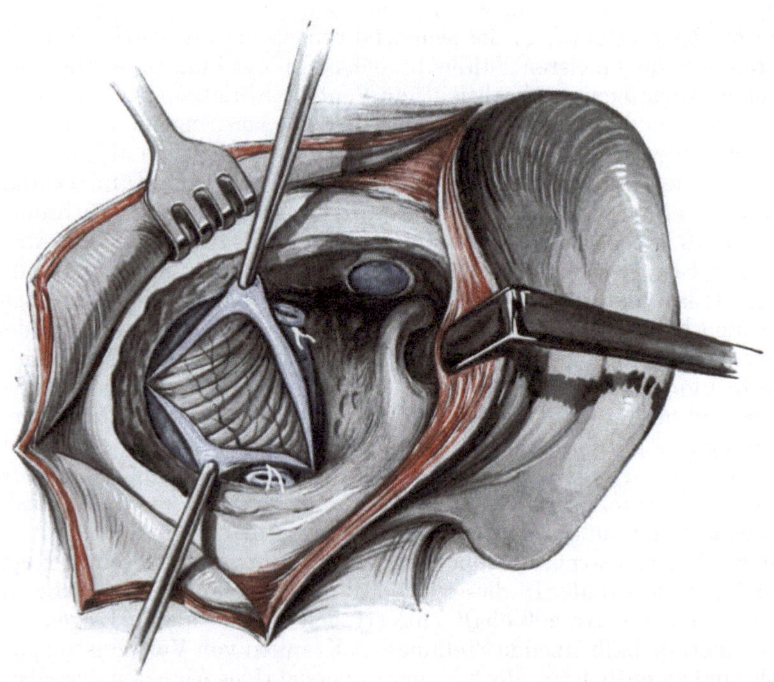

Abb. 114. Freilegung des Kleinhirns nach der Sinusunterbindung (PASSOW).

Wenn der Sinus weit vorgelagert oder der Bulbus der Vena jugularis stark aufwärts gekrümmt ist, dann kann die Eröffnung des Abszesses und vor allem die Nachbehandlung (Dränage) von unserem Dreieck aus schwer werden. In diesen Fällen machen wir uns die Kleinhirndura hinter dem Sinus in einem genügend großen Stück zugänglich, suchen durch Punktion vor dem Sinus den Sitz des Abszesses festzustellen, lassen die Nadel hier stecken, wenn sie Eiter aspiriert hat, führen daneben eine Hohlsonde ein und suchen nun auch von hinten her mit der Punktionsnadel in den Abszeß bzw. zur eingeführten Hohlsonde zu gelangen.

Fühlt man mit der Nadel die von vorne eingeführte Hohlsonde, so schneidet man an der Hohlsonde entlang die Hirnsubstanz ein und macht von hinten her, nach breiter Eröffnung der Dura einen die Sonde treffenden Gegeneinschnitt. Die Dränage führt so vom tiefsten Punkte des Abszesses noch tiefer nach hinten außen, die dränierte Öffnung kann durch Wegnahme eines Teiles der Hirnsubstanz erweitert, der Sekretabfluß dadurch verbessert werden. Der Sinus wird nach Möglichkeit geschont. Wo er geopfert werden muß, kann man ihn nach

PASSOW in der Weise unterbinden, daß man vor und hinter dem Sinusrohr je einen genügend langen Parallelschnitt macht und durch die Schnitte hindurch von jeder Seite her einen Hirnspatel so einführt, daß diese sich unter dem Sinusrohr treffen. Die Spatel leiten Unterbindungsnadeln mit den Seidenfäden, welche das Sinusrohr oben und unten abschnüren.

Bei Kleinhirnabszessen, die vom erkrankten Sinus ausgegangen sind, verfährt man folgendermaßen:

Nach breiter Eröffnung des kranken Sinusstückes und Ausräumung seines Inhaltes spaltet man die erhaltene, dem Kleinhirn anliegende Sinuswand mit einem Messer und entleert den ihr meist unmittelbar aufsitzenden Abszeß. Je nach der Größe und Beschaffenheit des Abszesses erweitert man die Knochenlücke an der Hinterhauptschuppe. Punktiert wird dabei nicht, weil die Punktion durch die infizierte Sinuswand erfolgen muß und wenn der Abszeß nicht getroffen wird, das gesunde Gewebe vom erkrankten Sinus aus leicht infiziert werden kann. Erfahrungsgemäß verträgt die Hirnhaut auch eine breite Spaltung besser als einen feinen Einriß bzw. Einstich.

Die seltenen Hinterhaupts- bzw. Stirnlappenabszesse otitischer Herkunft werden nach den Vorschriften der Hirnchirurgie von außen operiert.

H. Labyrinthoperation.

Die Labyrinthitis kündigt sich meist stürmisch an durch Schwindelerscheinungen, Nystagmus, subjektive Ohrgeräusche, Temperaturanstieg, Herabsetzung der Hörfähigkeit für die Sprache, Einengung der oberen Tongrenze, Verkürzung der Knochenleitung. Diese Symptome können bei akuten Mittelohrentzündungen die Zeichen einer meist in kurzer Zeit spontan zurückgehenden serösen Labyrinthitis (kollaterale Hyperämie) sein. Dagegen sind die im Gefolge von Infektionskrankheiten (Scharlach, Grippe, Masern, Parotitis epidemica usw.) sekundär erscheinenden Labyrinthentzündungen meist eitrig und gefährden Funktion und Leben. Die Überleitung einer Mittelohrentzündung auf das Labyrinth geschieht entweder durch die Labyrinthfenster oder durch andere Lücken in der Labyrinthkapsel. Lücken in der Labyrinthkapsel können entstehen bei den Mittelohrentzündungen von Diabetikern und Tuberkulösen, wo die Knochenzerstörungen im Schläfenbein an und für sich umfangreicher sind. Am gefährlichsten wird der knöchernen Labyrinthkapsel das Cholesteatom, das wachsend den harten Knochen über den Bogengängen — am häufigsten wird der äußere Bogengang betroffen — abbaut und das häutige Labyrinth bloßlegt. Durch die entstandene Lücke im Labyrinthmassiv ist jeder Infektion die Tür in die Weichteile des Labyrinths geöffnet.

Die **traumatische** Labyrinthitis ist durch die bessere Kenntnis ihrer Entstehung und durch die Vervollkommnung der operativen Technik seltener geworden. Ein Labyrinthtrauma mit nachfolgender Infektion des Bogengangapparates oder der Schnecke kann erfolgen bei der Aufmeißelung des Warzenfortsatzes durch Verletzung eines Bogenganges, nach ungeschickten Extraktionsversuchen von Fremdkörpern oder von Polypen, wobei das Ringband des Steigbügels einreißt. Auch der scharfe Löffel richtet gelegentlich Unheil an bei der Ausschabung der Paukenhöhle bzw. der Tubengegend (Stapesluxation) oder des Antrums (Einbruch in einen Bogengang). Häufig ist die Beteiligung des Ohrlabyrinths bei den Querbrüchen der Schädelbasis.

Die Labyrinthverletzung und -infektion zieht nicht nur den Verlust der Schallwahrnehmung und die Zerstörung des Gleichgewichtsapparates nach sich, sondern beschwört auch eine Infektion der Meningen herauf, die an den bindegewebigen, perineuralen und perivaskulären Scheiden der ins Labyrinth eintretenden Gefäße (Arteria auditiva) und Nerven (Nerv. vestibularis und cochlearis) entlang oder seltener durch den die perilymphatischen Räume der Schnecke mit der Arachnoidea des Gehirns verbindenden Aquaeductus cochleae zu den Hirnhäuten fortschreitet (Abb. 115).

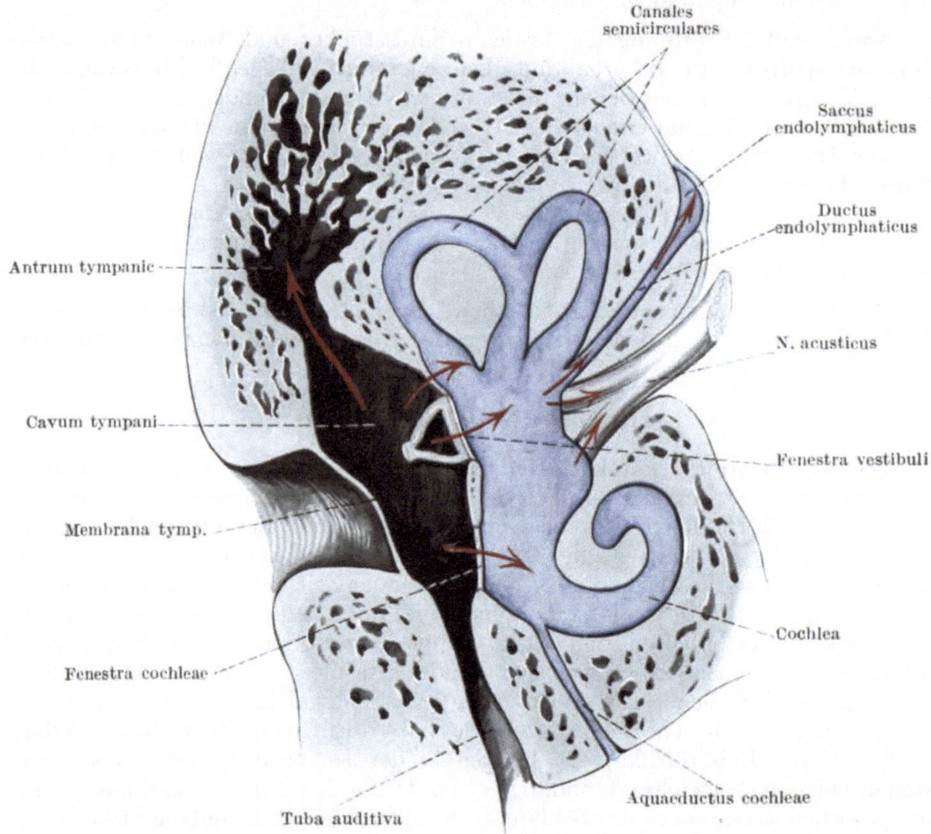

Abb. 115. Schematische Darstellung der Wege, auf welchen eine Infektion vom Mittelohr ins Labyrinth gelangen und von hier auf die Schädelhöhle übergreifen kann (Perilymphe blau). (Aus CORNING.)

Vom oberen Bogengang aus kann von innen nach außen durch die Eminentia arcuata der Labyrintheiter zum Boden der mittleren Schädelgrube vordringen, wo er vom Dach der Mittelohrräume aus erreichbar ist.

Zur Diagnose der Labyrintheiterung ist die Prüfung des Hörvermögens und des im Vorhof und in den Bogengangsampullen stationierten Gleichgewichtsorganes (kalorischer und Drehnystagmus, Fistelsymptom) unerläßlich. Das befallene Ohr ertaubt schnell, subjektive Ohrgeräusche fehlen selten.

Im Vordergrund stehen die Gleichgewichtsstörungen und der anfangs bei jeder Blickrichtung vorhandene und nach einigen Tagen nur in horizontalen Schlägen und meist nach der gesunden Seite gerichtete spontane Nystagmus.

Die Gleichgewichtsstörungen sind häufig begleitet von Übelkeit und Erbrechen, das anfangs heftige Schwindelgefühl wird allmählich schwächer und pflegt nach einer Woche ganz verschwunden zu sein.

Auf die Einzelheiten der verschiedenen Krankheitsbilder kann hier nicht näher eingegangen werden. Die Differentialdiagnose zwischen seröser und eitriger Labyrinthentzündung ist nur aus der Vorgeschichte der Erkrankung

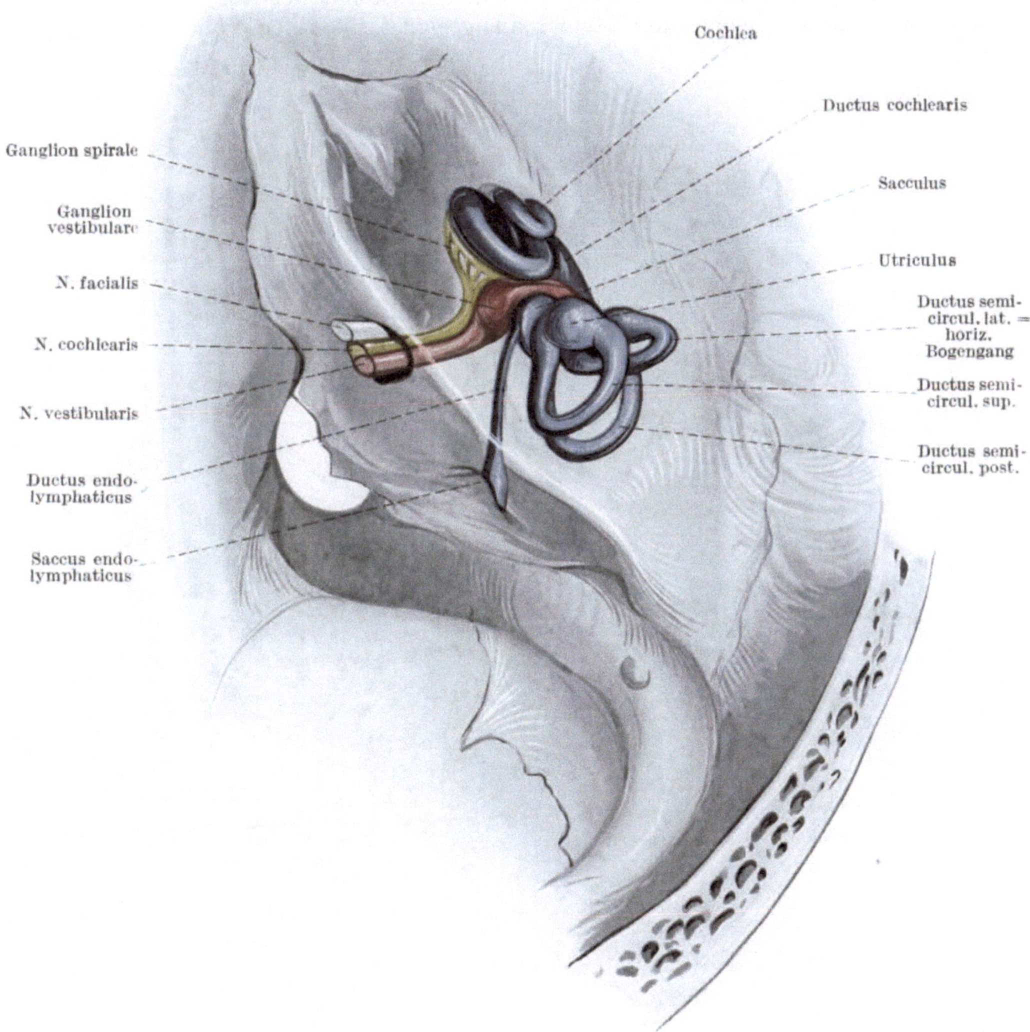

Abb. 116. Mittlere Schädelgrube von oben gesehen. Topographie des Labyrinthes im rechten Schläfenbein.

und durch fortlaufende Beobachtung (Lumbalpunktat, Funktionsprüfung, Temperaturkurve) mit einiger Wahrscheinlichkeit zu stellen. Solange die Vestibularfunktion noch erhalten ist, entschließen wir uns weniger leicht zum Eingriff, den wir unter allen Umständen und sofort vornehmen, wenn die Funktion rasch erlischt. Alle akut und stürmisch einsetzenden Labyrinthiden sind eitrig, die meisten derselben führen zur Meningitis und zum Tode. Bei den langsam vorschreitenden Infektionen hat der Organismus Zeit, einen Wall in Form von

Granulationen oder bindegewebigen Verklebungen zwischen Labyrinth und Pia mater zu bilden, welcher die Spontanheilung begünstigt. Wir hüten uns, solche natürliche Schutzwehren zu zerstören und verhalten uns deshalb bei allen chronischen Eiterungen des Mittelohres mit Labyrinthbeteiligung grundsätzlich abwartend.

Um an das Labyrinth zu gelangen beginnen, wir mit der Aufmeißelung des Warzenfortsatzes, wobei der Meißel an geeigneten Stellen von der Zange

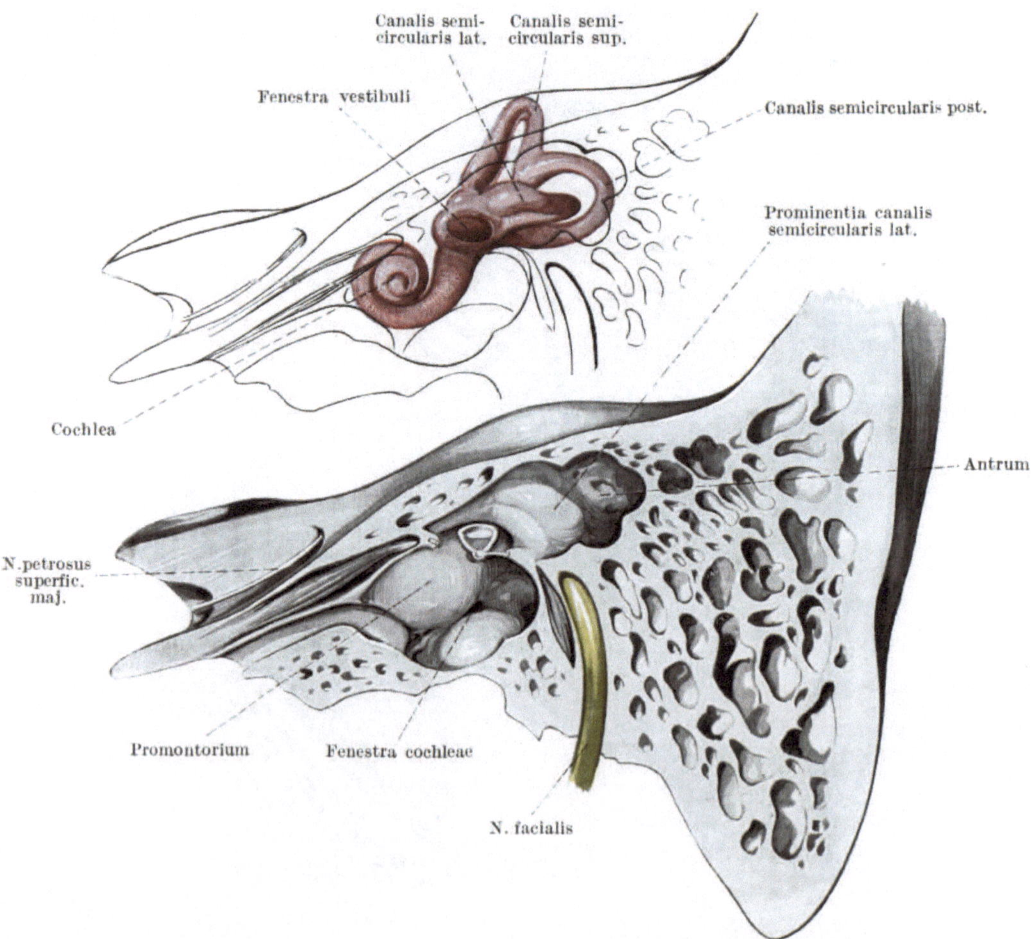

Abb. 117. Mediale Wand der Paukenhöhle. Stellung des Labyrinthes zu ihr.

abgelöst wird. Manche postoperativen Meningitiden werden den Hammerschlägen des Operateurs zur Last gelegt, weil starke Erschütterungen die zarten bindegewebigen Verwachsungen zerrissen oder auch kleine Eitersäcke (extra-, intradurale abgekapselte Eiterherde) zum Bersten gebracht haben sollen. Der im Handgelenk gut federnde, elastisch geschwungene Metallhammer und der schlanke, leicht eindringende Meißel (s. S. 3) verringern diese Befürchtung. Wir können diese Instrumente bei der Bearbeitung des sklerotischen Knochens, wie er bei den Fällen chronischer Mittelohreiterung regelmäßig zu finden ist, durch die Fräse oder Zange nicht entbehrlich machen.

Ist eine Labyrinthinfektion bei chronischer Mittelohreiterung erfolgt, führen wir die Radikaloperation so gründlich wie möglich aus. Bei der Ausräumung der ans Labyrinth angrenzenden tiefer gelegenen Zellnester gelingt bisweilen die Aufdeckung des Eiterherdes und -weges. Je geräumiger der angelegte Knochentrichter ist, um so größeren Spielraum haben unsere Instrumente für die Eingriffe am Labyrinth, weshalb wir alle überragenden Knochenränder wegnehmen und den Labyrinthblock nach möglichst vielen Seiten freimeißeln.

Insbesondere wird die hintere Gehörgangswand bis dicht an den Fallopischen Kanal weggenommen, der Fazialiswulst abgeflacht, der Knochen sorgfältig abgeschrägt und geglättet, der Kuppelraum evakuiert, damit die gesamte Paukenhöhle gut übersehbar und zugänglich wird (s. Abb. 82).

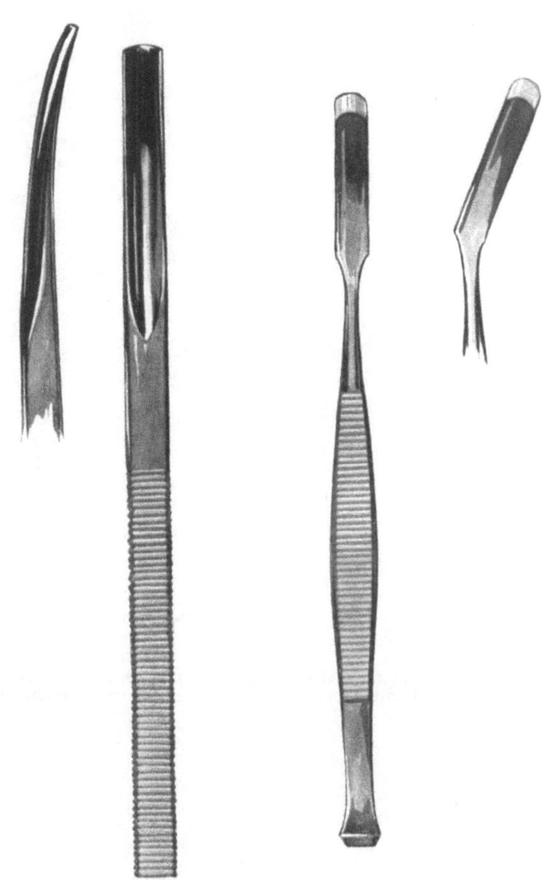

Abb. 118. Verschiedene Labyrinthmeißel.

Methoden der Labyrinthoperation.

Alle Operationen am Labyrinth werden beherrscht von der Sorge um die Erhaltung des Nervus facialis. Sein Verlauf mitten durch das Operationsgebiet zwingt zu schwierigen und zeitraubenden Umgehungsarbeiten mit zierlichen Instrumenten, deren Handhabung und Anwendungsweise besonders geübt werden muß. Wir brauchen schmale, Flach- oder Hohlmeißel, von denen einige etwas über die Fläche gekrümmt sind (Abb. 118). Der zu bearbeitende Knochen ist meist elfenbeinhart, infolgedessen stumpfen sich die schneidenden Instrumente leicht ab und müssen durch scharfe ersetzt werden.

Die Anwendung der Fräse, ihre genaue Lokalisation und ihr Festhalten auf einer bestimmten Stelle ist schwierig. Gleitet sie aus und gerät an den Fazialis, so ist dieser unbedingt verloren — sie zerreißt ihn für immer, während eine Meißelverletzung (glatter Schnitt) noch Aussichten der Wiedervereinigung bietet. Im übrigen bedeutet die Fräse für den, der wohl mit ihr umzugehen weiß, eine entschiedene Bereicherung unserer Hilfsmittel.

Das Ziel der Operation ist die Ausräumung des ganzen Labyrinths, also der Bogengänge mit ihren Ampullen und der Schnecke. Ob man mit der Labyrintheröffnung oberhalb und hinter dem Nervus facialis oder unterhalb desselben, am Promontorium beginnt, ist im Grunde gleichgültig, denn schon mit der Eröffnung des Vestibulums und der Schnecke ist dem Eiter der Weg nach außen freigegeben, die ins Vestibulum mündenden feinen Bogengangskanälchen sind damit ebenfalls entlastet und bereiten, auch wenn sie nicht von

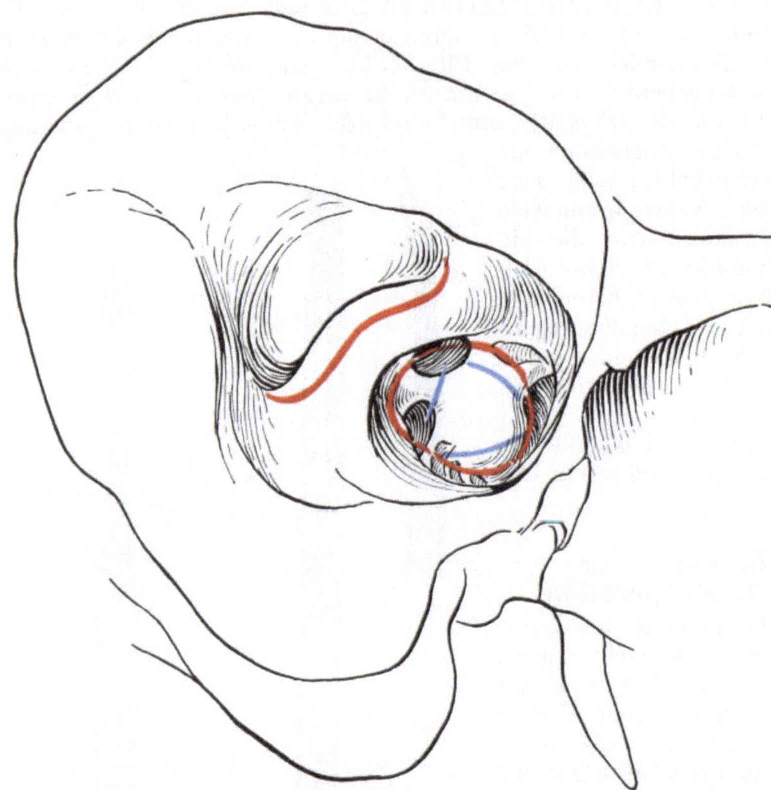

Abb. 119. Skizze zur Labyrinthoperation nach JANSEN-HINSBERG. Die blauen Linien geben Umfang und Richtung der Meißelschnitte an, welche das Promontorium absprengen.

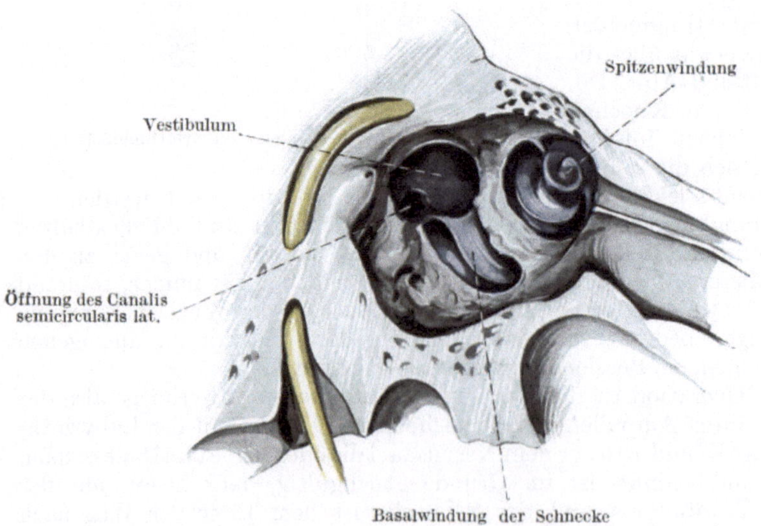

Abb. 120. Das Promontorium ist abgesprengt, Schnecke und Vestibulum sind eröffnet.

außen eröffnet wurden, der endgültigen Heilung keine nennenswerten Schwierigkeiten mehr.

a) Methode nach Jansen.

Die erste Labyrinthoperation am Lebenden hat Jansen ausgeführt. Seine Operationsmethode ist folgende:

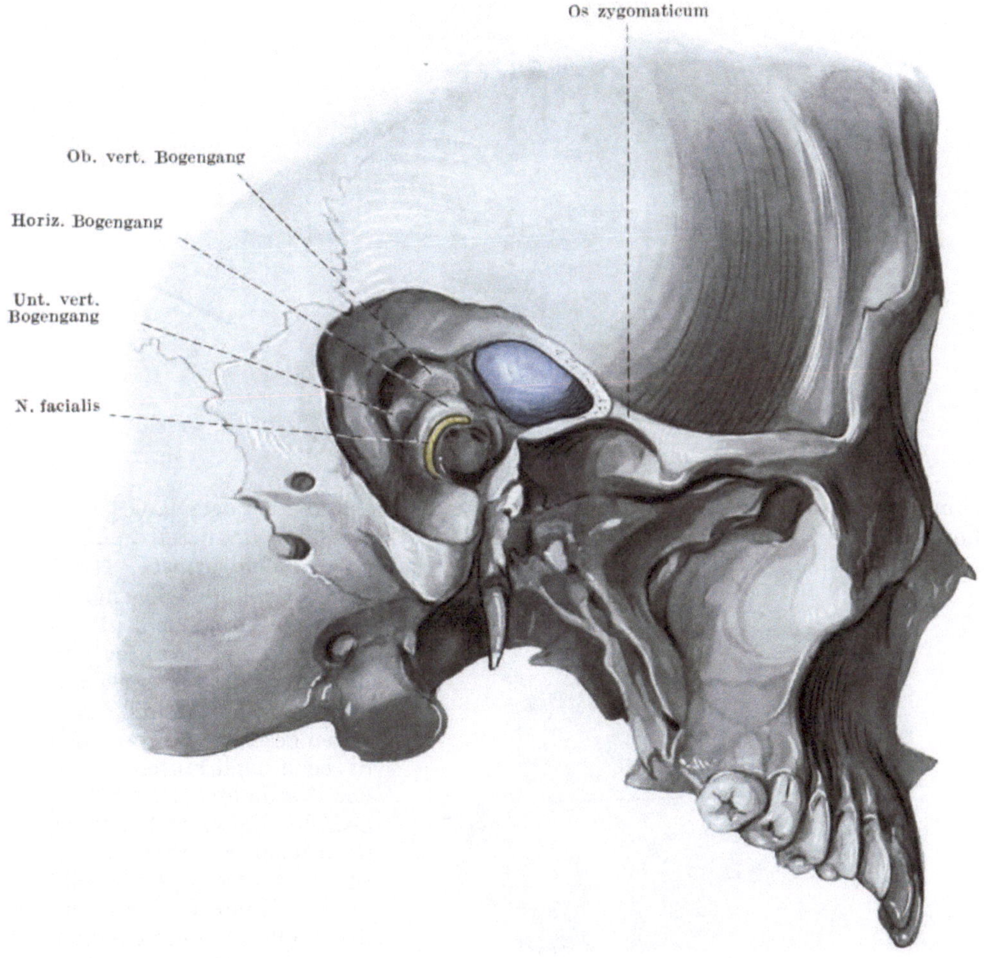

Abb. 121. Stellung und Verlauf der Bogengänge zum N. facialis. Die Dura der mittleren Schädelgrube ist freigelegt, die vordere Gehörgangswand, Gehörknöchelchen und Trommelfell sind entfernt. Ansicht schräg von unten.

Er beginnt oberhalb und seitlich vom Nervus facialis und meißelt die ins Antrum ragende Kuppe des äußeren Bogengangs und den angrenzenden hinteren Abschnitt desselben ab. Der vordere Abschnitt des horizontalen Bogengangs, unter dem der Fazialis verläuft, bleibt stehen. Vom hinteren Schenkel aus erreicht er, in der Horizontalebene des Bogengangs bleibend, das Vestibulum und legt dasselbe in seiner ganzen Ausdehnung frei. Zur Orientierung dient eine durch die Richtung und den Verlauf des Bogengangs gelegte Horizontalebene, welche hinten genau auf den Vorhof trifft. Die Eröffnung und Ausräumung der Schnecke wird dann **vor** dem ovalen Fenster vom Promontorium aus vorgenommen.

Die Lage des Labyrinthes im Felsenbein zeigt gewisse individuelle Abweichungen, die sich aus der Stellung des äußeren bzw. horizontalen Bogengangs

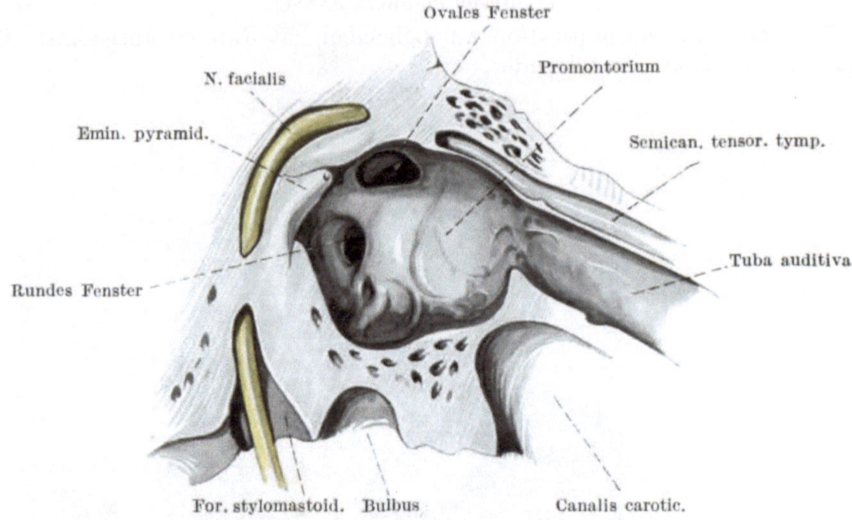

Abb. 122. Topographie des Promontoriums.

zum Fazialiswulst erkennen lassen. Steht nämlich der äußere Bogengang genau horizontal im Operationsfeld, so befindet sich das Vestibulum unmittelbar über dem Fazialiswulst. Neigt der horizontale Bogengang sich nach vorne, so liegt das Vestibulum mehr unter dem Fazialis und die Schneckenspitze ist demgemäß nach unten gesenkt. Neigt er sich dagegen nach hinten, so ist das Vestibulum nach hinten gedreht, die Schneckenspitze nach oben gerichtet (Bourget-Hinsberg). (S. Abb. 63.)

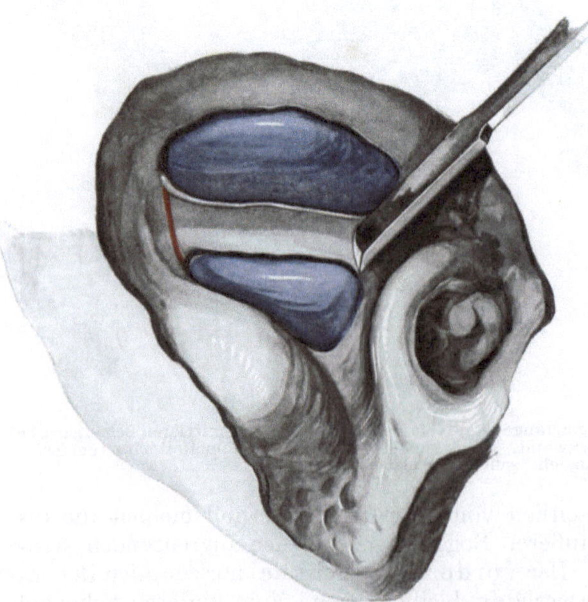

Abb. 123. Fortnahme des vorderen Teils der Pyramidenkante.

Die Kenntnis dieser individuellen Verschiedenheiten erleichtert die Aufsuchung des Vestibulums und die Erhaltung des Nervus facialis.

Seine „klassische“ Methode hat Jansen später erweitert und den Fällen angepaßt, bei denen die eitrige Entzündung über das Labyrinth hinausging: Wegnahme der hinteren knöchernen Wand des Warzenfortsatzes und der Pyramidenkante bis an die mediale Antrumwand, in der die Labyrinthkapsel liegt. Danach Eröffnung des oberen, wenn nötig auch des unteren Bogengangs und unter Fortnahme der hinteren Hälfte des äußeren Bogengangs

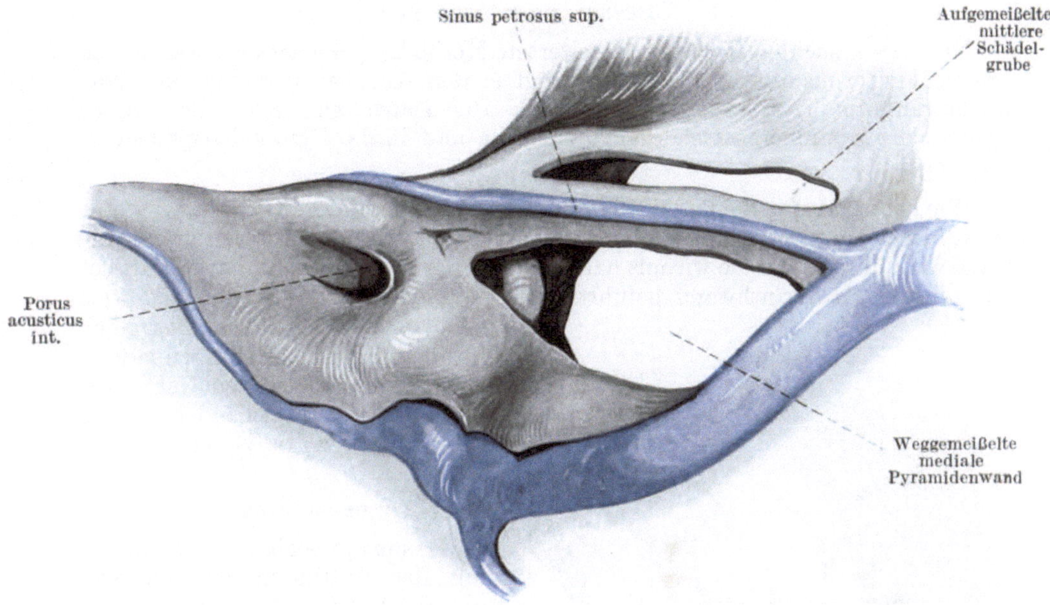

Abb. 124. Bild 123 von innen gesehen.

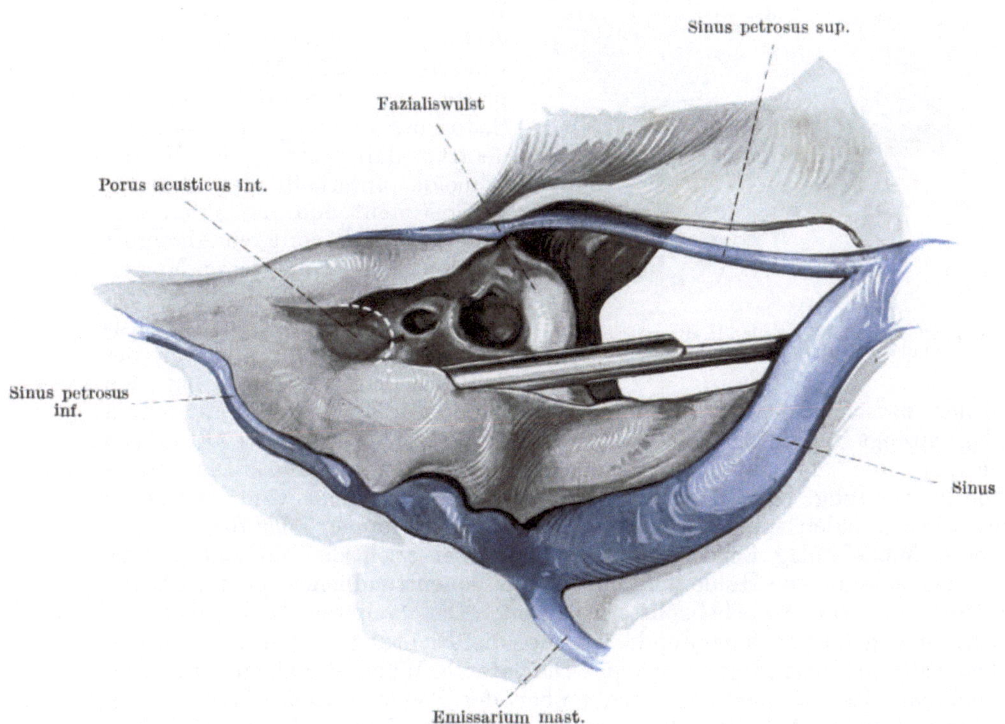

Abb. 125. Die Pyramidenkante ist entfernt; der Meißel dringt zum Porus acusticus internus vor.

Freilegung des Vorhofes von hinten her. Die Fortsetzung der Operation geschieht wie oben.

b) Vorgehen nach Neumann.

Neumann sucht bei seiner erweiterten Methode grundsätzlich den Porus acusticus internus auf. Schichtweise trägt er den Knochen der hinteren Pyramidenwand im Trautmannschen Dreieck ab. Dabei wird auch die hintere Begrenzung des inneren Gehörgangs entfernt und in die Pyramidenspitze eingedrungen.

Wie bei der Aufmeißelung des Warzenfortsatzes die hintere Gehörgangswand, so ist hier bei der Freilegung des Porus acusticus internus die hintere Pyramidenwand die Führerin, an die wir uns halten, wobei der Meißel fast durchweg parallel zur hinteren Labyrinthwand geführt wird. Wir dringen dabei weder zu weit nach oben vor (Verletzungsgefahr für den Sinus petrosus superior), noch kommen wir dem manchesmal hoch hinaufreichenden Bulbus der Vena jugularis zu nahe.

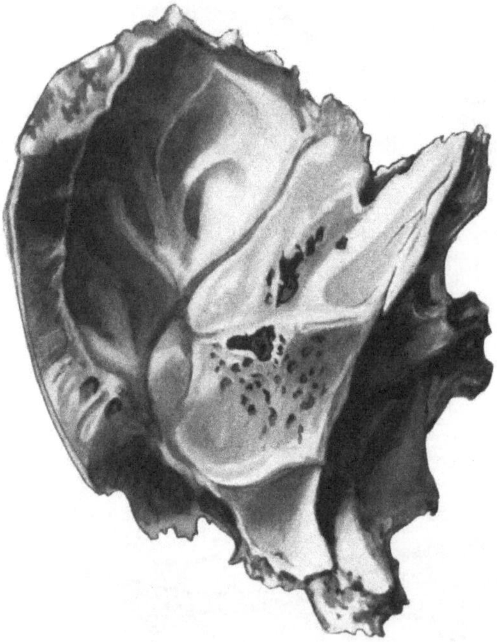

Abb. 126. Peritubare Zellen in die mittlere Schädelgrube durchgebrochen.

c) Vorgehen nach Hinsberg.

Hinsberg beginnt die Operation mit der Eröffnung der Schnecke und des Vestibulums unterhalb des Fazialis durch Abmeißelung einer Knochenplatte, welche die untere Wand des Vestibulums und die Bedeckung der untersten Schneckenwindung enthält. Diese Knochenplatte wird von drei oder vier Seiten her ummeißelt (s. Abb. 119) derart, daß zuerst die Meißelschneide unterhalb des Fazialiswulstes steht und das Promontorium in seinem vorderen Abschnitt anschneidet. Beim zweiten Meißelschnitt dringt die mehr horizontal gestellte Schneide durch die Basis des Promontoriums, worauf der dritte Schlag von oben her den Knochen zwischen ovalem und rundem Fenster durchtrennt. Beim dritten Schlag springt meist sogleich das Promontorium ab, wobei zwei Öffnungen erscheinen, die der untersten Schneckenwindung entsprechen. Die zweite Schneckenwindung wird sichtbar, wenn die untere Schneckenwindung mittels eines sehr schmalen spitzen scharfen Löffels weggenommen oder durch einen weiteren Meißelschlag abgesprengt wurde, wobei auch der Modiolus zutage tritt. Die entstandene Höhle wird mit einem feinen rundlichen scharfen Löffel erweitert und von Knochensplittern befreit. Den weiteren Weg zeigt eine hakenförmig gebogene feine Sonde, welche, die Richtung prüfend, von unten in den äußeren Bogengang eindringt. Die laterale Wand desselben wird unter Vermeidung des Fallopischen Kanals über der Sonde weggemeißelt, sodann wie beim Jansenschen Vorgehen die Ampulle des oberen Bogengangs freigelegt und geöffnet (s. oben S. 79).

Über der so gebildeten Höhlung spannt sich brückenartig der isolierte knöcherne Canalis Fallopiae mit dem erhaltenen Nervus facialis aus.

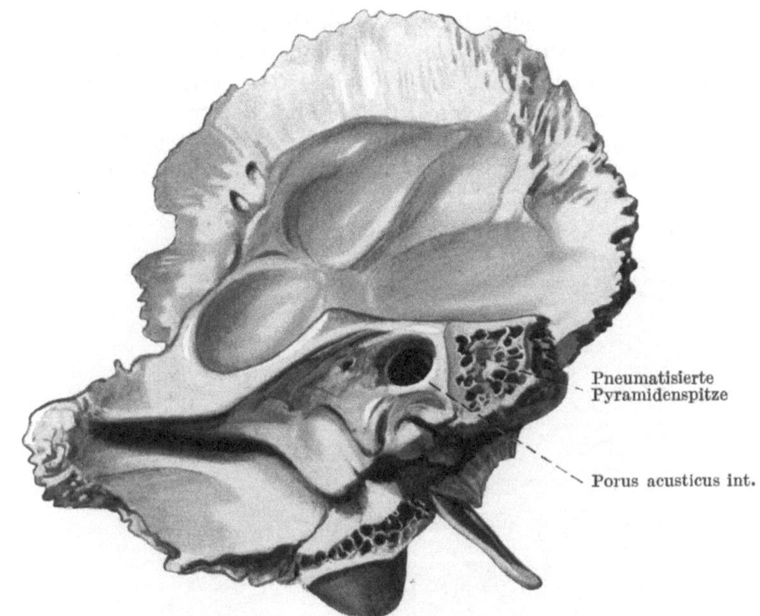

Abb. 127. Pyramidenspitze mit reicher Zellversorgung.

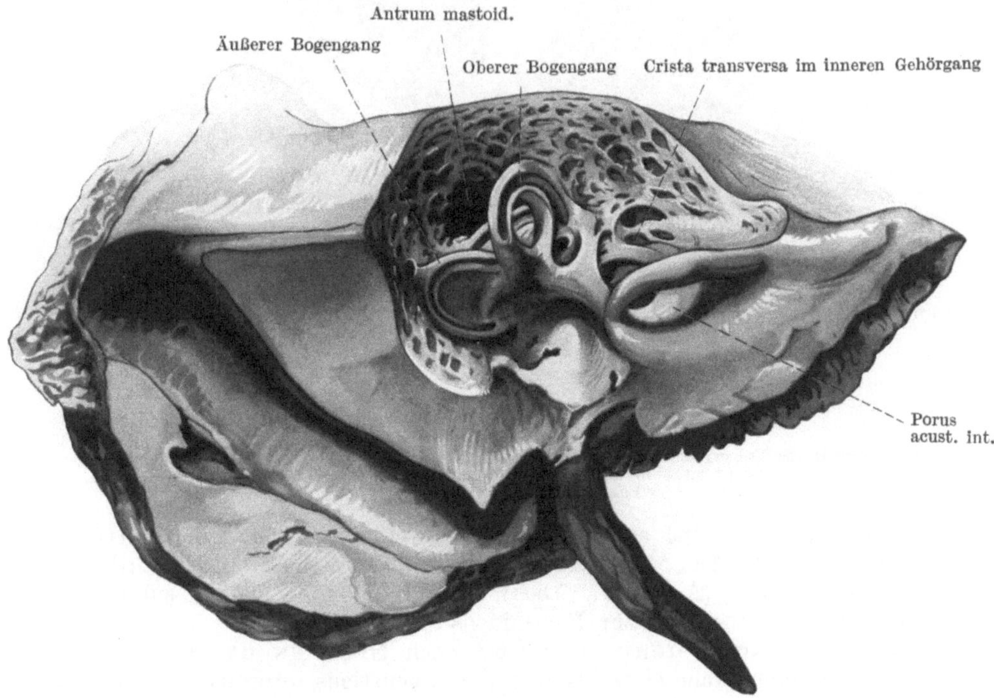

Abb. 128. Stark ausgeprägte perilabyrinthäre Zellanordnung.

Beim Arbeiten in dem engen Raum der Paukenhöhle vergesse man nicht, daß nach vorne, am Boden der Paukenhöhle die Karotis verläuft und verletzt werden kann. Sie ist von einem venösen Geflecht umgeben, dessen Unterbrechung sich durch aufquellendes venöses Blut anzeigt.

Für den zu wählenden Weg zur Eröffnung des Labyrinthes ist der topographische Befund maßgebend. Bei vorgelagertem Sinus und nach vorne geneigtem äußeren Bogengang beginnen wir die Labyrintheröffnung von der Paukenhöhle aus. Ist der Sinus nicht zu weit vorgelagert, dann tun wir gut, zunächst den ursprünglichen, von JANSEN angegebenen Weg einzuschlagen,

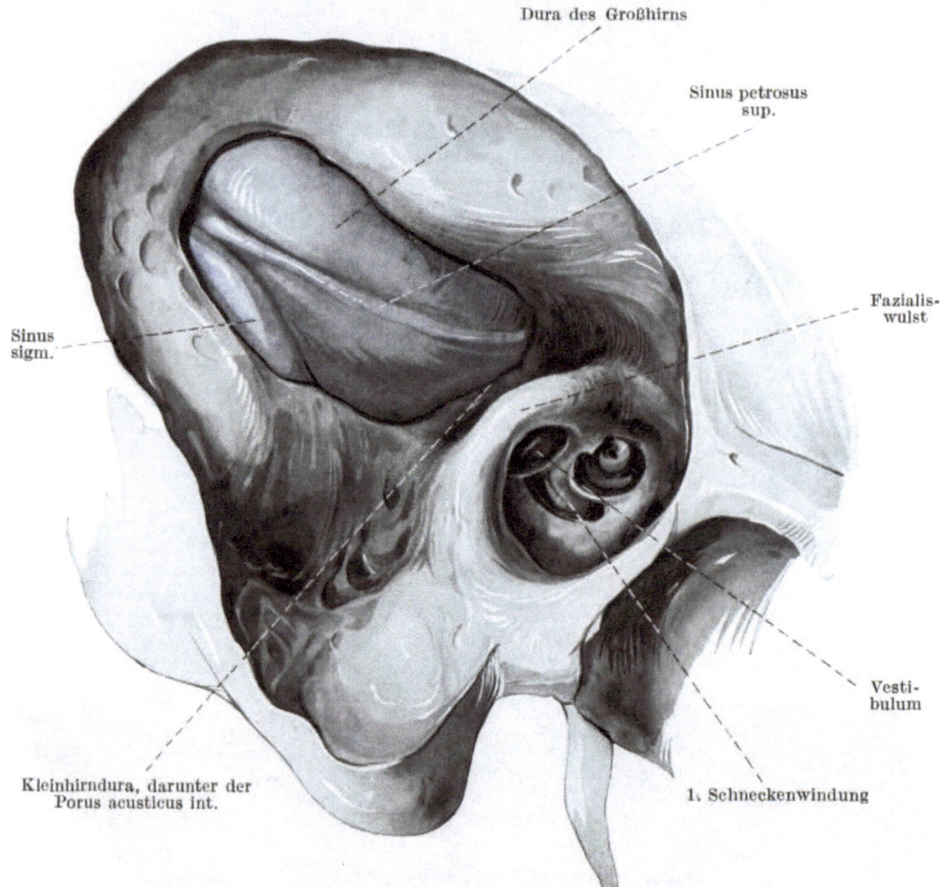

Abb. 129. Erweiterte Labyrinthoperation nach JANSEN-NEUMANN beendet, der Labyrinthblock ist bis zum Porus acusticus internus entfernt, Pyramidenhinterfläche und Kante sind abgetragen, der Fazialiswulst blieb erhalten.

weil die Labyrintheiterung am häufigsten zu Komplikationen in der hinteren Schädelgrube führt. Die erweiterte JANSEN-NEUMANNsche Methode wird nach Bedarf angeschlossen (Abb. 129). Dieser Weg führt auch zu den sublabyrinthären Zellen (KRAMM) und zur Pyramidenspitze.

Bei beginnender Meningitis wird nach NEUMANN der Knochen der hinteren Pyramidenfläche stets bis zum Porus acusticus internus weggemeißelt (N. facialis bei seinem Eintritt in den Porus nicht verletzen!) und die Pyramidenkante in folgender Weise abgetragen: Zunächst wird die Dura der hinteren Schädelgrube und am Pyramidendach mit einem Elevatorium in weiter Ausdehnung vom Knochen abgelöst. Sterile, nichtfasernde Gazestreifchen zwischen Dura und Knochen eingeschoben erleichtern die Meißelarbeit und verbessern die Übersicht. Sodann wird ein nicht zu schmaler WESTscher Meißel (s. Abb. 164) im hinteren Petrosuswinkel senkrecht auf die Pyramidenkante gesetzt und diese zunächst hier abgetrennt. Ein gerader Flachmeißel hebt nun auch den innersten Teil der Kante direkt am Labyrinthmassiv ab. Der abgemeißelte Knochenteil wird völlig beweglich gemacht und mit einer schlanken Zange herausgezogen. Um das störende Federn der Pyramidenkante beim Meißeln zu verringern, löse man die Dura der mittleren Schädelgrube anfangs nur zum Teil ab und spare sich den Rest der Ablösung bis zuletzt auf. Glättung der zurückbleibenden Knochenteile, Entfernung aller Knochensplitter zwischen Dura und Knochenwand, lockere Tamponade im Gebiete des inneren Gehörgangs, aus dessen duraler Auskleidung meist Liquor abfließt.

Zur Zisternendränage nach GÖRKE löst man die Dura noch etwas weiter nach vorne ab, orientiert sich nach dem Aquaeductus cochleae, der etwa 1 cm unterhalb des Porus acust. angetroffen wird, und sticht zwischen Porus und Aquäduktus ein spitzes Skalpell in die Dura. Hat man die Zisterne erreicht, so fließt sogleich ein Schwall Liquor ab. Erweiterung der Einstichöffnung bei Verklebung. Dränage. Der Bulbus hängt mit seiner Dura fest am Knochen und darf nicht verletzt werden.

Die weitere Labyrinthoperation geschieht dann nach HINSBERG von der Paukenhöhle aus, wo das Promontorium einen guten Anhaltspunkt gibt für Maß, Richtung und Ausdehnung unserer Eingriffe.

d) Methode nach UFFENORDE.

UFFENORDE sucht zuerst den N. facialis auf, präpariert ihn in seinem durch die Operation gefährdeten Verlauf frei, hebt ihn aus seinem knöchernen Bett, das als solches erhalten wird, heraus und legt ihn geschützt beiseite. Dadurch schaltet er das Haupthindernis der Labyrinthoperation aus und erleichtert sich die Technik der Ausräumung des gesamten Labyrinthes (Abb. 130). Eine dauernde Fazialislähmung hat er nach diesem Vorgehen nicht erfahren. Diese Operation erfordert höchste Meißeltechnik und große Behutsamkeit.

Bei ausgedehnten Knochenzerstörungen, an denen das Labyrinth teil hat, empfiehlt sich besonders behutsames, tastendes Vorgehen, damit keine Nebenverletzung geschieht, keine abriegelnde Verklebung zwischen Knochen und Hirnhaut gelöst und vor allem auch hier wieder der manchmal durch einen Sequester hindurchgehende Nervus facialis keinen Schaden leidet. Ist er geschädigt, dann wird er in oben (S. 34) geschilderte schonende Pflege genommen. Er ist, falls er nicht zu stark gequetscht oder gezerrt wurde, für gute Behandlung dankbar und im allgemeinen sehr regenerationsfähig. Läßt er sich nicht mühelos von seinem Sequester isolieren, so warten wir, bis der nekrotische Knochen sich von selbst löst oder mit einer Zange sich mühelos abbrechen läßt.

Die Nachbehandlung gestaltet sich bei allen Methoden gleich und verhältnismäßig einfach. Tamponade mit Kochsalzlösung-Gaze locker, wenn nicht eine stärkere Blutung festeres Andrücken erfordert, täglicher Verbandwechsel, wobei nur die äußeren Lagen herausgenommen und erneuert werden. Die tieferen Lagen werden mit aufgegossener steriler physiologischer Kochsalzlösung bei jedem Verbandwechsel gut durchfeuchtet und später je nach der Sachlage und dem Heilungsverlauf entfernt.

Stärkere Granulationsbildung im Wundtrichter, aus der Labyrinthgegend nachsickernder Eiter zeigen an, daß noch kranke Herde vorhanden sind. Sondierungen, Ausschaben, Lockerungsversuche am rauhen Knochen vermeiden wir und verhalten uns abwartend, solange keine Zunahme der lokalen und allgemeinen Symptome zum Eingreifen drängt. Beim Erneuern der tieferen Tampons sind wir besonders vorsichtig, wenn es zu Sekret- oder Blutansammlung gekommen ist. Schon das Abtupfen bringt Gefahren mit sich, deren hauptsächlichste darin besteht, daß der Tupfer in dem engen Raum gleich dem Stempel einer Spritze drückt und die Infektion weiter stößt.

Man vermeidet das Tupfen nach Möglichkeit, legt schmale weiche Gazestreifen mit fester Kante an- bzw. übereinander in die Tiefe des Trichters und läßt das Sekret von den feuchten Dochten aufnehmen und nach außen leiten.

Der Erfolg unserer Eingriffe macht sich schon bald nach der Operation geltend. Die Reizerscheinungen von seiten des Labyrinthes klingen allmählich

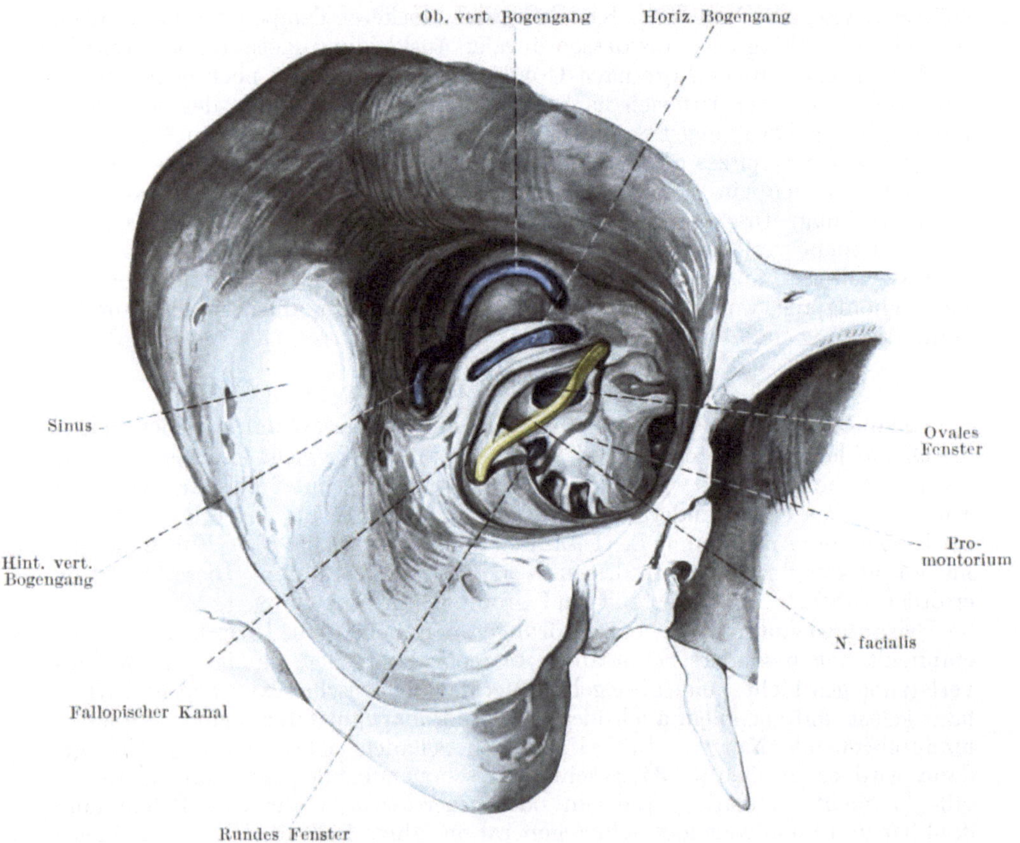

Abb. 130. Labyrinthoperation nach UFFENORDE.

ab, rasch läßt das Schwindelgefühl nach, Fieber, Kopfschmerz, Nackensteifigkeit gehen zurück, das Ohrensausen bleibt aber häufig trotz der Ausschaltung der Schnecke bestehen.

Der Wundtrichter granuliert in der Tiefe allmählich zu, so daß auch die Labyrinthhohlräume nur noch schwer zu erkennen sind, die Epidermisierung von außen her schreitet fort und schließlich sieht die ganze Höhle nicht viel anders aus als eine gut epidermisierte Radikaloperationshöhle.

J. Operation bei otogener Meningitis.

Wir unterscheiden eine diffuse und eine umschriebene Entzündung der weichen Hirnhäute. Beide Formen gehen vielfach ineinander über. Der

Erfolg chirurgischer Maßnahmen hängt in erster Linie ab vom Zeitpunkt unseres Eingriffes und von der Sicherheit, mit der wir den ursächlichen Eiterherd treffen und seine weitere Ausbreitung verhindern.

Gegen die rasch fortschreitende generalisierte Cerebrospinalmeningitis ist die Chirurgie auch heute noch trotz einer Reihe von erfolgverheißenden Ansätzen ziemlich machtlos. Die chirurgisch-therapeutischen Versuche laufen darauf hinaus, entweder den Spinalsack zu desinfizieren, ein Unterfangen, das bei dem vielmaschigen Bindegewebsnetz der Pia, in dem sich die Entzündung ausbreitet, in den meisten Fällen ebenso aussichtslos ist wie bei der allgemeinen Peritonitis, oder durch Abzapfen des Liquors und Begünstigung seiner Erneuerung im wegsam erhaltenen Spinalrohr die Eitererreger zu beseitigen.

Die Tatsache, daß einzelne unbezweifelte Fälle generalisierter Meningitis günstig verliefen, rechtfertigen den Versuch der operativen Hilfe in jedem Falle.

Von größter Bedeutung ist neben der Bestimmung der Eingangspforte und der Wahl des rechten Zeitpunktes für den Eingriff der unter Berücksichtigung aller Umstände von vornherein entworfene Operationsplan. Man mache es sich zum Grundsatz, sogleich alle möglichen Überleitungswege auf einmal aufzusuchen und freizulegen. Zuerst die hintere Schädelgrube, wenn nicht bestimmte Zeichen eine andere Eintrittspforte wahrscheinlicher machen. In möglichst einer Sitzung müssen nach genauer Untersuchung und Beratung die nötigen Maßnahmen der Reihe nach erfolgen, und zwar so, daß jeder Eingriff Tor und Türe für den voraussichtlich noch notwendigen kommenden öffnet. Rasches, zielsicheres Zugreifen an der rechten Stelle, schnelle Arbeit sparen dem Kranken Kräfte zur Abwehr und erhöhen die Aussicht des Gelingens.

Die größte Aussicht auf Erfolg hat die frühzeitige Dränage der Arachnoidea an der Eintrittsstelle des N. acusticus ins Felsenbein, denn die meisten und gefährlichsten Meningitiden gehen vom vereiterten Labyrinth oder von subduralen tiefsitzenden Abszessen in der hinteren Schädelgrube aus.

Dem Operationsplan dient der lokale Befund, die Anamnese, der Allgemeinzustand und vor allem die Lumbalpunktion. Sie kann nicht früh genug vorgenommen werden, denn sie setzt uns in den Stand, eine latente oder eben erst mit unklaren Zeichen einsetzende Meningitis frühzeitig zu erkennen.

Bei Betrachtung des Lumbalpunktates sieht man je nach dem Grade der Entzündung geringere oder stärkere Trübung. Die empfindliche Pandy-Probe, die Nonnesche Globulinreaktion oder die gewöhnliche Essigsäureprüfung geben Auskunft über das Vorhandensein und die Menge des Eiweißes, die bakteriologische bzw. zytologische Untersuchung entscheidet die Frage, ob eine seröse oder eitrige Meningitis vorliegt.

Die diagnostisch wertvolle Lumbalpunktion steht auch therapeutisch an erster Stelle. Infolge der Druckverminderung durch die Lumbalpunktion richten sich vorher bewußtlose Kranke auf, erkennen ihre Umgebung, um freilich meist wieder in den früheren Zustand zu verfallen. Wiederholte Punktionen führen indes gelegentlich doch zu dauernder Druckverminderung. Die Durchspülung des Lumbalsackes mit Ringerscher Lösung von der Punktionsstelle aus wird nach Herschel-Uffenorde so vorgenommen, daß die Lösung unter Druck in den Rückenmarkskanal eingepreßt, aus der Cisterna ponto-cerebellaris abfließt.

Der Zisternenpunktion von außen geben wir den Vorzug vor der Lumbalpunktion, weil sie rascher über Art und Wesen der Erkrankung Auskunft gibt.

Wo die Lumbalpunktion infolge von Fehlern im Bau und in der Lage der Wirbelkörper zueinander Schwierigkeiten macht, kommt ebenfalls zuerst und allein der Okzipitalstich (Abb. 131) in Frage.

Wenn die Infektion auf dem Wege der bindegewebigen Nerven- und Gefäßscheiden oder bindegewebiger Knochenspalten, wie sie am Tegmen tympani

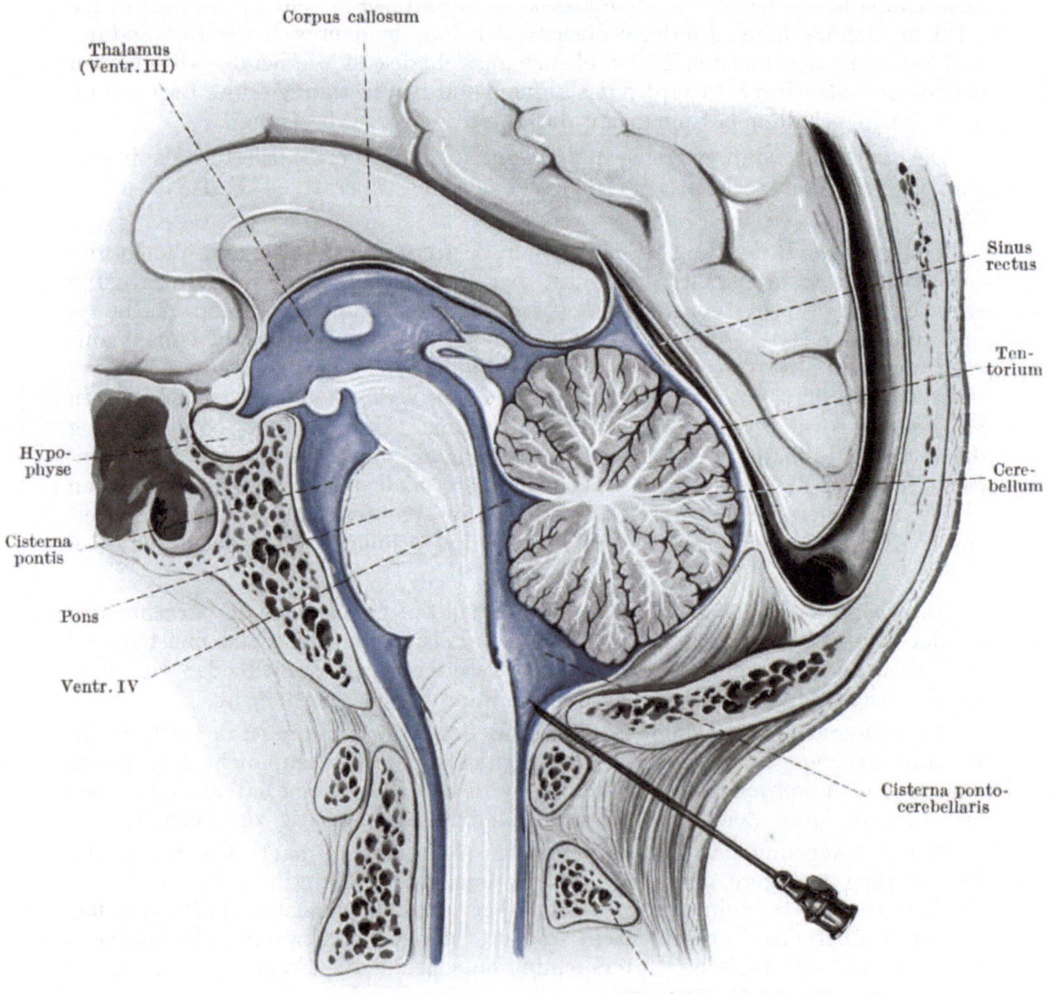

Abb. 131. Punktion der Cisterna ponto-cerebellaris.

bzw. antri vorkommen, in die Arachnoidea gelangt, dann geht sie rasch und unaufhaltsam weiter, der Organismus hat keine Zeit, sie durch Verklebung der serösen Häute und durch reaktive Gewebsneubildung abzuriegeln. Dann bleibt nach Beseitigung des ursächlichen Herdes nichts mehr übrig als den Spinalkanal zu öffnen und den Liquor abzulassen. Einblasungen von Luft oder Azetylen (nach Zeller) haben den Zweck, den Spinalkanal offen zu halten und die Erneuerung des Liquors zu begünstigen. Der Gefahr einer Atemlähmung infolge Ablassens der Spinalflüssigkeit begegnen wir durch rasche Einführung von physiologischer Kochsalzlösung in den Spinalsack bei tief gelagertem Oberkörper und Kopf. Ephedrin oder Sympatol als innere Mittel.

Besonders schwer ist die Aufgabe der chirurgischen Therapie bei Fällen, die apoplektiform verlaufen. Ich habe Hirnhautentzündungen bei Erwachsenen gesehen, wo bei einem vorher völlig gesunden Kranken zugleich mit den ersten Erscheinungen einer akuten Mittelohrentzündung motorische Unruhe, hohes Fieber, starke Hinterkopfschmerzen, halbseitige Lähmung, Nackensteifigkeit kurz nacheinander auftraten. Die Trommelfelleröffnung ergab wenig trüb-seröses Sekret und brachte keine Erleichterung. Der Tod erfolgte in kurzer Zeit. Sektionsergebnis: Diffuse eitrige Meningitis, kein Hirnabszeß, Fortleitung der Entzündung vom Mittelohr durch eine nur bindegewebig verschlossene angeborene Spalte im Tegmen tympani. In anderen Fällen konnte weder bei der Operation noch an der Leiche makroskopisch oder mikroskopisch ein Überleitungsweg gefunden werden. Auch bei diesen Fällen ist die Eröffnung des Duralsackes und seine Behandlung schon beim ersten Zeichen der Meningitis geboten.

Die seröse Form der Leptomeningitis, deren Bild uns durch genaue klinische und anatomische Beobachtungen, durch Lumbal- und Zisternenpunktion näher bekanntgeworden ist, tritt fast unter denselben Symptomen auf wie die eitrige Hirnhautentzündung. Der Liquordruck ist verstärkt, das Punktat meist getrübt, Zell- und Eiweißgehalt dementsprechend vermehrt, doch sind im Punktat keine vielkernigen Leukozyten und keine Bakterien zu finden. Differentialdiagnostisch kommt noch die Meningitis epidemica und tuberculosa oder die Lues cerebrospinalis in Betracht.

Können diese Erkrankungen ausgeschlossen werden und besteht neben einer beginnenden Otitis media der Verdacht einer fortgeleiteten Meningitis, so entschließen wir uns, beim Auftreten der ersten meningealen Reizerscheinungen (Kopfschmerz, motorische Unruhe, Druckpunkt im Nacken) rasch zur Freilegung sämtlicher Mittelohrräume mit Einschluß des Sinus und der Dura, auch wenn die Lumbalpunktion negativ ausfällt. Der Befund bei der Aufmeißelung und der Erfolg derselben sind maßgebend für unser weiteres Tun und Lassen. Alle Krankheitsherde werden aufgedeckt, die sich oft nur durch mißfarbige Veränderungen der Serosa oder durch granulöse Schwellung derselben kundgeben und nicht selten von normalem Knochengewebe verdeckt und gegeneinander abgeschlossen werden. Wir versuchen auch den kleinsten Krankheitsherd aufzufinden und zu beseitigen, was bei dem oft weit ausgebreiteten und komplizierten Zellsystem nicht leicht und nicht immer möglich ist.

Knochenfissuren oder Defekte im Bereich des Sinus und der Dura werden vergrößert, die Dura muß, wo sie krank erscheint, gespalten werden. An Stellen, an denen die Überleitung der eitrigen Entzündung erkennbar oder wahrscheinlich ist, müssen breite Einschnitte erfolgen. Auch wenn keine Labyrintherscheinungen da sind, löse man auf alle Fälle die Dura von der hinteren Pyramidenfläche ab, ohne aber zunächst das Labyrinth zu öffnen. Die Druckentlastung durch die sehr ausgiebige Aufmeißelung (mit Fortnahme des größten Teiles der hinteren Gehörgangswand, der Warzenfortsatzspitze, der Schuppen- und Jochbeinzellen mit oder ohne Erhaltung der Gehörknöchelchen) wirkt oft allein schon günstig, mit der Entspannung der Arachnoidealräume und der Unterbrechung der Infektionsstraße wächst die Aussicht auf Heilung. Allgemeinbeobachtung, Funktionsprüfung und wiederholte Lumbalpunktion weisen dann den weiteren Weg, der um so leichter beschritten werden kann, als alle Pforten nun schon offen stehen.

Stoßen wir bei der Totalaufmeißelung mit oder ohne Erhaltung der Gehörknöchelchen auf einen epiduralen oder perisinuösen Abszeß, so gehen wir diesem bis an seine äußersten Grenzen nach, decken ihn auf, bis ihn kein Knochenrand mehr überragt und fahnden nach weiteren Defekten oder Verfärbungen an Dura und Sinus. Finden wir eines von beiden oder beides am Sinus, dann wird der Sinus nach den oben angegebenen Grundsätzen (siehe Operation der Sinusthrombose, S. 57) behandelt.

Zeigt die Dura entsprechende Veränderungen, so spalten wir sie breit im Rahmen unserer Operationswunde, lassen Liquor abfließen, fangen zur Untersuchung einen Teil davon in einem sterilen Röhrchen auf, tamponieren locker und warten das Weitere ab.

Ist das Labyrinth als sicherer Ausgangsort der Meningitis erkannt, dann gehen wir bei der Eröffnung der tiefliegenden Kleinhirnabszesse vom TRAUTMANNschen Dreieck (s. oben S. 59) aus an der hinteren Pyramidenfläche vor, tragen nach JANSEN-NEUMANN schichtweise den Knochen bis zum inneren Gehörgang ab, wobei der hintere und der obere Bogengang zu Gesicht kommen und wegfallen. Nach Resektion des äußeren Bogengangs wird auch das Vestibulum von hinten her eröffnet, hierauf das Promontorium von der Paukenhöhle her weggenommen und die Schnecke entfernt. Revision der Dura bei bester Beleuchtung, Fahndung nach tiefliegenden epiduralen oder Hirnabszessen. Auch hier scheue man sich nicht vor breiten und ausgiebigen Inzisionen. Die Hirnmasse drängt sich nach Abfluß des bakterienreichen Liquors durch die Einschnitte vor, die nachdrängenden Hirnteile schließen den Subarachnoidealraum wirksam ab, der Abfluß verhütet die weitere Zufuhr und Propagation des Eiters. Mit dem, was bereits in die Gewebsspalten der Hirnhäute gelangt ist, wird der Organismus dann leichter fertig, evtl. helfen wir durch wiederholte Lumbalpunktionen mit Subokzipitalstich und durch Luft- oder Azetyleneinblasungen nach.

Die Frage, ob man die Dura auch dann spalten soll, wenn sie makroskopisch nicht verändert ist, muß dahin beantwortet werden, daß man die vermutete Eingangspforte der Infektion unter allen Umständen durch breite Einschnitte erweitern muß. Die Eingangspforte springt nur selten ohne weiteres ins Auge, sie verrät sich bisweilen durch abfließenden Liquor, der aber auch nicht immer vorhanden ist, und da die Erfahrung gelehrt hat, daß gerade die kleinen Verletzungen an der Dura viel leichter zu einer Meningitis führen als große Lücken, tut man immer gut kleine, vielleicht unbeabsichtigte Einrisse zu vergrößern, damit Liquor abfließt und die vorquellende Hirnsubstanz die Arachnoidealräume gegen weitere Infektion schützend abschließen kann.

Auch wenn die Meningitis vermutlich von einer Sinusphlebitis ausgeht, spalte man die innere Sinuswand breit in der Richtung der Achse des Sinuskanals, nachdem dieser von Thrombenmassen und eitrigen Zerfallsprodukten gesäubert worden ist. Eine besondere Dränage der Arachnoidealräume ist unnötig, die Wunddränage genügt allein. Ist die Infektion der Hirnhäute von einem Abszeß aus erfolgt, so treten die S. 66 beschriebenen Eingriffe in Kraft. Bei Erkrankung der Pyramidenspitze (gutes Röntgenbild!) verfahren wir nach den bei der Aufsuchung und Freilegung des Porus acust. intern. angewandten Grundsätzen (s. S. 81—84), wenn es sich um eine Erkrankung der peritubaren Zellen handelt. Liegt der Herd unter der Dura der mittleren Schädelgrube, dann versuche man nicht die Dura nach vorne abzuheben, weil sie fast immer einreißt, sondern gehe von unten her durch den kranken Knochen bis dicht an die Dura, wobei sich meist eine Fistel zeigt, deren Freilegung genügt, um dem subduralen Eiter Abfluß zu verschaffen.

Anhang.

Eingriffe bei Basisbrüchen mit Beteiligung des Mittel- und Innenohres.

Jede fortschreitende Labyrinthitis, jede perilabyrinthäre Eiterung im Gebiete der hinteren Schädelgrube gefährdet die weichen Hirnhäute und muß operiert werden. Die operative Prophylaxe erstreckt sich auch auf alle Basisbrüche mit Beteiligung des Mittel- und Innenohres oder der größeren Gefäße. Da die weichen Hirnhäute erfahrungsgemäß auch später noch, wenn die erste Gefahr vorüber und die Bruchlinien bindegewebig verlötet sind, infiziert werden können, so warten wir auch hier nicht erst ab, bis das Unabwendbare eingetreten ist, sondern greifen chirurgisch ein (Voss).

Bei bestehender oder neuaufflackernder Mittelohreiterung mit Bruchlinien durch das Felsenbein ist der chirurgische Eingriff unmittelbar nach der Basisverletzung unbedingt erforderlich. Hinter einer trockenen Perforation verbirgt sich bisweilen ein Cholesteatom, das von dem abfließenden Liquor durchtränkt wird, aufquillt und Gefahr bringt.

Wir fragen in allen Fällen, bei denen das Mittel- oder Innenohr beteiligt ist:

a) Sind größere Gefäße zerrissen?

b) Besteht freie Blutung nach innen oder außen?

c) Hämatombildung mit Eigentamponade?

d) Sind Knochenteile stark zersplittert?

Wenn nun die sicheren Zeichen der Innenohrverletzung (Schwindel, Schwerhörigkeit, Benommensein, Blutungen aus dem Ohr, Liquorabfluß, Hirndruckerscheinungen) vorhanden und diese Zeichen noch durch eine der genannten Verwicklungen vermehrt sind, so eröffnen wir an dem mit mehrfachen Bindentouren verschnürtem und gut fixiertem Kopfe breit den Warzenfortsatz und von ihm aus das Schläfenbein, suchen den Riß auf und verfolgen ihn soweit als möglich, wobei die blutenden Gefäße versorgt, Blutergüsse, Gerinnsel und aus ihrer Verbindung gelöste Knochensplitter beseitigt werden. Der dringenderen Indikation (Blutung aus der Art. meningea, Hirndruckerscheinungen) wird zuerst genügt.

Nicht jede Blutung aus dem Gehörgang oder in die Umgebung des Warzenfortsatzes spricht für eine Basisverletzung, nicht jeder Riß durch das Felsenbein trifft das Labyrinth.

Es kann der Sinus allein geborsten sein, was sich äußerlich durch blauschwarze Verfärbung der Warzenfortsatzgegend zu erkennen gibt, es kann neben einer unbedenklichen Ohrblutung eine ernste Blutung aus der Nase mit Liquorabfluß infolge Basisbruches durch die Gegend der Lamina cribrosa vorhanden sein.

Je nach dem vermutlichen oder sicheren Verlauf der Bruchlinien und je nach dem Allgemeinzustand des Verletzten wählen wir Art und Umfang der chirurgischen Betätigung, ohne uns an ein anderes Gesetz als das durch die Sachlage gegebene zu binden. Auch hier ist eine prinzipiell abwartende Haltung meist vom Übel.

Die Lumbalpunktion vermeiden wir im allgemeinen bei frischen Basisbrüchen und machen sie auch bei Verdacht auf beginnende Meningitis oder bei Hirndruckerscheinungen wegen der Gefahr der Atemlähmung nur mit der größten Vorsicht. Der Subokzipitalstich kann dagegen unbedenklich geschehen.

Für die Nachbehandlung gelten die allgemeinen chirurgischen Grundsätze. Wir dichten die Bruchstellen durch sterile angepaßte Gazestreifen ab, tamponieren die Wundhöhle und legen einen gut sitzenden, die Bruchlinien nach Möglichkeit fest zusammenhaltenden Kopfverband an.

II. Die Eingriffe an der Nase und an ihren Anhangsgebilden.

A. Allgemeine Vorbemerkungen.

Die Nasenhöhle, erst spät der chirurgischen Therapie erschlossen, war bis vor wenigen Jahren der Tummelplatz für eine vielartige chirurgische Betätigung. Da auch die gröbsten Eingriffe anscheinend ohne Nachteile ertragen wurden, opferte man unbedenklich wesentliche Teile, sogar die physiologisch unersetzliche untere Muschel. Daß die Nasenschleimhaut ein parenchymatöses Organ mit vielerlei physiologischen Aufgaben sei, blieb unberücksichtigt, selbst das abschreckende Krankheitsbild der Ozaena als Endergebnis der Parenchymzerstörung konnte die Polypragmasie nicht eindämmen. Mit der zunehmenden Erkenntnis der hohen physiologischen Funktionen einer guten Nase gewannen die schonenden Operationsmethoden an Boden und wurden weiter ausgebildet.

Heute achten wir bei allen Eingriffen nicht nur auf das Atmungs- und Geruchsvermögen, sondern suchen auch Form und Funktion der Schleimhautauskleidung nach Möglichkeit zu erhalten bzw. wiederherzustellen.

Die auf ein solches Ziel gerichteten physiologischen Methoden werden hier besonders berücksichtigt und eingehender beschrieben.

Betrachtet man die einzelnen Abschnitte der Nasenhöhle ihrem physiologischen Wert nach, so steht an erster Stelle die untere Muschel mit dem unteren Nasengang. Hier verdichtet sich das Parenchym zu einem strotzenden Organ, dessen Verlust durch die ganze übrige Nasenschleimhaut nicht ausgeglichen werden kann.

Diese Wertschätzung legt uns bei allen Eingriffen im unteren Nasengang und insbesondere an der unteren Muschel größte Zurückhaltung auf. Die totale Resektion derselben führen wir nur bei den glücklicherweise seltenen malignen Geschwülsten aus, umschriebene Hypertrophien werden sparsam verkleinert, die Galvanokaustik auf umschriebene Gewebsteile beschränkt.

An der mittleren Muschel erregen größere Eingriffe weniger Bedenken. Sie kann fehlen, der Defekt wird durch Parenchymangleichung in den anderen Nasengängen ausreichend ersetzt. Wir entfernen aber auch hier nur soviel als für unsere Zwecke nötig ist und lassen stets den Muschelansatz stehen, um das Siebbeindach nicht zu gefährden und um die Orientierung bei evtl. später nötigen Eingriffen nicht zu erschweren.

Um „physiologisch“ vorgehen zu können, müssen wir die Eigenart des anzugreifenden Organs und seiner Gewebe, die Reaktion derselben auf unsere Eingriffe, und ihre Schutzeinrichtungen kennen. Darüber läßt sich im allgemeinen sagen, daß die Gebilde der Nasenhöhle und ihrer Anhänge tolerant gegen Insulte aller Art und wenig infektionsempfindlich sind. Wir schätzen diese Eigenschaft, übersehen dabei aber nicht, daß auch hier der geringste Fehler in der Asepsis die schlimmsten Folgen nach sich ziehen kann.

Die äußere Nase wird mit Seife und Alkohol (sterile Watte an Stelle von Schwamm und Bürste) gereinigt, der Naseneingang und die Spitzentaschen der Nase erhalten einen Jodanstrich. Die Haare des Naseneingangs werden möglichst kurz geschnitten, Bärte durch sterile Gazebinden abgedeckt.

Wir reinigen die Nase von Sekreten oder an den Schleimhäuten haftenden Borken durch milde Spülungen des Naseninnern mit warmer physiologischer Kochsalzlösung bzw. durch Inhalationen.

Die Nasenschleimhaut blutet leicht, die Blutung stört die Übersicht. Wir verzichten auf jedes Wischen und Tupfen und lassen lieber eine Borke oder eine

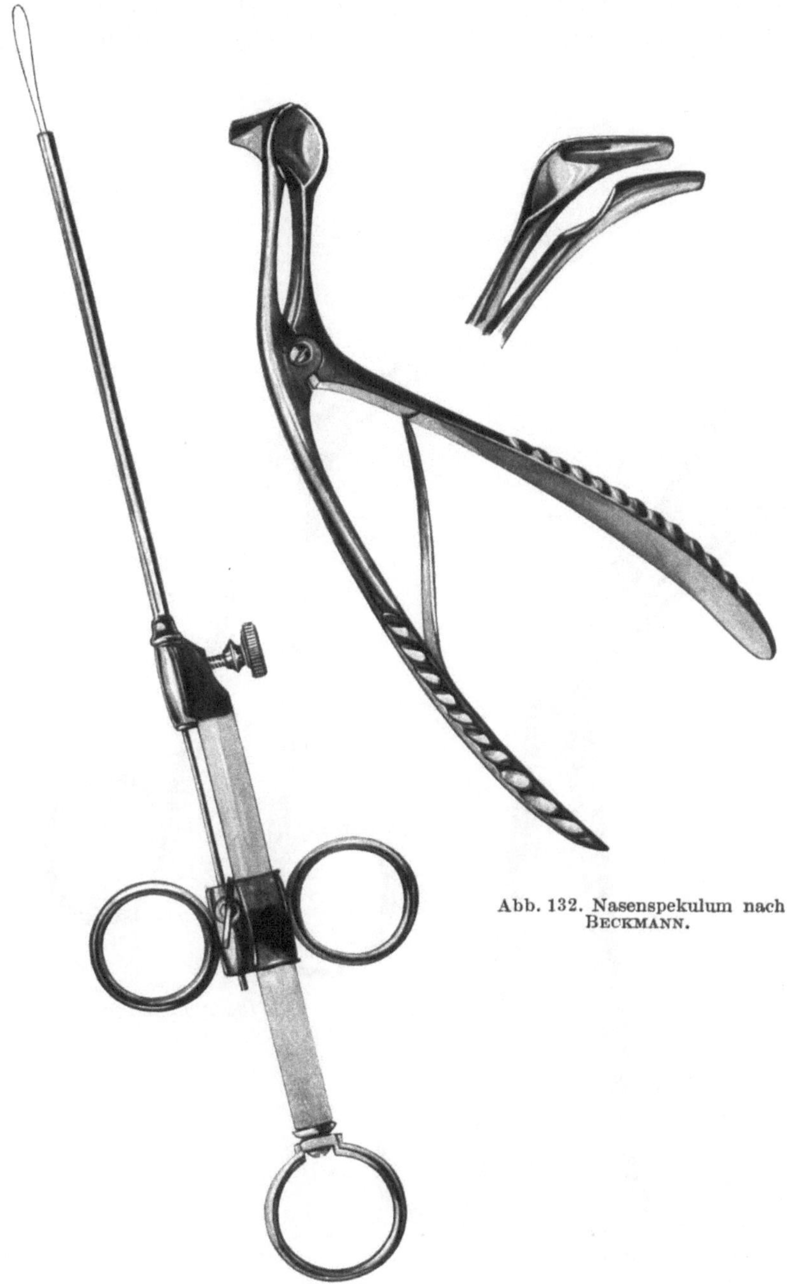

Abb. 132. Nasenspekulum nach BECKMANN.

Abb. 133. Kalte Schlinge zum Abschnüren von Polypen oder Schleimhauthyperplasien.

Sekretanhäufung an ihrer Stelle, als daß wir das feine Schleimhautepithel schädigen und eine vorzeitige Blutung hervorrufen.

Die Nasenschleimhaut läßt sich durch Besprühen oder Betupfen mit Kokain oder dessen Ersatzmitteln unempfindlich, durch Suprareninlösung außerdem bis zu einem gewissen Grade anämisch machen. Bei Operationen am knöchernen Nasengerüst tritt die Infiltrations- oder Leitungsbetäubung in den Vordergrund, mit der wir im hinteren oberen Teil der

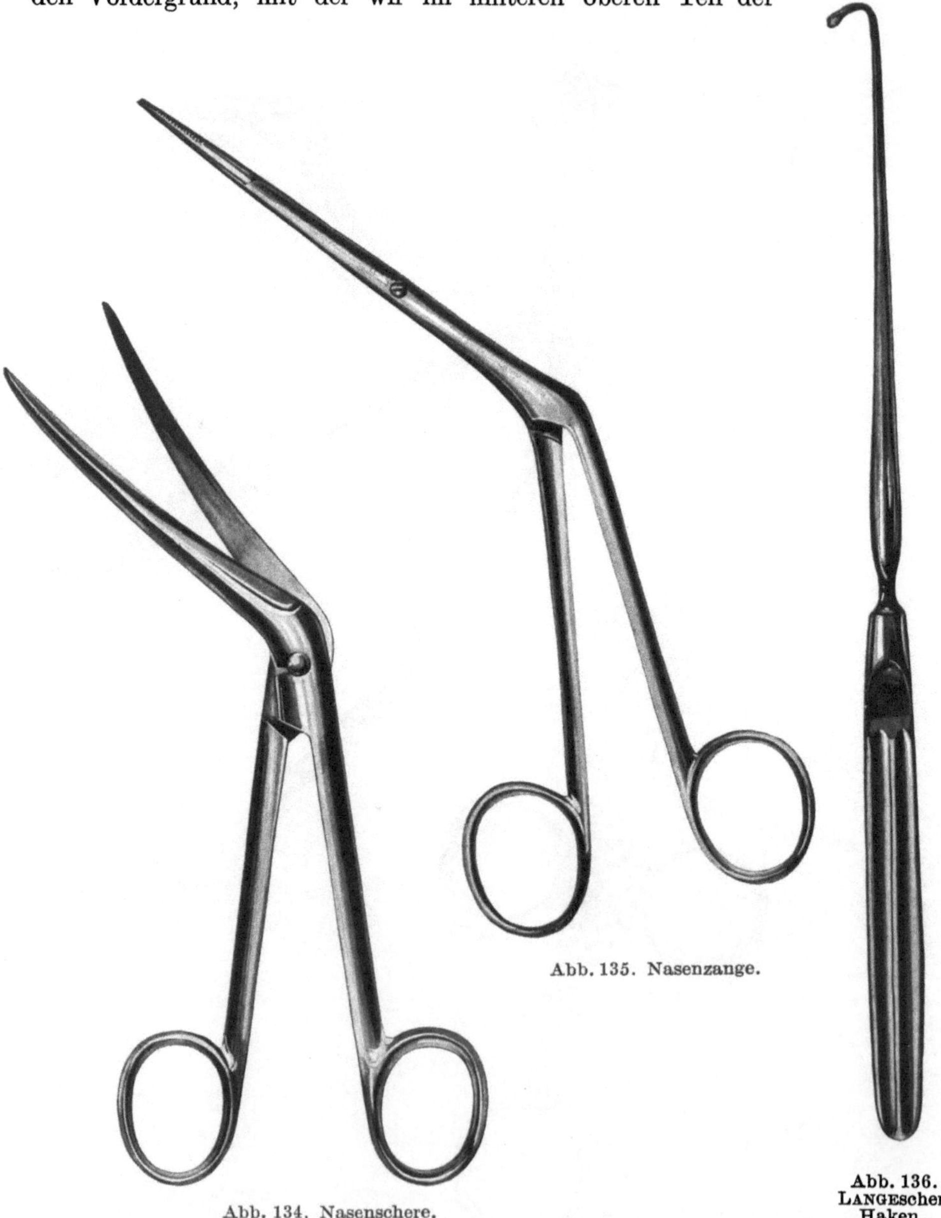

Abb. 134. Nasenschere.

Abb. 135. Nasenzange.

Abb. 136. LANGEscher Haken.

Nasenscheidewand und am Foramen infraorbitale wegen möglicher Schädigung des Orbitalinhaltes besonders vorsichtig sind. Man vermeide auch Einspritzungen ins Schwellgewebe und in die Blutbahn überhaupt (Intoxikation!). Bei einer Reihe von größeren Eingriffen ist die Allgemeinnarkose nicht zu entbehren.

Wir verwenden ausschließlich Instrumente aus Metall und Glas und Verbandstoffe, die wir selbst sterilisiert haben.

Unentbehrliche Instrumente sind:

a) ein Nasenspekulum zum Spreizen der Nasenflügel nach BECKMANN (siehe Abb. 132) und ein Spekulum mit langen flachen Blättern (nach KILLIAN);

b) mehrere Pinzetten mit und ohne Zähnung, kurz und lang, mehrere biegsame Sonden;

c) eine Nasenzange (s. Abb. 135), eine kalte Schlinge (Abb. 133);

d) längere Watteträger (wie Abb. 26);

e) ein kleiner Nasenrachenspiegel;

f) ein Reflektor (s. Abb. 11/12).

Man hüte sich vor den vielen zu besonderen Zwecken angegebenen Instrumenten und sei gegen alle „Verbesserungen" derselben mißtrauisch.

B. Kleinere Operationen in der Nasenhöhle.

a) Fremdkörper. Diese findet man hauptsächlich bei Kindern und Geistesschwachen und machen, wenn sie keine Verletzung hervorgerufen haben und nicht allzu groß sind, zunächst wenig oder gar keine Symptome. Später verlegen sie die Nasenatmung oder sind die Ursache üblen Geruches aus der Nase. Durch Aufnahme von kohlen- oder phosphorsauren Salzen aus dem Nasensekret werden sie mit der Zeit zu Steingebilden, den Rhinolithen.

In den meisten Fällen haben wir es mit frisch in die Nase gesteckten Gegenständen (Glasperlen, Schuhknöpfen, Bohnen, Kirschkernen usw.) zu tun.

Sind noch keine Extraktionsversuche gemacht worden, so kommen wir auch bei Kindern nach örtlicher Betäubung mit Novokain u. a. spielend und unmerklich zum Ziele. Den Versuch von der freien Nasenseite aus durch Luftdruck mit dem POLITZERschen Ballon den Fremdkörper herauszuschleudern, unterläßt man, weil er meist mißlingt und den Patienten kopfscheu macht.

Geht man nach der Anästhesierung der Nasenschleimhaut mit der oben abgebildeten Häkchensonde (s. Abb. 8) hinter den Fremdkörper (immer unter guter Beleuchtung), dann kann man ihn, auch wenn er ganz glatt ist, von der seitlichen Nasenwand her an das Septum drücken und aus dem Winkel zwischen Septum und Sonde hebelnd nach vorn herausgleiten lassen. Eingekeilte Fremdkörper müssen schonend gelockert werden. (Anämisierung der Schleimhaut.) Führt die Häkchensonde nicht zum Ziel, dann versucht man den Fremdkörper mit einer kräftigeren, gut schließenden Nasenzange zu fassen und herauszubefördern. Die Narkose erleichtert den Eingriff.

Macht die Extraktion größerer, in den hinteren Teilen der Nasenhöhle eingekeilten Nasensteine infolge Verengerung durch Leistenbildung, Nasenscheidewandverbiegung, Muschelverdickung oder sonstiger Hindernisse besondere Schwierigkeiten, dann öffnen wir die Kieferhöhle nach DENKER durch die faziale Wand und ziehen oder drücken (von der Nasenhöhle aus) den kantigen Stein durch ein im entsprechenden Nasengang angelegtes Fenster in die Kieferhöhle und von da nach außen.

Dies Verfahren hat den Vorzug, daß die Extraktion stets gelingt, die Gebilde der Nasenhöhle (Muscheln, Schleimhautauskleidung) dabei nicht geschädigt und im ganzen wohl erhalten bleiben und die Blutung sich immer gut beherrschen läßt.

Einen von hinten her in die Choanen eingedrungenen festgekeilten Fremdkörper (Gebißteil, Speisereste) kann man auf demselben Wege, auf dem er hineingelangt ist, in Seitenlage des Kranken mit einer durch den unempfindlich gemachten unteren Nasengang eingeführten stärkeren Sonde in den Nasenrachenraum hinabzustoßen versuchen, wobei man den Zeigefinger der anderen Hand in den Rachen einführt und dadurch den Fremdkörper verhindert, in die Speiseröhre oder den Kehlkopf zu gleiten. Im äußersten Notfalle eröffnen wir auch hier die Kieferhöhle und die seitliche Nasenwand.

Die faziale Öffnung in der Kieferhöhle kann nach der Fremdkörperentfernung meist sogleich geschlossen werden, nachdem die Tampons durch das im unteren Nasengang angelegte breite Fenster zum Nasenloch herausgeleitet worden sind.

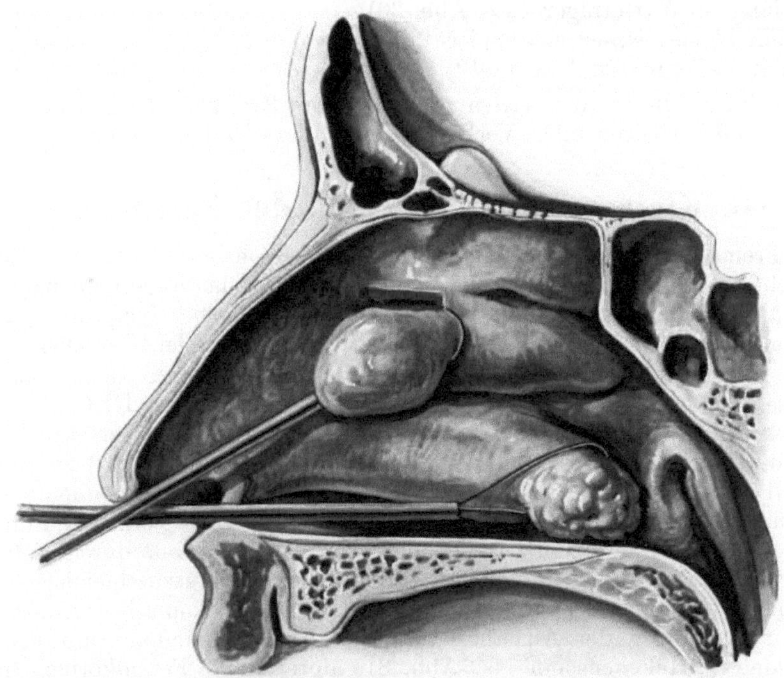

Abb. 137. Anwendungsweise der halben Schlinge bei der Abtragung polypöser Gebilde an den Nasenmuscheln. Mittlere Muschel eingekerbt.

Gute Dienste leistet gelegentlich für die Extraktion kantiger nicht zu großer Fremdkörper auch die kalte Schlinge, welche einen Teil des Fremdkörpers umgreift und eine kräftige Zugwirkung erlaubt.

b) Galvanokaustik. Der elektrische Brenner beherrschte in der ersten Zeit der Rhinochirurgie das therapeutische Feld. Er ist durch die schneidenden Instrumente fast völlig verdrängt worden — zu Unrecht. Abgegrenzte blutreiche Hyperplasien, ektopische Schwellkörper, kleinere Angiome im Gebiete der unteren Muschel werden durch den elektrischen Spitzbrenner schonend zerstört. Oft kann durch submuköses Vorgehen die Schleimhautoberfläche erhalten werden. Eingriffen am Parenchym folgt häufig eine Angina, weshalb man den so behandelten Kranken Bettruhe und größte Schonung angedeihen läßt.

c) Polypen. Für die Entfernung von Polypen und ähnlichen Gebilden (Hypertrophien, Knochenblasen der mittleren Muschel u. a.) ist die Schlinge das souveräne Instrument. Der Schlingendraht darf nicht zu starr und nicht zu biegsam sein, muß sich der Größe und Form des zu entfernenden Gebildes anpassen und sich mehrmals gebrauchen lassen.

Die gewöhnlichen Schleimpolypen der Nase läßt man nach Anästhesierung der von ihnen eingenommenen Nasengänge möglichst bis zu ihrer Ansatzstelle in die Schlinge gleiten, wobei letztere langsam zugezogen wird. Man hält sich zunächst an die bequem erreichbaren im unteren Nasengang, damit man nicht zu früh durch Blutung von oben her gestört wird, faßt dann die weiter hinten gelegenen und geht, stets das räumliche Bild des Cavum nasi vor Augen, schließlich auch im mittleren Nasengang solange weiter, als die Übersicht nicht gestört wird. Im Dunkeln fischen ist verboten. Besonders sorgfältig müssen die Polypenreste und ihre Ansätze beseitigt werden. Polypen und Hypertrophien werden abgeschnürt, nicht abgerissen, ein Grundsatz, der überall, ganz besonders aber in der Nähe des Ansatzes der mittleren Muschel, beherzigt werden muß. Die Ansatzstelle der Polypen liegt nicht nur im mittleren Nasengang, am oder in der Nähe des Hiatus semilunaris, sondern auch im Gebiete des oft flachen, wenig entwickelten Siebbeins dicht unter oder neben einer dünnen Siebbeinplatte, welche beim Abreißen polypöser Gebilde einbrechen kann (Meningitis). Derbere, polypöse Verdickungen oder Hypertrophien gehen von den Rändern der Muscheln, besonders aber von ihren hinteren Enden aus. Um diese abzutragen, gebraucht man eine stärkere Schlinge, deren Größe und Form sich nach den zu entfernenden Gebilden und nach dem Raume richtet, in dem sie gewachsen sind. Da sie meist mit breiterer Basis aufsitzen, kerbt man zweckmäßig mit einer Nasenschere die Ansatzstelle vorne ein, bevor man die Schlinge von hinten her anlegt und in langsamem Tempo zuzieht. Dabei wird das umfaßte hypertrophische Gebilde abgeschnitten (s. Abb. 137). Jedes Zerren oder Reißen kann zum Verlust der Muschel oder zur Skalpierung des Muschelknochens führen. Bei stark verengter Nase nimmt man zur Erleichterung der Schlingenführung die submuköse Resektion der Nasenscheidewand vor. Dasselbe muß bei größeren, den mittleren Nasengang verengernden Knochenblasen der mittleren Muschel geschehen.

Wie bei allen „Schnür"operationen in der Nase und im Rachen können auch hier nachträglich Blutungen auftreten, denen man durch eine wohl angepaßte Tamponade zuvorkommt. Die unmittelbar nach der Operation angewendete Tamponade ist vorsorglich und ungefährlich, während die nachträglich vorgenommene Nottamponade, abgesehen von anderen Nachteilen, immer die Gefahr einer Infektion mit sich bringt.

In den Choanalraum hinabhängende, vom mittleren Nasengang ausgehende Polypen werden mit einem LANGEschen Haken (s. Abb. 136) an der Stelle ihrer Insertion im mittleren Nasengang auf folgende Weise entfernt:

Nach Anästhesierung des betreffenden unteren und mittleren Nasengangs führt man den Haken mit der Spitze nach unten am Nasenboden entlang in den Nasenrachen, tastet sich über das hintere Ende der unteren Muschel an der seitlichen Nasenwand nach oben, dreht jetzt den Haken nach außen, zieht ihn, Widerstände umgehend. behutsam vor, bis man an dem meist schmalen Stil des Choanalpolypen Widerstand findet, faßt diesen Stil und reißt ihn mit einem leichten Ruck durch, worauf der Polyp in den Rachen fällt, wo er aufgefangen wird.

Ausräumungsversuche mit dem in den Nasenrachen eingeführten Finger mißglücken meist, während die LANGEsche Angel, richtig angewendet, stets zum Ziele führt.

Breite Muschelhyperplasien werden schonend, unter Erhaltung des Knochens und des funktionstüchtigen Parenchyms, mit scharfer Schere und der kalten Schlinge hart an der Grenze des normalen Gewebes abgetragen. Bei der Blutstillung ist auch hier die Tamponade, wenn überhaupt nötig, der galvanokaustischen Stumpfverätzung vorzuziehen.

Blutender Septumpolyp. Besonderer Erwähnung bedarf der blutende Septumpolyp, der dem vorderen Teil der Nasenscheidewand breit aufsitzt und bei der geringsten Berührung heftig blutet. Man kokainisiert seine Basis, drängt ihn von seiner Unterlage mit einem in Stryphnon oder Liquor ferri sparsam getränkten Gazebäuschchen ab, läßt dieses auf der blutenden Stelle liegen und drückt von außen den Nasenflügel darauf. Nach wenigen Minuten kann das „Konglomerat" aus der Nasenhöhle entfernt werden, weitere Eingriffe sind meist nicht mehr nötig. Galvanokaustik, stärkere Ätzmittel im vorderen schlecht ernährten Teil der Nasenscheidewand nicht verwenden wegen der Gefahr lästiger Perforationen an dieser Stelle!

C. Blutungen im Naseninnern und im Nasenrachenraum.

In den meisten Fällen handelt es sich um Gefäßverzweigungen im vorderen Teil des knorpligen bzw. knöchernen Septums (Äste der Arteria ethmoidalis

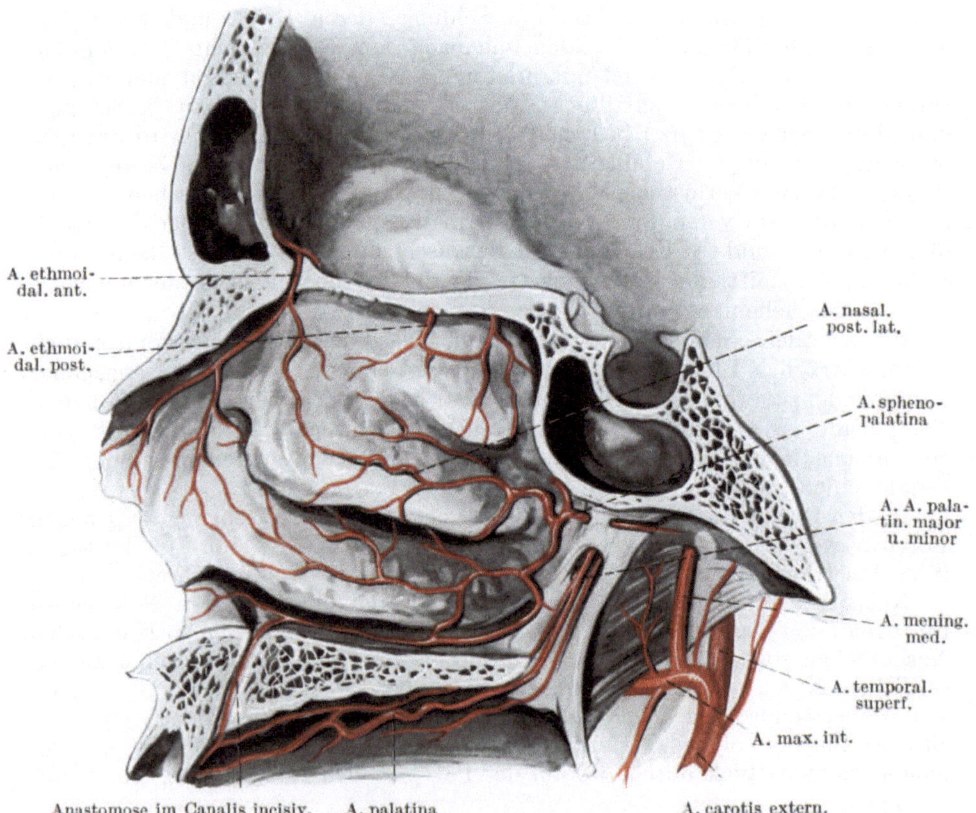

Abb. 138. Arterien der Nasenhöhle.

anterior) oder am Nasenboden (Arteria sphenopalatina, Abb. 138 u. 139). Andrücken des Nasenflügels bei erhobenem Kopfe genügt bei kleineren Gefäßen häufig zur vorübergehenden Stillung der Blutung, wenn diese im Bereiche des Nasenflügels gelegen ist. Auf alle Fälle genaue rhinoskopische Untersuchung! Ist man über den Ort der Blutung im unklaren und steht diese zur Zeit unserer Untersuchung, dann kokainisiert man Schleimhaut und Parenchym und reizt mit einer Sonde die typischen oder vermutlichen Stellen, damit man zunächst einmal den Ort der Blutung genau feststellt. Auch bei profusem Erguß kann man meist erkennen, ob das Blut von der Nasenscheidewand, vom unteren oder mittleren Nasengang, ob es mehr aus dem hinteren oder vorderen Teil der Nasenhöhle hervorquillt. Bei heftigen Blutungen, deren Quelle nicht sogleich festgestellt werden kann, tamponiert man zuerst den unteren Nasengang, weil

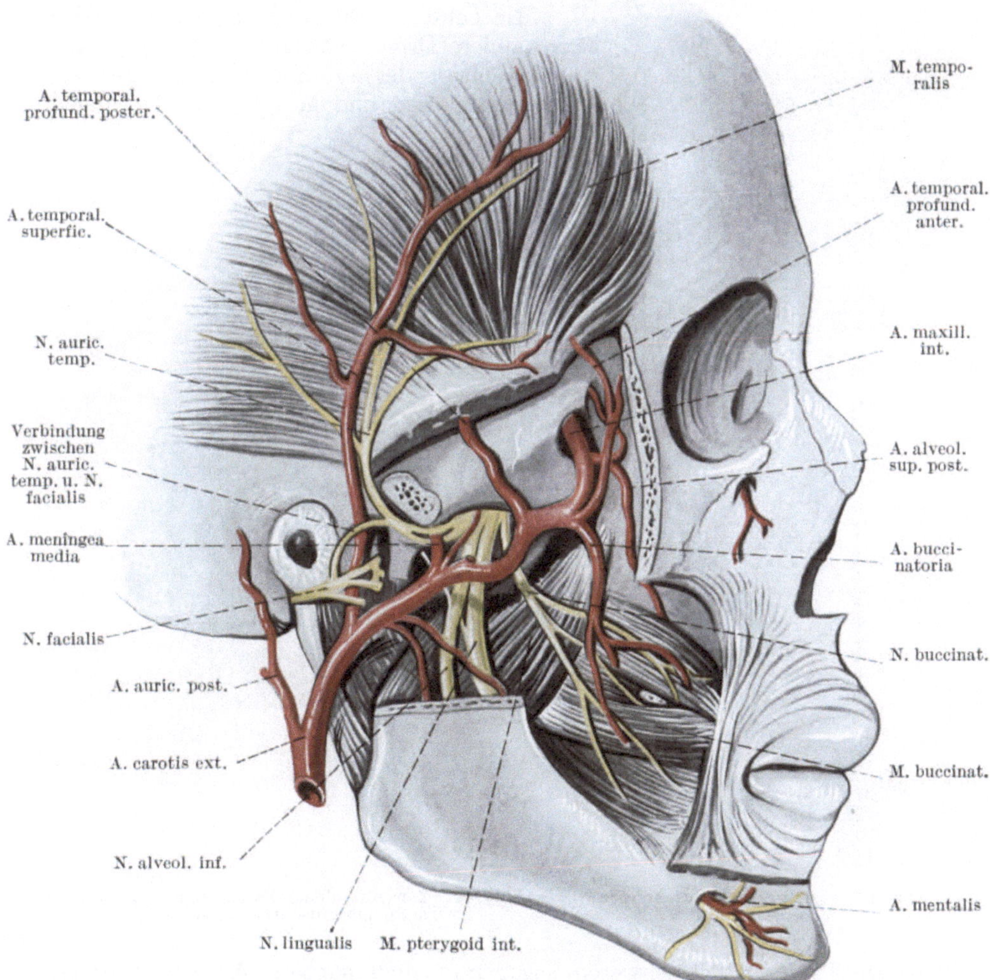

Abb. 139. Anatomisches Bild des Gefäß- und Nervenverlaufes in der rechten Gesichtsseite nach Entfernung vom Unterkieferast und Jochbogen (nach CORNING).

hier der häufigste Sitz der Blutung ist. Auf dieser Tamponbasis bauen sich die weiteren Tampons auf, welche mit festem Druck so angepreßt werden, daß zwischen Schleimhaut und Tampon kein toter Raum freibleibt in den es hineinbluten kann. Dem Sitze der erkannten Blutung passen wir die Tamponade an. Im allgemeinen ist keine Tamponade besser als eine schlechte. Ist vorher eine ungenügende Tamponade erfolgt, so entferne man alle Tampons ohne Ausnahme, bevor man wieder die Nasenhöhle ausstopft. Als Tamponmaterial hat sich die Vioformgaze in Streifen von 3—5 cm Breite gut bewährt, auf empfindlichen, leicht verletzbaren Schleimhäuten tritt an ihre Stelle der Tampon aus steriler Watte oder Vasenolgaze.

Wo die Blutung nicht allzu heftig und mehr parenchymatös ist, versuchen wir, einen in Novo-(Panto-)kain-Suprareninlösung ($^1/_2$%) getauchten, dann ausgedrückten sterilen Wattebausch direkt auf die blutende Stelle zu bringen und dort mit einigen Vioformgazestreifen anzupressen. Damit der unablässig wirkende Blutdruck die Tampons nicht lockert, folgt stets die Ausstopfung des betreffenden Nasenganges bzw. der ganzen Nasenhöhle mit Vioformgaze und der äußere Druckverband (Funda). Abnorme Richtung des Septums mit Dorn- oder Leistenbildung und Muschelvergrößerungen

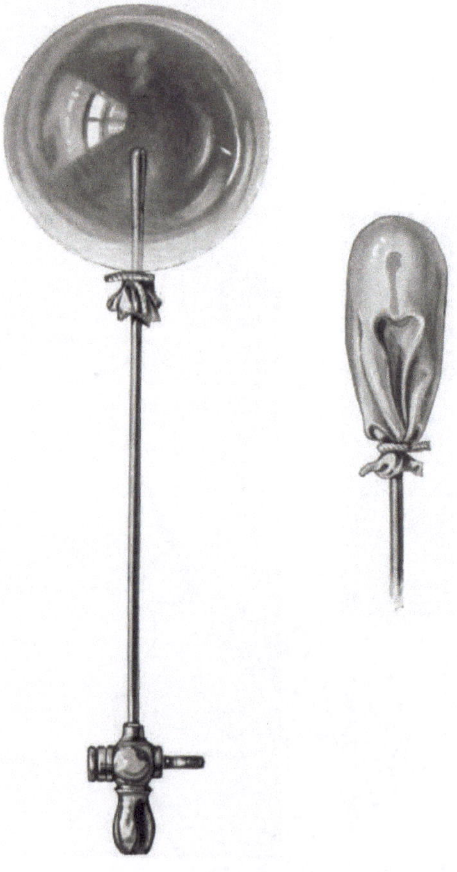

Abb. 140. Gummiblasentamponade nach SEIFERT.

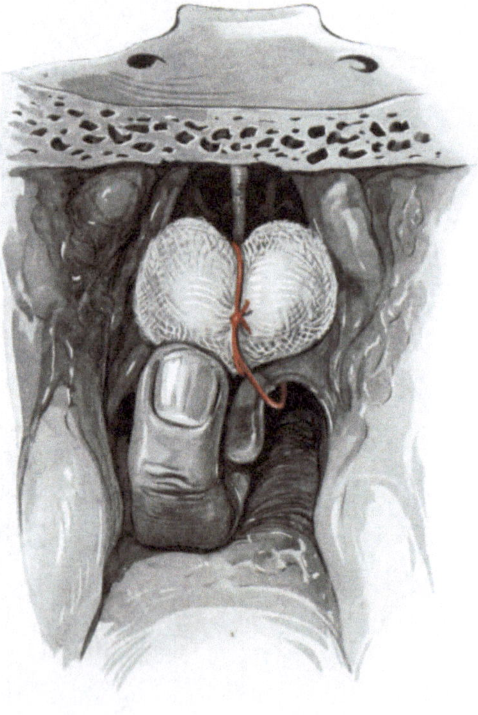

Abb. 141. Der mit einem Faden armierte Tampon wird in den Nasenrachen gebracht.

können die Tamponade erschweren, sogar unmöglich machen. Auch hier vermag die Einwirkung auf die äußere Nasenwand von der eröffneten Kieferhöhle aus die verzweifelte Lage noch zu retten (Luxation und Fensterung der medialen Kieferhöhlenwand).

Tamponieren wir von vorne, so gelangen unsere Tampons vom Engpaß des Naseneingangs in mehr oder weniger bauchig gestaltete Räume. Um diese Räume mit Erfolg auszustopfen, müssen die Tampons so untergebracht werden, daß sie seitlich ein Widerlager finden. Dabei leistet ein langes KILLIANsches Nasenspekulum gute Dienste, mit dem wir die Muscheln abdrängen und den entsprechenden Nasengang in seiner lateralen Ausbuchtung der Tamponade zugänglich machen können. Den noch übrigbleibenden Raum zwischen Nasenscheidewand und den seitlichen Tampons muß man besonders kräftig ausstopfen, wobei das KILLIANsche Spekulum das Andrücken der Tampons an die Seitenwände besorgt.

An Stelle der Gazetamponade kann in geeigneten Fällen die von A. SEIFERT empfohlene Kondomtamponade Verwendung finden. Sie ist fast schmerzlos, schont die Schleimhaut und läßt sich leicht wieder entfernen. Handhabung: Einführung der kollabierten möglichst frischen Gummiblase in die Nasenhöhle oder in den Nasenrachen, Aufblähung oder Füllung mit abgekochtem körperwarmem Wasser durch eine aufsteckbare Stempelspritze (Abb. 140). Ein Rückschlagventil oder Absperrhahn verhindert das Zurückfließen der Luft bzw. des

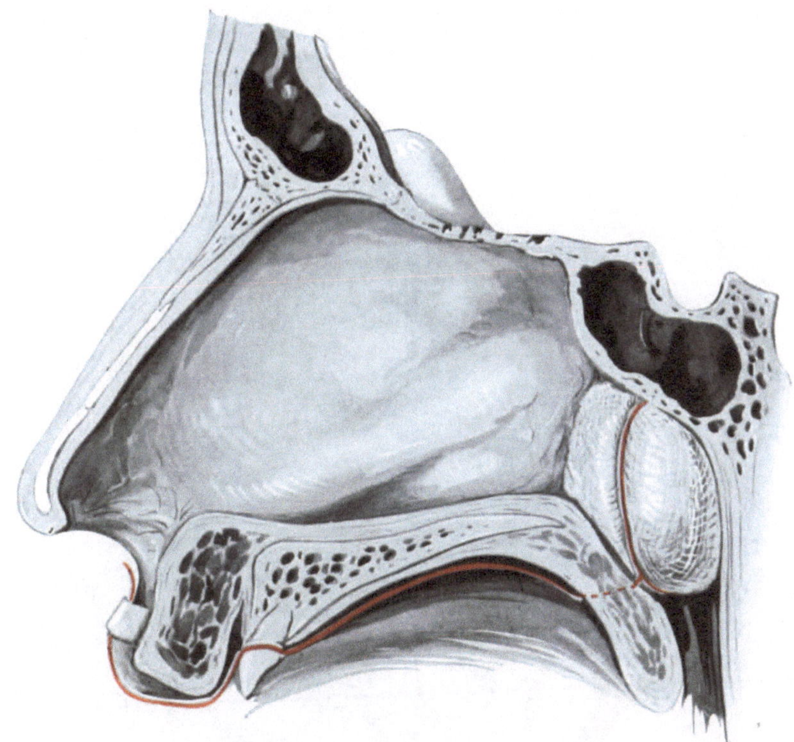

Abb. 142. Nasenrachentampon in situ.

Wassers, der dünne Gummistoff paßt sich der auszufüllenden Höhle gut an, der Luftdruck wirkt gleichmäßig komprimierend. Soll die Tamponade aufhören, läßt man die Luft bzw. Flüssigkeit evtl. durch Einstich in die Blase ausströmen und zieht den Gummi (gewöhnlicher Fingerling) heraus.

Auch bei Blutungen im hintersten Teil der Nasenhöhle läßt sich die Gummiblase verwenden, sonst müssen wir zur retronasalen Tamponade greifen, bei der wir umgekehrt aus einem weiten Raum in schmälere Gänge vordringen. Das alte BELLOCQUEsche Röhrchen, das meist versagt, wenn man es braucht, wird durch einen abgebogenen Metallkatheter ersetzt. Handhabung allgemein bekannt.

Drängt bei heftigen Nasenrachenblutungen, insbesondere nach der Rachenmandeloperation, der Zustand des Kranken zum raschen Eingreifen, so formt man aus sterilem Material einen der Größe des Nasenrachenraums angemessenen Tampon, versieht diesen mit einem in der Mitte festgeknüpften Führungsfaden, legt den Blutenden auf den Rücken, führt von oben durch den mit kräftigem Druck auf den Unterkiefer weit geöffneten Mund einen auf die Zeigefingerkuppe gestülpten und am Faden festgehaltenen Tampon an die hintere Rachenwand und stopft ihn von da, den weichen Gaumen mit der Uvula nach vorne drängend, schnell mit dem Zeigefinger bis ans Rachendach bzw. in die Choanen (Abb. 141, 142), Heister selten hierzu nötig, Druck auf den Unterkiefer und Einpressen

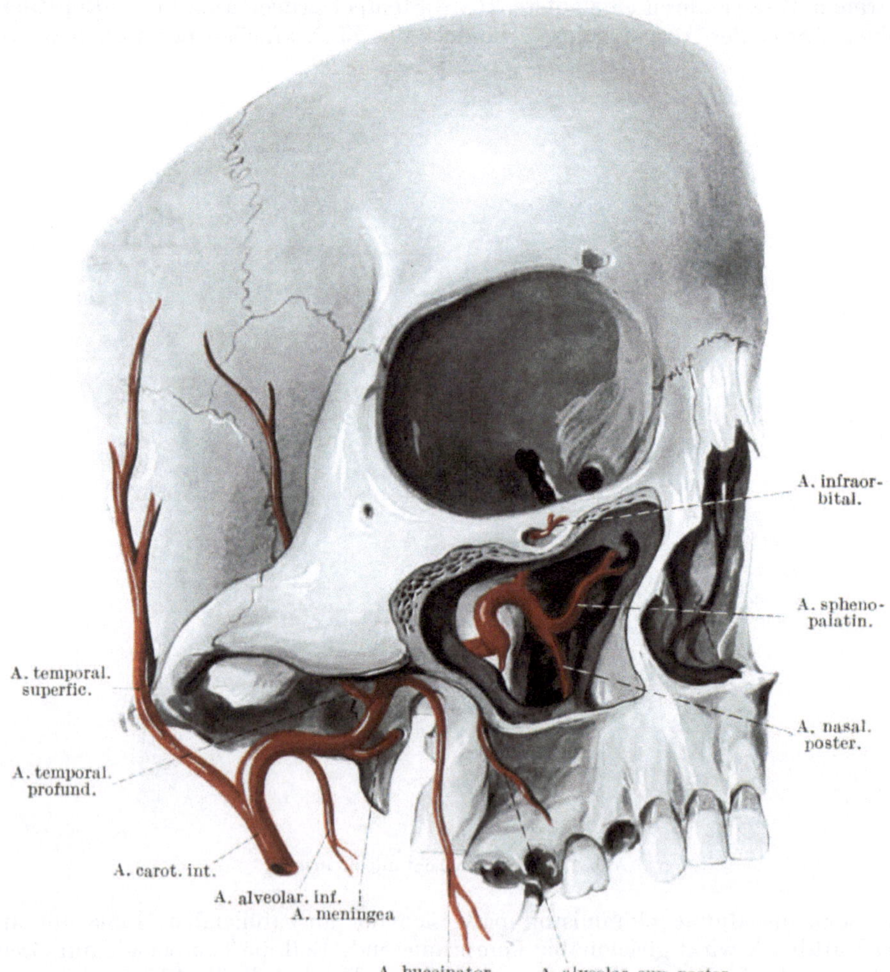

Abb. 143. Hintere Kieferhöhlenwand eröffnet, Arteria maxillaris interna freigelegt.

der Wange zwischen die Zähne genügt auch bei widerspenstigen Kindern um den Mund offen zu halten. Der Führungsfaden wird in einem Zahninterstitium festgeklemmt und mit einem Heftpflasterstreifen an der Wange befestigt. Bei Erwachsenen kann diese bequeme Art der Tamponade auch im Sitzen und in örtlicher Betäubung vorgenommen werden. Ein Spatel schiebt die Uvula mit dem weichen Gaumen nach vorne, während eine schlanke abgebogene Kornzange den Tampon hinaufdrängt. Der gekrümmte Zeigefinger faßt nach und preßt den Tampon am Rachendach fest.

Die Tamponade des Rachenraumes bzw. der Choanen stillt, wenn sie sachgemäß ausgeführt und mit der Tamponade sämtlicher Nasengänge verbunden wurde, fast immer die Blutung. Steht diese trotzdem nicht, woran ein abnorm gestalteter Nasengang schuld ist, dann lassen wir die Nasen- und Rachentamponade liegen, eröffnen die Kieferhöhle der noch blutenden Seite, luxieren die seitliche Nasenwand, legen den unteren Nasengang frei, suchen die meist im lateralen Teil der hinteren Nasenhöhle gelegene Stelle der Blutung auf und stopfen durch das breite Tor der Oberkieferhöhle und die Öffnung ihrer medialen Wand den Nasenrachen und die Nasenhöhle mit Vioformgazestreifen aus.

A. Seifert unterbindet zur Blutstillung in solchen Fällen die Arteria maxillaris interna nahe der Austrittsstelle aus dem Foramen sphenopalatinum (Abb. **143**), indem er nach Wegnahme der fazialen Wand der Oberkieferhöhle von deren hinteren Wand ein größeres Stück ummeißelt und mit einem Häkchen ausbricht, sodann das Periost spaltet, aus dem lockeren Bindegewebe die Arterie isoliert, vorzieht und mit einem Faden umschnürt.

Die Unterbindung der Arteria maxillaris interna ist wirksamer als die Ausschaltung der Arteria carotis, deren Anastomosen den Kreislauf im blutenden Gebiete im Gange halten und die Unterbindung des Hauptstammes illusorisch machen.

Bei Nachblutungen im Gebiete von operierten Nebenhöhlen suchen wir die Stelle der Blutung in der Weise auf, daß wir alle den Weg zu ihr verlegenden Tampons oder Nähte entfernen und dann in derselben Weise verfahren, als wenn die Blutung während der Operation entstanden wäre. Blutungen aus der Kieferhöhle stammen meist aus Gefäßen der seitlichen Nasenwand und des medialen Kieferhöhlenbodens. Die Höhlentamponade muß durch Ausstopfung des unteren bzw. mittleren Nasenganges von vorne ergänzt werden.

Schwer stillbare Blutungen haben bisweilen ihre Ursache in einer Erkrankung des Blutes (Leukämie, Thrombopenie). In solchen Fällen suche man operative Eingriffe zu vermeiden, hüte sich auch vor jeder Verletzung der Schleimhautauskleidung beim Ausstopfen der Nasenhöhle oder des Nasenrachens. Schonende (Killiansches Spekulum) aber feste Tamponade mit kleinen Bäuschchen fettfreier, in Pantokain-Suprareninlösung getauchter Watte mit Zwischenlagen von Vioformgaze führt bei Blutungen auf solcher Grundlage am ersten zum Ziel. Verwicklungen ernsterer Art hat unsere Tamponade niemals bewirkt.

D. Verletzungen der Nase.

Am häufigsten sind die Verletzungen des Nasengerüstes durch Stoß und Schlag von vorne oder von der Seite. Die dadurch verursachten Formveränderungen müssen sobald als möglich ausgeglichen werden. Selbst wenn die Blutung bedrohlich erscheint, ist noch vor der Tamponade der inneren Nase und vor der Versorgung der äußeren Wunde soviel Zeit, um ein Elevatorium oder eine lange geschlossene Schere in die Nasenhöhle einzuführen, womit eingesunkene knöcherne Teile rasch aufgerichtet oder sonst (Zug von außen) an ihre rechte Stelle zurückgebracht werden. Für die seitlichen Verschiebungen des Nasengerüstes genügt nach der Hebung derselben meist der Fingerdruck, wenn nicht, dann tritt an die Stelle des Daumens Hammer und ein starker stumpfer Bolzen (Josephs Ostoklast), wodurch Modellierung und Korrektur erleichtert werden.

Ist die Blutung bedrohlich, dann müssen zuerst die Gefäße versorgt werden, doch kann man bei der notwendigen Tamponade zugleich den Formausgleich berücksichtigen durch Druck von innen auf die deformierten Teile mit oder ohne Nachhilfe durch ein Instrument oder die von außen modellierenden Finger.

Da selbst erhebliche Knochenverschiebungen sich unter der reaktiven Weichteilschwellung verbergen können, wird man leicht irregeführt und verkennt den wahren Sachverhalt. Der prüfende Finger spürt durch die Auftreibung der Weichteile hindurch Veränderungen am Knochengerüst, Einsenkungen, Vorsprünge, Krepitieren u. a. Bei ganz frischen Verletzungen ist die Erkennung besonders leicht, weshalb man nicht erst warten soll, bis die reaktive Schwellung übermäßig geworden ist. Man soll aber andererseits auch nicht warten, bis die Schwellung zurückgegangen ist, weil die verlagerten Knochen sich in ihrer neuen Fügung rasch fixieren und wir bei ihrer nunmehr erfolgenden Reposition viel schwierigere Aufgaben antreffen. Die Behandlung wird dadurch unnötig kompliziert, die Dauer des Heilverfahrens verlängert. Ist man sich über Form und Ausdehnung der Dislokation nicht recht klar, dann ist Untersuchung und chirurgische Behandlung in Narkose angezeigt (Röntgenaufnahme).

Im einzelnen handeln wir nach den Grundsätzen, die bei allen kosmetischen Operationen an der Nase und bei chirurgischen Eingriffen im Gesicht überhaupt zu befolgen sind, legen nach der Wundversorgung und der Einrichtung gebrochener und dislozierter Teile einen kunstgerechten Verband an, wobei das Heftpflaster ausgiebig Verwendung findet.

Die Tampons im Naseninnern werden möglichst bald etagenweise gewechselt. Erst dann gelingt unter örtlicher Betäubung die genauere Einsicht in die Verletzungen der inneren Nase: Absprengung von Teilen der Nasenscheidewand mit Einrissen oder Ablösung der Schleimhaut, Einknickung oder Luxation der Nasenbeine, des Processus frontalis und des Tränenbeins, Zerreißung des Parenchyms und Abknickung von Muschelteilen oder ganzer Muscheln, Zertrümmerung des Knorpels u. a. m.

Sorgfältige Reposition der dislozierten Gebilde unbedingt erforderlich! Jede Schleimhautfalte glätten und an richtiger Stelle wieder anlegen, die noch im Zusammenhang mit der Schleimhaut gebliebenen luxierten Knochenteile in ihre Lage zurückbringen, damit Verwachsungen und Nachoperationen vermieden werden. Beim Verbandwechsel sehr schonend verfahren, keine neue Verschiebung zulassen, sondern immer wieder die Lage verbessern! Salben und Gummifingerlinge erleichtern die Nachbehandlung der Nasenhöhle bedeutend.

Septumabszeß. Der häufigste Sitz submuköser Blutansammlungen nach Verletzungen befindet sich an der Nasenscheidewand. Dort drängt das ergossene und zurückgehaltene Blut die Schleimhaut von ihrer Unterlage ab, bildet blaß- bis dunkelrote, die Nasenhöhle verengernde Tumoren, die große Neigung haben zu vereitern. Diese abszedierenden traumatischen Hämatome müssen vom Naseneingang her geöffnet werden, wenn nötig auf beiden Seiten. Man schneidet nach örtlicher Betäubung an tiefster Stelle breit ein und führt in den geöffneten Blut- oder Eitersack einen Streifen Vioformgaze. Zum Schluß wird die Nasenhöhle locker tamponiert. Bei den folgenden Verbandswechseln wird der dränierende Streifen allmählich nach außen gezogen und erst dann ganz entfernt, wenn die entzündlichen Reizerscheinungen zurückgegangen sind und die Schleimhaut sich in ihrem oberen und hinteren Abschnitt wieder an den Knorpel angelegt hat.

Abgesprengte noch mit Schleimhaut bedeckte Knochenteile der Nase oder ihrer seitlichen Begrenzung haben große Neigung wieder einzuheilen. Wir reponieren und erhalten sie so gut es geht, wobei die Eröffnung der Oberkieferhöhle nach vorsichtiger Entfernung ihrer fazialen Wand mit Zange, Meißel und Stanze die Reposition der eingesunkenen und luxierten Teile wesentlicher leichtern bzw. überhaupt erst ermöglichen kann. Lose Schleimhautfetzen oder Muschelteile können mit der Nasenschere (s. Abb. 134) weggeschnitten, oder mit einer Schlinge abgeschnürt werden.

Blutkoagula werden unter Verwendung von Pantokain und physiologischer Kochsalzlösung entfernt, Blutansammlungen unter der Schleimhaut entleert, freie Blutungen durch Tamponade gestillt (s. Blutstillung S. 100). Nachträgliche Korrekturen der Nasenform von außen sollen erst dann erfolgen, wenn alle entzündlichen Erscheinungen verschwunden sind.

E. Die Nasenscheidewandoperation.

1. Die Operation nach KILLIAN

erfüllt alle Ansprüche an eine physiologische Operation. Sie verbessert die Ventilation- und den Gasaustausch in der Nase und in ihren Nebenhöhlen, wirkt günstig auf den Allgemeinzustand, die oberen Luftwege und auf die Heilung von Nebenhöhlenerkrankungen. Zudem ist sie ein ausgezeichnetes Hilfsmittel, um Raum zu schaffen für raumbeanspruchende endonasale Eingriffe und ist der Schlüssel für die Hypophysenoperation nach O. HIRSCH-WEST-CLAUS u. a.

Vielfältig ist die Form der Verbiegung. Leisten- und dornartige Vorsprünge komplizieren sie. Dementsprechend ist unser Verfahren im einzelnen von den örtlichen Verhältnissen abhängig. Im allgemeinen operieren wir wie folgt:

Anästhesierung der Schleimhaut durch mehrmaliges Einpinseln von 5% Pantokain-Suprareninlösung, wobei neben der Nasenscheidewand auch der Nasenboden und die angrenzenden Muschelränder unempfindlich gemacht werden. Hierauf Umspritzung der zu resezierenden Septumpartie mit geringen Mengen einer sterilen $^1/_2$% Novokain-(Pantokain-) Suprareninlösung (Abb. 145). Die Gegend des Tuberculum septi erhält keine Einspritzung. Man vermeide die Gefäße (Abb. 144) (Kontrolle durch Ansaugen der Spritze und durch Beobachtung des zu infiltrierenden Gewebes) und bleibe mit der Nadelspitze dicht am Knorpel bzw. Knochen.

Beginn am sitzenden Patienten auf der konvexen Seite, auch bei S-förmiger Verbiegung.

Die Schnittführung paßt sich den örtlichen Verhältnissen an (s. Abb. 146). Wir bevorzugen ausgedehnte Lappenschnitte, die oben beginnen, bogenförmig bis zum Nasenboden führen und an diesem entlang weit nach hinten laufen. Unter Kontrolle der in die andere Nasenseite eingeführten Fingerkuppe durchtrennt das Skalpell die Mukosa samt Periost bzw. Perichondrium, nicht aber den Knorpel. Ablösung der Schleimhaut zunächst nur so weit als die Deviation reicht, später noch darüber hinaus, Einführung eines unentbehrlich gewordenen Spekulums (Abb. 151), das sich mit seinem kurzen Blatt gegen die entblößte Scheidewand anstemmt und den Überblick über diese freiläßt. Das lange Blatt dient dazu, die abgelöste Schleimhaut abzuspreizen (s. Abb. 148). Nun erfolgt je nach Art und Sitz der Verbiegung die Durchtrennung des Knorpels in schräger Richtung von oben nach unten bogen- oder winkelförmig bis dicht an das Perichondrium der anderen Seite (Abb. 147, 148). Behutsam wird die Schleimhaut auch hier mit einem Raspatorium (Abb. 154), das sich stets eng an den Knochen bzw. Knorpel hält, abgelöst, durch den entstandenen Schlitz im Knorpel das KILLIANsche mittelgroße Spekulum an der Innenseite der abgelösten Schleimhautblätter eingeführt und nun nach Bedarf und Erfordernis Knorpel und Knochen reseziert. Hierbei bedienen wir uns, wenn der Knorpel nicht zu dick ist, des beweglichen Messerchens von BALLENGER (Abb. 153), sonst einer schneidenden Zange (Abb. 155), gehen erst nach oben und in den mittleren Teil, nehmen dann hinten den Knochen weg, so daß es nur weniger Hammerschläge bedarf, um von vorne mit dem Meißel den noch stehengebliebenen unteren Septumteil eventuell zugleich mit einer knöchernen Leiste dicht am Nasenboden abzutrennen (Abb. 150). Reicht die Deviation weit nach hinten, so verlängern wir den Schleimhautschnitt am Nasenboden,

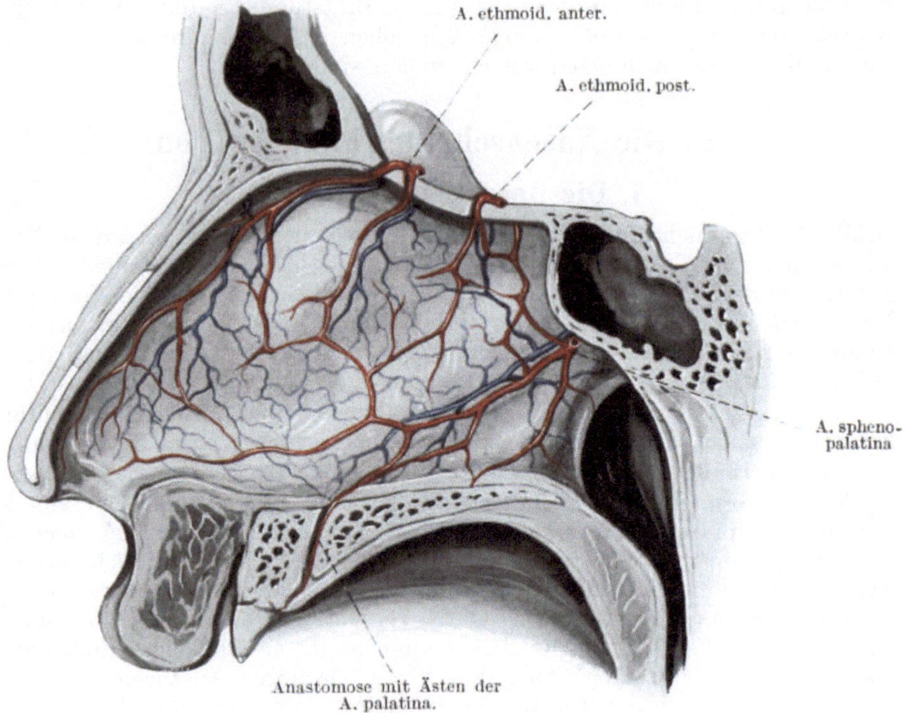

Abb. 144. Gefäßversorgung der Nasenscheidewand.

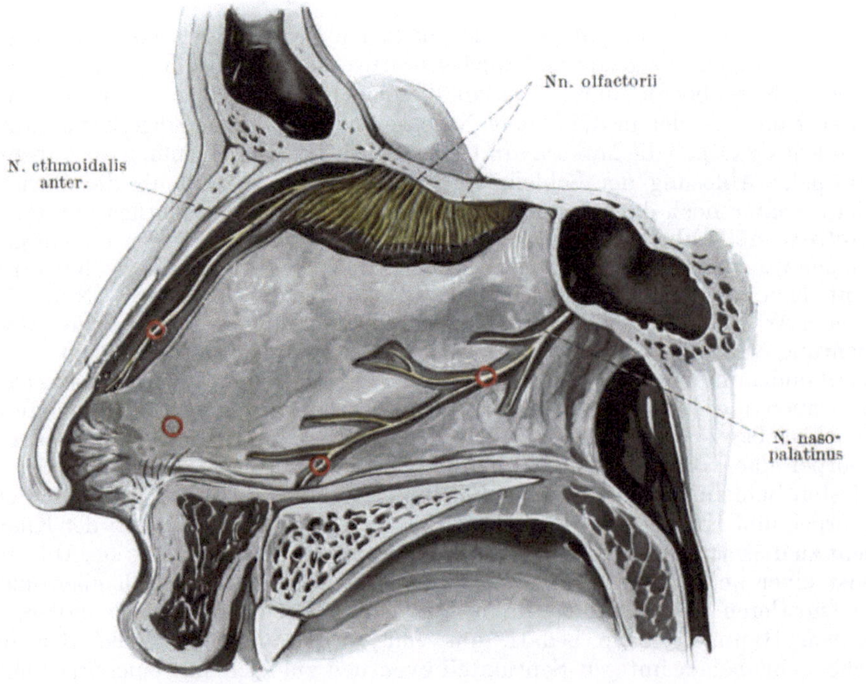

Abb. 145. Injektionsstellen zur Anästhesierung der Nasenscheidewand.

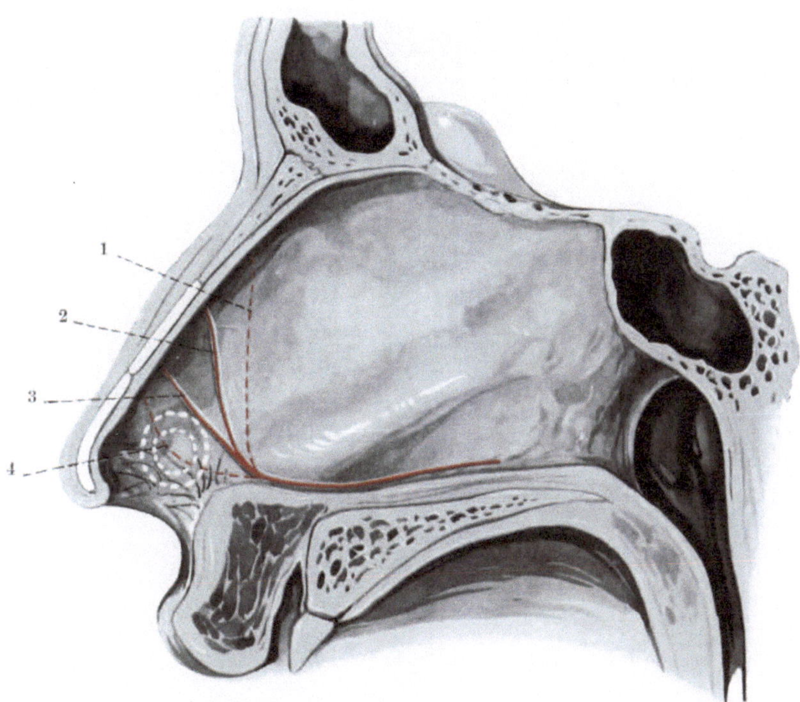

Abb. 146. 1 Die Schnittführung bei Verbiegungen, die im hinteren Abschnitt des Septums liegen. 2 Schnittführung bei Deviationen am knöchernen Nasendach. 3 Gewöhnliche Schnittführung. 4 Schnittführung bei vorne gelegenen Unregelmäßigkeiten. Die punktierten Kreise geben die Stelle an, wo Perforationen am häufigsten geschehen.

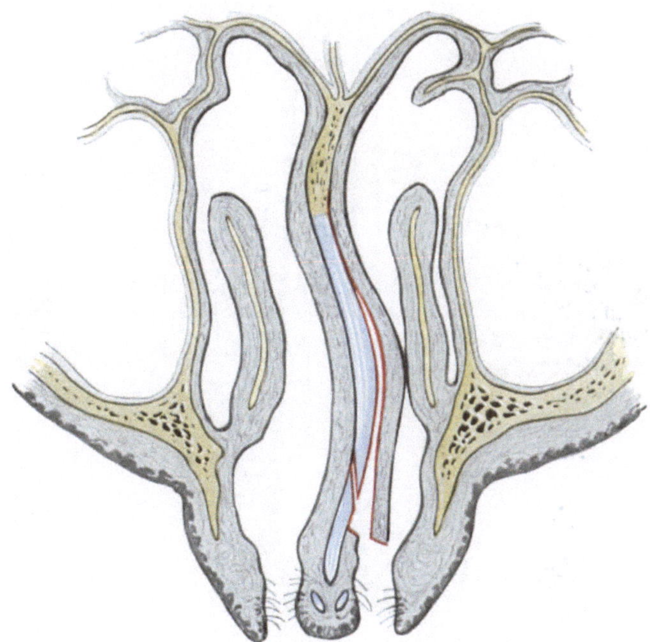

Abb. 147. Horizontalschnitt durch die Nase. Septumschleimhaut links abgelöst, Knorpel schräg durchschnitten.

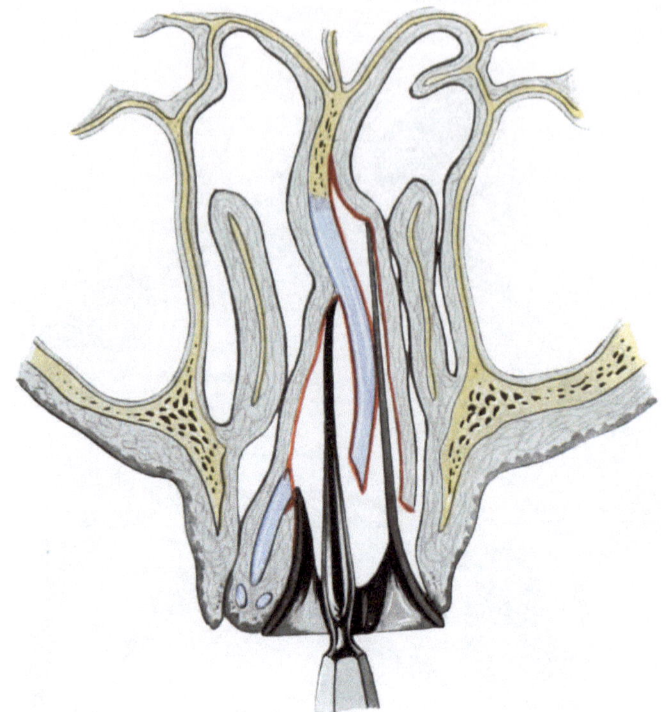

Abb. 148. Das lange Blatt des Spekulums ist links zwischen Schleimhaut und Knorpel hochgeführt. Das kurze Blatt stützt sich auf den Naseneingang. Ein abgebogenes Elevatorium dringt auf der rechten Septumseite die Schleimhaut ablösend vor.

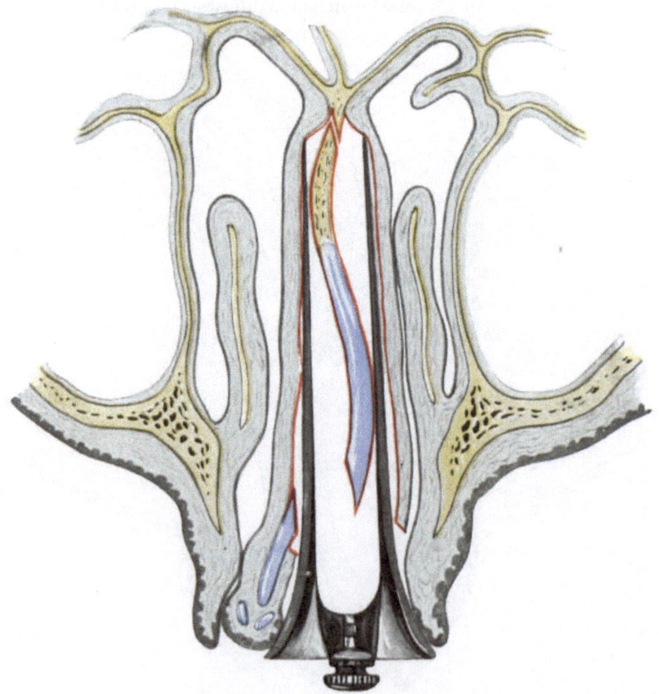

Abb. 149. Schleimhautablösung beendet, das lange Spekulum ist eingeführt, die Knorpel-Knochenresektion kann beginnen.

um jede Taschenbildung zu verhindern und die Heilung verzögernde, immer störende Blutansammlungen zwischen den Schleimhautblättern unmöglich zu machen. Reicht die Verkrümmung bis in die Nähe des Naseneingangs nach vorne, dann trägt man zum Schluß den überstehenden Knorpel durch

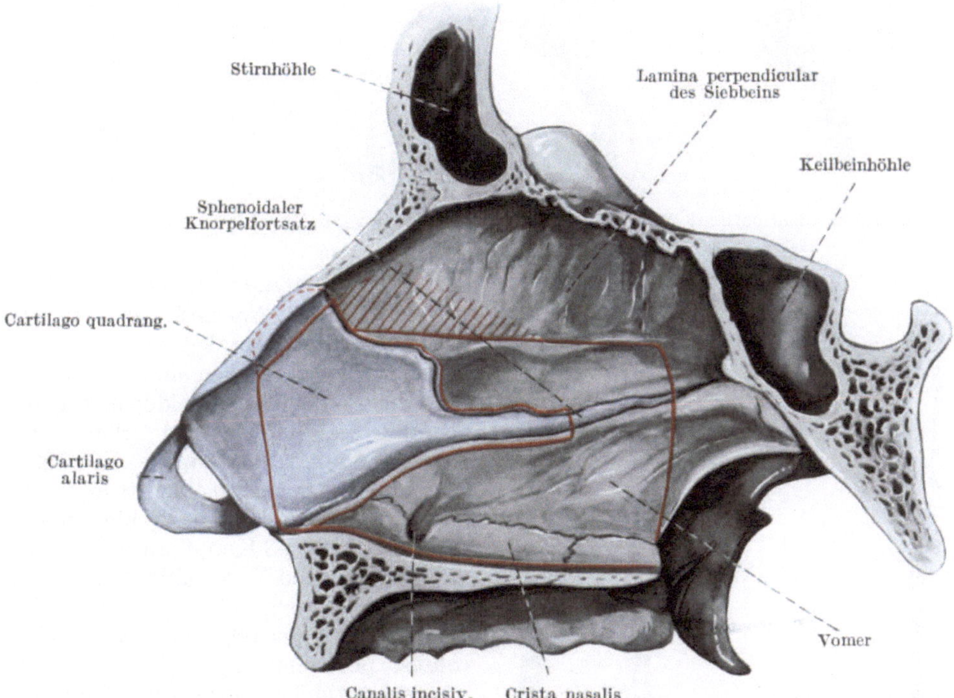

Abb. 150. Knorplige und knöcherne Nasenscheidewand. Rot eingefaßt die zu resezierende Knorpel- bzw. Knochenfläche. Die Strichelung am Nasendach gibt die Stelle an, wo die Entfernung des Knorpels zur Entenschnabelnase führen kann.

flache vertikale Schnitte ab, reicht sie weit nach oben und ist der Knorpel verdickt, dann brechen wir ihn wegen der Gefahr der „Entenschnabelnase“

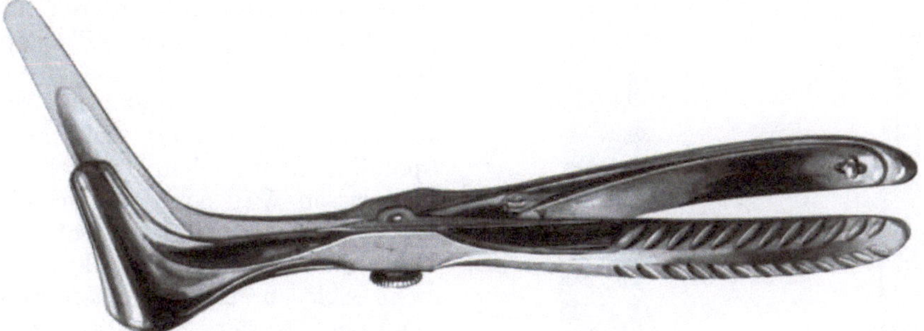

Abb. 151. Nasenspekulum nach LAUTENSCHLÄGER.

nicht ab, sondern verdünnen durch steile Schrägschnitte das Knorpelmassiv so, daß im Nasendach ein Knorpelrest in Form eines nach unten zugespitzten Keiles übrigbleibt (s. Abb. 152). Mit dem hinter dem Knorpel gelegenen Knochenfirst verfährt man mittels Hammer und Meißel in derselben Weise,

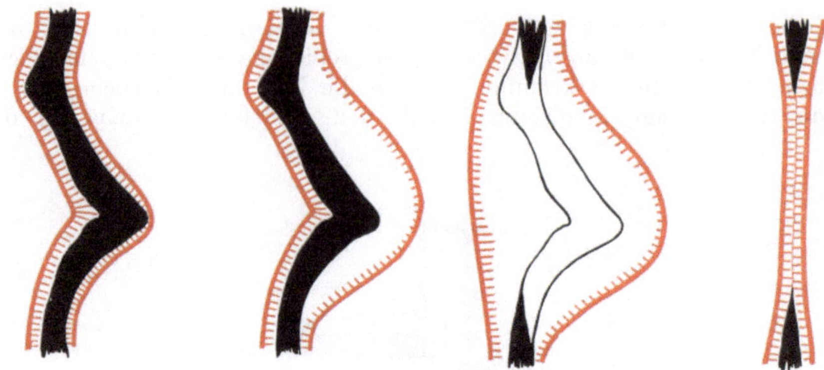

Abb. 152. Schematische Darstellung der Septumresektion an Frontalschnitten durch die Nasenscheidewand.

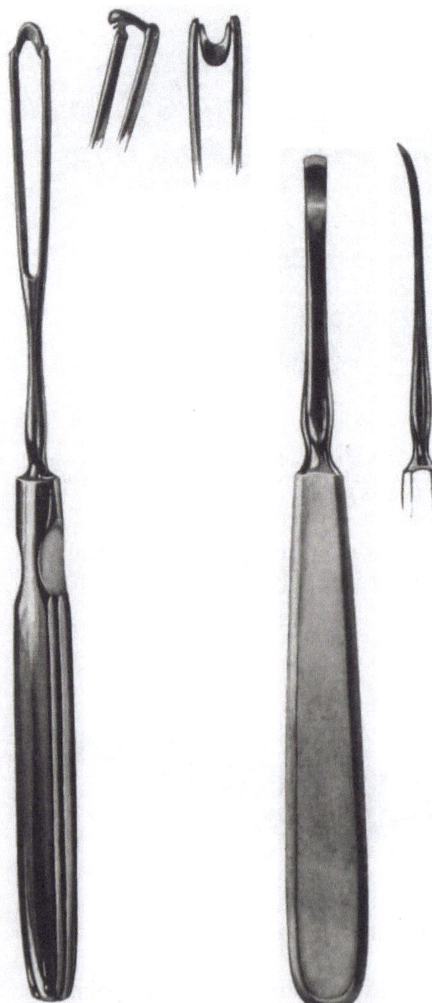

Abb. 153. Bewegliches Septummesser nach BALLENGER.

Abb. 154. Raspatorium nach LAUTENSCHLÄGER.

wobei der tastende Finger von Zeit zu Zeit auf dem Nasenrücken kontrolliert, wie weit die Instrumente von innen her vorgedrungen sind. Nun legt sich die Schleimhaut beiderseits glatt an und die Scheidewand erhält eine natürliche senkrechte Lage (s. Abb. 152).

Tamponade beiderseits erst im mittleren Nasengang, Naht der Schleimhautwunde durch 2—3 Knopfnähte. Tamponade der unteren Nasengänge, eventuell mit Einschaltung eines starren, die Nasenatmung ermöglichenden Drainrohres. Bettruhe.

Perforationen dürfen im vorderen Abschnitt nicht entstehen. Im *hinteren* Abschnitt der Nasenscheidewand schaden sie nichts, sie verhüten sogar nach notwendigen ausgedehnten Resektionen das fatale „Flottieren" der Schleimhaut beim Atmen. Perforationen im *vorderen* Abschnitt (deren Folgen: Krustenbildung, Blutung, Flötenpfeifen u. a.) lassen sich durchaus vermeiden, wenn man Sorge trägt, daß die beiderseitige Schleimhaut nicht an korrespondierenden Stellen durchtrennt und eingerissen wird oder gar verlorengeht. Reißt die manchesmal sehr dünne Schleimhaut an der konkaven Seite beim Ablösen ein, dann lasse man den Knorpel an der Stelle des Einrisses stehen, halbiere ihn von der konvexen Seite aus in der Richtung seiner Fläche oder schräge ihn so ab, daß nur noch eine dünne Lamelle übrigbleibt, welche der eingerissenen und wieder aufgelegten Schleimhaut eine Stütze bietet.

Instrumente. Mehrere Spekula, ein scharfes Raspatorium, halbscharfe und stumpfe Elevatorien, bewegliches Septummesser nach BALLENGER, Knochenzange, BRÜNINGSsche Zange, schmale, flache abgeschrägte Meißel, 2—3 feine, mit dünnem Catgut armierte Nadeln zur Schleimhautnaht, Nadelhalter.

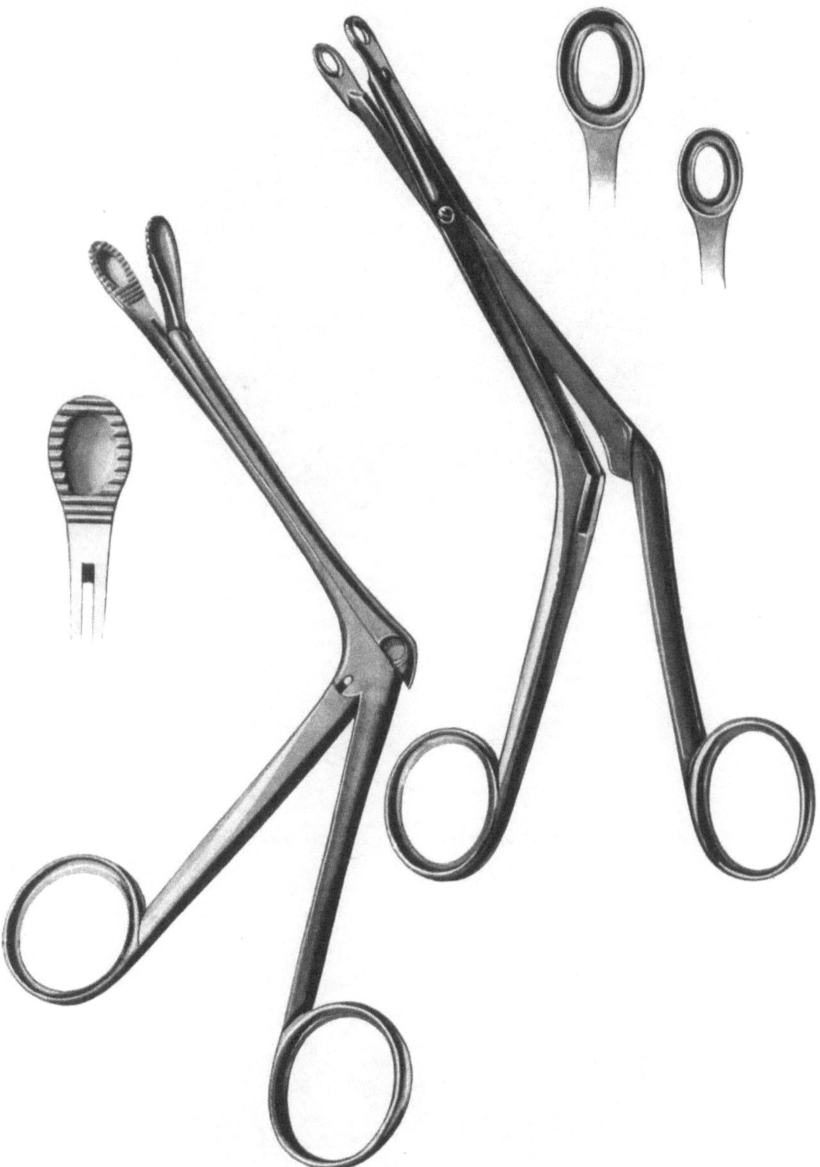

Abb. 155. Knochenzange nach BRÜNINGS-ALEXANDER.

2. Subperichondrale Septumoperation nach KRETSCHMANN.

Um den unteren Teil der Nasenscheidewand und den Boden der Nasenhöhle in deren vorderen Abschnitt zugänglich zu machen, durchtrennen wir vom Mundvorhof aus nach KRETSCHMANN an einem Eckzahn beginnend hoch über

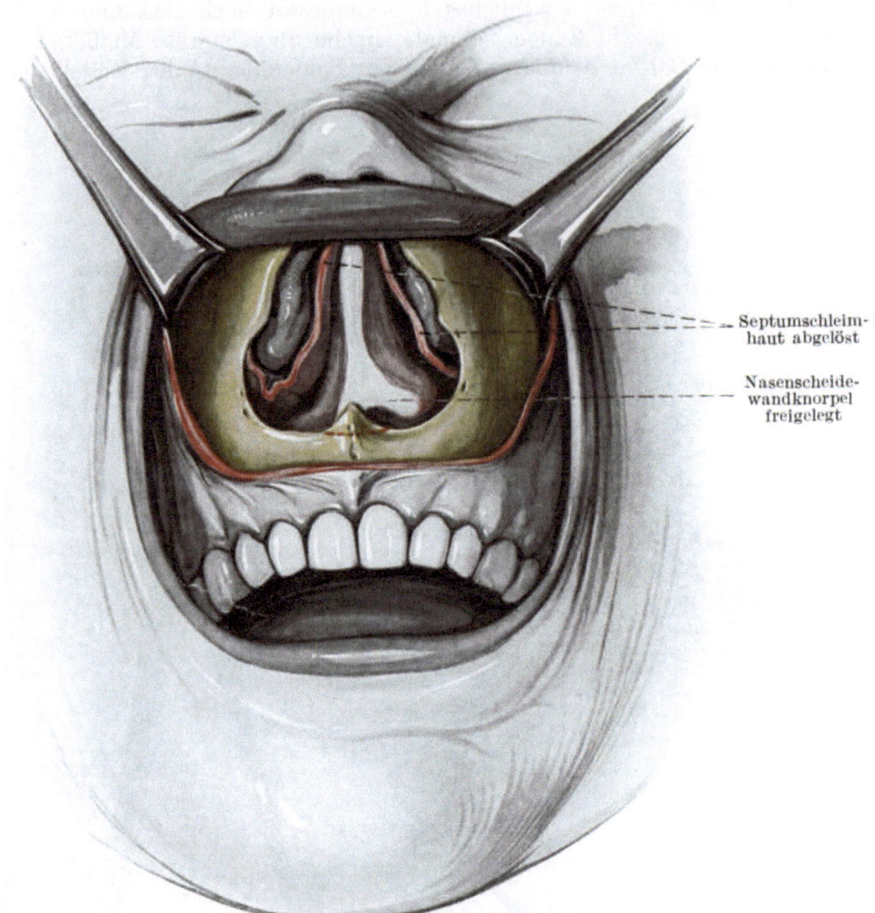

Abb. 156. Septumoperation nach KRETSCHMANN.

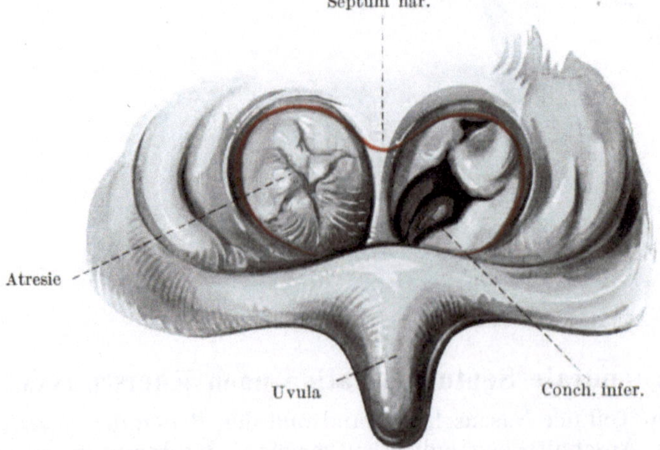

Abb. 157. Operation der Choanalatresien nach UFFENORDE-V. EICKEN.

das Lippenband hinweg zum anderen Eckzahn schneidend die Schleimhaut, schieben diese mit dem Periost nach oben, bis der Nasenboden und die Spina nasalis freiliegen. Letztere wird quer abgemeißelt, hierauf wie bei der eben beschriebenen KILLIANschen Methode die Mukosa der unteren Nasengänge und der Nasenscheidewand von ihrer Unterlage abgehebelt, wobei jede Durchtrennung der Schleimhaut vermieden wird. Die äußeren Weichteile hält ein Assistent mit einem scharfen Haken zurück, in die Nasenhöhle wird ein KILLIANsches Spekulum eingeführt, gespreizt und nun die Resektion wie oben vorgenommen (s. Abb. 156).

Zum Schluß Naht der Wunde im Vestibulum, äußerer Verband in Form einer Bartbinde und nach Bedarf Tamponade der Nasenhöhle wie oben.

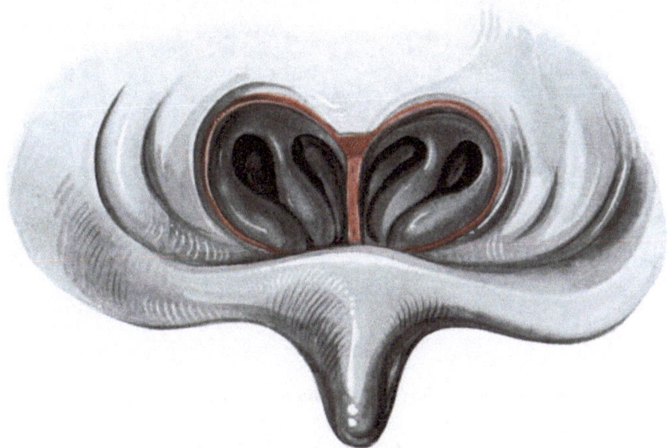

Abb. 158. Operation nach UFFENORDE-v. EICKEN beendet.

Auswüchse, Knochensplitter, Fremdkörper, kleine Tumoren, in die Nase gewachsene oder quergelagerte Zähne u. a. lassen sich auf diese Weise leicht und sicher entfernen, auch bei Verletzungen in der Zwischenkiefergegend leisten Weg und Methode Gutes. Der Allgemeinchirurg wird sie häufiger anwenden als der Nasenarzt.

Anhang.

Operation der Synechien und Atresien im Naseninnern.

Zur Behebung einseitiger Verwachsungen der Nasenscheidewand mit Teilen der Muscheln oder der seitlichen Nasenwand wird die Septumresektion wie beschrieben (s. S. 105) vorausgeschickt, die Septumschleimhaut von ihrer Verwachsungsstelle abgelöst, in der anderen Seite durch sparsame Verkleinerung der mittleren oder unteren Muschel, falls sie die Abspreizung der Scheidewand von ihrer Verwachsungsstelle hindern, Raum geschaffen, so daß die wiedervereinigten Nasenscheidewandblätter in einer von beiden Seiten gleich weiten Entfernung verbleiben und keine Gelegenheit zu neuer Synechiebildung erhalten.

Bei den seltenen Synechien im hintersten Teil des Cavum nasi und bei Choanalatresie wird nach UFFENORDE und VON EICKEN auch die submuköse Septumresektion vorausgeschickt, danach der hinterste Vomerteil wie bei der Hypophysenoperation von HIRSCH, jedoch zugleich mit den Schleimhautblättern des Septums, weggenommen, die Verwachsung gelöst, ein vorhandenes, knöchernes oder membranöses, den Nasenrachenraum abschließendes Diaphragma exzidiert, so daß eine neue einheitliche Choane entsteht, deren Ränder nicht mehr miteinander verwachsen können (Abb. 157 u. 158).

F. Die chirurgischen Eingriffe an den Tränenwegen.

Bei Stenosen des Tränennasenganges verfolgen alle operativen Eingriffe das Ziel, oberhalb des abflußhindernden Engpasses oder Verschlusses einen neuen Weg anzulegen, durch welchen die Tränenflüssigkeit dauernd und ungehindert nach der Nasenhöhle passieren kann. Um dieses Ziel zu erreichen, sind verschiedene Methoden angegeben worden.

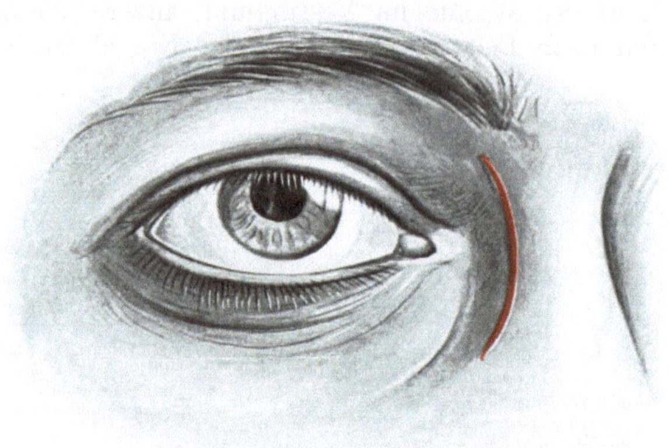

Abb. 159. Tränensackoperation nach TOTI. Schnittführung.

1. Methode nach Toti.

Wer nach Toti von außen beginnt, macht einen dem inneren knöchernen Orbitalrand parallel laufenden Bogenschnitt, legt von da Tränenbein und Stirn-

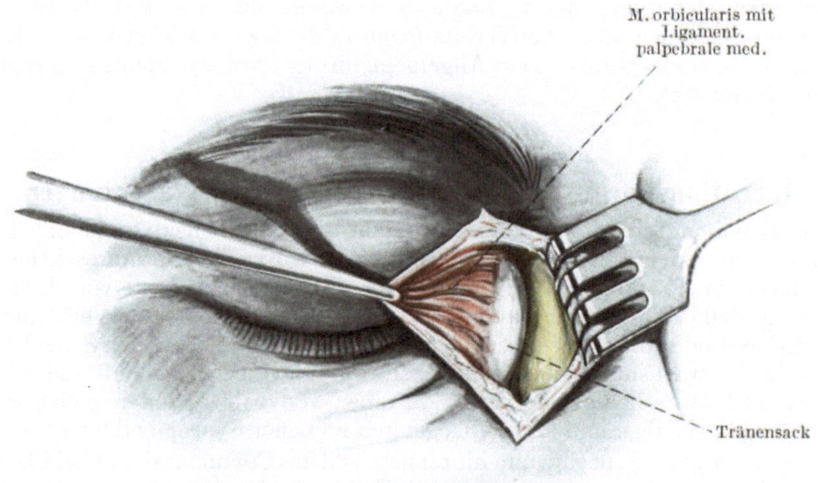

Abb. 160. Tränensack, Oberkieferfortsatz mit Tränenbein freigelegt.

fortsatz des Oberkiefers frei, hebelt Weichteile und Periost orbitalwärts ab, drängt den Tränensack nach außen, reseziert eine Spange des Processus frontalis vom Oberkiefer mit dem angrenzenden Infraorbitalrand (Abb. 159 u. 160) und nimmt sodann das Tränenbein mit der Crista lacrimalis posterior weg. Vom Tränensack wird nur der vordere und äußere Teil erhalten, der hintere und mediale Teil wird mit Pinzette und Schere weggenommen, hierauf die Nasenhöhle von oben her geöffnet und in der Nasenschleimhaut ein der Tränensacköffnung entsprechendes Fenster angelegt (s. Abb. 161). Gut angepaßte Naht mit feinster Seide. Leichter Kompressionsverband.

Man muß ausgiebig resezieren, damit später keine Verwachsungen eintreten, dann sind auch die Dauererfolge gut. Die Entstellung durch die zurückbleibende Narbe ist gering.

Die inneren nasalen Methoden haben den Vorzug, daß sie jede äußere Narbe vermeiden. Sie sind technisch schwieriger, die Heilungsresultate ebensogut, wenn nicht besser als bei der Operation nach TOTI.

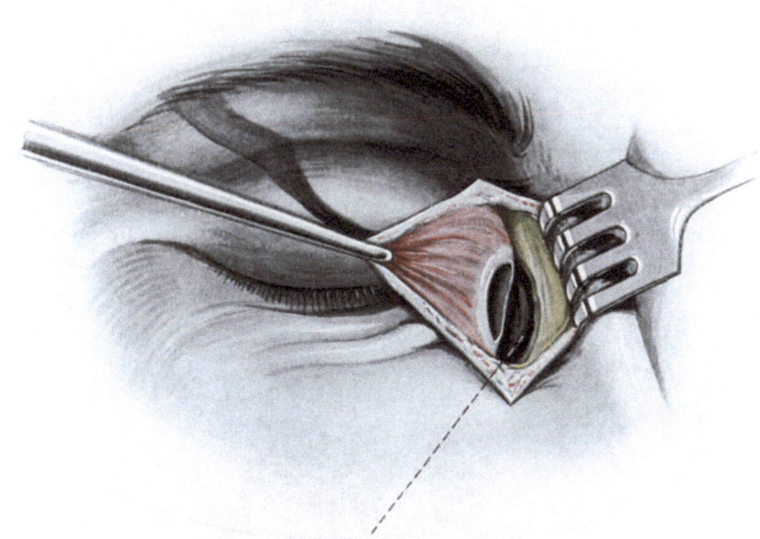

Abb. 161. Operation beendet.

Von den zahlreichen Vorschlägen, den Tränensack von der Nase her aufzusuchen, hat sich mancher als fruchtbar erwiesen, vor allem der Vorschlag von WEST, in die seitliche Nasenwand eine Bresche zu legen und dort den Tränensack zu öffnen. WESTs Methode wurde mehrfach modifiziert und verbessert.

2. Methode nach WEST-HALLE.

So hat HALLE einen Schleimhautperiostlappen mit hinterer Basis empfohlen, der während der Knochenresektion über die untere Muschel nach hinten geklappt, dann mit einem Fenster für die Mündung des Tränenkanales in die Nasenhöhle versehen und wieder an seine alte Stelle gebracht wird. WEST hat die Basis dieses Lappenschnitts nach unten verlegt. Mit dieser weiteren Modifikation verläuft die Operation nach WEST-HALLE in folgender Weise:

Schnittführung und Topographie (s. Abb. 162 u. 163). Nach Ablösung der Schleimhautperiostbedeckung über dem knöchernen Teil der seitlichen Nasenwand, hinter dem der Tränensack eingebettet ist, wird der Knochen durch einen längeren, schmalen, leicht abgebogenen Meißel (Abb. 164) entfernt. Der Operateur hält das lange KILLIANsche Spekulum eingeführt und gespreizt in

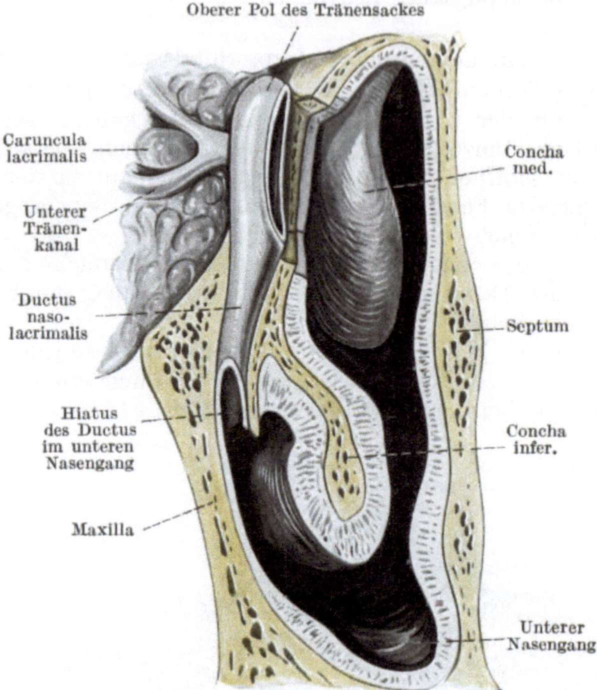

Abb. 162. Topographie der Tränenwege. Fenster in der seitlichen Nasenwand.

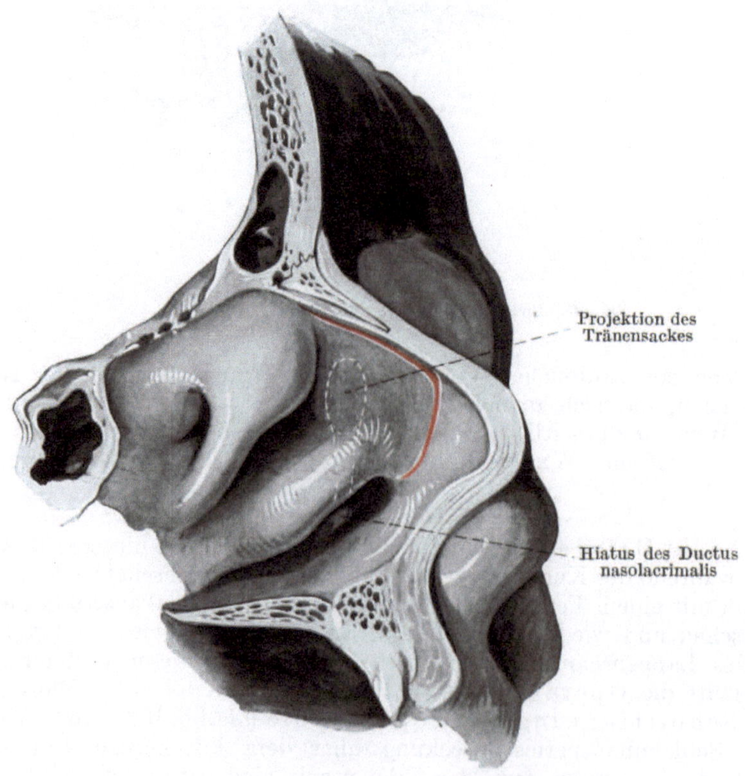

Abb. 163. Schnittführung bei der intranasalen Tränensackoperation.

einer Hand, mit der anderen führt er den meist schürfenden Meißel, auf welchen ein Assistent die befohlenen kurzen Hammerschläge ausführt. Die freigelegte Tränensackwand zu fassen, macht einige Schwierigkeit, besonders wenn der mittlere Nasengang eng ist. Es empfiehlt sich in solchen Fällen, vorher das Septum durch submuköse Resektion mobil zu machen und die Knochenlücke breit anzulegen.

Der Vorschlag von H. CLAUS, vorne im Tränensack einen Schlitz anzulegen, in den Schlitz eine feine Kornzange einzuführen, mit dieser die nasale Wand von innen zu fassen und nun zu exzidieren, erleichtert diese Phase des Eingriffs. Noch besser arbeitet ein kleines schlankes, gut geschärftes Konchotom, dessen feststehendes Blatt in den Schlitz paßt, während das bewegliche Blatt beliebige Teile des Sackes ausstanzt. Zum Schluß wird der nach unten gesunkene Schleimhautlappen für die Mündung des neuen Tränenweges gefenstert, wieder nach oben geschlagen und durch lockere Tamponade bis zur Anheilung festgehalten. Bei enger Nase und bei kleinen Kindern ist auch nach der submukösen Septumresektion die Übersicht mangelhaft, die Handhabung der Instrumente schwierig.

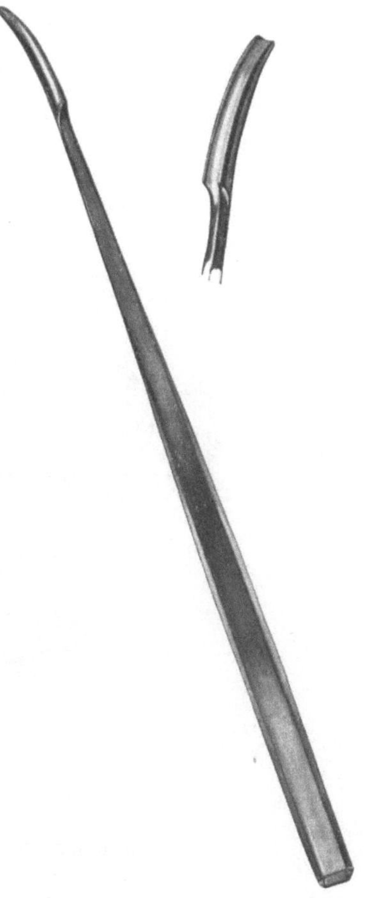

Abb. 164. Meißel nach WEST für die Tränensackoperation.

3. Methode nach VEIS-CLAUS.

Befriedigender und auch bei Kindern leichter ausführbar ist die Methode von VEIS-CLAUS (s. Abb. 165 u. 166). Sie hat den Vorzug des einfachen, nicht zu verfehlenden Weges und der guten Übersicht. Der Tränensack wird ohne vorausgehende Septumresektion von vorne aufgesucht und reseziert. Die submuköse Resektion der Nasenscheidewand ist das Vorbild dieser Methode. An Stelle des Nasenscheidewandknorpels und Knochens nehmen die Blätter des KILLIANschen Spekulums die Kante der Apertura pyriformis und den Processus frontalis des Oberkiefers zwischen sich. Von der Nase aus dringen wir ein. Anästhesierung des Operationsfeldes im mittleren Nasengang durch Besprühung (Kokainspray), hierauf Einspritzung einer $^1/_2$%igen Novokain-Adrenalinlösung zu beiden Seiten der Crista pyriformis. Das Infiltrat muß die äußere Haut bis zum Orbitalrand und die Schleimhaut des mittleren Nasengangs deutlich abheben und anämisieren. Innen Lappenbildung nach WEST: Schleimhautschnitt von oben hinten das Nasendach entlang nach vorne bis dicht an die Apertura pyriformis und weiter am Rande dieser entlang nach unten. Das vordere Ende der mittleren Muschel zeigt die Gegend an, wo wir den Tränensack zu suchen haben, hier ist auch der Mittelpunkt unseres endonasalen Schleimhautlappens. Dieser wird nach hinten unten geschlagen, hierauf von vorne die Crista pyriformis freigelegt und von ihrem Rande aus die äußere faziale Weichteilbedeckung des Processus frontalis mit einem scharfen Raspatorium bis zum Tränensack abgelöst.

Nun betrachten wir die Crista pyriformis mit dem Processus frontalis des Oberkiefers als ein deviiertes, von seiner Schleimhaut entblößtes Septum, führen ein KILLIANsches Nasenspekulum ein, dessen beide Blätter vom Rand der Apertura den Frontalast des Oberkieferknochens zwischen sich fassen.

Mit einem Flachmeißel oder bequemer mit dem CLAUSschen Schwalbenschwanzmeißel legt man nun zwei bis zum Tränenbein durchgehende Knochenschnitte an, von denen der obere in der Richtung auf den inneren Augenwinkel zuerst geführt wird. Der untere wird annähernd parallel dem oberen

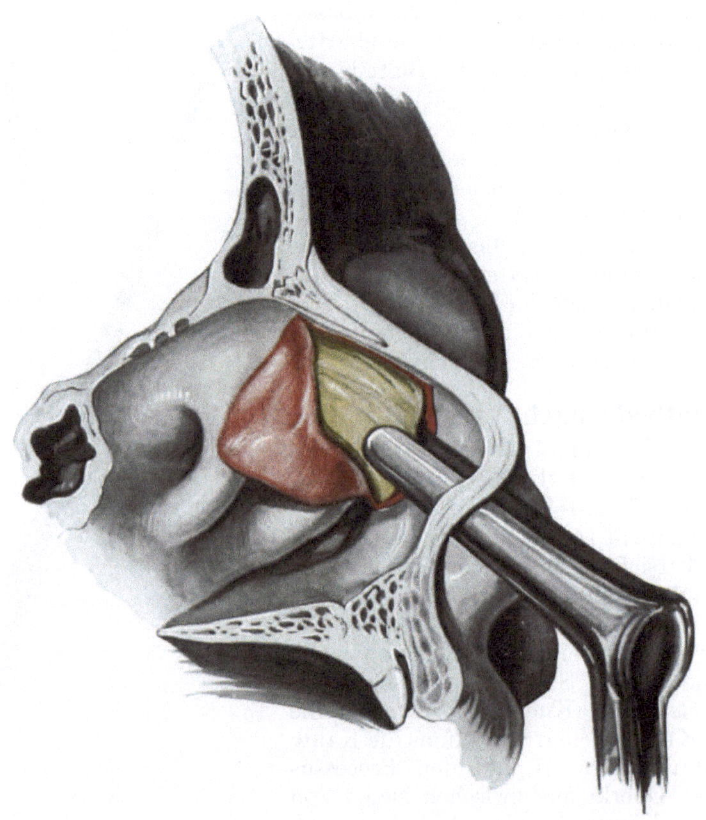

Abb. 165. Tränensackoperation nach VEIS-CLAUS.

in einer Entfernung von 1 bis $1^1/_2$ cm angelegt, das dazwischenliegende nun mobilisierte Knochenstück mit einer Septumzange gefaßt und extrahiert. Der Processus frontalis leistet in seinem unteren derberen Teil dem Meißel bisweilen stärkeren Widerstand. Der obere dünnere Teil federt beim Meißeln, wenn man die Durchtrennung des zu entfernenden Knochenstückes bereits im unteren Teil vorgenommen hat. Man legt deshalb stets zuerst den oberen Meißelschnitt an.

Nach der Herausnahme des keilförmigen Knochenstückes liegt die glatte Fläche des Tränensackes frei, wovon man sich durch Fingerdruck vom inneren Augenwinkel her überzeugen kann. Infolge des Gegendruckes drängt sich die Wand des gefüllten Tränensackes deutlich vor. Diese wird mit einem langen schmalen Messerchen geschlitzt, wobei sich Eiter entleert. Mit einem in den Schlitz eingeführten schlanken Konchotom erfolgt die Abtragung der Sackwand wie oben bei der WEST-Operation. Nun wird mit einem schmalen spitzen

Skalpell der nasale Schleimhautlappen für den Abfluß der Tränenflüssigkeit gefenstert an seine alte Stelle zurückgebracht und antamponiert (Abb. 166). Die Tamponade läßt die Stelle der Fensterung frei.

Führt man während der Operation eine Sonde durch eines der Tränenkanälchen in den Tränensack, so kann man sich mit der Sonde die Wand des letzteren entgegendrücken und seine Abtragung erleichtern.

Diese Operationsmethode hat sich in allen unseren Fällen bewährt. Bei Säuglingen lösten wir wie bei der Schiefnasenoperation[1] die Wangenweichteile

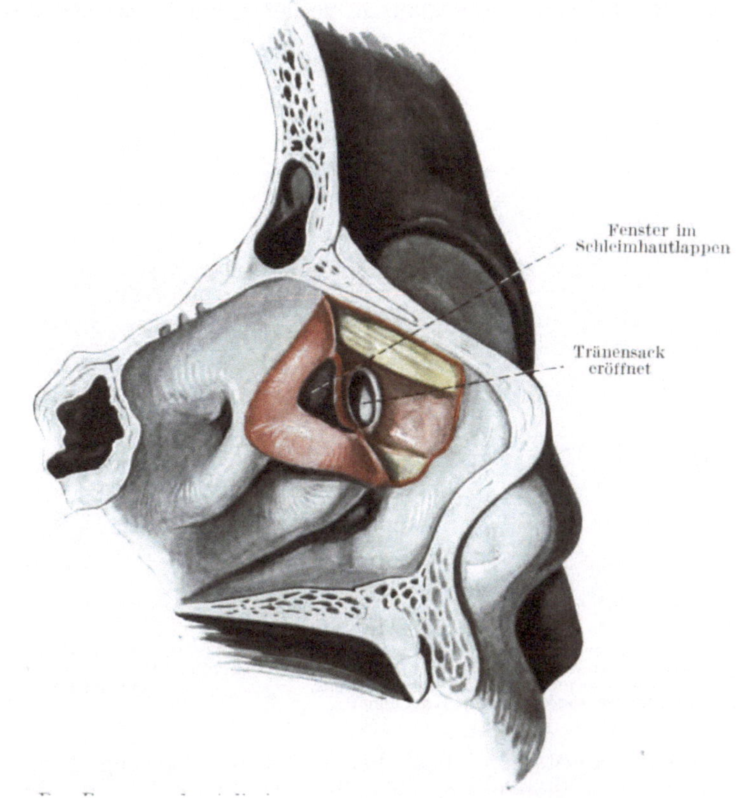

Abb. 166. Der Processus frontalis ist reseziert, der Tränensack geöffnet.

ab, legten die Apertura piriformis von der Seite her frei, resezierten den schmalen Proc. frontalis und gelangten von da an den Tränensack. Die Fälle heilten gut unter Erhaltung sämtlicher Zahnkeime (s. hierzu das folgende Kapitel).

G. Oberkieferhöhle und Zahnsystem.

Zwischen Oberkieferhöhle und Zahnsystem bestehen chirurgisch bedeutsame Beziehungen. Sie zeigen sich schon in der Entwicklungsperiode der Zähne. Bei Kindern nehmen die Ersatzzähne fast die gesamte Vorderwand der Kieferhöhle ein und verwehren Eingriffe vom Munde aus, solange der Zahnwechsel andauert. Die meist tödliche Osteomyelitis des kindlichen Oberkiefers hängt mit der Zahnentwicklung zusammen, doch vermag die Ausräumung des Krankheitsherdes mit allen Zahnkeimen den ungünstigen Verlauf der Erkrankung

[1] Siehe Chirurg **1927**, H. 6.

nicht zu beeinflussen. In einem Falle von Kieferhöhlen- und Siebbeinvereiterung mit drohender Erblindung konnten bei dem 7jährigen breitgesichtigen Mädchen die Fossa canina erhalten und die vorhandenen Ersatzzähne umgangen werden durch Resektion des Processus frontalis des Oberkiefers vom Munde aus (Abb. 167).

Die Freilegung und Ausräumung der Siebbeinzellen bis in die Keilbeinhöhle nach Luxation der medialen Kieferhöhlenwand durch die genügend große Lücke bereitete in diesem Falle keine Schwierigkeiten. Der Orbitalboden wurde dabei an seiner tiefsten Stelle geöffnet, Bulbus und Periorbita schonend entlastet. Der weitere Zahnaustausch verlief normal, das Sehvermögen wurde

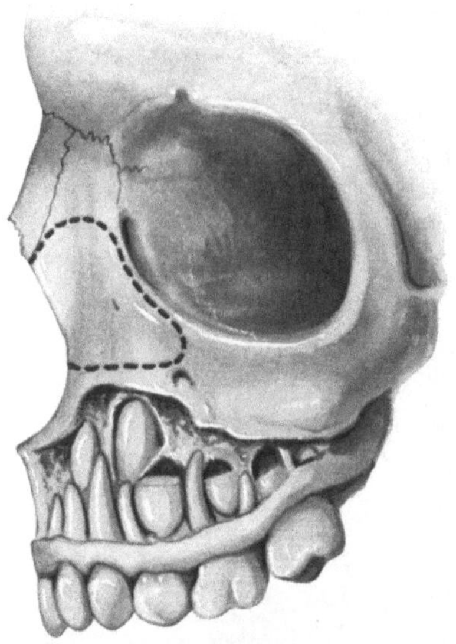

Abb. 167. Oberkiefer eines 7jährigen Kindes. Die Ersatzzähne nehmen fast die ganze faziale Kieferhöhlenwand ein. Die punktierte Linie bezeichnet die Grenzen des abgemeißelten Knochens.

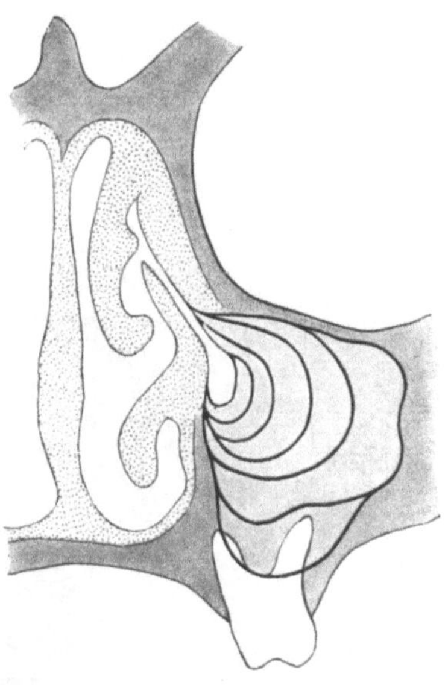

Abb. 168. Pneumatisation der Kieferhöhle in verschiedenen Lebensaltern. Zeitringe der wachsenden Höhle.

völlig wiederhergestellt, es blieb keine Nasenverengerung, keine äußere Narbe zurück, die Nebenhöhleneiterung heilte aus.

Durch abnormen Entwicklungsverlauf können ganze Zähne in den unteren Nasengang oder in die Oberkieferhöhle geraten, was im Wachstumsantagonismus zwischen Zahnsystem und Oberkiefer- bzw. Nasenhöhle begründet ist.

Das Wachstum der Oberkieferhöhle wird gehemmt durch das Knochenwachstum innerhalb der Zahnalveolen in der Weise, daß die Oberkieferhöhle in der Zeit des Milchgebißdurchbruchs bis zum 2. Lebensjahr langsam wächst, nach dem Erscheinen der Milchzähne sich zugleich mit dem Oberkieferkörper rasch vergrößert (bis zum 7. Lebensjahr), dann aber wieder während der Ausbildung der bleibenden Zähne bis zum 14. Lebensjahre nur eine geringe Weiterentwicklung erfährt. Danach setzt von neuem das Wachstum ein, das bis zur völligen Ausbildung des Gesichtsschädels anhalten kann (Abb. 168). Zu dieser eigenartigen Wechselwirkung, bei der entweder die Kieferhöhle oder das Zahnsystem zu kurz kommen, gesellt sich der Kampf um den Raum, welcher in den Nebenhöhlen herrscht und von der Gesichtsform entscheidend beeinflußt wird.

Es kommt im Verlauf dieses Wettstreites zu einer verwirrenden Mannigfaltigkeit im Bau der verschiedenen Nebenhöhlen, an der auch die Kieferhöhle teilnimmt. Ihre Form und Größe wechselt außerordentlich. Von ihren Ausbuchtungen soll hier nur die mit den Zähnen eng verbundene Alveolarbucht berücksichtigt werden.

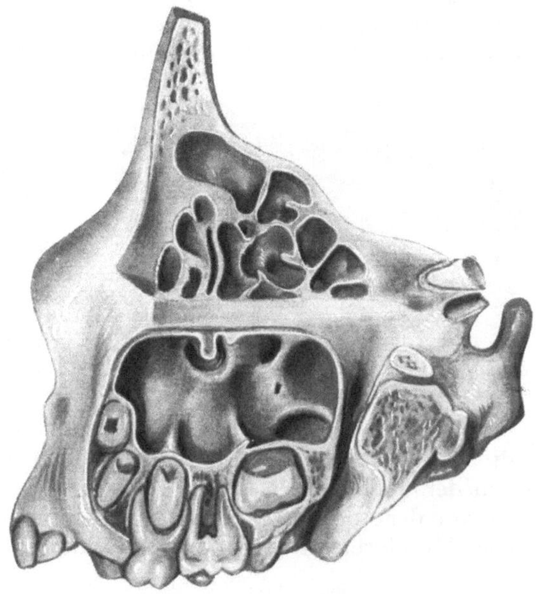

Abb. 169. Kieferhöhle eines 8jährigen Kindes nach W. B. DAVIS.

Beim Säugling ist die Kieferhöhle eine schmale, von der Zahnleiste weit entfernte glatte Rinne, die sich zunächst nur der Länge nach vergrößert. Erst gegen das 2. Lebensjahr erfolgt eine weitere Ausdehnung der Rinne nach unten, die, rasch zunehmend, im 4. Lebensjahr dem 2. Mahlzahn nahe kommt. Im 12. Lebensjahr ist die Form der Nebenhöhlen im großen und ganzen festgelegt, doch sind weitere Formveränderungen an der Kieferhöhle noch bis zur völligen Ausbildung des Alveolarfortsatzes zu erwarten.

Eine Alveolarbucht findet sich erst beim Erwachsenen. Sie ist verschieden groß und von verschiedener Gestalt, je nachdem die Kieferhöhle mehr nach unten, nach vorn, nach hinten oder seitlich ausgeweitet ist. Der Kieferhöhlenboden steht tiefer als der Nasenboden, die Zahnwurzeln sind meist durch eine dünne Knochenschicht von der Kieferhöhle getrennt. Wenn die Ausläufer des Pneumatisationsprozesses in der Alveolarbucht weit nach unten (sogar unter den Nasenboden hinein) reichen, bleiben den Zahnwurzeln nur die Wandungen der Bucht übrig; aber auch die Wandung kann in den Pneumatisationsprozeß verwickelt werden. Dann ragen die Wurzelspitzen, lediglich mit einem zarten Periostüberzug versehen, frei in die Alveolarbucht hinein (s. Abb. 169 u. 170).

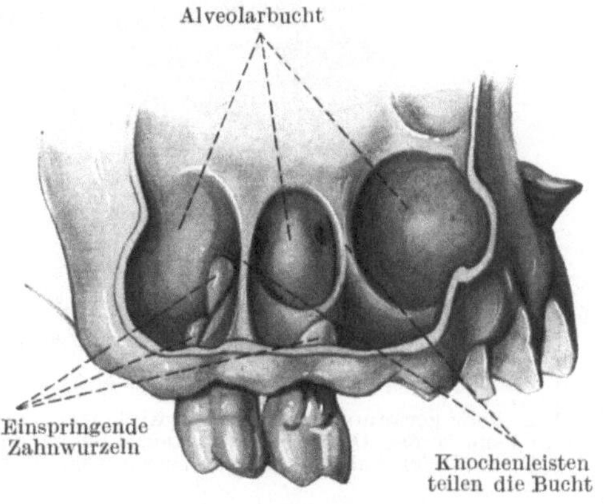

Abb. 170. Große gekammerte Alveolarbucht nach ZUCKERKANDL.

Auf diese Abweichungen haben zwar die Anatomen hingewiesen, die Praktiker aber so gut wie nicht geachtet. In der chirurgischen Praxis ist der Zahnarzt froh, wenn er der Kieferhöhle nicht zu nahe kommt, der Nasenarzt schlägt bei seinen Kieferhöhlenoperationen — schematisch und bei fehlender Alveolarbucht mit Recht — vorn oder seitlich ein Loch, dessen unterer Rand über dem Kieferhöhlenboden bleibt, und läßt die Bucht unangetastet mit Rücksicht auf die Zahnwurzelspitzen, deren dünnes Dach er nicht verletzen will. Daß die tiefe Alveolarbucht eine Schleimhautauskleidung hat, welche bei allen Kieferhöhlenentzündungen miterkrankt, am längsten der Heilung widerstrebt und zu einem bleibenden Krankheitsherd wird, das kümmert ihn nicht. Höchstens daß er unter günstigen Bedingungen, d. h. soweit es ihm die anatomischen Verhältnisse und die Lage seiner Operationsöffnung erlauben, eine vorsichtige Ausschabung der Bucht vornimmt. Der Zahnchirurg ist insofern im Vorteil vor dem Nasenarzt, als er seine Öffnung an einer tiefen Stelle der Alveolarbucht anlegen und mit dem kranken Zahn meist auch die von diesem infizierte Höhle zur Heilung bringen kann. Bei starker Verbreiterung der Alveolarbucht kann durch die Zahnextraktion ein großes Loch im Alveolarfortsatz entstehen, wobei die Kieferhöhle an tiefster Stelle breit eröffnet wird (s. Abb. 168).

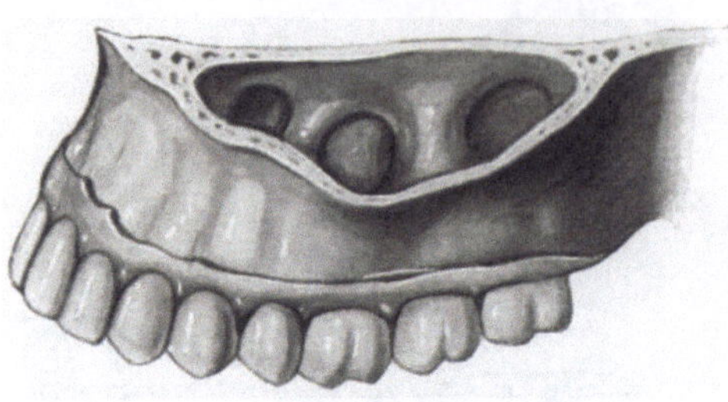

Abb. 171. Alveolarbuchten mit vorspringenden Zahnwurzelhöckern nach GRÜNWALD.

Die Aufgabe des Rhinochirurgen ist eine völlig andere. Er hat es meist mit schweren Schleimhautschädigungen der ganzen Höhle zu tun. Öffnet er in der üblichen Weise die Kieferhöhle von der fazialen oder nasalen Wand oder von der Apertura piriformis aus, so bleibt eine tiefe, von oben kaum zugängliche Alveolarbucht stets als undrainierte Mulde oder als hohler Napf ohne Abfluß bestehen. Bei chronischen Schleimhauterkrankungen kann der kranke Inhalt der Mulde niemals ausheilen in dem Sinne, daß sie bindegewebig verödet, oder daß sie sich von neuem mit gesundem Gewebe auskleidet. Der tolerante Patient wird zwar beschwerdefrei, behält aber seinen latent gewordenen Krankheitsherd. Dieser „Herd“ bleibt eine dauernde Gefahr für die bezüglichen Zähne und den ganzen Organismus.

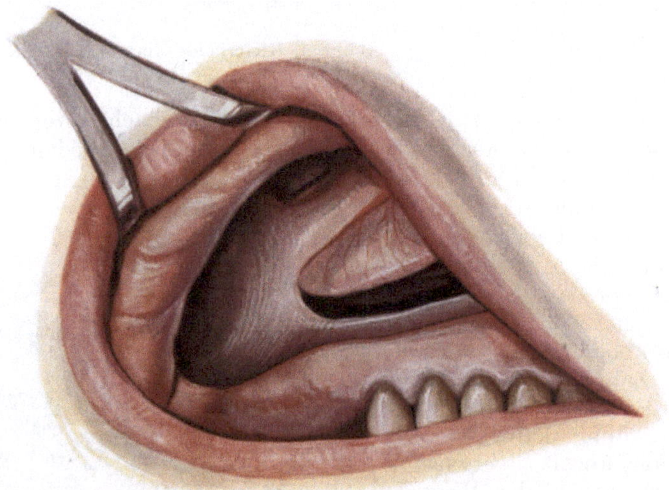

Abb. 172. Sehr geräumige Kieferhöhle, weit nach vorn reichende Alveolarbucht mit hineinragender Wurzelspitze des Dens caninus. Radikaloperation. Breite Verbindung zwischen Nase und Kieferhöhle im unteren Nasengang. Untere Muschel im ganzen erhalten.

An einer großen Reihe von eigenen und aus anderer Hand kommenden Fällen konnte ich bei Nachoperationen solcher Herde stets den Nachweis führen, daß die „Heilung“ schon bei mäßiger Buchtbildung — von den Gaumenbuchten ganz zu schweigen — nur zum Schein bestand, daß sich zwar Knochen- und Bindegewebe an den Operationsöffnungen neu gebildet und mit dem von außen nach innen wachsenden Muskel- und Bindegewebe vereinigt hatte, daß sich aber dazwischen kranke Schleimhaut behauptet und, eingeschlossen, zu Zysten- oder Tumorbildung (fibröse Polypen) Anlaß gegeben hatte. Daneben fanden sich in der verdickten Schleimhaut häufig Fisteln, aus denen sich bei Druck auf das Granulationspolster Eiter entleerte.

Waren bei diesem ungeordneten Heilungsverlauf Zahnwurzeln an den Wänden der Bucht oder in der Bucht selbst verblieben, so verloren sie ihre Bedeckung und starben ab, da auch der Knochen von seinem kranken periostalen Überzug nicht mehr ausreichend ernährt werden konnte. Ich habe deshalb bei all den nicht seltenen Fällen, wo eine tiefe unter den Nasenboden reichende, von außen schwer zugängliche Alveolarbucht vorhanden war, stets die aufsteigende palatinale Knochenwand mit den in ihr steckenden oder sie überragenden Zahnwurzeln reseziert.

Das konnte um so unbedenklicher geschehen, als erfahrungsgemäß ein Verlust oder auch nur eine Lockerung der in ihren Wurzeln gekürzten Zähne in Jahrzehnten nicht eintrat. Auch sonst konnte bei geeigneter Nachbehandlung niemals ein Schaden bemerkt werden.

Dieses Vorgehen hat sich in vielfacher Hinsicht gelohnt. Während unter dem Einfluß der krank gebliebenen Schleimhaut mit den nicht resezierten Zahnwurzeln auch der Knochen litt, war nach der gründlichen Ausräumung des kranken Inhaltes der Alveolarbucht stets kräftige Knochenneubildung zu beobachten, wodurch auch gelockerte Zähne wieder fest wurden und ihrem Träger dauernd erhalten blieben. Um die Alveolarbucht möglichst gleichmäßig und ohne Schwelle mit dem unteren Nasengang zu verbinden, meißelte ich mit dem Ansatz der medialen Kieferhöhlenwand auch Teile des Nasenbodens ab und klappte die erhaltene Schleimhaut des unteren Nasenganges breit auf den angefrischten Kieferhöhlenboden, wo sie sich stets behauptete. In der mangelhaften Beschaffenheit des Substrates ist wohl auch die häufige Klage über das Mißlingen der Schleimhautplastik begründet. Die orale Öffnung wurde nach wiederholter Tamponade meist sekundär, und nachdem die ordnungsgemäße Heilung auch bei den tiefsten Alveolarbuchten sichergestellt war, verschlossen.

Diesen erprobten und zur Heilung aller erkrankten Teile führenden Eingriffen fügten weitere Erfahrungen eine noch dringlichere Aufgabe hinzu:

Bei 2 an Sepsis verstorbenen Kranken, bei denen klinisch keine Eingangspforte gefunden wurde, konnte in vivo spärliches eitriges Sekret im unteren Nasengang und eine Druckempfindlichkeit am Alveolarfortsatz nachgewiesen werden, an der Stelle, wo eine eingezogene Narbe die vor Jahren erfolgte Kieferhöhlenoperation bezeichnete. Die vorgeschlagene Röntgenaufnahme der Zahnwurzeln und die Wiedereröffnung der Kieferhöhle unterblieben. Die Sektion wurde verweigert.

Ein 3. Fall verlief ähnlich. Auch hier hatte ich, vor Eintritt der rasch tödlich verlaufenden Sepsis, die Nachoperation einer ungenügend operierten Kieferhöhle ohne Erfolg angeraten. Der letzte Fall betraf einen Studenten mit septischen Erscheinungen, bei dem eine hochfieberhafte Grippe angenommen wurde. Die Röntgenaufnahme stellte in einer „radikal“ operierten Kieferhöhle eine vereiterte tiefe Alveolarbucht fest. Die Spitze des schräg nach hinten oben laufenden Eckzahnes ragte in die Bucht hinein (Abb. 172 u. 173). Patient entschloß sich sofort zur vorgeschlagenen Nachoperation. Das Fieber fiel unmittelbar nach Eröffnung und Ausräumung der mit grauroten Granulationen ausgekleideten brüchigen Alveolarbucht zur Norm, Patient wurde geheilt, der resezierte Eckzahn blieb erhalten. Die sehr große Öffnung in der fazialen Kieferhöhlenwand konnte, nachdem der erkrankte Knochen sich erholt hatte und nach Herstellung normaler Wundverhältnisse in einer Sitzung mit Erfolg geschlossen werden (siehe Plastik, S. 136).

Die frei in Alveolarhöhlen ragenden Wurzelspitzen bleiben stets Fremdkörper. Sie widerstreben jeder Knochenregeneration und werden nur sehr langsam resorbiert. Nach ihrer Abmeißelung und nach gründlicher Ausschabung des kranken Schleimhautpolsters mit seinem knöchernen Widerlager hört der Knochenabbau auf, es kommt bald danach über dem seiner Wurzelspitze beraubten Zahne zu lebhafter Knochenneubildung. Der Krankheitsherd, das „Granulom", ist damit endgültig beseitigt und bedroht den Organismus nicht mehr mit einer Allgemeininfektion. Weitere zahnärztliche Betreuung erwies sich in allen diesen und ähnlichen Fällen als überflüssig.

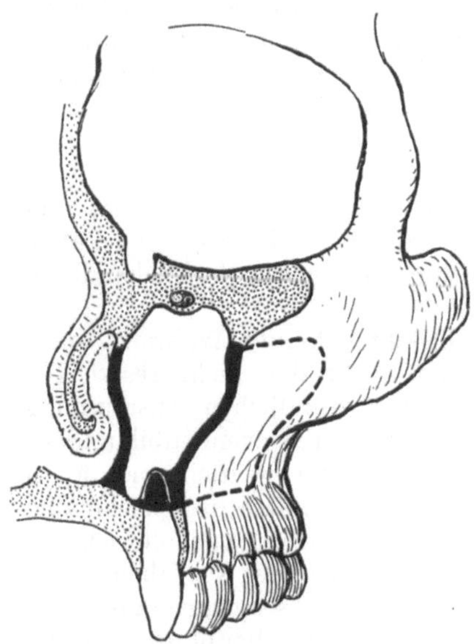

Abb. 173. Schematische Skizze zu Abb. 172. Die resezierten Teile tiefschwarz.

Gut beobachten ließ sich diese Fremdkörperrolle an Wurzelspitzen, die in einer Mundvorhoffistel gänzlich freilagen. Man wird sich vergeblich bemühen, solche Fisteln zu schließen, denn die Wurzelspitze wirkt in der Wundhöhle weiter als Fremdkörper, ist selbst unproduktiv, verhindert jede Gewebsneubildung und nimmt kein Gewebe an, weshalb auch die plastische Deckung durch eine Knochenschicht aus der Umgebung meist mißlingt. Da hilft nur die Resektion des freiliegenden Wurzelteiles bis in den Wurzelkanal hinein. Sie wird mit feinen Meißeln unter Schonung der Spongiosa vorgenommen.

Unmittelbar nach der Resektion änderte sich auch hier jedesmal das Verhalten der Gewebe. Von allen Seiten begann über dem Wurzelstumpf die Knochenneubildung, die, durch lockere Tamponade unterstützt, so bedeutend wurde, daß man später zur Deckung der Fistel einen genügend großen Knochenlappen erhielt, womit der dauernde Verschluß gelang. In allen diesen Fällen bedeutet die Opferung der ohnehin nerven- und pulpalosen Zahnwurzeln einen Gewinn, die Zähne selbst bleiben erhalten, die von zahnärztlicher Seite geäußerten theoretischen Einwände der Lockerung oder des Verlustes von so behandelten Zähnen durch Granulome oder Zysten erwiesen sich praktisch als irrig. Nur schadhafte, kariöse oder ungenügend gefüllte Zähne wurden nach Abschluß der Behandlung zahnärztlicher Pflege übergeben.

Indes soll der erfahrene Chirurg von vornherein die Bildung gefährlicher Wurzelgranulome an und in der Kieferhöhle verhüten. Das gelingt aber nur dann, wenn er den Alveolarteil der Oberkieferhöhle breit freilegt, die Alveolarbucht gründlich abtastet und die in den Weg gestellten Wurzelspitzen anpackt. Augenschein und Tastgefühl entscheiden, nicht die häufig genug irreführende Röntgenaufnahme.

Grundsätzlich soll kein toter Raum zurückbleiben. Dabei können gelegentlich auch gesunde Zahnwurzeln nicht geschont werden. Dies ist der Fall bei sehr schmaler und tiefer Alveolarbucht, wenn die zum radikalen Vorgehen nötige Bewegungsfreiheit fehlt, oder wenn die Nachbehandlung gefährdet ist; ferner bei abnormer Zahnentwicklung (Zahnretention, Ektopie, vorausgegangenes Trauma) oder auch bei Zystenbildung im distalen Teil des Alveolarfortsatzes mit ungünstiger Zahnstellung.

Bei Kindern fehlt regelmäßig die Alveolarbucht, weshalb bei ihnen Kieferhöhleneiterungen leichter ausheilen. Auch der eingangs geschilderte Fall heilte aus diesem Grunde ohne weitere Nachhilfe durch Operation von oben. Bei der Rhinitis atrophicans, wo die Nebenhöhlen zumeist auf einer kindlichen Entwicklungsstufe stehenbleiben, ist seltener eine Alveolarbucht zu finden.

Auf die in der fazialen Kieferhöhlenwand verlaufenden Pulpanerven kann chirurgisch keine Rücksicht genommen werden. Der Zahnchirurg findet, zur Kieferhöhlenoperation veranlaßt, meist abgestorbene Pulpanerven vor. Beim Rhinochirurgen heißt es: entweder mit allen Mitteln eine Radikalheilung erzielen oder gesunde Zahnwurzeln und -nerven um jeden Preis erhalten, beides zusammen ist nach dem heutigen Stand der Technik unmöglich. Die zur Schonung der Pulpanerven neuerdings vorgeschlagenen Eingriffe von der Nase aus sind in bezug auf die Radikalheilung unzureichend, bei stärkerer Buchtenbildung schwierig, die Schonung der Pulpanerven der palatinalen Seite unmöglich. Überdies zwangen bei unseren nasalen Eingriffen wiederholt bedrohliche, von der Nase aus nicht zu beherrschende Blutungen zur nachträglichen Resektion der fazialen Kieferhöhlenwand mit Freilegung der Blutungsquelle und zu der dadurch allein möglich gewordenen konzentrischen Tamponade von zwei Seiten her.

Handeln wir hierbei den Zähnen zu Gefallen und betrachten das Problem der Heilung aus der Perspektive einer Zahnwurzelspitze, dann müssen wir auf die bewährten Operationsmethoden von DENKER, LUC-CALDWELL und STURMANN überhaupt verzichten. Das tun wir nicht, sondern nehmen bei unseren, dem höheren Ziel der Radikalheilung zugewandten, großchirurgischen Eingriffen lieber geringfügige Nachteile mit in Kauf, wie das auch auf anderen Gebieten der großen Chirurgie Brauch ist.

H. Die Eingriffe an der Oberkieferhöhle.

Die Heilungsbereitschaft der akut entzündlich erkrankten Nebenhöhlen ist bedeutend. Oft führt die Lüftung der Nasengänge auch bei den subakuten und chronischen Fällen schon durch Entfernung von Polypen, durch Beseitigung einer Deviation oder einer vorgeschobenen, vereiterten Siebbeinzelle die Heilung herbei. Entscheidenden therapeutischen Wert hat die Punktion bzw. Ausspülung der erkrankten Höhle.

1. Die Punktion der Oberkieferhöhle.

Die Punktion vom unteren Nasengang aus wird in der Weise ausgeführt, daß man nach Anästhesierung des unteren Nasenganges einen Trokar hinter dem vorderen Ende der unteren Muschel in der seitlichen Nasenwand schräg nach außen schiebt (s. Abb. 174). Unter Senkung des Trokargriffes tastet man sich bis dicht an den Ansatz der unteren Muschel und stößt mit leicht drehenden Bewegungen das Instrument an der hier gelegenen schwächsten Stelle des unteren Nasengangs in das Cavum der Oberkieferhöhle. Man fühlt das Nachlassen des Knochenwiderstandes, sobald die Spitze des Instrumentes in die Höhle eingedrungen ist, zieht die Führung des Trokars heraus, läßt die nun offene Röhre tiefer hineingleiten, bis man die hintere Kieferhöhlenwand berührt, zieht die Röhre ein wenig zurück und verbindet ein Gefäß mit steriler physiologischer Kochsalzlösung mit der Öffnung des Trokarrohres. Der eingeschaltete Gummischlauch darf keine Luftblasen enthalten, weshalb man ein kurzes Glasrohr in den Schlauch einläßt, in dem Luftblasen sofort zu erkennen sind. Man hüte sich in die hintere Kieferhöhlenwand einzudringen und die Weichteile der Fossa sphenomaxillaris zu verletzen oder eine schmerzhafte Infiltration derselben mit Ödem der Orbita, der Wange mit Kiefersperre hervorzurufen — üble Zufälle, deren Folgen nach

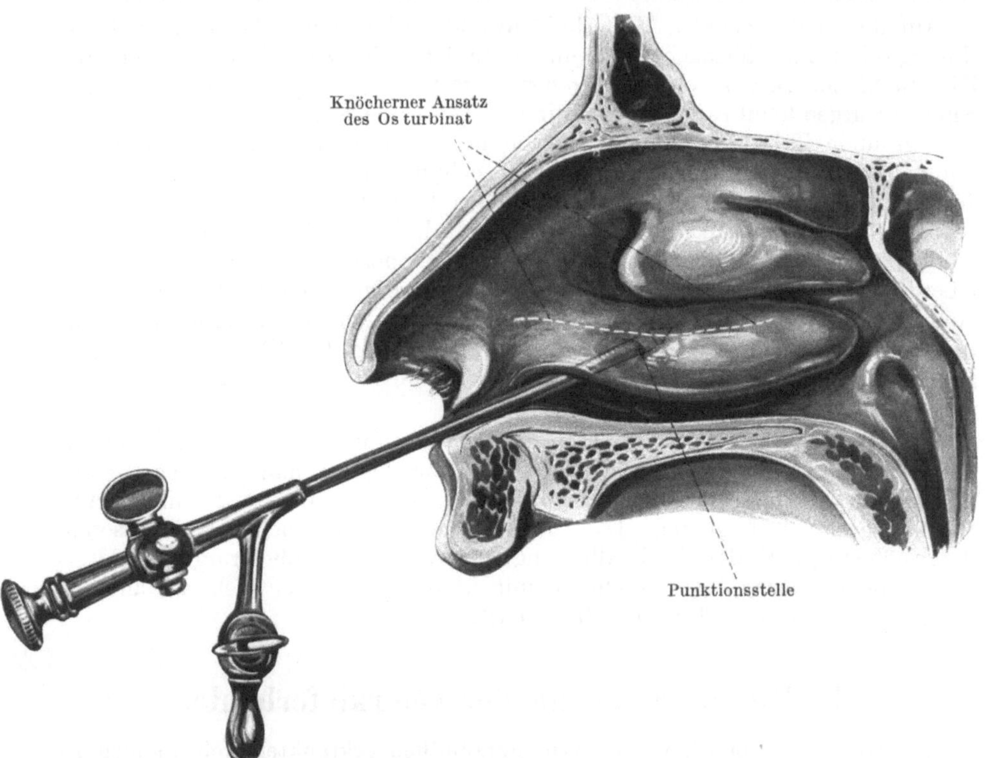

Abb. 174. Punktion der Oberkieferhöhle. Trokar nach KOERNER.

wenigen Tagen abklingen, aber bis das Infiltrat resorbiert ist, den Patienten in hohem Grade belästigen. Schwerere entzündliche Schädigungen der Orbita, Phlegmonen usw. infolge fehlerhafter Punktion müssen chirurgisch behandelt werden. Lufteinblasungen in die Kieferhöhle sind streng verboten. Sie bergen die Gefahr einer tödlichen Luftembolie.

Bietet die Punktion wegen der Härte des Knochens oder sonstiger anatomischer Hindernisse (Tiefstand der unteren Muschel) bedeutende Schwierigkeiten oder fließt das Sekret bei der Spülung nicht ab, so unterlassen wir lieber weitere Versuche, als daß wir den Kranken gefährden, beschränken uns auf die Allgemeinbehandlung und meißeln bei dauerndem Abflußhindernis zeitig auf.

Die Punktion vom mittleren Nasengang aus geschieht folgendermaßen:

Wir führen eine vorne abgebogene scharfe Kanüle bis zur Mitte des mittleren Nasengangs, neigen dieselbe nach außen und stoßen die nach unten gerichtete kurze Spitze mit leichtem Druck durch die hier sehr dünne, oft nur membranöse nasale Kieferhöhlenwand. Man muß sich vergegenwärtigen, daß die seitliche Nasenwand stets mehr oder weniger in die Kieferhöhle vorspringt und im mittleren Nasengang dem Orbitalboden dicht anliegen kann. Die Spülkanüle darf keinesfalls in die Orbita geraten.

Die vom mittleren Nasengang einlaufende Spülflüssigkeit fließt bisweilen über eingedicktes Sekret am Kieferhöhlenboden, meist ohne es mitzureißen und nach außen zu befördern. Bei der Punktion vom unteren Nasengang aus wird solches Sekret von der Spülflüssigkeit in die Höhe gehoben und leichter zum Abfluß gebracht. Ebenso ist es mit den Zysten und gekammerten Höhlen, die vom mittleren Nasengang aus nicht erreicht werden können. Wir bedienen uns aus diesen Gründen fast ausschließlich der unteren Punktion. Nach der Herausnahme der Trokarführung abtropfende Flüssigkeit zeigt das Vorhandensein einer Zyste an, neben der noch eiternde Höhlen bestehen können, die dem Trokar unzugänglich sind (Röntgenaufnahmen).

Dauert die Eiterung an, nehmen die krankhaften Erscheinungen und Beschwerden zu, fließt das Sekret jedesmal schlecht ab, sind unsere allgemeinen Maßnahmen erfolglos geblieben, ist auch mit Sicherheit eine Zahnerkrankung als Ursache des Nebenhöhlenleidens auszuschließen, so erfolgt die breite Eröffnung der betreffenden Höhle.

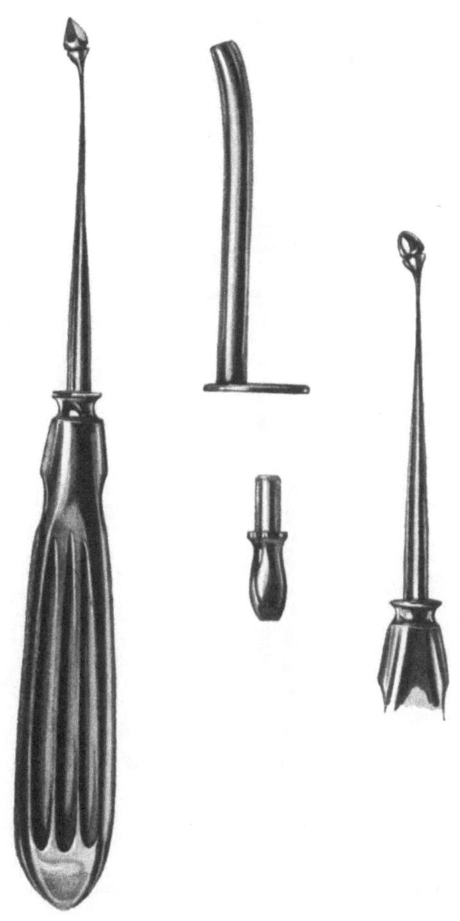

Abb. 175. Trokar nach KRAUSE.

2. Kieferhöhlenoperation.

Bei der Kieferhöhlenoperation wählen wir mit Vorliebe den Weg durch die faziale Wand. Er schließt uns unmittelbar den Krankheitsherd auf, gibt den freiesten Überblick über die gesamten Ausbuchtungen und Kammern der Höhle und erleichtert die Kontrolle des Heilungsverlaufes; wir brauchen ihn außerdem bei einer Reihe von anderen Operationen. Die enge Nachbarschaft der Mundhöhle erregt nach den Ergebnissen der praktischen Erfahrung keine Bedenken. Zur Allgemeinnarkose eignen sich nur die gut steuerbaren Gase (Chloroform, Äther). Patient muß am Ende der Operation völlig wach sein, weshalb alle über die Eingriffe hinaus wirkenden Betäubungsmittel hier unbrauchbar sind.

Das Vorbild dieser „Schlüsseloperation" ist das modifizierte Verfahren von CALDWELL-LUC.

a) Modifiziertes Verfahren der Kieferhöhlenoperation.

Patient liegt auf dem Rücken, mit dem Hinterkopf bzw. Nacken auf einer Halbrolle, der Kopf wird von einem Assistenten gestützt und in die dem

Eingriff jeweils dienlichste Lage gebracht (Senkung, Neigung, Seitwärtsdrehung). Anästhesierung der Schleimhaut des Mundvorhofs und der seitlichen Nasenwand durch Einpinselung einer 5%igen Pantokainlösung, Injektion von frisch zubereiteter $^1/_2$%iger Panto-Novokain-Suprareninlösung von der Umschlagfalte im Vestibulum oris aus zuerst in die Fossa canina. Die Spritzennadel wird nur einmal eingestochen, vermeidet beim langsamen Vorschieben das

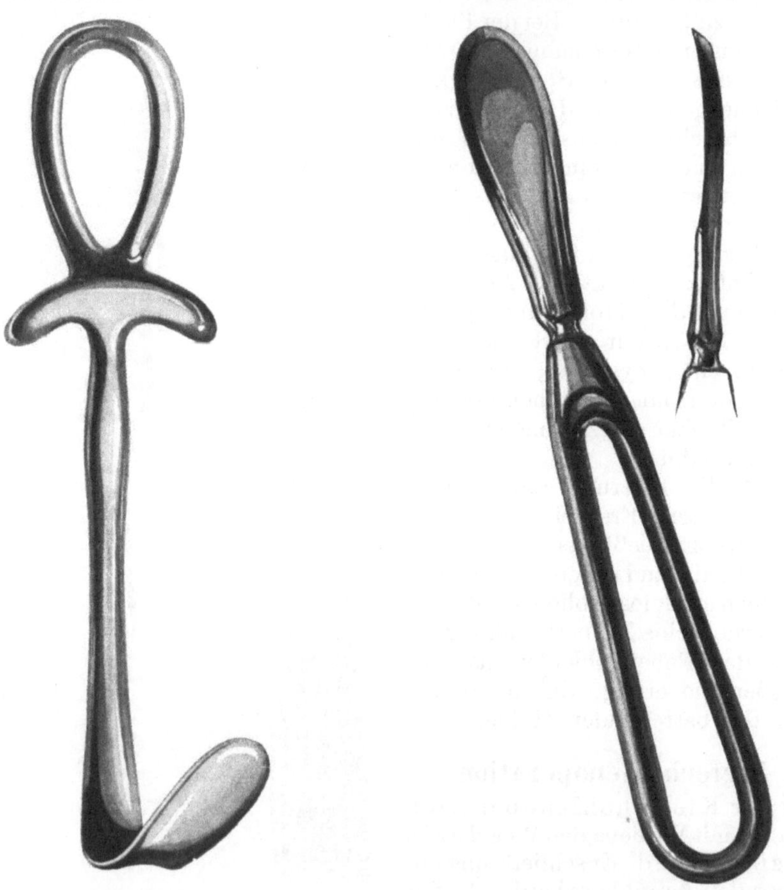

Abb. 176. Stumpfer Mundwinkelhaken nach FILBRY.

Abb. 177. Raspatorium für die Weichteilbedeckung des Oberkiefers.

Foramen infraorbitale, dringt beiderseits desselben bis zum unteren Orbitalrand, medial bis zur Apertura pyriformis vor und entleert allmählich 20—30 ccm Flüssigkeit. Man achte darauf, daß auch am Nasenrücken eine Quaddel entsteht.

Die noch vor der örtlichen Betäubung eingeleitete Allgemeinnarkose muß zu Beginn der Operation ziemlich tief sein, dann kann bei nicht zu starker Blutung der ganze Eingriff einschließlich Schleimhautplastik in einem Zuge durchgeführt werden. Die Allgemeinnarkose dauert nur während der Bearbeitung des Knochens an, die weiteren Eingriffe (Ausschabung der kranken Schleimhaut, Siebbeinausräumung, Plastik, Tamponade) können gut in Halbnarkose, unterstützt durch die Lokalanästhesie, erfolgen, so daß Patient etwa in den Rachen fließendes Sekret oder Blut schluckt oder ausspuckt und am Ende des Eingriffs völlig wach ist.

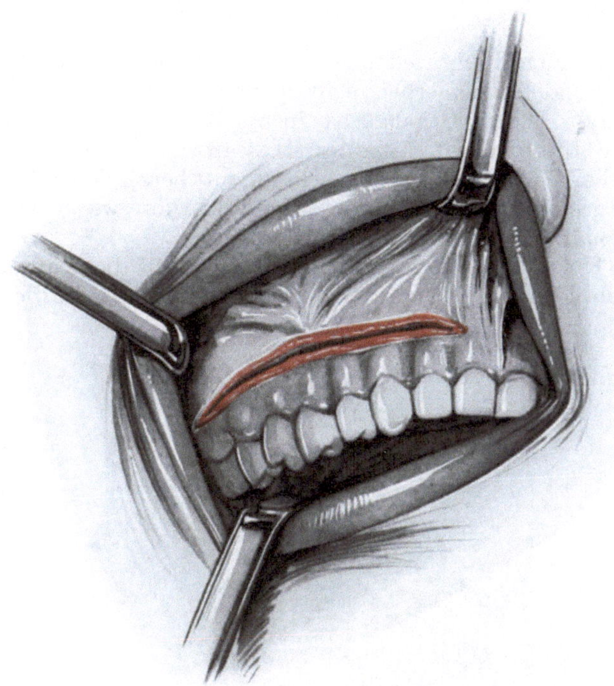

Abb. 178. Schnittführung bei der Oberkieferhöhlenoperation von der fazialen Wand aus.

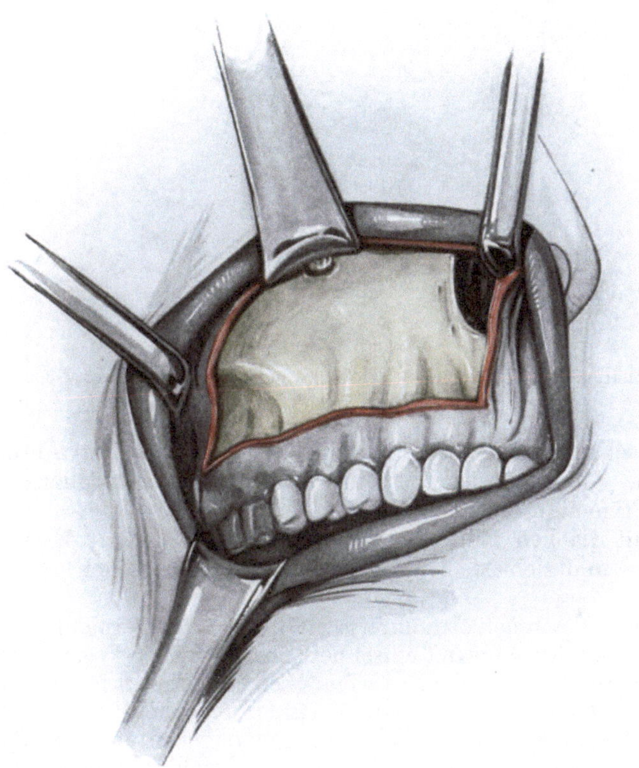

Abb. 179. Faziale Kieferhöhlenwand bis zur Apertura pyriformis freigelegt.

Bei länger dauernden Eingriffen mag die KUHNsche perorale Tubage von Nutzen sein, wir wenden sie hierbei nicht mehr an.

Operationsverlauf. Dicker Gazebausch, in die Wangentasche gesteckt, wird mit einem breiten stumpfen FILBRYschen Haken nach hinten gedrückt und festgehalten (s. Abb. 176). Der Gazebausch nimmt herabfließendes Blut auf, wird nach Bedarf gewechselt und kann in der Halbnarkose weggelassen werden. Ein Lippenheber hält die Oberlippe zurück.

Schnitt in der Umschlagfalte vom letzten Molaren bis dicht an das Lippenband geführt (Abb. 178), durchtrennt Schleimhaut und Periost, die mit einem

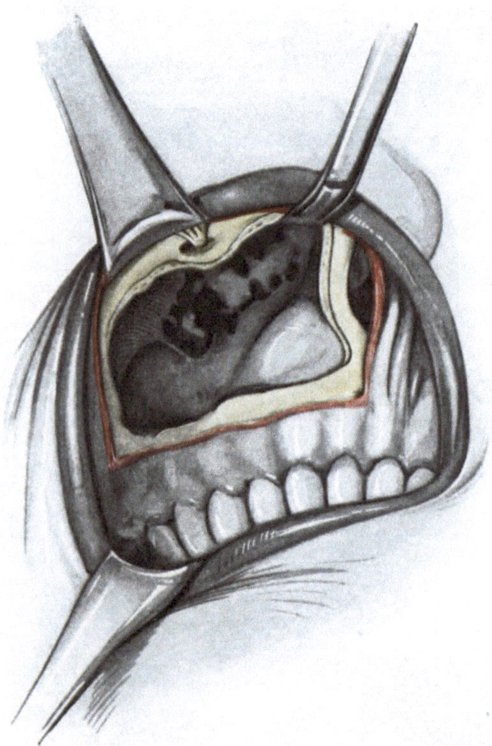

Abb. 180. Die Kieferhöhle ist eröffnet, die seitliche Nasenwand luxiert. Im Grunde der Höhle sind die Siebbeinzellen zu sehen.

löffelförmigen scharfen Raspatorium (Abb. 177) in weiter Ausdehnung abgehebelt werden. Schonung der aus dem Foramen infraorbitale austretenden Gefäße und des Trigeminusastes.

Ein breiter, mit flachen Rillen versehener BRÜNINGSscher Haken faßt die abgelösten Teile und zieht sie kräftig hoch (nicht ausrutschen! Nerv nicht quetschen!).

Mit einem breiten Flachmeißel umkreist man das zu entfernende Knochenstück der fazialen Kieferhöhlenwand einschließlich eines Teiles vom Oberkieferfortsatz, schlägt es durch und hebelt es womöglich im ganzen heraus. Besichtigung der Höhle. Die Ränder der entstandenen Knochenlücke werden geglättet, wobei auf die Bedeckung der Zähne besonders geachtet wird. Bisweilen ragen Wurzelspitzen frei in den vereiterten Recessus alveolaris. Diese tragen wir, soweit sie hervorstehen, ab und lassen später nach Regeneration des Knochens den Wurzelkanal füllen, wodurch der Zahn erhalten bleibt und eine Neuinfektion der regenerierten Schleimhaut oder des Knochens vermieden wird (s. S. 119).

Nun erfolgt sogleich die sehr wirksame Luxation der medialen Kieferhöhlenwand in ihrem hinteren oberen Segment (s. S. 143), sodann die sorgfältige Ablösung und Ausschabung der Schleimhaut in allen durch die Luxation zugänglich gemachten Buchten der Höhle.

Schon mit den ersten Meißelschlägen kann man mit dem der Crista pyriformis angrenzenden Knochen der Fossa canina zugleich den vorderen Teil

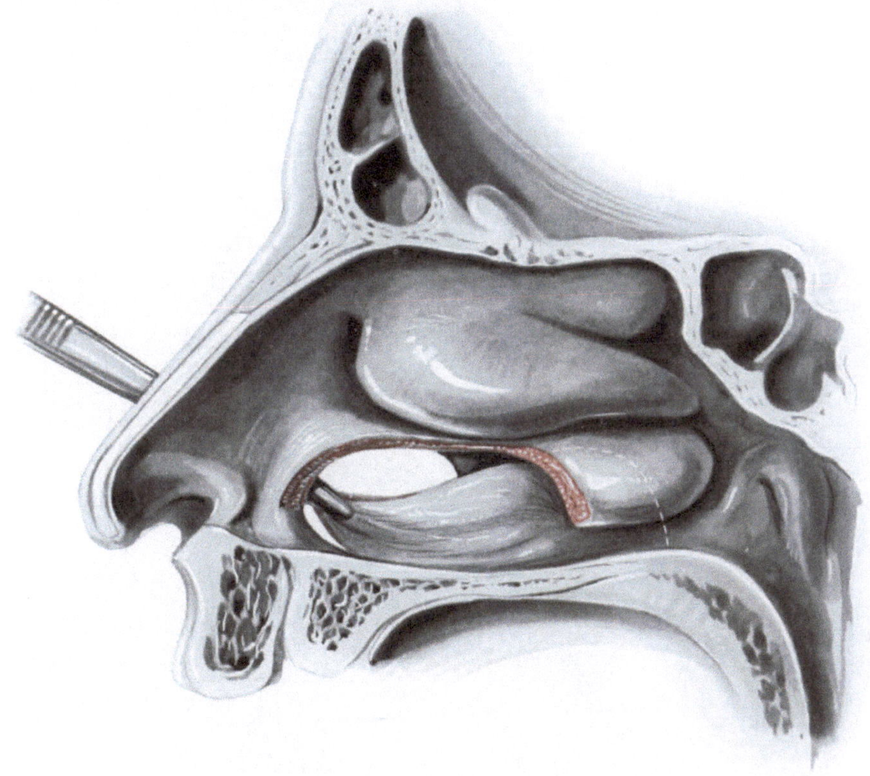

Abb. 181. Bildung des Schleimhautlappens aus der Schleimhaut des unteren Nasenganges. Untere Muschel zum Teil reseziert.

der medialen Kieferhöhlenwand unter Schonung der Nasenschleimhaut ummeißeln und eine Lücke im unteren Nasengang anlegen. Das Fenster im unteren Nasengang muß sehr geräumig sein und weit nach vorne bis zum Rande der Crista pyriformis reichen, damit nach dem Verschluß der oralen Öffnung der Sekretabfluß aus dem Alveolarwinkel nicht behindert wird und bei späteren Infektionen der Kieferhöhle die Spülung derselben ohne Belästigung der Kranken von der Nase aus vor sich gehen kann. Das Fenster im unteren Nasengang hat große Neigung sich durch Knochenneubildung zu verkleinern.

Damit es groß genug wird, nehmen wir nach breiter Eröffnung der Höhle mit dem Meißel oder einer Stanze den Knochen der medialen Kieferhöhlenwand unterhalb des Ansatzes der unteren Muschel bis unter den Nasenboden und von der Apertura pyriformis bis zur hinteren Kieferhöhlenwand weg (Abb. 180). Die so entstandene ansehnliche Lücke entspricht der Größe und Form des zu bildenden Schleimhautlappens, welcher erst vorne, dann oben und unten in Form eines Türflügels umschnitten und nun nach hinten unten geklappt wird (Abb. 181), wo er einen großen Teil der hinteren Antrumswand bedeckt. Durch eine mäßig dicke Gazelage (Vioformgaze) wird er an seiner Stelle fixiert, darüber die Kieferhöhle mit einem Gazeschleier ausgelegt und

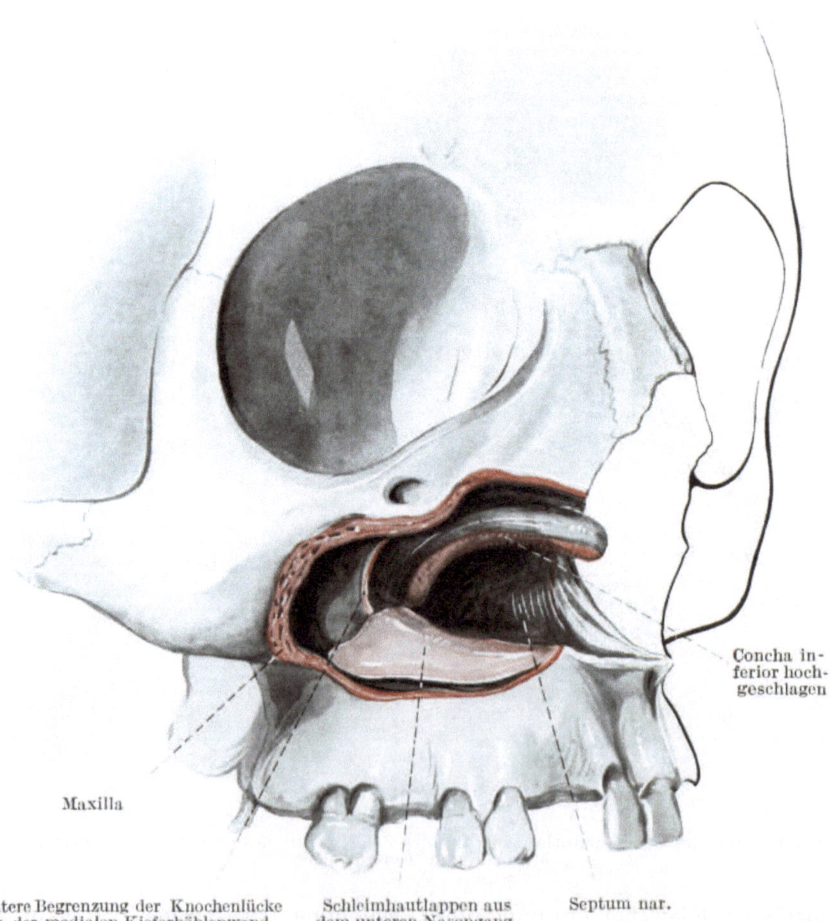

Abb. 182. Kieferhöhlenoperation nach DENKER beendet.

dieser Gazesack mit feuchter Gaze (sterile physiologische Kochsalzlösung) fest ausgestopft.

Keine primäre Naht, denn nach dem primären Verschluß hört jede Kontrolle der Heilung auf. Abgesehen von unverhoffter Nachblutung, die recht bedeutend sein kann, beobachteten wir bei primär verschlossenen Höhlen Störungen des Heilungsverlaufs und bei Nachoperationen Neubildung von kranker Schleimhaut und Polypen, Abschnürung eiternder Kieferhöhlenbuchten durch Narbenzüge und infolgedessen subjektive Belästigungen durch das den Nasenrachenraum passierende abnorme Sekret, chronische Rhinopharyngitis, Ekzeme des Naseneingangs und Komplikationen von seiten des Mittelohres.

Bei Nachuntersuchungen „geheilter" Fälle verhielten sich die tamponierten Höhlen durchweg besser als die Höhlen, welche sogleich verschlossen und nicht tamponiert worden waren. Grundsätzlich kontrollieren wir den Heilungsverlauf mit dem Auge und lassen unsere operierten Kieferhöhlen nicht früher zuheilen, als bis vollkommen reine Wundverhältnisse hergestellt sind. Nur so schützt man sich vor Scheinheilungen und Nachoperationen (s. auch S. 144 u. 145).

In geeigneten Fällen folgen wir den Vorschlägen Denkers.

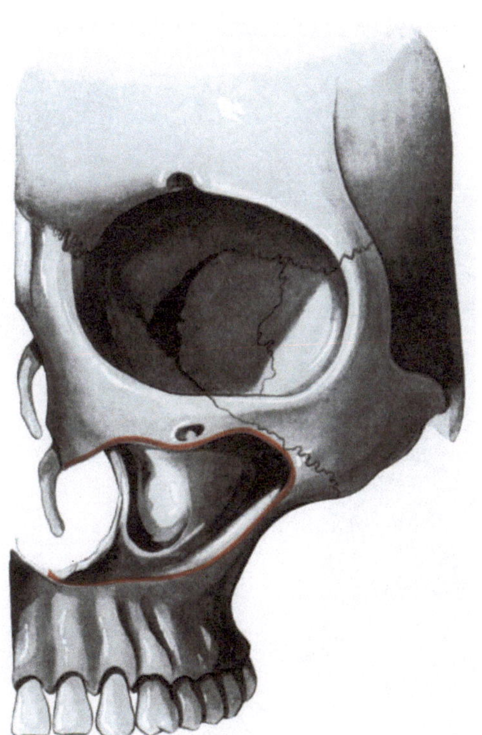

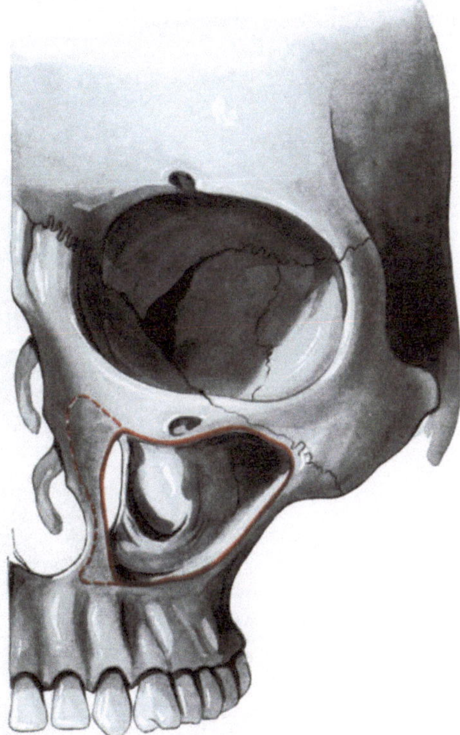

Abb. 183 u. 184. Knochenlücke im unteren Nasengang bei der Denkerschen und bei der modifizierten Luc-Caldwellschen Operation.

b) Methode nach Denker.

Die Denkersche Operation enthält zugleich die Modifikationen von Bönninghaus, Kretschmann und Friedrich.

Da die Crista pyriformis von vorne freigelegt werden soll, Schnittführung vom Weisheitszahn durch die Umschlagfalte bis zum Ansatz des oberen Lippenbandes. Abhebelung der Weichteile nach vorne bis zur Apertura pyriformis und um die Crista herum bis tief in den unteren Nasengang hinein. In den unteren Nasengang zwischen Knochen und abgelöster Nasenschleimhaut wird ein Adrenalingazestreifen eingeführt. Sodann breite Eröffnung der Kieferhöhle durch die faziale Wand, Ausräumung ihres erkrankten Inhaltes und nun, an der Apertura pyriformis beginnend, Abtragung der ganzen von Weichteilen entblößten knöchernen Wand zwischen Nasen- und Kieferhöhlenboden bis an die hintere Kieferhöhlenwand wie bei der Sturmannschen Operation. Durch einen großen rechteckigen Nasenschleimhautlappen mit der Basis am Nasenboden wird der Kieferhöhlenboden gedeckt (s. Abb. 182). Tamponade der Nase nach Resektion des vorderen Teils der unteren Muschel, primärer Verschluß der oralen Wunde durch Naht.

c) Methode nach Sturmann.

Sturmann nimmt nach Art der oben beschriebenen Killianschen Septumresektion oder der Clausschen Tränensackoperation (s. S. 118) vom Naseneingang aus die Kante der Crista pyriformis in Angriff, führt nach beiderseitiger Ablösung der Weichteile ein langes Killiansches Spekulum so ein,

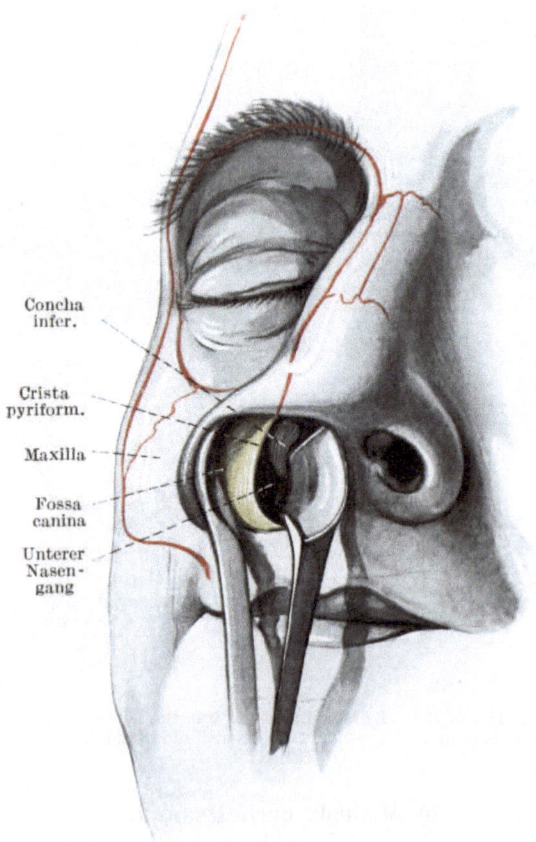

Abb. 185. Sturmannsche Kieferhöhlenoperation. Crista pyriformis und der vordere Teil der fazialen Kieferhöhlenwand sind im Spekulum eingestellt.

daß mit der Crista der vordere Teil der fazialen Kieferhöhlenwand frei im Gesichtsfeld liegt (s. Abb. 185, 186). Mit einem großen Kreistrepan erfolgt sodann die breite Eröffnung der Oberkieferhöhle von vorne durch die faziale Wand, das geschaffene Loch wird erweitert, bis die ganze Höhle zu überblicken ist. Schleimhautlappenbildung wie bei Denker mit Erhaltung der ganzen unteren Muschel. Lockere Tamponade, die nach 2—3 Tagen von der Nasenhöhle aus entfernt wird.

Wangenabszesse im Anschluß an die Kieferhöhlenoperation haben wir selten gesehen. Es handelt sich dabei um eine Infektion des subkutanen

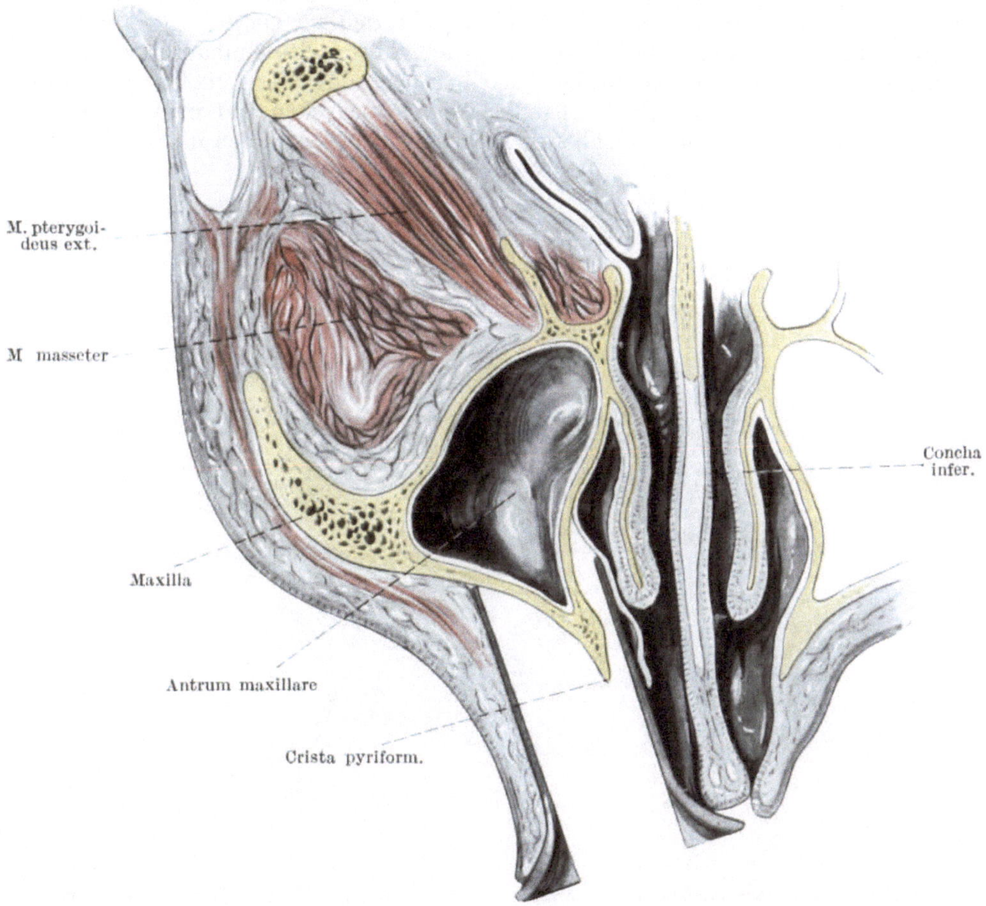

M. pterygoideus ext.
M masseter
Maxilla
Antrum maxillare
Crista pyriform.
Concha infer.

Abb. 186. STURMANNsche Kieferhöhlenoperation im Horizontalschnitt durch Oberkiefer- und Nasenhöhle dargestellt.

Zellgewebes mit starker Auftreibung der ganzen Backe. Man verlängert in solchem Falle den oralen Schleimhautschnitt nach hinten, setzt darauf einen

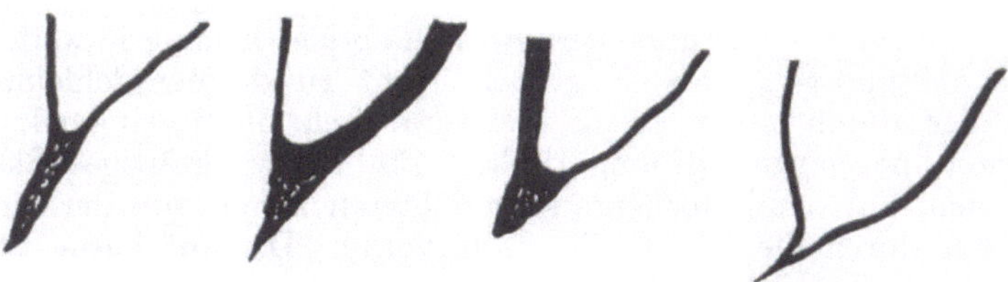

Abb. 187. Verschiedene Formen der Crista pyriformis.

vertikalen, das infizierte Zellgewebe spaltenden Schnitt und tamponiert die Abszeßhöhle locker mit Vioformgaze. Bei weiterer Senkung des Eiters erfolgt noch eine tiefer gelegene quere Inzision. Danach rasche Heilung.

3. Plastischer Verschluß oraler Öffnungen in der Kieferhöhle nach Lautenschläger.

Nach permaxillären Operationen mit Wegnahme der fazialen Oberkieferhöhlenwand bleibt im Gesichtsschädel ein Defekt, den wir bei günstigem Befund (Hochstand des Kieferhöhlenbodens, gleichmäßige Schleimhauterkrankung, einfache Raumbildung) kurze Zeit nach Entfernung der letzten Tampons der Operation mit den Weichteilen der Wange bedecken und im Vestibulum oris mit ein paar Nähten verschließen können. In vielen Fällen müssen wir die

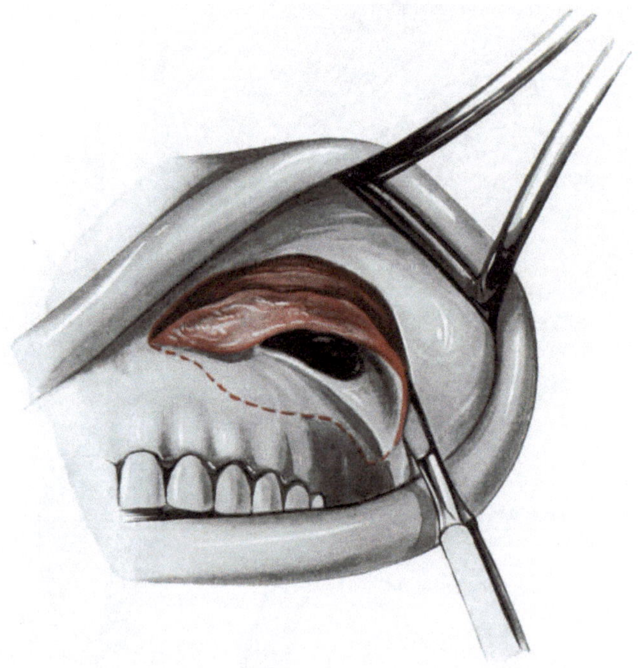

Abb. 188. Plastischer Verschluß einer oralen Kieferhöhlenfistel. Bildung des oberen Lappens.

Höhle offen lassen, in anderen hält die frühzeitig angelegte Naht nicht, es bleibt eine Lücke oder Fistel.

Das zum Verschluß derselben von mir bereits im Jahre 1911 angegebene Verfahren[1] ist folgendes:

Unter Infiltrationsanästhesie wird oben die orale Öffnung in weitem, flachem Bogen so umschnitten, daß ein großer, nicht zu dünner Schleimhautlappen entsteht, der durch seine eigene Schwere nach unten sinkend, womöglich allein schon die ganze Öffnung deckt. Ein spitzes kräftiges Skalpell geht mit sägenden, auf den Knochenrand gerichteten Zügen von der hinteren Umrandung aus durch die Weichteile nach vorne. Die knöcherne vordere und obere Umrandung wird geschont und nur der hintere Teil am Jochfortsatz bloßgelegt (s. Abb. 188). Dann erfolgt der untere Bogenschnitt über die Zahnwurzelspitzen, der mit dem oberen Schnitt so verbunden wird, daß beide Schnitte zusammen eine elliptische Figur bilden. An der hinteren Umgrenzung

[1] Z. Ohrenheilk. **62**, 218.

dieser Ellipse werden vom freigelegten Knochenrand aus sodann die anschließenden Weichteile durch gestaffelte Einschnitte ausgiebig mobilisiert.

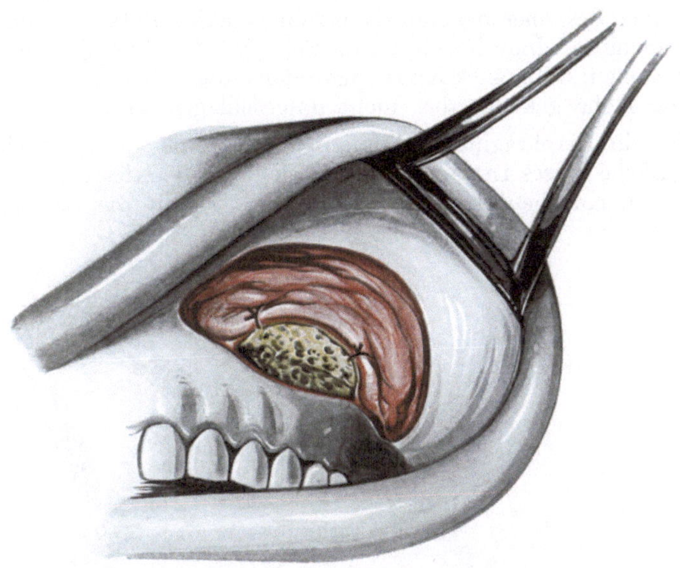

Abb. 189. Unterer Lappen mit Knochenfutter nach innen geschlagen und mit dem oberen Lappen vereinigt.

Der aus dem unteren Bogen der elliptischen Figur zu bildende Lappen braucht nur schmal zu sein. Er wird mit einem kurzen scharfen, das Periost

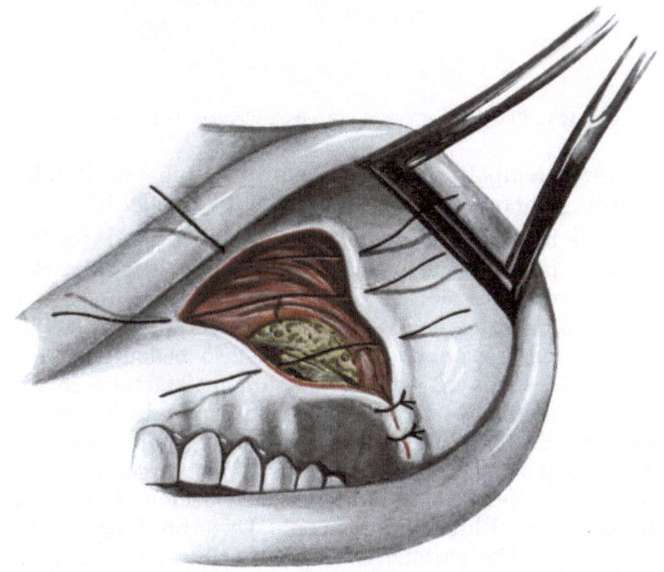

Abb. 190. Die abgelöste Wangenschleimhaut wird nach vorne über den inneren Verschluß hinweggezogen.

durchtrennenden Skalpell umschnitten, aber noch nicht abgetrennt. Bei seiner Gestaltung wird am Processus alveolaris von dem hier erhaltenen bzw. neugebildeten Knochenrand zugleich mit dem Periost ein flaches Knochenstückchen abgemeißelt, der so entstandene Schleimhaut-Periost-Knochenlappen nach oben gestellt und sein Schleimhautrand durch ein paar Catgutknopfnähte mit dem Rande des oberen Lappens vereinigt (Abb. 190). Ist der Knochen schmal und spongiös, dann begnügt man sich mit der Bildung einer „Treppenstufe" im Knochen, d. h. eines Knochenstreifens, der lediglich mit einem Flachmeißel in die Höhe gekeilt, aber nicht umgeschlagen wird.

Damit ist ein Diaphragma gebildet, das die Höhle völlig verschließt. Die Schleimhautfläche dieses inneren Blattes sieht in die Kieferhöhle, die Wundfläche mit dem Knochenfutter ins Vestibulum. Damit die Schleimhaut sich

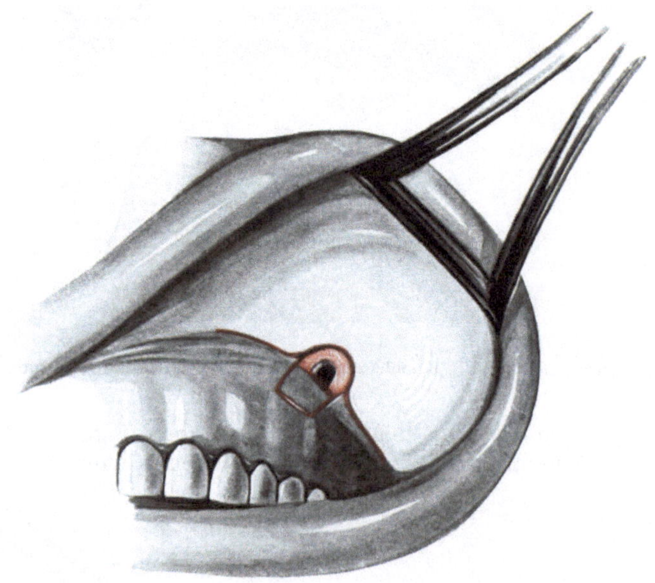

Abb. 191. Plastischer Verschluß einer kleinen Antrumfistel.

nicht nach außen krempelt, schneidet man überstehende Ränder schräg mit einer COOPERschen Schere oder einem spitzen Skalpell ab.

Hierauf wird die durch die gestaffelten Einschnitte und die Periostablösung wohl mobilisierte hintere Wangenschleimhautpartie wie ein Schiebevorhang nach vorn gezogen und mit wenigen Knopfnähten an der unteren und vorderen Umrandung der noch vorhandenen Wundfläche befestigt (s. Abb. 189 u. 193). Das durch die Mobilisierung gewonnene Material ist so bedeutend, daß man selbst die größten Wundflächen damit bedecken kann, meist steht sogar im vorderen Wundwinkel Schleimhaut über. Natürlich sorgt man dafür, daß dieses „Deckblatt" (das äußere Blatt) ohne jegliche Spannung und möglichst glatt dem inneren Blatt aufliegt und die äußere Nahtlinie nirgends mit der inneren Naht zusammenfällt. Blutansammlung zwischen beiden Blättern muß verhütet werden, daher sorgfältige Blutstillung. Keine Unterbindung, Torquierung bzw. Komprimieren genügt. Die parenchymatöse Blutung ist im allgemeinen gering und durch die Naht allein zu beherrschen. Während der Operation saugt ein in die Tiefe der Wangentasche gelegter steriler Gazetampon Wundsekrete, Speichel usw. auf, gelegentlich läßt man den Patienten ausspucken und mit Wasserstoffsuperoxydlösung spülen. Meist gelingt es, die ganze Operation in einem Zuge und in wenigen Minuten auszuführen.

Bei der Anheftung des äußeren Blattes bevorzugt man den hinteren und den vordersten Wundwinkel. An den Zähnen wähle man zur Stütze der Naht Zahninterstitien oder Lücken.

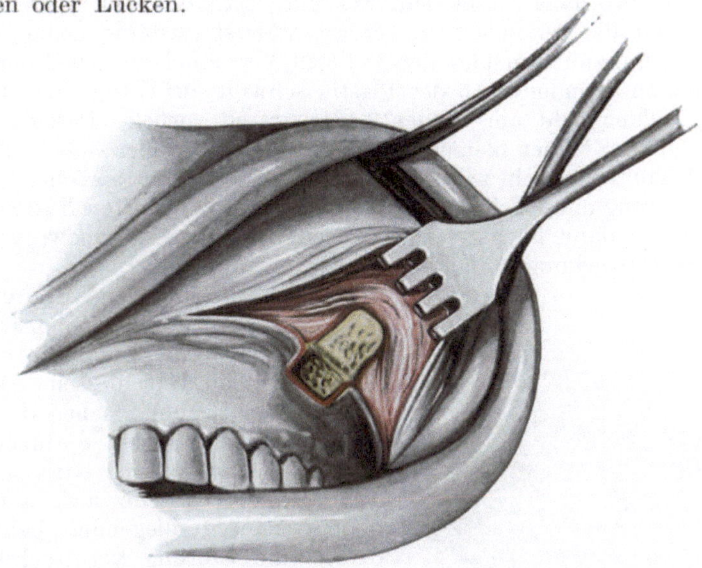

Abb. 192. Die Knochenzunge ist gebildet und in den Fistelkanal eingekeilt.

Störungen der Heilung sah ich selten. Sie gehen gelegentlich von Blutgerinnseln aus, die sich zwischen die beiden Blätter eindrängen und deren

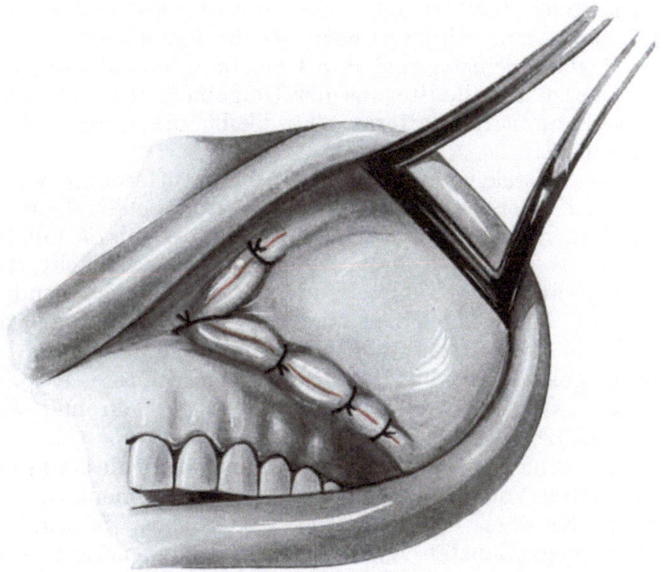

Abb. 193. Befestigung des äußeren Blattes an der Gingiva.

Verklebung verhindern. Dann kann es durch sekundäre Infektion zur Vereiterung und Lockerung der äußeren Nähte kommen. In solchen Fällen entfernt man die entsprechenden Nähte, beseitigt die Sekrete und restierenden Blutgerinnsel unter Anheben des äußeren Blattes und legt sogleich eine Sekundärnaht an, die den „Schiebevorhang“ über dem Eckzahn festhält. Das innere Blatt ist, selbst wenn auch die Sekundärnaht versagt, widerstandsfähig genug, um eine solche Störung auszuhalten und den völligen Verschluß zu gewährleisten.

In den ersten Stunden nach der Plastik schwillt die Wange des Operierten an, die Schwellung geht am 2. oder 3. Tage rasch zurück. Patient muß bei kaltem Wetter im Zimmer bleiben, erhält Anweisungen über zweckmäßige Art, Speisen und Trank zu sich zu nehmen, darf nicht lachen, sprechen usw. Am 3. Tage Entfernung eines Teiles der äußeren Nähte, am fünften Entfernung des Restes derselben, dann noch 3 Tage Vorsicht bei allen Mundbewegungen und Schutz gegen Einwirkungen (Schlag, Stoß) von außen.

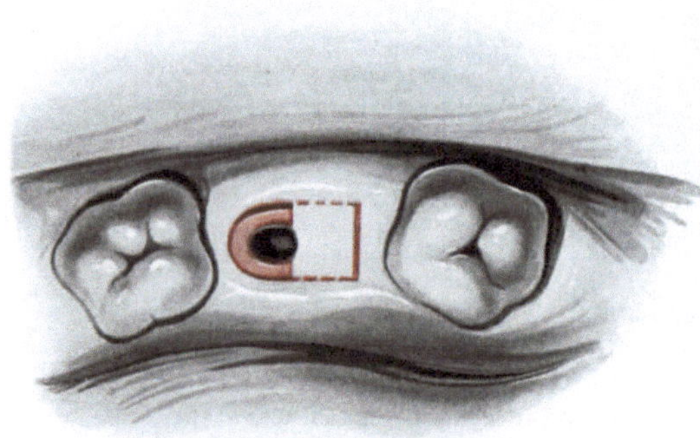

Abb. 194. Verschluß einer alveolären Antrumfistel nach LAUTENSCHLÄGER.

In ähnlicher Weise und unter Ausnutzung des regionären Materials werden auch kleinere Öffnungen verschlossen. Die kleinsten Fisteln machen die größten Schwierigkeiten. Sie brechen gerne wieder durch oder treten an anderer Stelle auf, auch wenn keine freiliegenden Zahnwurzeln die Störung verursachten. Für diese Fälle hat sich folgendes Verfahren bewährt:

Die Fistel wird zunächst nicht ausgeschnitten. Durch einen flachen, leicht bogenförmigen Schnitt, ähnlich dem oben angegebenen, werden die Weichteile oberhalb der Fistel breit abgelöst und mit einem Haken nach oben gezogen. Dann wird von oben her die Fistel so zugänglich gemacht, daß man ihre Verlaufsrichtung und ihre Umgebung gut übersehen kann. Nun wird mit der oberen Fistelhälfte aus der Umgebung jeder Rest von Schleimhaut und alles Krankhafte entfernt. Es bleibt die untere Fistelhälfte, als flache Rinne, zurück.

Unterhalb des Fisteleingangs, in 2—3 mm Entfernung von demselben, wird ein kurzer, flacher Bogenschnitt quer durch Schleimhaut und Periost bis auf den Knochen geführt und vom Processus alveolaris mit einem Flachmeißel ein längliches Stückchen dieses Knochens locker gemacht, das die Fistelrinne enthält und am inneren Fistelrande mit Schleimhaut und Knochen in Verbindung bleibt. Diese Knochenzunge wird vorsichtig von ihrer Unterlage nach oben gedrängt, oder, wenn möglich, ganz aufgerichtet und in die innere Fistelöffnung eingekeilt (s. Abb. 192), danach der untere Wundrand gerade geschnitten, der „Vorhang“ nach vorne unten gezogen und wie oben mit 2—3 Knopfnähten befestigt.

Meist genügt schon die Luxation des Knochenstückes, um einen absolut festen und dauerhaften Verschluß herzustellen. In keinem meiner zahlreichen Fälle hat der luxierte Knochen sich abgestoßen oder sonstwie seinen Zweck verfehlt. Von dem eingepflanzten Knochenstück aus regeneriert sich die faziale Kieferhöhlenwand rasch wieder. Um die hier am Processus alveolaris sehr willige Knochenneubildung auch an den Rändern anzuregen, legt man diese bei der Plastik frei und frischt sie nach Ablösung des Periostes an. Die Ausdehnung der Regeneration bis zum völligen knöchernen Verschluß wurde radiographisch und durch Nachoperationen festgestellt.

Um alveoläre Fisteln zu verschließen, wird in ähnlicher Weise vorgegangen wie bei Kieferhöhlenfisteln; indes verlangt die Eigenart des Ortes gewisse Abweichungen.

Die Fistel wird dicht an ihrem Rande in einem guten Halbkreise bis auf den Knochen umschnitten, dann mit einem kurzen, sehr spitzen Skalpell die Schleimhaut möglichst bis zum inneren Fistelrand exzidiert und bis zu drei Viertel des Trichters gut angefrischt (s. Abb. 194).

Zur Seite des im Trichter stehengebliebenen Schleimhautrestes wird, 3—5 mm vom Rande entfernt, ein gerader, tiefer Einschnitt gemacht, dieser quere Einschnitt durch zwei längsparallele Schnitte mit dem Fistelrand verbunden, dann ein schmales, vorn abgeschrägtes Meißelchen quer eingesetzt und nun mit ein paar leichten Schlägen ein Knochenplättchen abgelöst, das mit der Schleimhaut und am inneren Rande auch noch mit dem Knochen in Verbindung bleibt (s. Abb. 195). Dieser zungenförmige Schleimhautperiostknochenlappen en miniature wird nun nach dem Antrum zu eingeknickt und in der angefrischten Fistelöffnung eingekeilt, zum Schluß ein Vioformgazepfröpfchen mit kräftigem Druck daraufgesetzt (s. Abb. 196). Die Schleimhautbedeckung des Implantats sieht nun ebenfalls in die Kieferhöhle, von den Knochenrändern aus regeneriert sich der Knochen ziemlich rasch und führt einen absolut festen, dauernden Verschluß herbei.

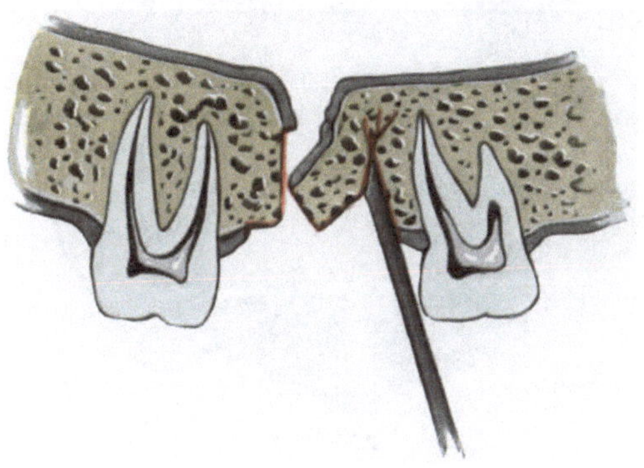

Abb. 195. Ablösung des alveolären Knochenplättchens.

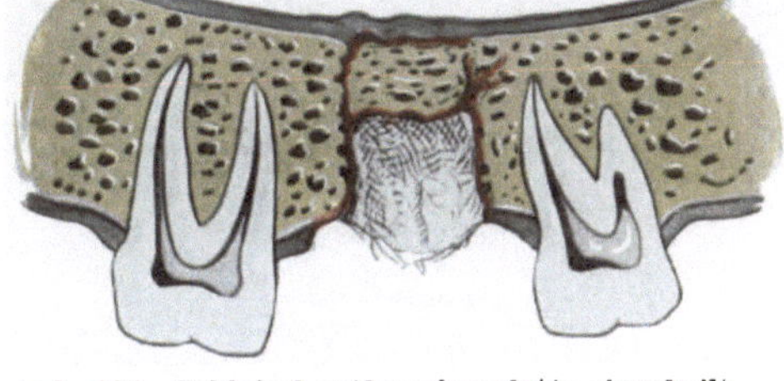

Abb. 196. Schleimhautknochenplatte eingekeilt, durch Gazepfropf fixiert.

In anderen Fällen, wo die entsprechende Zahnfläche eines gesunden Zahnes frei in die Fistel sah, half ich mir, ohne diesen Zahn zu opfern, dadurch, daß ich den Knochen an der gegenüberliegenden Fistelseite parallel zur Zahnfläche einmeißelte, von hier aus ein dickeres Knochenstück anfrischte, mobilisierte, gegen den Zahn drückte, die neugeschaffene blindsackartige Öffnung eine Zeitlang tamponierte, und damit unter Erhaltung und Befestigung des freiliegenden Zahnes einen guten Verschluß erhielt. Durch eine improvisierte Drahtprothese wurden in den ersten Tagen die Tampons festgehalten, in den anderen Fällen genügte ein kleiner eingekeilter Tampon, der mehrere Tage liegen blieb.

Die einzige Schwierigkeit bei diesem, sonst durchaus einfachen Verfahren liegt in der Zubereitung und Einfügung der Knochenbrücke in den Fistelkanal. Wählt man die Knochenlage nicht zu dünn, mißt sie richtig ab und sorgt dafür, daß sie beim Abmeißeln nicht abbricht und mit ihrer Basis noch in Verbindung bleibt, dann heilt sie sicher ein und gibt ein zuverlässiges Ossifikationszentrum.

Auch die palatinalen Oberkieferhöhlenfisteln können nach demselben Prinzip plastisch geschlossen werden, teils mit (am Alveolarrand), teils ohne knöcherne Unterfütterung des inneren Blattes und ebenfalls unter Berücksichtigung der Lokalisation des Defektes und unter Ausnutzung des vorhandenen brauchbaren Materials (Abb. 197—199). GANZER hat diese Methode weiter ausgebaut und in der Kriegschirurgie gute Erfolge damit erzielt.

ZANGE schließt die alveolären Fisteln in folgender Weise: Türflügelschnitt (s. Abb. 200–201), Abhebelung der Schleimhaut nach beiden Seiten, Nivellierung

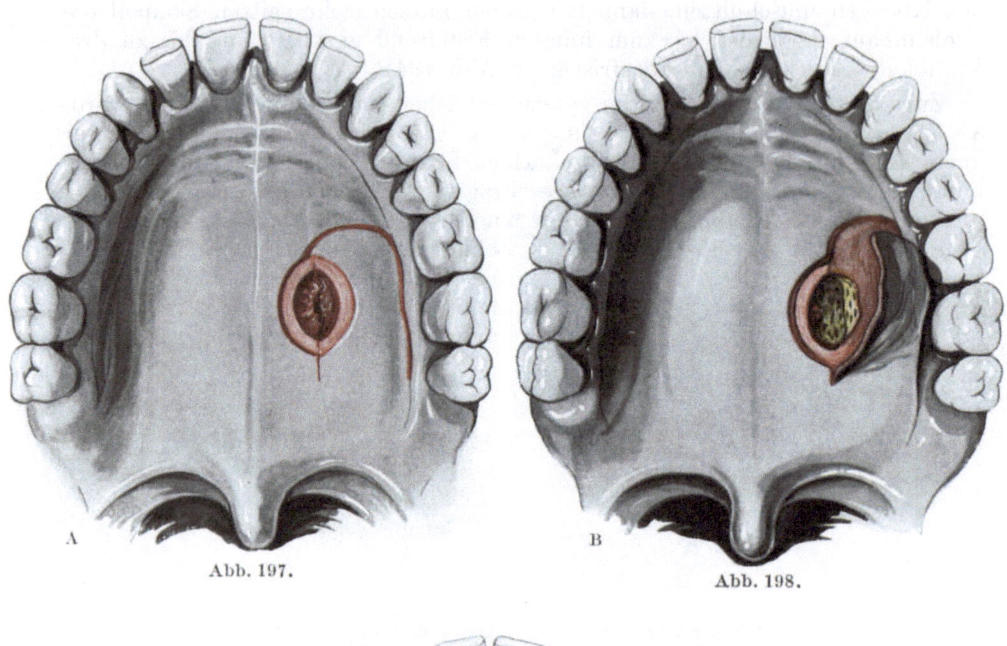

Abb. 197. Abb. 198.

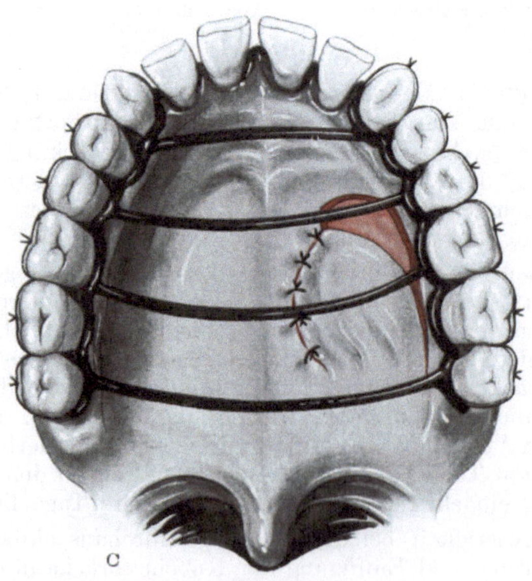

Abb. 199.

Abb. 197–199. Plastischer Verschluß einer palatinalen Oberkieferfistel.

des Fistelknochens bis zum Schleimhautboden der Kieferhöhle. Versenkung der Fistelauskleidung, Naht der Lappenränder.

AXHAUSEN opfert nicht wie ZANGE den knöchernen Alveolarkamm und verzichtet auf die Vereinigung und Versenkung der Kieferhöhlenschleimhaut.

Er schneidet die Fistel aus und deckt den Defekt durch einen Schleimhautmuskellappen aus der Wange (s. Abb. 202—203), der die freigelegte Öffnung gaumenwärts weit überragen muß. (Auf die Papille des Speichelganges achten!)

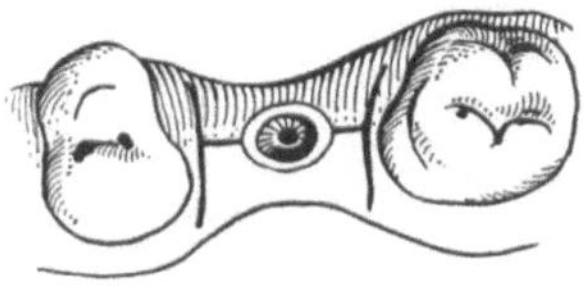

Abb. 200. Operation nach ZANGE.

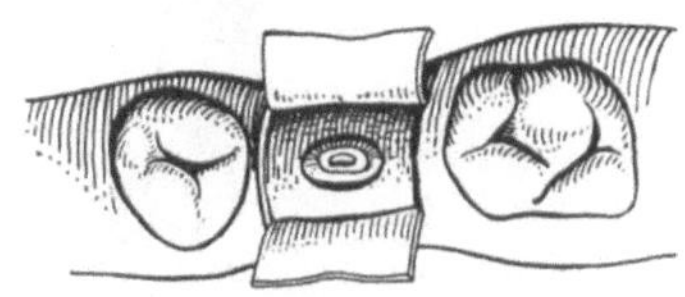

Abb. 201. Operation nach ZANGE.

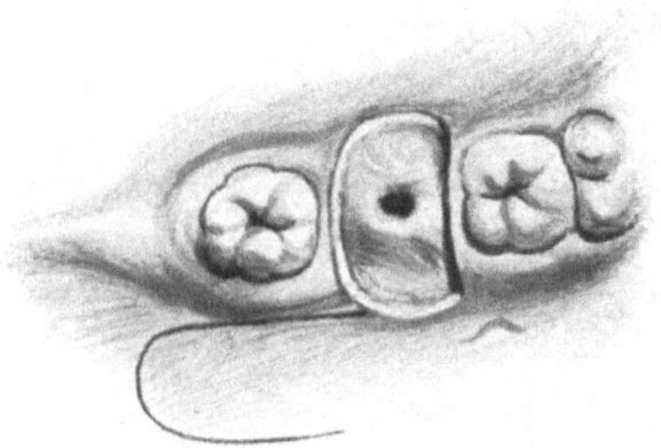

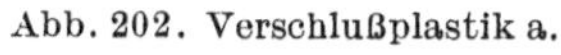

Abb. 202. Verschlußplastik a.

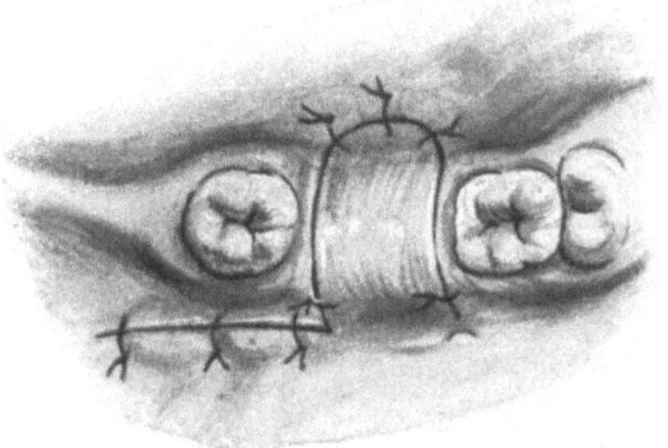

Abb. 203. Verschlußplastik b.

Nach AXHAUSEN.

J. Umformung der seitlichen Nasenwand von der Kieferhöhle aus.

Die bei der Rhinitis atrophicans bewährte Umformung der seitlichen Nasenwand bewirkt zugleich mit der beabsichtigten Verengerung der Nasenhöhle auch eine Erweiterung der Kieferhöhle. Die bei einer großen Zahl von Operationen beobachteten Vorteile der Erweiterung gaben Anlaß zu neuen Eingriffen und zum Ausbau vorhandener, in den Anfängen steckengebliebener Verfahren.

Ein Vorteil liegt in der verbesserten Übersicht. Abnorme Kammerungen, Zysten, Leisten- oder Kulissenbildung, vorgeschobene Siebbeinzellen können nach der Umformung nicht mehr übersehen werden. Die Stirnbucht, der Wetterwinkel vieler Rezidive, wo sich kranke Schleimhaut in vorgeschobenen und abgeschlossenen Zellen am häufigsten erhält, gewinnt einen bequemen Zugang, durch den sie sich in allen Teilen bearbeiten läßt. Von der erweiterten und ausgeräumten Stirnbucht aus erhält man nach der Infraktion der nasalen Wand gute Übersicht und sicheren Anhaltspunkt für die Ausräumung der sonst schwer zugänglichen vorderen Siebbeinzellen und für die Abtragung des Kieferhöhlendaches bzw. Orbitalbodens. Die erweiterte Pforte erleichtert ferner die Ausräumung der noch übrigen Siebbeinzellen mitsamt der Papierplatte. Schließlich kann auch von der hintersten Siebbeinzelle aus die Keilbeinhöhle bequem erreicht und ausgeräumt werden.

Bevor man die Ausräumung des Siebbeins unternimmt, achte man auf die Form des Gesichtsschädels und orientiere sich, ob die Nasenhöhle lang und niedrig oder hoch und kurz ist (s. Abb. 204 a u. b), befrage eine oder mehrere gute Röntgenaufnahmen, damit man schon vor dem Eingriff über die Ausbreitung und Anordnung der Zellen, ihre Beziehung zu den benachbarten Körperhöhlen (Orbita, mittlere Schädelgrube, Stirnhöhle, Nasengänge) unterrichtet ist. Abnorme

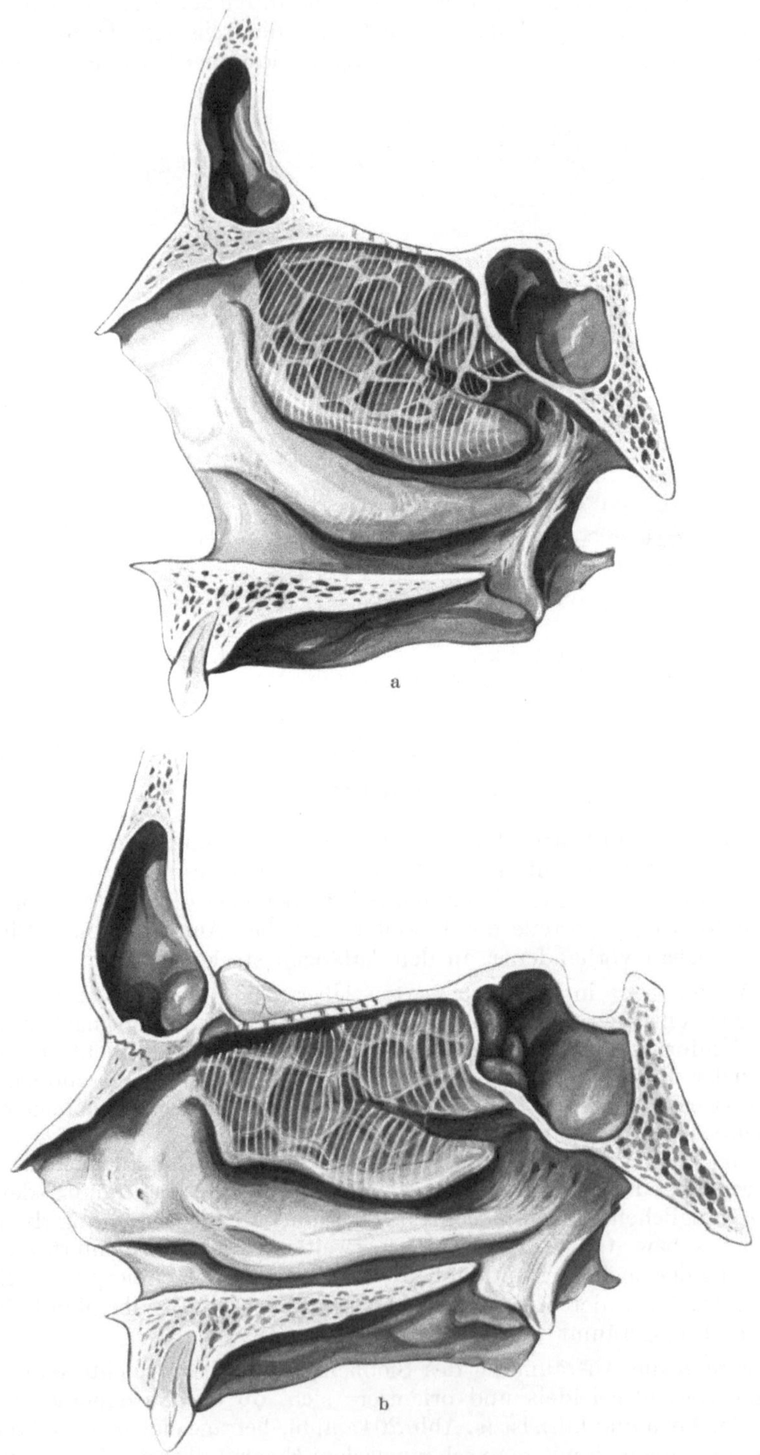

Abb. 204 a u. b. Anordnung und Ausbreitung der Siebbeinzellen. a Bei hoher und kurzer, b bei langer und niedriger Nasenhöhle.

Verdickung der Knochenwände erkennt man bereits auf der Röntgenaufnahme, außerdem gibt hierüber das Krankheitsbild und die Punktion der Kieferhöhle vom unteren Nasengang aus die entsprechende Aufklärung.

Der Eingriff selbst wird in folgender Weise ausgeführt:

Nach genügend breiter Eröffnung der Oberkieferhöhle wird das S. 169 abgebildete kräftige Elevatorium an die Hinterwand der Kieferhöhle geführt, der Griff nach außen gedreht und etwas gesenkt. Nun genügen wenige hebelnde Bewegungen (Hypomochlion ist die seitliche knöcherne Begrenzung der Kieferhöhle), um die meist dünne nachgiebige hintere obere Kieferhöhlenwand muldenförmig einzubrechen. Bestehen sonst wo noch raumbeengende Vorwölbungen oder Vorsprünge im oberen Teil der Kieferhöhle, so werden auch diese eingebrochen und nach innen luxiert, was durch Verschiebung des Elevatoriums an jeder beliebigen Stelle erfolgen kann. Im vordersten oberen Teil der medialen Kieferhöhlenwand verläuft der Tränennasengang. Er kann an der Stelle, wo er eben den Tränensack verlassen hat, eingedrückt werden. Die Infraktion an dieser Stelle ist an und für sich nur schwer möglich wegen der geschützten Lage des Kanals und wegen der Form des Elevatoriums, sie kann aber, wie wir uns am Kadaver überzeugt haben, geschehen, weshalb die Eindellung im oberen vorderen Teil am besten unterbleibt.

In die Umformung wird die ganze Begrenzung des Hiatus semilunaris einschließlich des Process. uncinatus und das Gebiet des Ansatzes der unteren Muschel einbezogen, ohne daß nachträglich Verwachsungen entstehen. Die Umknickung und Eindellung dieser Teile kann um so unbedenklicher erfolgen, als ihr sehr kräftiger knöcherner Rahmen durchgehende Sprünge nicht zuläßt und weil die Instrumentenführung stets gegen das Naseninnere gerichtet ist, wo das Elevatorium von den Muscheln und der knöchernen Nasenscheidewand aufgehalten wird. Man scheue sich nicht, kräftigen Druck anzuwenden, wenn man an der rechten Stelle ist. Zum Bohren darf das Instrument freilich nicht benutzt werden. Man bedenke, daß auch die hintere und obere Wand der Kieferhöhle dünn sind und leicht eingeknickt werden können. Zerbricht die Knochenplatte über dem Ansatz der unteren Muschel mehrfach und geraten Teile der knöchernen medialen Kieferhöhlenwand außer Zusammenhang, so kann man die lose gewordenen Knochenstücke unbedenklich wegnehmen, ohne daß die untere Muschel ihren Halt verliert. Das Os turbinatum ist durch seine vordere und hintere Anheftungsstelle im unteren Nasengang genügend fixiert und ernährt. Das Fehlen der Mittelstütze hat auch später keine nachteiligen Folgen erkennen lassen. Die Verengerung der Nasenhöhle an den Stellen des Einbruches ändert selbst bei enger Nase mit Septumdeviation nichts am Profil der Nasenhöhle und im rhinoskopischen Bilde.

Nach der Umformung erfolgt sogleich die Ausräumung des kranken Höhleninhaltes mit breiter Fensterung des mittleren Nasenganges in folgender Weise:

Ein langes Elevatorium mit fischschwanzartigem Ende wird zum Nasenloch hinein bis zum Hiatus semilunaris geführt. Durch die erweiterte Kieferhöhle kann nun über dem sich deutlich hervorhebenden Elevatorium die Schleimhaut breit gespalten werden. Danach wird das Elevatorium in die Kieferhöhle vorgeschoben, wobei die nun sichtbar werdenden, sonst schwer erreichbaren Polypen in der Begrenzung des mittleren Nasenganges bequem auf dem fest entgegengehaltenen Elevatorium abgetragen werden können. Der Hiatus selbst wird durch dieses Vorgehen stark erweitert, seine Schleimhautränder können nach innen geschlagen werden, doch ist es besser, sie ringsum abzuschneiden, weil von ihnen aus gelegentlich neue Schleimpolypen aufsprossen, die das Fenster verlegen und die Heilung der Kieferhöhle in Frage stellen.

Die von innen und außen vorgenommene Ausräumung des mittleren Nasenganges hat sich bei allen chronischen Nebenhöhlenerkrankungen als besonders fruchtbringend für die Dauerheilung erwiesen, der ganze Eingriff kann nach meinen vielfältigen Erfahrungen als eine entschiedene Bereicherung unserer Nebenhöhlenchirurgie empfohlen werden.

Die Umformung im Gebiete des unteren Nasenganges.

Vielfache ungünstige Erfahrungen ließen die übliche Fensterung des unteren Nasenganges als unzureichend erscheinen. Nachoperationen und systematische Sondierungen ergaben die Tatsache bedeutender Regenerationsfähigkeit des Knochens und vor allem des aufsteigenden Teiles der medialen Kieferhöhlenwand, woraus die Notwendigkeit entsprang, ein möglichst breites Fenster anzulegen. Aber auch die größten Fenster verkleinerten sich derart, daß unsere

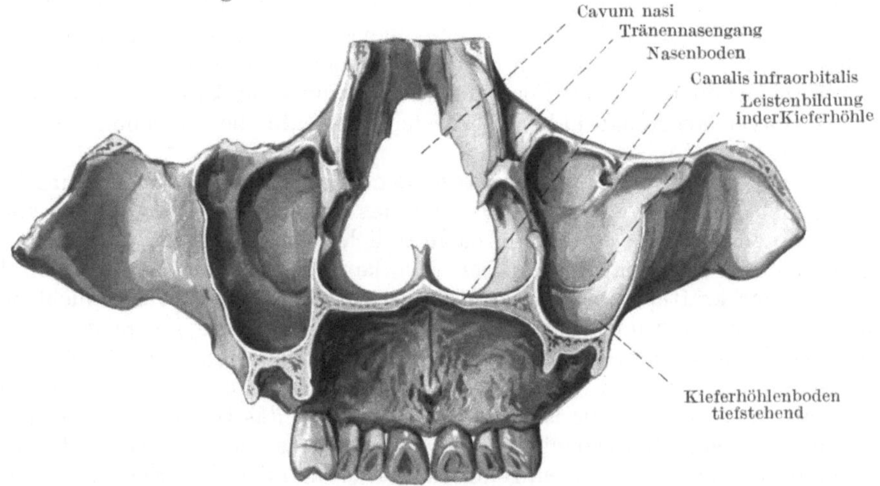

Abb. 205. Frontalschnitt durch den Gesichtsschädel. Ansicht von hinten. (Eigenes Präparat.)

schöne Absicht, die Kieferhöhle in ihrem untersten Abschnitt mit der Nasenhöhle in ungehemmte Verbindung zu setzen, nicht immer gelang. Am günstigsten verhielten sich die Fenster, bei denen große Teile des Kieferhöhlenbodens zugleich mit der über dem Ansatz des Os turbinatum gelegenen dünnen Knochenplatte entfernt und der im unteren Nasengang frei werdende große Schleimhautlappen nach hinten geschlagen wurde.

Die untere Muschel erleidet auch durch diesen erheblichen Eingriff, selbst wenn eine ausgiebige Luxation vorausgegangen ist, keinen Nachteil, sie ist vorne und hinten genügend gestützt und erhält sich auch ohne die Schleimhautauskleidung der medialen Kieferhöhlenwand freischwebend zwischen den beiden großen Fenstern (s. Abb. 223). Die Hauptschwierigkeit der Fensterbildung und das Haupthindernis für die Dauerheilung liegt in dem ungünstigen topographischen Verhältnis zwischen dem Boden des Antrums und dem Boden der Nasenhöhle (s. Abb. 205). In diesen zahlreichen Fällen ist selbst das breiteste Fenster unzureichend, weil stets eine Grube am Kieferhöhlenboden zurückbleibt, in welcher die Entzündung auch nach der gründlichsten Ausräumung nicht zur Ruhe kommt. Diese Grube ist der wunde Punkt all unserer sog. radikalen Operationsmethoden. Der Abfluß nach der Mundhöhle wird durch den Proc. alveolaris mit seiner Zahnwurzelreihe versperrt. Verschließen wir nun die orale Öffnung vollständig, dann wird aus der Grube ein Sack ohne jeden Abfluß.

In der neugebildeten, der normalen Auskleidung durchaus unähnlichen Schleimhaut kommt es im besten Fall zu einem faulen Frieden, der durch jede neue akute Infektion gestört wird, wobei die Sekrete wegen der ungünstigen Abflußmöglichkeit am Boden der Kieferhöhle festgehalten werden. Der gesteigerte Entzündungsreiz hat eine lebhafte Knochenneubildung im Gebiete der unteren Fensterumrandung und damit eine Fensterverkleinerung zur Folge. Es liegt auf der Hand, daß die von der Nasenhöhle aus gestanzten Öffnungen sich besonders rasch wieder schließen müssen, wenn selbst die breitesten Fenster in verhältnismäßig kurzer Zeit schmäler und für dünne Spülröhren unzugänglich werden. Aber selbst das breiteste Fenster nützt nicht viel, solange die Grube am Kieferhöhlenboden bestehen bleibt. Da in den weitaus meisten Fällen der Kieferhöhlenboden tiefer liegt als der Nasenboden, die Gefahr eines toten

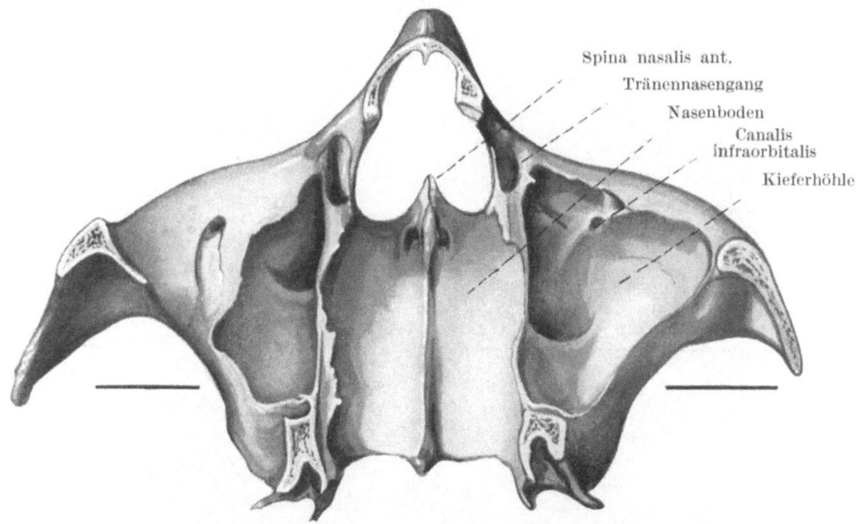

Abb. 206. Horizontalschnitt durch den Gesichtsschädel. Ansicht von oben. Dasselbe Präparat.

Winkels also fast immer besteht, wenden wir bei chronischen Kieferhöhleneiterungen keinen der pernasalen Eingriffe mehr an, sondern nehmen permaxillar die ganze vertikale knöcherne Wand zwischen Nasenboden und dem Boden des Antrums und zudem noch eine horizontale Schicht vom Os palatinum so weit weg, daß auch bei sehr tiefem Kieferhöhlenboden und bei dünnem Os palatinum nur eine schwache Welle vom Knochen übrigbleibt. Man muß dabei auf eine manchmal heftige Blutung aus der A. palatina gefaßt sein, die am besten durch den Kantenmeißel beherrscht wird.

Mit einem Schleimhautlappen die blutende Knochenstelle zu bedecken, kann nicht empfohlen werden, weil der Lappen sich leicht verschiebt und weil die unter ihm entstehenden Blutungen um so schwerer zu stillen sind.

Auf die Tamponade kann keinesfalls verzichtet werden. Wir wenden sie grundsätzlich an, auch wenn keine wesentliche Blutung den Eingriff störte. Die Kieferhöhle bleibt offen, bis klare Wundverhältnisse eingetreten sind.

Von der unteren Muschel wurde nur dann etwas weggenommen, wenn die betreffende Nasenseite eng und die horizontale Gaumenbeinplatte zu dünn war, als daß man genügende Teile davon hätte opfern dürfen. In den Kieferhöhlenboden hineinragende Zahnwurzeln können ohne Schaden abgemeißelt werden (s. S. 119).

Alle im Verlauf mehrerer Jahre nach den hier dargelegten Grundsätzen operierten Fälle erwiesen sich bei späteren Nachuntersuchungen subjektiv und objektiv als fehlerfrei. Akute Rezidive verliefen ohne irgendwelche Verwicklungen, Störungen im Gebiete des Rachens oder der äußeren Nase blieben aus, die Fenster verengerten sich nur noch unwesentlich, die Kieferhöhle zeigte die nach guten Radikaloperationen übliche dünne, frische, blaßrote Auskleidung ohne Narbenzüge und ohne Zystenbildung. Das Antrum wurde und blieb ein der Nasenhöhle dienlicher, frei mit ihr kommunizierender gesunder Vorhof.

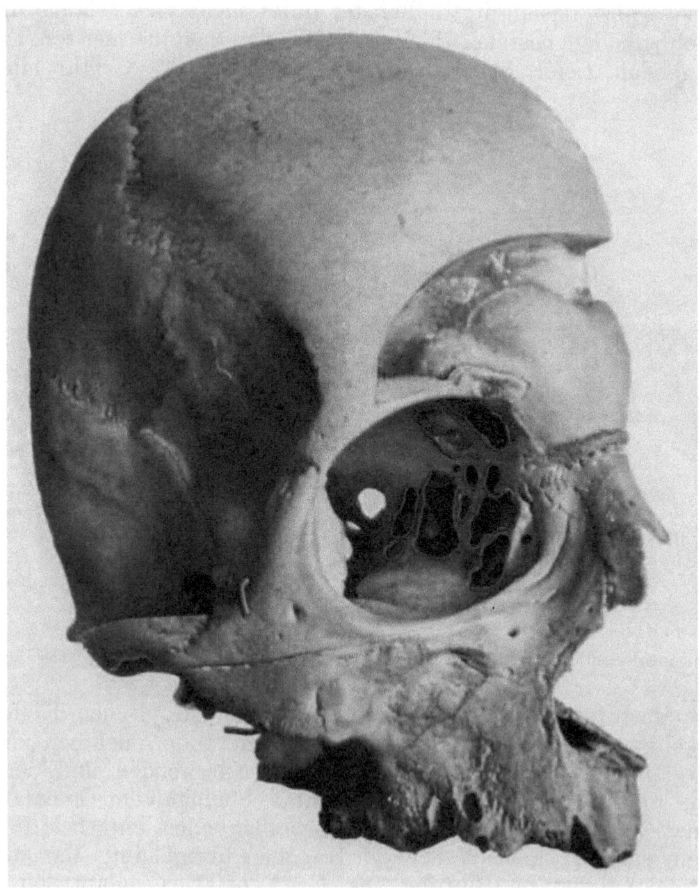

Abb. 207. Eröffnete orbitale Siebbeinzellen (Knochenpräparat).

Die Umformung des mittleren Nasenganges brachte in den meisten Fällen auch die Heilung der oberen Nebenhöhlen ohne weitere Eingriffe zuwege.

K. Die Eingriffe an den Siebbeinzellen.

Das unpaar angelegte Siebbein, der „Lückenbüßer“ des Gesichtsskeletts zeichnet sich durch seinen zarten Bau und seine vielfachen Beziehungen zu den Nachbarorganen aus. Seine obere Platte (Lamina cribrosa) wird durchbohrt von den Fäden des Nervus olfactorius bzw. von den Ausstülpungen des Duralsackes, in welchem die Verzweigungen des Sinnesnerven verlaufen. Bei Verletzungen der Nervenscheiden wird der Duralsack eröffnet, was unmittelbar oder später eine Infektion der Meningen zur Folge haben kann. Für alle operativen Eingriffe bleibt das Gebiet des Olfaktorius und seiner Verzweigung ein „Noli tangere".

Von außen ist das Siebbein geschützt durch die harten Knochen des Stirnbeins, den Processus frontalis des Oberkiefers und die Nasenbeine, in die Nasenhöhle ragt es nach unten frei hinein, von den Augenhöhlen ist es durch papierdünne Knochenplatten getrennt. (Topographie s. Abb. 207, 208 und Abb. 209.)

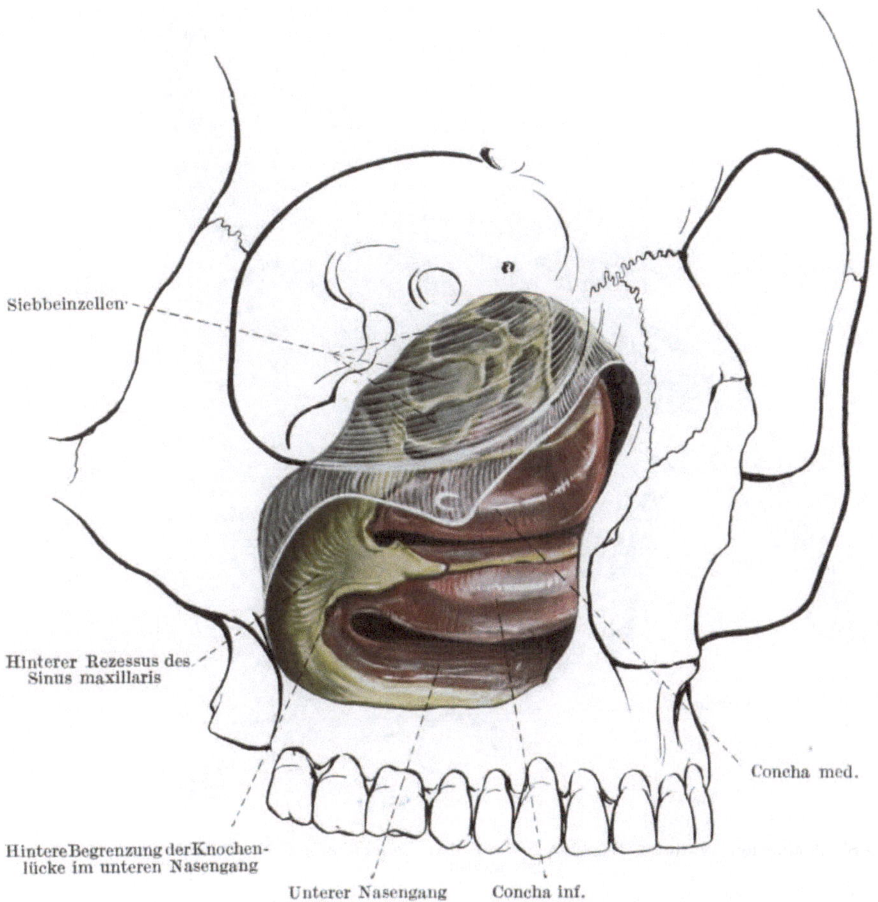

Abb. 208. Topographie der Siebbeinzellen von außen gesehen.

Neben der Gefahr, welche dem Nervus olfactorius und dem Orbitalinhalt bei operativen Eingriffen droht, besteht die gefährliche Möglichkeit, den Stamm des Nervus opticus hinter oder an seiner Eintrittstelle in die Augenhöhle zu verletzen. Er ist oft nur von der dünnen Knochenlamelle einer Siebbeinzelle gedeckt. Hüten müssen wir uns ferner vor der Verunstaltung der inneren Nasenform und vor Schädigungen der im Gebiete des Siebbeins liegenden physiologisch wichtigen Schleimhaut.

Alle diese Forderungen können erfüllt, die Gefahren vermieden werden dadurch, daß wir das Siebbeinlabyrinth von der Seite her angreifen und die Instrumente von hier aus in der Richtung gegen die Nasenhöhle führen (s. Abb. 210).

Die Eröffnung des Siebbeinlabyrinthes erfolgt im allgemeinen entweder direkt von außen, durch den Processus frontalis, des Oberkiefers oder von der Nasenhöhle aus entlang der seitlichen Nasenwand oder durch die Kieferhöhle.

Die isolierte Siebbeinzellenerkrankung ist selten. Meist besteht zugleich eine Kieferhöhlen- oder Stirnhöhlenaffektion, am häufigsten sind gleichzeitig mit den Siebbeinzellen alle Nebenhöhlen der erkrankten Seite ergriffen. Je nach dem klinischen Befunde wählen wir Weg und Art des Eingriffes.

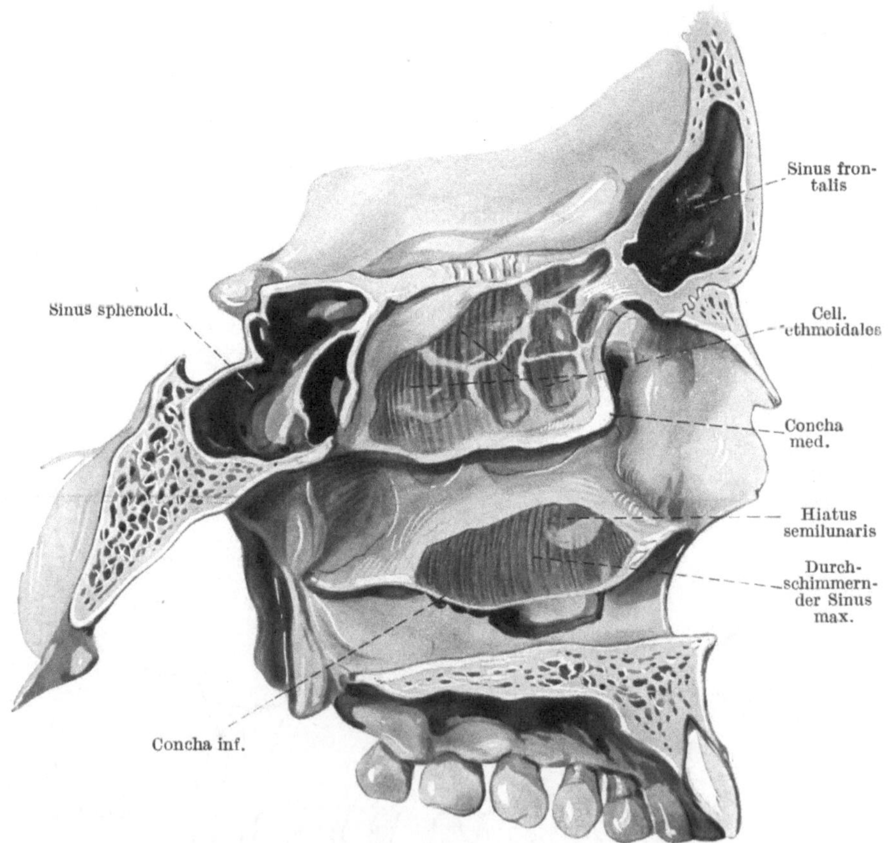

Abb. 209. Siebbeinzellen in ihren Beziehungen zu den benachbarten Nebenhöhlen von innen betrachtet.

Am besten und sichersten gelingt die Eröffnung und Ausräumung des Siebbeins

1. von der Kieferhöhle

aus nach Luxation der medialen Wand derselben (s. S. 143).

2. Endonasale Siebbeinoperation nach Halle.

Umschneidung und Ablösung eines Schleimhautlappens an der seitlichen Nasenwand in der Gegend der mittleren Muschel wie bei der Tränensackoperation (s. Abb. 211). Der Lappen wird nach unten geschlagen, der vordere Ansatz der mittleren Muschel mit einem Meißel vom Processus nasalis abgetrennt und nach dem Nasenseptum gedrängt.

Durch Entfernung des Agger nasi und eines ihm anliegenden Teiles vom Processus frontalis des Oberkiefers wird so viel Raum gewonnen, daß das Siebbeinlabyrinth ebenfalls von vorne und entlang der Lamina papyracea ausgeräumt werden kann. Der Schleimhautlappen und die medial verdrängte mittlere Muschel werden nach Beendigung der Ausräumung reponiert. Die Einbuße an Schleimhaut ist gering, das Verfahren für den in endonasalen Eingriffen Geübten nicht schwer. Doch ist wegen der bedeutenden Unregelmäßigkeit in der Anordnung, Zahl und Ausdehnung der Siebbeinzellen besondere Vorsicht nötig.

Gangbarer, sicherer und für alle Fälle geeignet ist der Weg von außen durch den Processus frontalis des Oberkiefers.

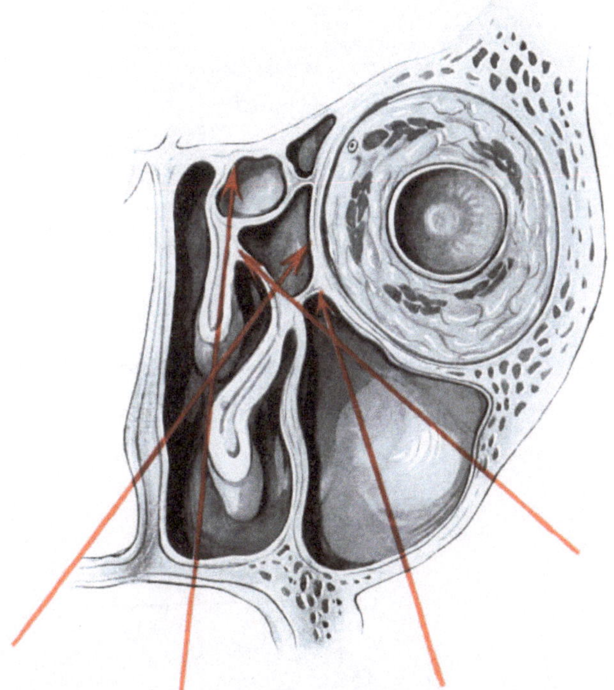

Abb. 210. Frontalschnitt durch Nase und Orbita. Die Pfeile geben die Richtung unserer Instrumente beim permaxillaren und endonasalen Vorgehen an.

3. Siebbeinoperation von außen.

Schnitt vom inneren Augenbrauenende im leichten Bogen über die seitliche Nasenfläche bis unter den Orbitalrand wie bei der Tränensackoperation nach Toti (s. S. 114). Ablösung der Weichteile nach beiden Seiten, wobei der Oberkiefer-Stirnfortsatz und das Tränenbein zutage treten. Wird nun der Tränensack freigelegt, herausgehoben und nach außen gedrängt, so kann das Siebbeinlabyrinth bequem von vorne geöffnet und ausgeräumt werden. War die Eröffnung der Stirnhöhle von außen nötig, so läßt sich die eben beschriebene Eröffnung und Ausräumung der Siebbeinzellen unmittelbar an die Stirnhöhlenoperation anschließen, so wie an die endonasale Siebbeineröffnung die endonasale Stirnhöhlenoperation ohne weiteres angeschlossen werden kann.

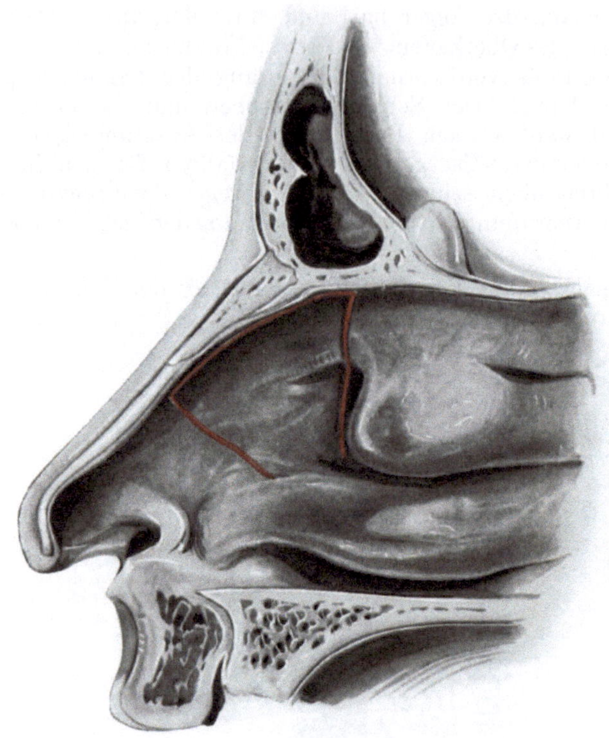

Abb. 211. Schnittführung bei der Siebbeinoperation von innen. (Nach HALLE.)

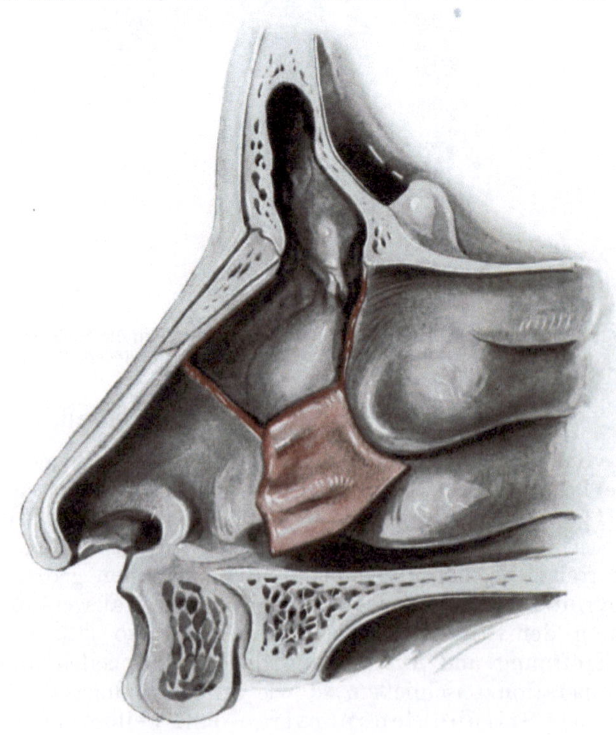

Abb. 212. Endonasale Stirnhöhleneröffnung nach HALLE.

L. Die Eingriffe an der Stirnhöhle.

1. Die endonasale Stirnhöhlenoperation nach HALLE (Abb. 212).

Man orientiert sich durch eine seitliche Röntgenaufnahme über die Größe der Stirnhöhle und den Abstand der Stirnhöhlenwände, führt nach Möglichkeit eine Sonde in die Stirnhöhle ein und nimmt unter ihrer Führung mit einer birnförmigen geschützten Fräse den Stirnhöhlenboden weg. Auf die Auskratzung der Höhle mit scharfen Löffeln verzichten wir und legen mehr Wert auf einen breiten Zugang zur Stirnhöhle und die Herstellung eines geräumigen, nach hinten verlaufenden Kanales, durch den die Nasenhöhle dauernd mit der Stirnhöhle in Verbindung bleibt.

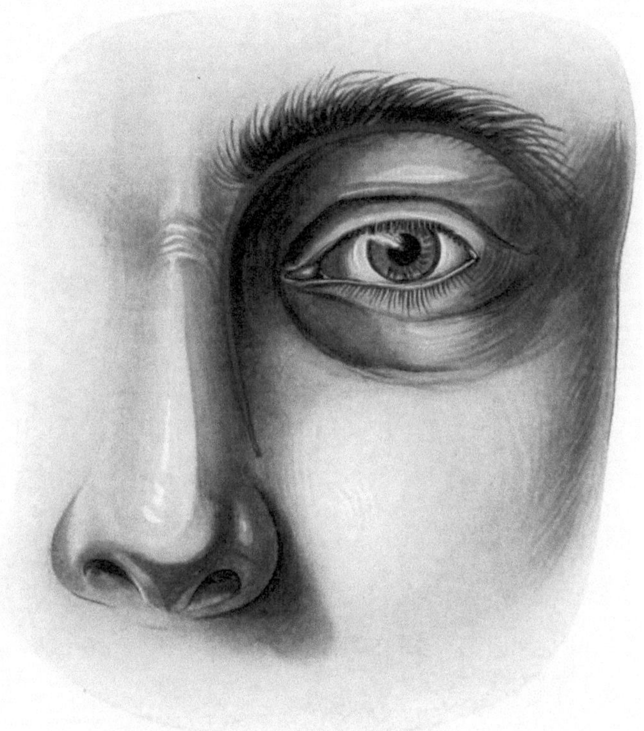

Abb. 213. Schnittführung bei der KILLIANschen Stirnhöhlenoperation von außen.

2. Die äußere Stirnhöhlenoperation nach KILLIAN.

Wählen wir den Weg von außen, so operieren wir unter Zugrundelegung der KILLIANschen Methode folgendermaßen: Vorbereitung des Operationsfeldes, Abrasieren der Augenbrauen, Jodanstrich usw.

Schnitt in gleichmäßig geschwungenem Bogen um die obere Begrenzung der Augenhöhle durch die Augenbraue über die ganze seitliche Nasenfläche bis zum unteren Rande des Nasenbeins (Abb. 213). Ablösung der Haut mit flachen Zügen des Messers nach oben und unten. Periostschnitt scharf auf dem Orbitalrand und an der Nasenwurzel vorbei über den ganzen Stirnfortsatz des Oberkiefers. Blutstillung durch Klemmen. Unterbindungen später. Schonung des

Bulbus. Parallel diesem Schnitt wird ein zweiter Periostschnitt auf der vorderen Stirnhöhlenwand angelegt, in einer Entfernung, die sich nach der durch Röntgenaufnahme ermittelten Höhlengröße richtet. Die Periostschnitte umgrenzen nach oben und unten die Knochenspange, welche vor der Vorderwand der Stirnhöhle stehen bleibt (Abb. 214). Je größer die Stirnhöhle, um so breiter kann die „Spange" sein. Man bilde sie von vornherein breiter als man sie

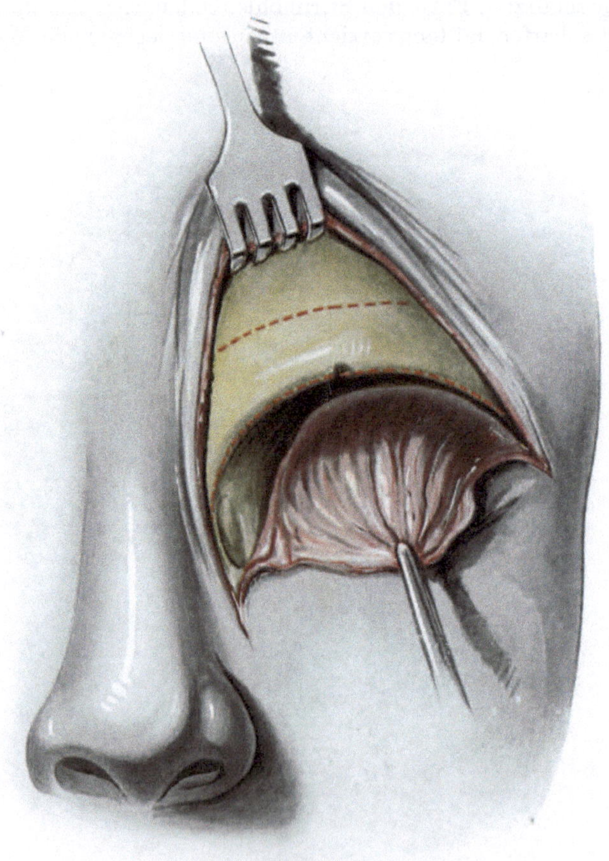

Abb. 214. Weichteile abgelöst, Periost erhalten. „Spange" auf dem Periost markiert (punktierte Linien).

später braucht, bei der Abschrägung der Spangenränder nach innen kann man die definitive Breite der Spange leicht herausmodellieren.

Öffnung der Höhle durch Wegmeißeln ihrer unteren Wand, wobei die Spangengrenze streng eingehalten wird (Abb. 214—215). Sondierung von dieser Lücke aus. Entfernung des ganzen Stirnhöhlenbodens unterhalb der „Spange", soweit die Höhle reicht, Furchung der Stirnhöhlenvorderwand entlang dem oberen Periostschnitt mit einem KILLIANschen Dreieckmeißel (Abb. 217).

Der Knochen, welcher zwischen der so geschaffenen Furche und der oberen Stirnhöhlengrenze liegt, wird abgetragen, die Knochenränder werden abgeschrägt, damit das Periost sich gut anlegt, überstehende Leisten fallen weg (siehe gefährliche Riechgrubenleiste S. 158). Besonders sorgfältig muß die Schleimhaut von der Hinterfläche der Spange weggenommen werden. Das geschieht mit einem gekrümmten und vorne abgeschrägten Elevatorium, wie wir es zur Schleimhautablösung bei der Septumoperation nehmen (s. Abb. 154).

Nun erfolgt die Resektion des Oberkiefer-Stirnfortsatzes durch Abmeißeln des Knochens von unten her, wobei die Nasenschleimhaut geschont wird. Die

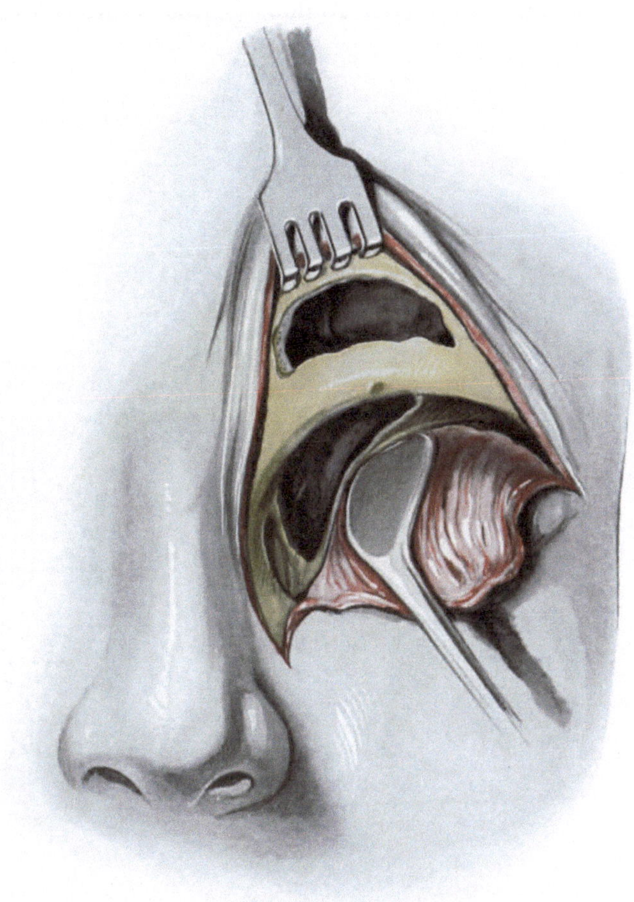

Abb. 215. Knochen ober- und unterhalb der „Spange" reseziert.

in den Knochen gemeißelte Lücke wird nach oben erweitert, die sehr nachgiebigen Siebbeinzellen, und wenn nötig auch die Keilbeinhöhle mit der GRÜNWALDschen Löffelzange (Abb. 218) geöffnet und mit einem von hinten nach vorne streichenden scharfen Löffel ausgeräumt. Alle Knochensplitter müssen sorgfältig aufgelesen und entfernt werden.

Die größte Sorgfalt gilt der Herstellung eines breiten und dauernden Weges zwischen Stirn- und Nasenhöhle. Der auch nach Resektion des Oberkiefer-Stirnfortsatzes, des Tränenbeins, der Siebbeinzellen und des vorderen Teiles der mittleren Muschel verbleibende „Engpaß" ist der wunde Punkt der sonst sehr brauchbaren und radikalen Operation. Knochen- und Bindegewebsneubildung gefährden auch diesen Engpaß trotz Einpflanzung von gestielten Schleimhautlappen oder Epidermis. Um die Passage sicherzustellen und von der Gunst oder Ungunst des einzupflanzenden Schleimhautlappens unabhängig zu sein, haben wir von oben her auch bei einseitiger Erkrankung einen Saum des Nasenbeins weggenommen, in das vorderste Ende der Lamina perpendicularis des Siebbeins ein Fenster gemeißelt, das Loch in der Nasenscheidewand durch Wegnahme von Teilen des knöchernen Septums erweitert und damit nicht nur eine Verbreiterung des Engpasses, sondern auch eine Entlastung der anderen Seite und eine weitere Abflußmöglichkeit des Sekretes geschaffen.

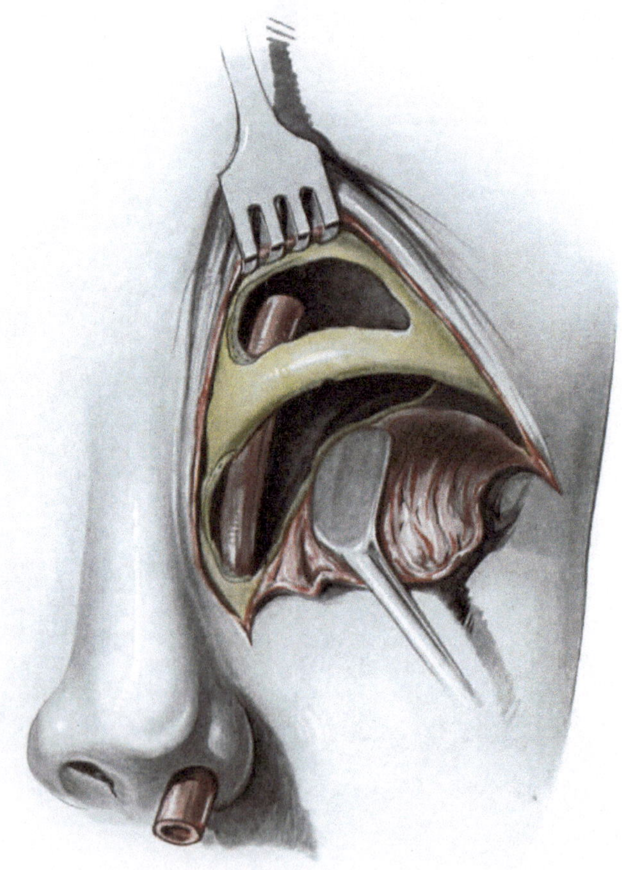

Abb. 216. KILLIANsche Stirnhöhlenoperation beendet.

Komplikationen, äußere Entstellungen oder innere Abflußhindernisse sind nicht wahrgenommen worden. Diese Abänderung des Operationsverfahrens hat nicht unwesentlich zur Verbesserung unserer Dauererfolge beigetragen.

Aus der erhaltenen Schleimhaut der seitlichen Nasenwand kann durch zwei Vertikalschnitte ein zungenförmiger Lappen mit unterer Basis, geformt in den seitlichen Teil des Engpasses (Gegend des Tränenbeins) geschlagen und dort mit einer Naht fixiert werden.

Drainage der Höhle durch ein Gummidrain oder einen doppelt zusammengelegten langen Vioformgazestreifen, der zur Nase herausgeführt und in der Nasenhöhle mit lockerer Gaze umgeben wird (Abb. 216), Naht der äußeren Wunde.

Leicht komprimierender trockener Verband von außen stützt sich auf den Orbitalrand und hält jeden Druck vom Auge fern.

Verbandwechsel täglich, Reinigung des Lidspaltes mit eingeträufelter warmer physiologischer Kochsalzlösung, frühzeitige Entfernung der Nähte, von denen 2—3 nach 24 Stunden, die übrigen am 3. Tage herausgenommen werden. Der die Stirnhöhle durchziehende Gazestreifen (bzw. das Gummidrain) bleibt 4 bis 5 Tage liegen, während die lockeren Nasentampons mehrmals erneuert werden.

Wir hüten uns, die Stirnhöhlenhinterwand an irgendeiner Stelle zu verletzen, nur bei begründetem Verdacht auf Stirnhirnabszeß durchbrechen wir sie, suchen und versorgen den Abszeß in der gleichen Weise wie den Schläfenlappenabszeß in der mittleren Schädelgrube (s. S. 69).

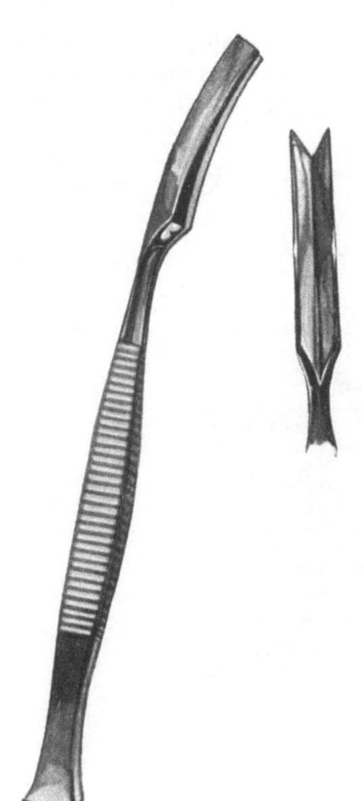

Abb. 217. KILLIANscher Dreieckmeißel zur Anlegung von Knochenfurchen.

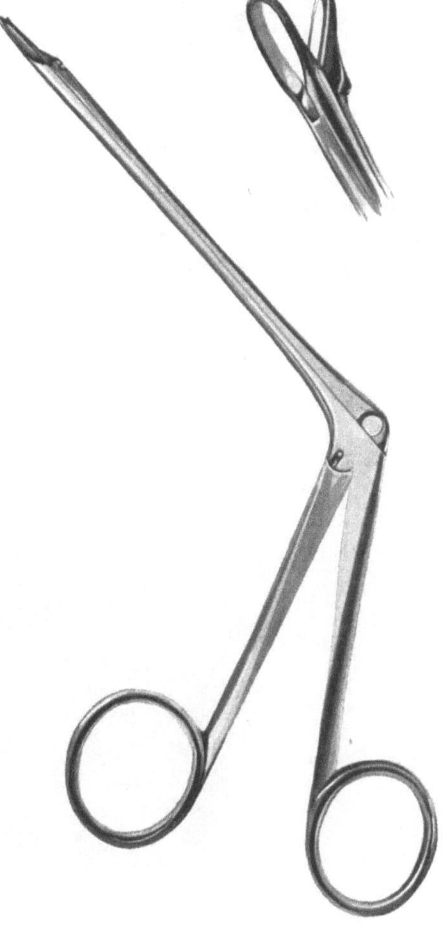

Abb. 218. GRÜNWALDsche Zange.

Die Gefahr der Nebenverletzungen ist bei der KILLIANschen Operation gering. Die Trochlea wird, wenn sie aus ihre Lage geriet, durch eine Periostnaht an ihrer alten Stelle angeheftet und damit das Doppelsehen vermieden. Der Bulbus kann dem stumpfen Haken oder dem „Schützer" eines verständnisvollen Assistenten anvertraut werden, der auch dafür sorgt, daß während der Operation kein Sekret oder Blut in die Lidspalte fließt. Die manchmal brüchige „Spange" legt man, damit sie beim Meißeln nicht einknickt, möglichst breit an und reduziert sie mit dem senkrecht oder in seitlicher Richtung geführten

Flachmeißel erst später, wenn man die gröberen Knochenarbeiten in der Nachbarschaft beendet und guten Überblick gewonnen hat.

Bei der Verbreiterung des Ganges zwischen Stirnhöhlenboden und Nasenhöhle achte man auf den gefährlichen Tiefstand der Riechgrube, welche zuweilen

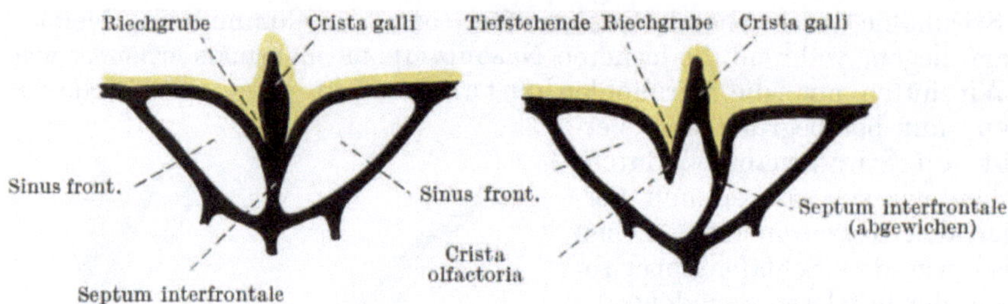

Abb. 219. Sagittalschnitt durch die Stirnhöhlen im Bereich der Riechgruben. (Nach BOENNINGHAUS.)

als schmale Leiste in die Stirnhöhle ragt. Da diese Leiste bei abgewichenem Septum interfrontale (s. Abb. 219 u. 220) in den Recessus nasalis der Stirnhöhle vorspringt und nur von einer feinen Knochenplatte gedeckt ist, kann sie

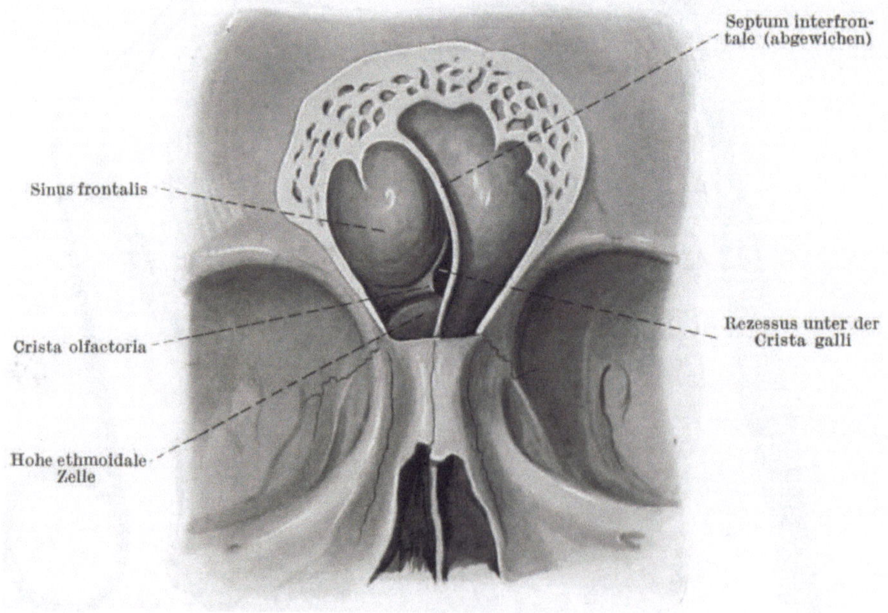

Abb. 220. Gefährliches Stirnbein. (Nach BOENNINGHAUS.)

sowohl bei endonasalen Eingriffen als auch bei der KILLIANschen Operation beim Glätten der Wundhöhle oder in der Absicht, den Stirnhöhlennasengang so breit als möglich zu machen, verletzt werden. Wird dabei der vordere Teil der Riechgrube an einer noch so kleinen Stelle eröffnet, so folgt mit Sicherheit die meist tödliche Meningitis.

Die Eingangspforte der Infektion wird in solchen Fällen bei der Sektion meist nicht gefunden, weil die geringfügige Duraverletzung an dieser Stelle der Aufmerksamkeit des Anatomen entgeht. Fast alle die unerwarteten und leider meist verschwiegenen Todesfälle nach Stirnhöhlenoperationen sind nach BOENNINGHAUS auf Verletzung der „Crista olfactoria“ zurückzuführen.

Sind die Weichteile über der Stirnhöhle entzündet (drohender Durchbruch bei Influenza oder Scharlach), so schließen wir die Wunde nicht und verbinden mit feuchter Gaze. (Vioformgaze in warme, stets bereit gehaltene sterile physiologische Kochsalzlösung getaucht.) Sekundärnaht nach Reinigung und Glättung der Wundränder.

3. Die äußere Stirnhöhlenoperation nach WINKLER.

Bei tiefen Stirnhöhlen (seitliche Röntgenaufnahme) kann man nach WINKLER die temporäre osteoplastische Resektion eines Teiles der Stirnhöhlenvorderwand vornehmen, von der Lücke aus die Stirnhöhle, das Siebbein, die Keilbeinhöhle ausräumen, eine breite Verbindung der Stirnhöhle mit der Nasenhöhle herstellen, den Periostknochenlappen reponieren und die äußere Wunde vernähen.

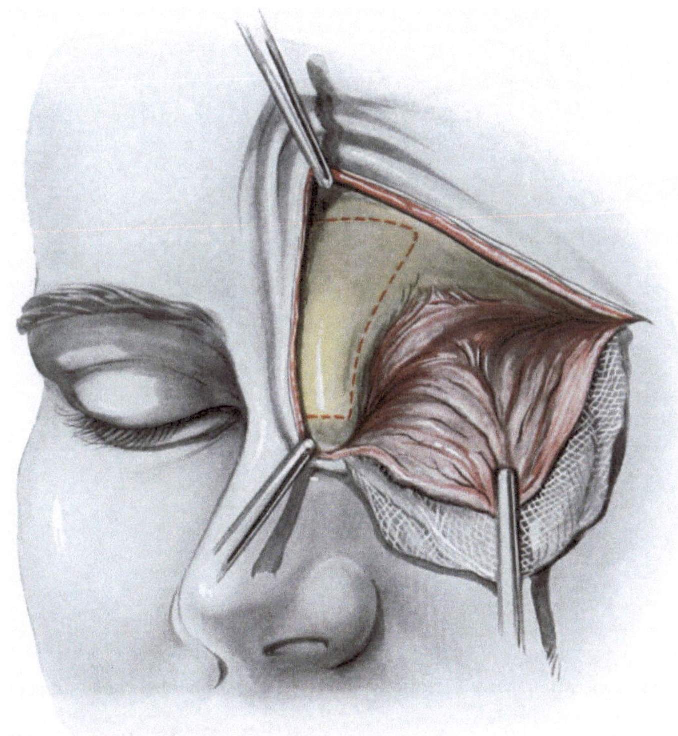

Abb. 221. Stirnhöhlenoperation nach WINKLER. 1. Phase.

Schnittführung wie beim Killian, nur nicht so ausgiebig, Bildung eines annähernd rechteckigen Periostknochenlappens mit der Basis an der inneren Begrenzung der Stirnhöhle, Umknickung dieses Lappens zur anderen Gesichtshälfte (s. Abb. 221 u. 222). Ausräumung usw. wie beim Killian. Reposition und Naht.

Die Heilungsresultate nach den geschilderten Operationsmethoden sind im großen und ganzen gut, aber nicht durchaus befriedigend. Nehmen wir bei größerer Ausdehnung der Höhlen auf das kosmetische Ergebnis zuviel

Rücksicht, dann muß oft die Gründlichkeit leiden, gehen wir aber gründlich vor, so leidet unter Umständen die Kosmetik. Die angestrebte Verödung der Stirnhöhle wird nur bei kleinen und kleinsten Höhlen zur Tatsache, bei größeren Höhlen bilden sich bindegewebige Züge, zwischen denen sich trotz aller Sorgfalt bei der Nachbehandlung Schleimhautreste einbetten, die wie bei der Kieferhöhle zu Zysten- und Fistelbildungen führen und durch weitere operative Eingriffe beseitigt werden müssen, was oft große Mühe macht und nicht immer erfolgreich ist. Seitdem wir die Luxation der seitlichen Nasenwand üben und

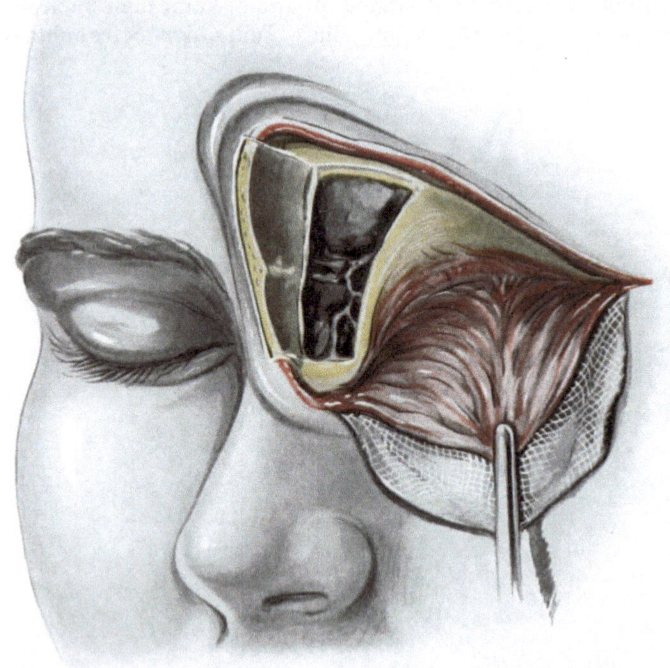

Abb. 222. Stirnhöhlenoperation nach WINKLER. 2. vordere Stirnhöhlenwand aufgeklappt.

die Technik der Siebbeinoperation verbessert haben, sind die direkten Eingriffe an der Stirnhöhle von innen und außen bei uns zur Seltenheit geworden.

M. Die Eingriffe bei Erkrankungen sämtlicher Nasennebenhöhlen.

Sind alle Höhlen einer Seite erkrankt, dann beginnen wir stets mit der breiten Eröffnung der Kieferhöhle von der fazialen Wand aus, wobei der Stirnfortsatz des Oberkiefers möglichst weit nach oben weggenommen wird, luxieren die seitliche Nasenwand, räumen den Inhalt der Kieferhöhle aus und öffnen sodann das sich unmittelbar anschließende Siebbeinlabyrinth in der oben beschriebenen Weise (s. S. 143). Dabei werden auch die durch die Seitenwandluxation leicht zugänglichen, sonst schwer erreichbaren vorderen und prälakrimalen Siebbeinzellen geöffnet. Stets trifft man auf diesem Wege im mittleren oder hinteren Teil des Siebbeins auf den nach hinten unten gerichteten

Stirnhöhlennasengang. Die ihn umgebenden Zellen und polypösen Granulationen werden abgetragen, der Gang selbst bis zu seiner Austrittsstelle aus der Stirnhöhle oder einer akzessorischen Bucht verfolgt, die Stirnhöhlenwände aber sonst in Ruhe gelassen. Meist genügt die durch diesen Eingriff bewirkte bedeutende Entlastung zur Heilung auch der Stirnhöhlenerkrankung. Zum Schluß erfolgt mit wenigen Griffen die Ausräumung der sich an die hinteren Siebbeinzellen unmittelbar anschließenden Keilbeinhöhle. Dieses allen Ansprüchen gerecht

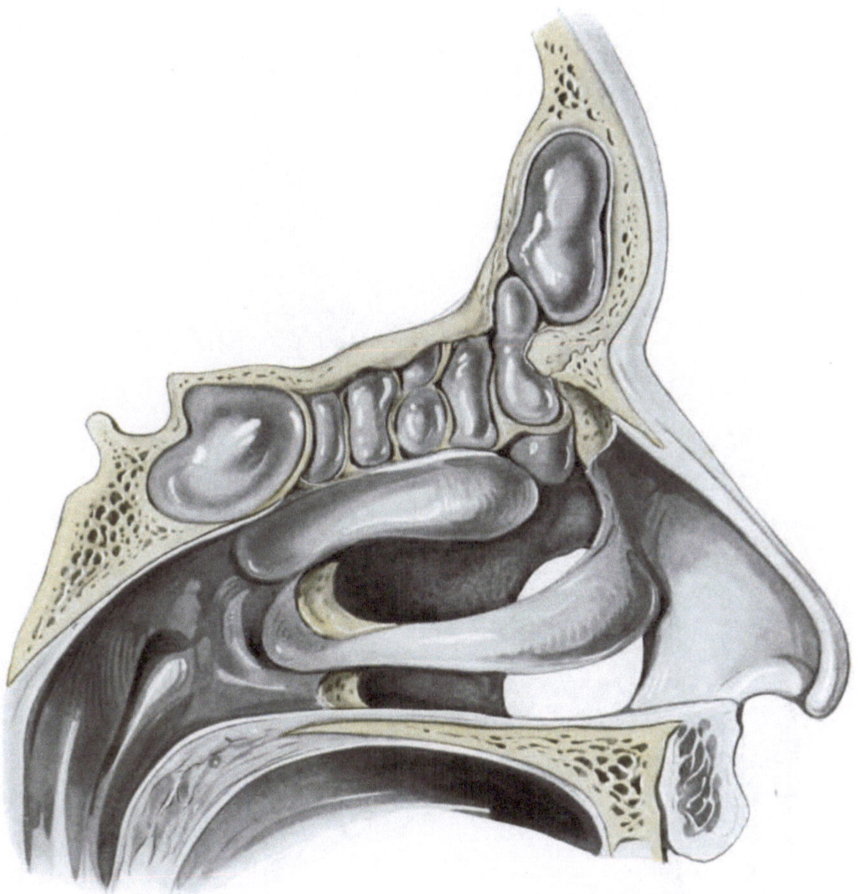

Abb. 223. Doppelte Fensterung der seitlichen Nasenwand nach LAUTENSCHLÄGER (von innen gesehen).

werdende gründliche Verfahren ist übersichtlich und ungefährlich. Die Instrumente arbeiten vorwiegend in der Richtung nach der Nasenhöhle zu (Abb. 210), Orbita, Nervus opticus, die Olfaktoriusgegend und die Lamina cribrosa bleiben auch bei abnormer Pneumatisation und Topographie außerhalb des Operationsgebietes. Dabei können wir durch ein breites, gut erleuchtetes Tor den Weg und die Wirkung unserer Instrumente genau beobachten. Die Stirn- und Keilbeinhöhle werden an ihrem tiefsten Punkte geöffnet, alle einzelnen Kammern zu einer großen gemeinsamen, nach unten und außen sich erweiternden, leicht überseh- und kontrollierbaren Höhle vereinigt (Abb. 224). Die Räume der Nasenhöhle können von der medialen Kieferhöhlenwand aus in ihren Größenverhältnissen zweckmäßig verändert, verengert und erweitert werden, während die Muscheln in allen Teilen erhalten bleiben. Jede äußere Entstellung oder Narbe wird vermieden.

Die im mittleren und unteren Nasengang angelegten breiten Fenster bleiben dauernd offen (Abb. 224) und sichern den Abfluß von Sekreten im Verlauf der Nachbehandlung und bei etwaigen Neuinfektionen. Der Flüssigkeitshaushalt im Naseninnern erfährt selbst nach der gründlichsten Ausräumung der erkrankten Zellen keine Unterbilanz, die geschonten Nasenmuscheln lassen keine

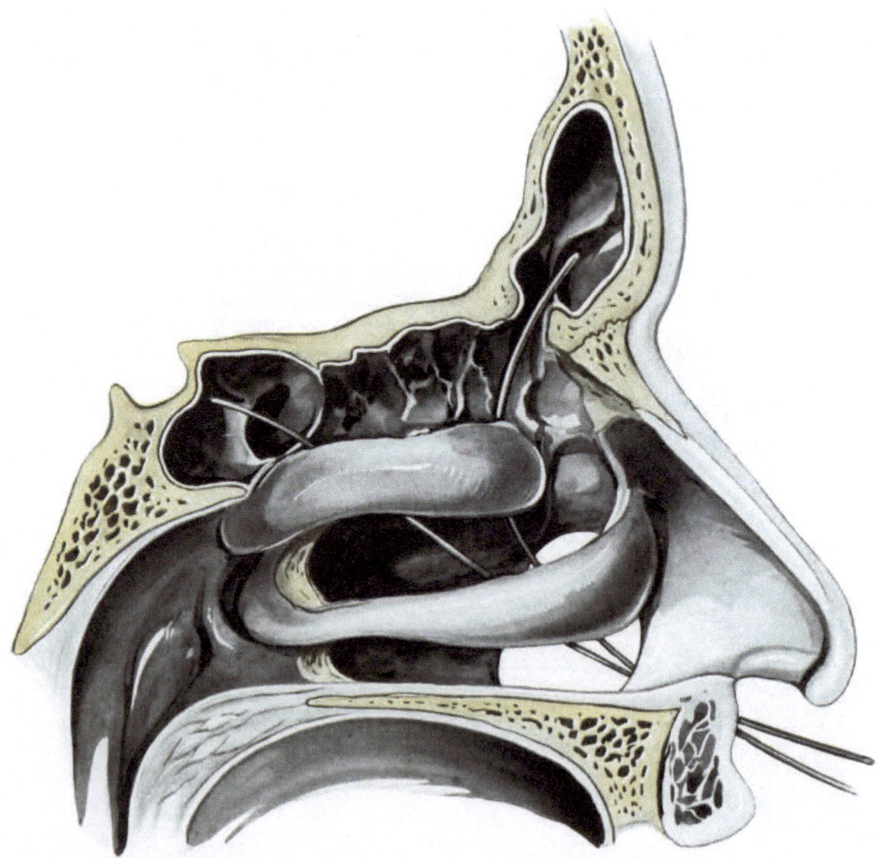

Abb. 224. Dasselbe Bild nach Ausräumung der Siebbeinzellen. In die Stirnhöhle und Keilbeinhöhle ist je eine Sonde eingeführt.

Austrocknung der Nasenhöhle oder des Nasenrachenraumes zu, die Nebenhöhlen veröden nicht, sondern bleiben in Form und Funktion erhalten, die Heilung ist also auch im physiologischen Sinne vollkommen. Jeder akut entzündliche Nachschub verläuft in Anbetracht der vereinfachten anatomischen Verhältnisse und der günstigen Abflußbedingungen kurz und ohne jegliche Komplikation. Weitere Nebenhöhlenoperationen von außen und Nachoperationen sind, seit wir dieses Verfahren anwenden, fast nur noch bei malignen Tumoren nötig gewesen, bei denen wir von außen und innen so radikal als möglich und ohne Rücksicht auf das vorläufige kosmetische Aussehen vorgehen. Bestrahlungen mit Radium kommen hauptsächlich bei Rückfällen zur Anwendung.

N. Orbitale Komplikationen bei Nasennebenhöhlenerkrankung.

Viele entzündliche Erkrankungen des Orbitalinhaltes (einschließlich des Nervus opticus) gehen von den Nebenhöhlen der Nase aus. Die Überleitung der Entzündung geschieht meist direkt entweder durch präformierte Bindegewebslücken oder auf dem Blut- oder Lymphwege. Am häufigsten ist nach

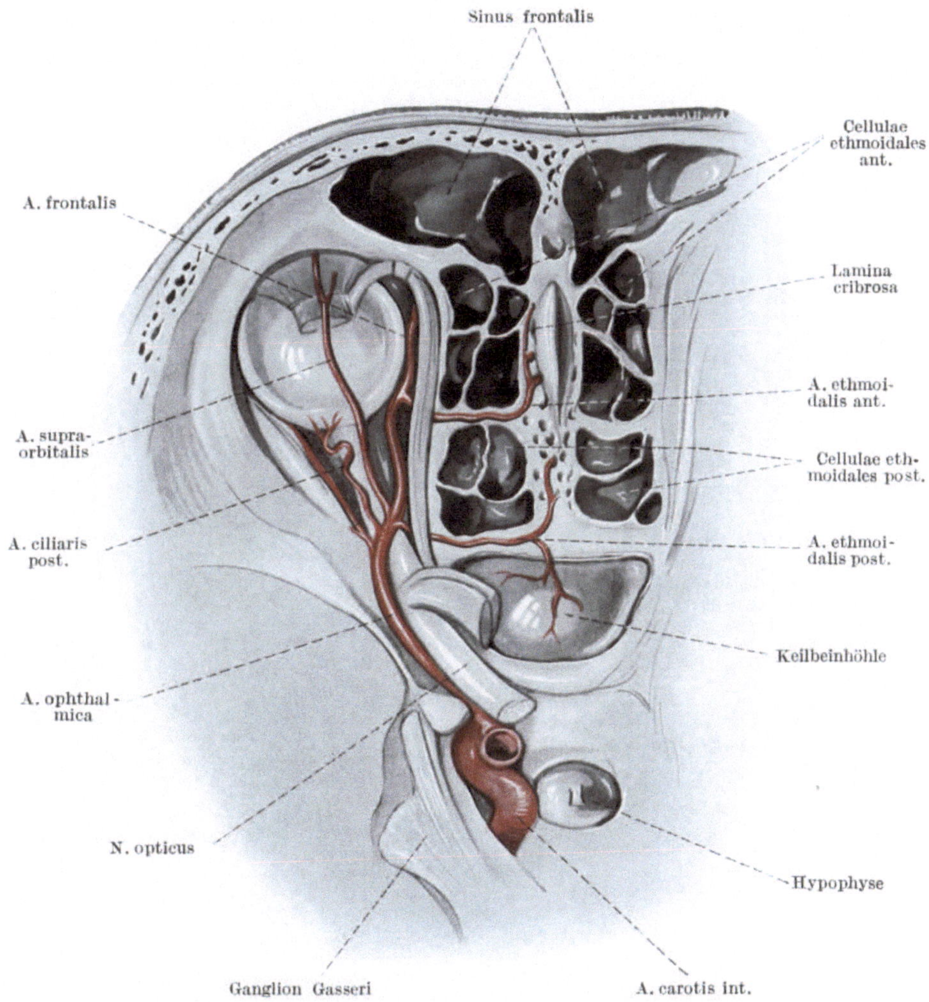

Abb. 225. Horizontalschnitt durch die Orbita und die angrenzenden Siebbeinzellen.

unseren klinischen Erfahrungen das Siebbein und die Keilbeinhöhle der Ausgangsort der Infektion, seltener die Stirn- bzw. die Kieferhöhle. Meist sind mehrere Nebenhöhlen zugleich erkrankt, die ursächlich in Betracht kommende Höhle kann dabei geringe Grade der Entzündung aufweisen. Manchesmal ist die Nebenhöhlenentzündung schon abgeklungen, klinisch geheilt oder latent geworden, während die Erscheinungen am Augenhintergrund (Neuritis optica) fortdauern und zunehmen. In allen diesen Fällen ist die sorgfältige und regelmäßige Beobachtung des Augenhintergrundes und des Visus unerläßlich und

11*

von entscheidender Bedeutung. Röntgenaufnahmen geben uns nur spärliche oder keine Anhaltspunkte, wir sind auf Anamnese und klinische Zeichen angewiesen, deren Deutung nicht immer leicht ist, zumal Knocheneinschmelzungen meist fehlen.

Die von der Stirnhöhle in die Periorbita und ins obere Augenlid fortgeleiteten akuten Entzündungen werden von außen in Angriff genommen (s. Operation

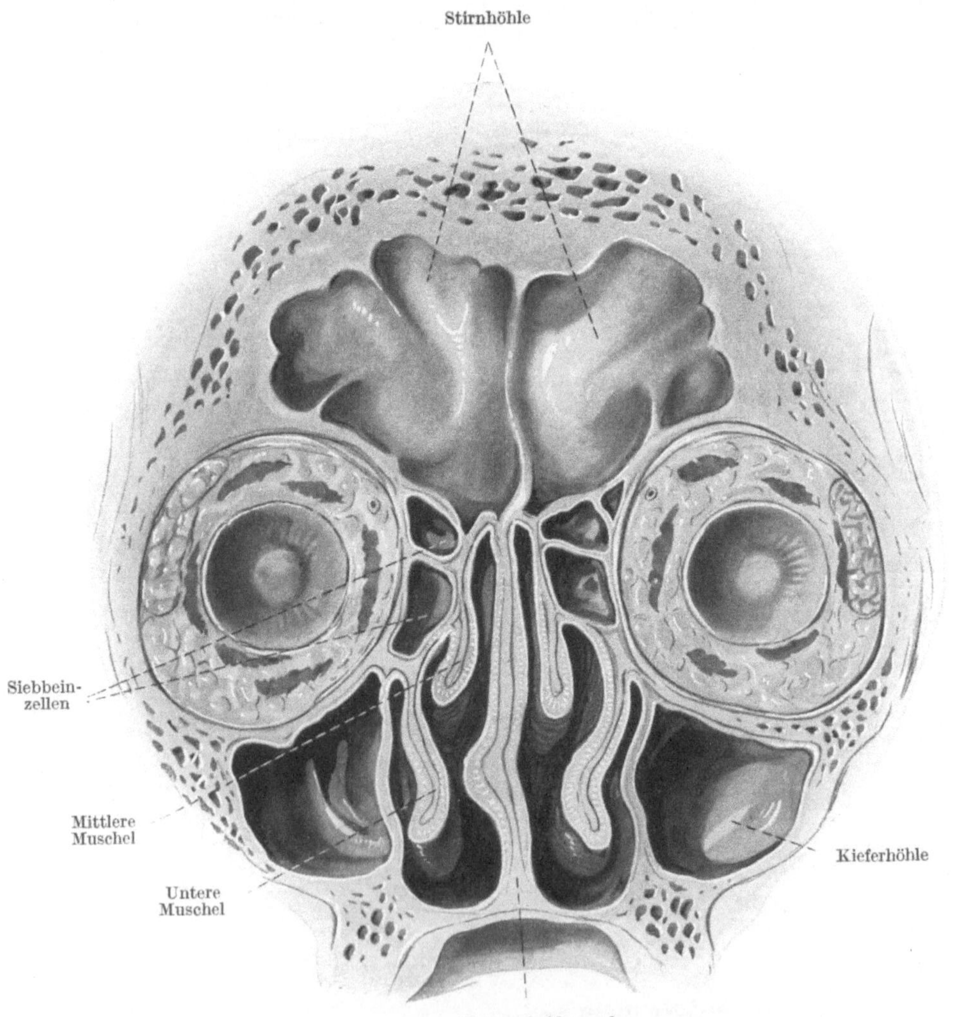

Abb. 226. Frontalschnitt durch die Nase und die der Orbita unmittelbar anliegenden Nebenhöhlen.

der Stirnhöhle, S. 153), während alle übrigen operativen Eingriffe von der Kieferhöhle her in folgender Weise geschehen:

Eröffnung der Oberkieferhöhle durch Fortnahme des größten Teiles ihrer fazialen Wand einschließlich des Stirnfortsatzes bis zur Höhe des Kopfes der mittleren Muschel. Ausräumung der meist miterkrankten Schleimhaut, Luxation der medialen Kieferhöhlenwand, Eröffnung und Ausräumung des Siebbeinlabyrinthes. Vom inneren Rande des Kieferhöhlendaches aus, medial vom

Canalis infraorbitalis, meißeln wir eine Lücke in den Orbitalboden und nehmen von hier mit einem stumpfen Elevatorium, Stück für Stück des Knochens ausbrechend, die Lamina papyracea bis zum Optikuskanal fort, wobei mit Sicherheit jede Eiteransammlung, jeder Überleitungsweg der Entzündung im Gebiete der inneren Periorbita gefunden wird.

Bei Abszessen am Orbitalboden genügt häufig schon die Fortnahme eines Teiles vom Kieferhöhlendach (A. SEIFERT), um sie ausreichend zu entleeren. Der Eiter senkt sich infolge der Neigung des Orbitalbodens nach vorne unten und sammelt sich mit Vorliebe im vorderen inneren Teil unmittelbar über dem Kieferhöhlendach an. Bei Kindern läßt sich die Eiteransammlung bisweilen

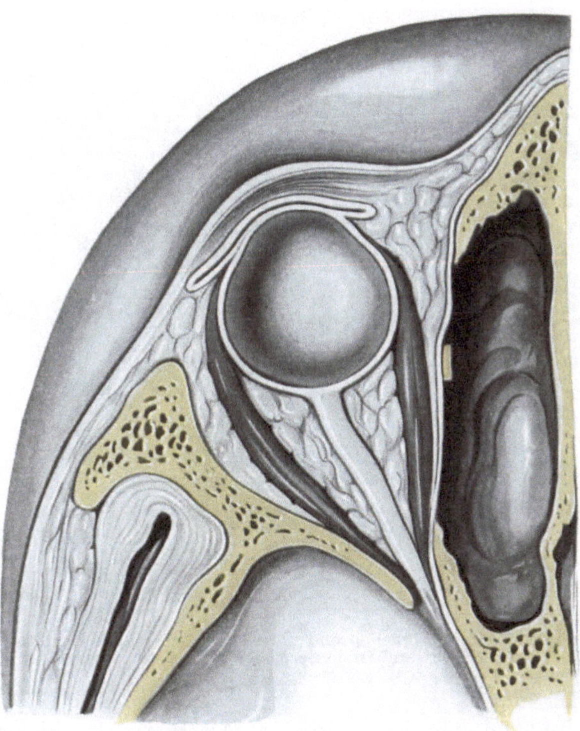

Abb. 227. Horizontalschnitt durch die Orbita und die ausgeräumten Siebbeinzellen. Eine Knochenspange der Papierplatte ist stehengeblieben.

durch eine in den mittleren Nasengang eingeführte abgebogene Kornzange erreichen und entleeren (A. SEIFERT). Bei phlegmonösen akuten Prozessen, die sich weiter nach hinten erstrecken und bei schleichenden, nicht lokalisierbaren Entzündungen müssen Siebbeinlabyrinth und Keilbeinhöhle zugleich mit der Kieferhöhle geöffnet werden, wobei auch die Papierplatte freigelegt und in der oben beschriebenen Weise weggenommen wird (s. Abb. 227).

Der Nervus opticus liegt meist in der lateralen Wand der Keilbeinhöhle oder in einer akzessorischen Zelle eingebettet und ist oft nur von einer dünnen, leicht einbrechenden Knochenschicht gedeckt — deshalb vorsichtige Instrumentenführung! Um die Orientierung nicht zu verlieren, halten wir uns stets eng an die schonend freigelegte Orbitalfaszie und führen von hier unsere Instrumente in der Richtung nach der Keilbeinhöhle, also mehr nach hinten unten. Im hintersten Teil des Siebbeins müssen wir besonders behutsam vorgehen, weil der Nervus opticus im spitzen Winkel auf die hintere Siebbeinbegrenzung zuläuft (Abb. 225, 227).

Auf diesem erprobten und von mir häufig beschrittenen Wege kann die ganze innere Augenhöhlenwand vom Tränenbein bis zum Sehnervkanal ohne Schädigung eines benachbarten Organs bei völliger Erhaltung der Nasenhöhle und seiner Gebilde fast ohne Blutverlust und ohne jede äußerlich sichtbare Entstellung freigelegt werden.

Umschriebene Abszesse innerhalb der TENONschen Kapsel gehören in das Arbeitsgebiet des Ophthalmologen.

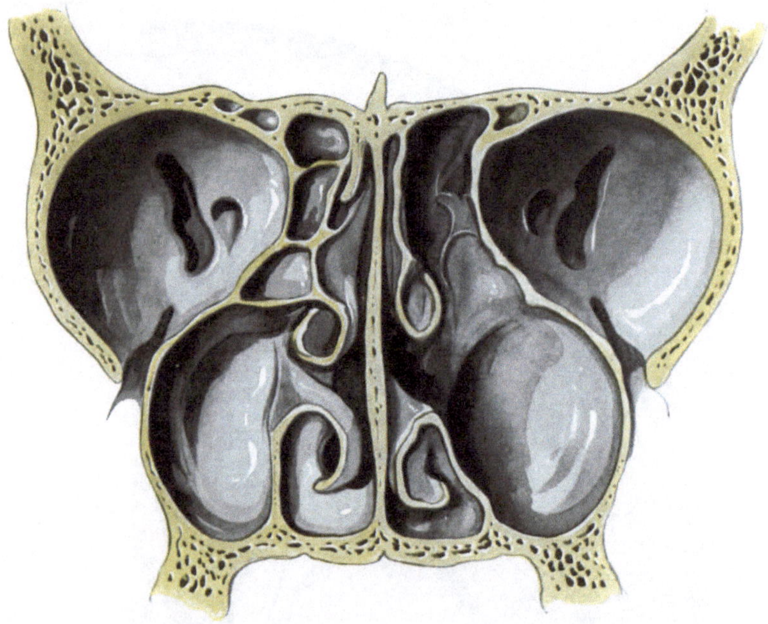

Abb. 228. Die Keilbeinhöhle, die Siebbeinzellen und die Kieferhöhle bilden nach der Operation eine gemeinsame Höhle, die seitliche Nasenwand ist luxiert, der Hiatus semilunaris ist ein breiter Spalt geworden.

Bei den Orbitalphlegmonen des kindlichen Alters ist der hier beschriebene Weg durch die Kieferhöhle von den übereinandergelagerten Zahnkeimen versperrt. In diesen Fällen gehen wir entweder nach Ablösung der Wange von innen oberhalb der Zahnkeime durch den Processus frontalis hindurch (s. S. 119) oder suchen die Durchbruchstelle des Eiters von außen, ebenfalls durch den Processus frontalis des Oberkiefers zu erreichen. (Siehe Siebbeinoperation von außen, S. 151.)

Zum Schluß der Operation Fensterung des unteren bzw. mittleren Nasenganges (s. S. 145).

O. Die permaxilläre Ausrottung von Nasenrachentumoren.

Vor die Aufgabe gestellt, einen Nasenrachentumor operativ auszurotten, schicken wir (nach DENKER) ebenfalls die breite Eröffnung der Oberkieferhöhle voraus, erhalten aber die Crista pyriformis und die untere Muschel, luxieren die innere Kieferhöhlenwand, nehmen von ihr das ganze hintere Stück mit dem Ansatze der unteren Muschel weg und räumen das Siebbeinlabyrinth aus. Bei größerer Ausdehnung des Tumors resezieren wir auch den hinteren Teil des Pflugscharbeins mit seiner Schleimhautbedeckung und eröffnen breit die Keilbeinhöhlen. Dadurch läßt sich der Tumor häufig von oben fassen und nach unten entwickeln. Auf alle Fälle gewinnen wir so die freieste Übersicht und den besten Zugang zur Nasenrachenhöhle und zum Rachendach, ohne sehr umständlich die Nase von außen aufklappen zu müssen oder den harten Gaumen zu durchtrennen.

In derselben Weise läßt sich auch die Hinterwand der Keilbeinhöhle übersichtlich freilegen und von ihr aus die

Hypophyse

durch Eröffnung des Türkensattels von unten erreichen und operativ behandeln (s. S. 179).

P. Die operative Therapie der Ozaena.

1. Operation nach LAUTENSCHLÄGER, Naht nach SEIFERT und HINSBERG.

Die Ozaena (bzw. Rhinitis atrophicans foetida) ist das Endergebnis einer meist im frühen Kindesalter beginnenden entzündlichen Erkrankung des Schleimhautparenchyms der Nasenhöhle und der Auskleidung ihrer Nebenhöhlen. Die fortschreitende bindegewebige Verödung der spezifischen Schleimhautelemente, der Schwund des Parenchyms und der Muschelknochen, die Borkenbildung, der Foetor, die Anosmie sind Folgen der Entzündung.

Unsere operativen Eingriffe sind auf die Wiederherstellung der physiologischen Funktion gerichtet, der Grad der Funktionsstörung gibt den Maßstab für die einzelnen Eingriffe und für die Möglichkeit des Eingriffs überhaupt. Wir untersuchen:

a) ob und welche Entzündungserscheinungen noch vorhanden sind;

b) ob die Nasenhöhle allseitig oder nur teilweise erweitert ist;

c) wieweit der Abbau der Muschelknochen und die Schleimhautfibrose gediehen sind;

d) in welchem Grade der Flüssigkeitshaushalt gestört ist;

e) wieweit die Nebenhöhlen, die Nasenrachen- oder Kehlkopfschleimhaut beteiligt sind.

Schließlich spielt das Alter des Leidenden und sein Allgemeinzustand eine unter Umständen ausschlaggebende Rolle.

Einen wichtigen Anhaltspunkt für die Beantwortung dieser Fragen erhalten wir durch die Punktion und Spülung der Oberkieferhöhle vom unteren Nasengang aus (s. S. 126). Bei Jugendlichen (bzw. in frühen Stadien der Erkrankung) gelingt zumeist ohne Schwierigkeit die Durchbohrung der medialen Kieferhöhlenwand, gelegentlich ist im Antrum noch freier Eiter vorhanden. Ist der Knochen bei einem Ozaenakranken besonders stark verdickt und setzt der Punktion an der sonst dünnsten Stelle der seitlichen Nasenwand erheblichen Widerstand entgegen, so ist der Schluß berechtigt, daß das Leiden bereits vorgeschritten ist.

Aus dem Grad der Knochensklerose, der Flüssigkeitsunterbilanz, der Nebenhöhlenbeteiligung, der Schleimhautatrophie, aus dem Schwund der Muschelknochen und dem Alter des Kranken können wir uns ein ziemlich zuverlässiges Bild machen von dem Stadium der Erkrankung, und nach diesem Bilde richtet sich unser Handeln.

In vielen Fällen stehen wir einer ausgeprägten Ozaena gegenüber mit Schwund der Muscheln und mit tiefgreifender bindegewebiger Verödung des Schleimhautparenchyms. Die Nebenhöhlenserosa ist in diesen Fällen höchstens noch am Boden der Kieferhöhle, in einzelnen Siebbeinzellen oder in der Keilbeinhöhle entzündlich verdickt, sonst im Ruhezustand. Dagegen bestehen die pathologischen Vorgänge im Knochen auch da, wo die Schleimhaut längst nicht mehr entzündet ist, weiter.

Entschließen wir uns zur Operation, so nehmen wir, unbekümmert um den Zustand der Nebenhöhlenauskleidung und des Knochens stets die seitliche Nasenwand von der Kieferhöhle aus in Angriff.

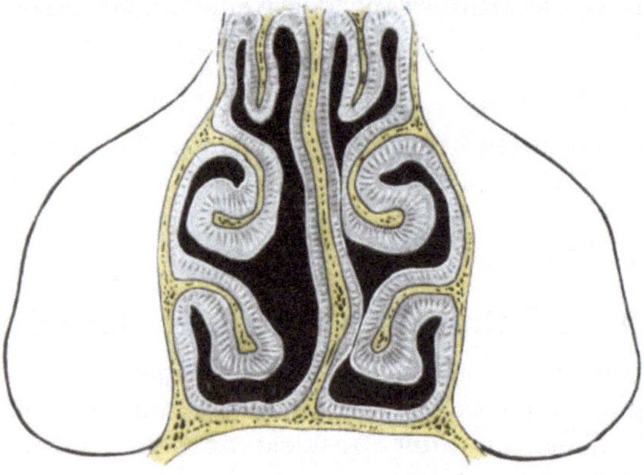

Abb. 229. Normale Nasenhöhle.

Für das permaxilläre Vorgehen sind folgende Erwägungen maßgebend:

1. Das Grundübel ist der Verlust der spezifischen Schleimhautelemente und sein Ersatz durch Bindegewebe. Jede Verletzung der Nasenschleimhaut, jede Narbe hat weitere Bindegewebsvermehrung im Gefolge, ist also nachteilig.

2. Der Hauptsitz der Erkrankung befindet sich in der seitlichen Nasenwand. Diese kann ohne Verletzung der Nasenhöhlenauskleidung am besten von der Kieferhöhle bzw. vom Siebbein aus erreicht und beeinflußt werden.

3. Der permaxilläre Weg gibt uns sogleich Auskunft über den Zustand der Nebenhöhlenauskleidung, er ist übersichtlich, erlaubt die beste Bearbeitung des oft sehr harten Knochens und eine zuverlässige Blutstillung.

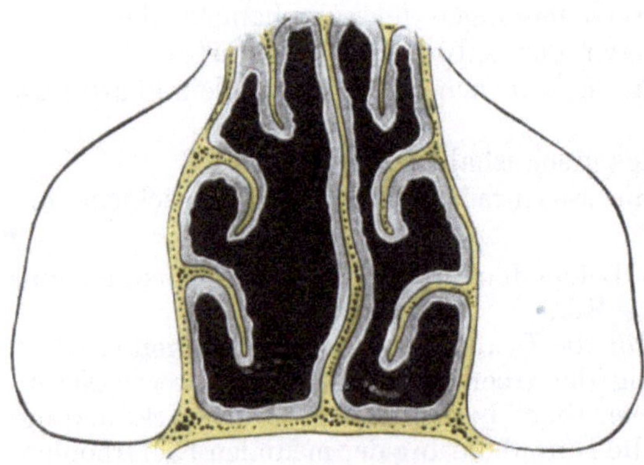

Abb. 230. Parenchym und Muschelknochen im Schwinden begriffen.

4. Er vermeidet künstliche, unphysiologische Synechien und gibt die Möglichkeit, den Flüssigkeitshaushalt von den Nebenhöhlen aus sicherzustellen dadurch, daß bei der Einpflanzung des Speichelganges in die Kieferhöhle eine Abflußöffnung für den Speichel im *hinteren* Teil der Kieferhöhle angelegt und so das Speicheltr äufeln aus der Nase verhütet werden kann.

Das folgende bewährte Verfahren setzt sich aus verschiedenen Eingriffen zusammen, von denen jeder für sich eine günstige Wirkung hat, die bei allen *nicht zu weit vorgeschrittenen* Fällen in einer Sitzung vorgenommen werden können.

a) *Breite Eröffnung der Kieferhöhle.* Bei der seltenen einseitigen Erkrankung nur auf *einer* Seite, sonst beiderseits. Örtliche Betäubung (s. oben S. 128) und Allgemeinnarkose. Ausgiebiger Schleimhautschnitt in der Umschlagfalte quer über die Zahnwurzelreihe, Ablösung der Weichteilbedeckung mit einem breiten Raspatorium (s. Abb. 177). Wegnahme der bei vorgeschrittenen Fällen meist erheblich sklerosierten und schwer zu bearbeitenden fazialen

Kieferhöhlenwand nach oben bis zum Foramen infraorbitale, medial bis dicht an die Apertura pyriformis, lateral bis zum Jochbeinansatz (Abb. 231). Aus-

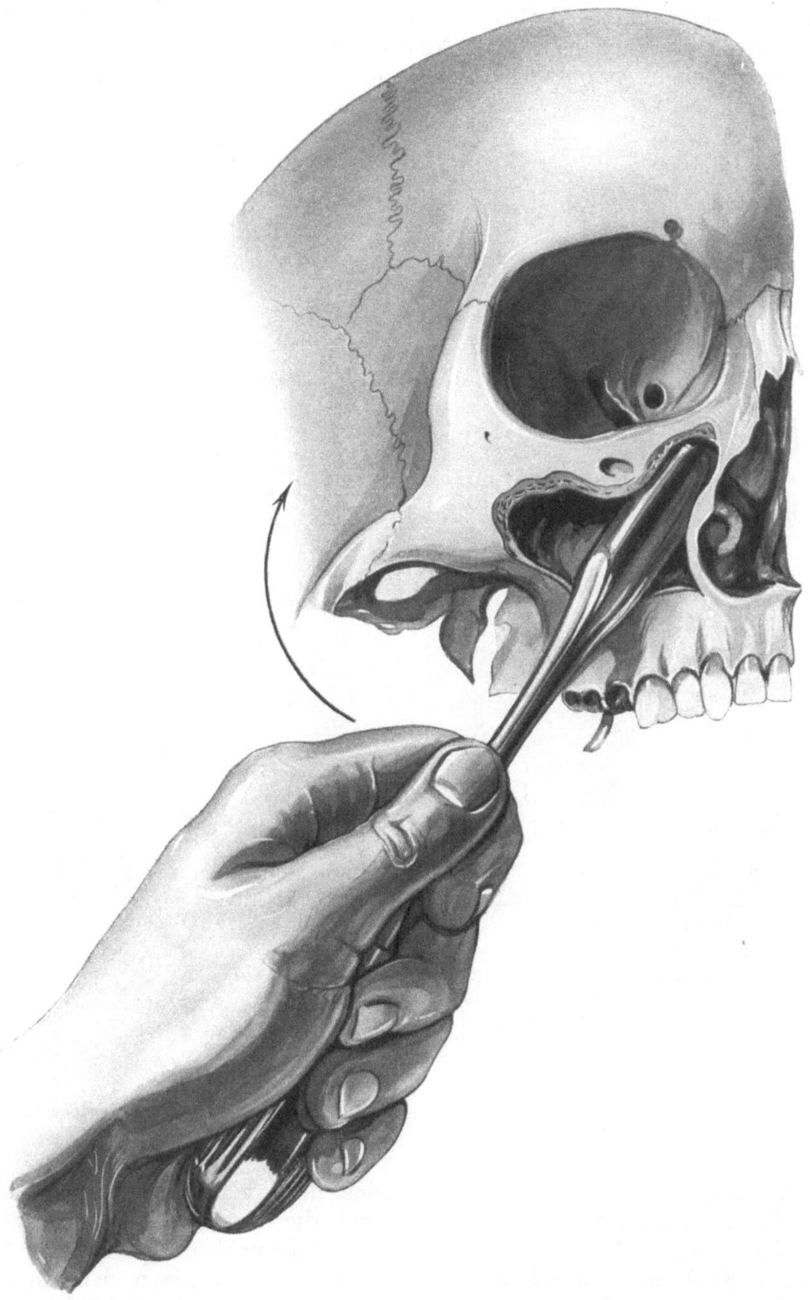

Abb. 231. Luxation der medialen Kieferhöhlenwand. Der Pfeil gibt die Richtung der Hebelführung an.

räumung der erkrankten Schleimhaut; die makroskopisch wenig veränderte Schleimhaut bleibt bis auf den, die mediale Kieferhöhlenwand deckenden

Teil erhalten. Spritzende Knochengefäße werden mit dem Passowschen „Dorn“ (s. Abb. 57) verlötet, sonstige Blutungen durch temporäre Tamponade gestillt.

b) Verlängerung der lateralen Nasenwand. Mit einem in die Kieferhöhle eingeführten derben Elevatorium wird zunächst die hintere obere Partie der die Kieferhöhle von der Nasenhöhle trennenden Knochenwand durch kräftige, hebelnde Bewegungen nach dem mittleren Nasengang zu luxiert

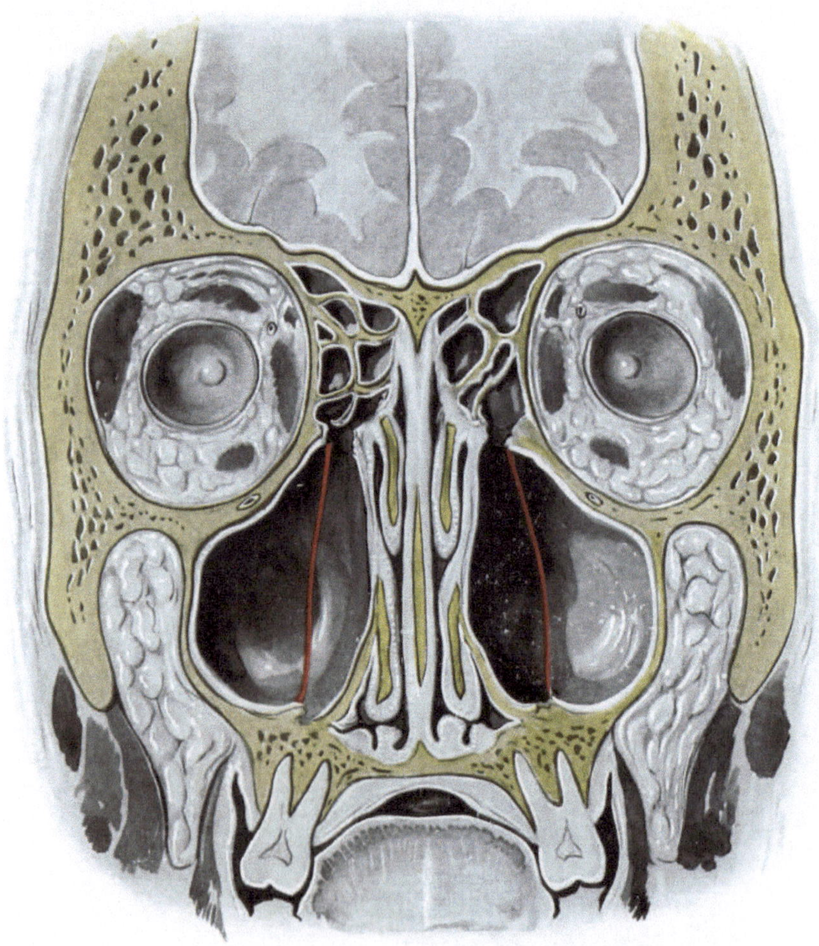

Abb. 232. Ozaenaoperation. Beide seitlichen Nasenwände mit den Muscheln sind verlagert. Die roten Linien zeigen die ursprüngliche Stellung an.

(s. Abb. 231), sodann die zunächstliegenden noch vorhandenen Siebbeinzellen unter Schonung ihrer nasalen Wand entfernt, die letztere ebenfalls in den mittleren Nasengang umgeknickt, schließlich auch der noch übrigbleibende Teil der medialen Kieferhöhlenwand so ausgiebig als möglich nach der Nasenhöhle zu verlagert. Größere Spalten in der Schleimhaut der Nasenhöhle oder Zerreißungen der unteren Muschel dürfen dabei nicht entstehen. Die Nasenschleimhaut soll sich in Falten legen, weshalb sie an Stellen, wo sie festhaftet, mit einem scharfen Elevatorium abgelöst wird. Gewaltsame Einbrüche des Knochen lassen sich durch Abstufung der angewendeten Kraft vermeiden. Nun erfolgt

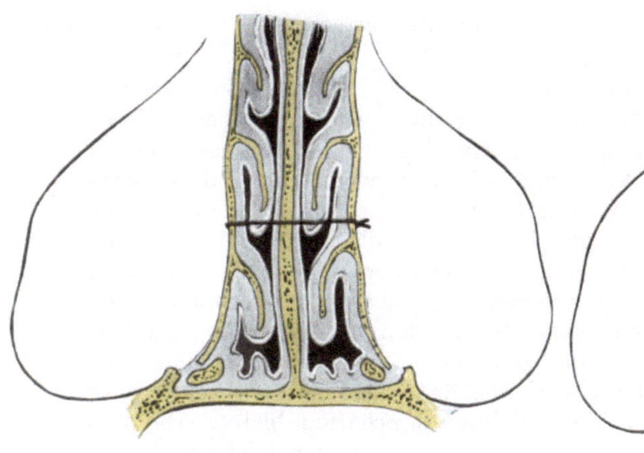

Abb. 233. SEIFERTsche Naht.

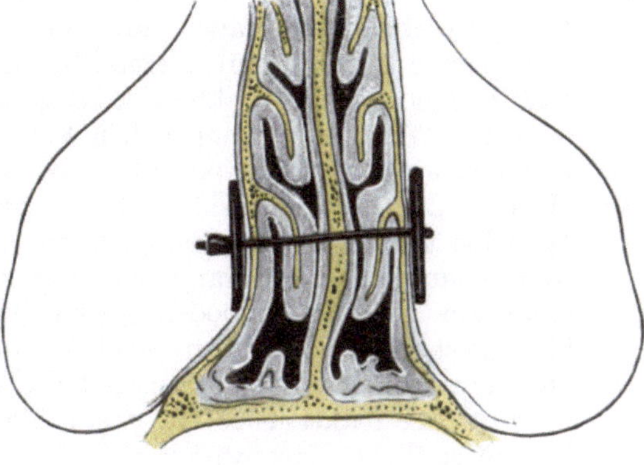

Abb. 234. HINSBERGs Plattennaht.

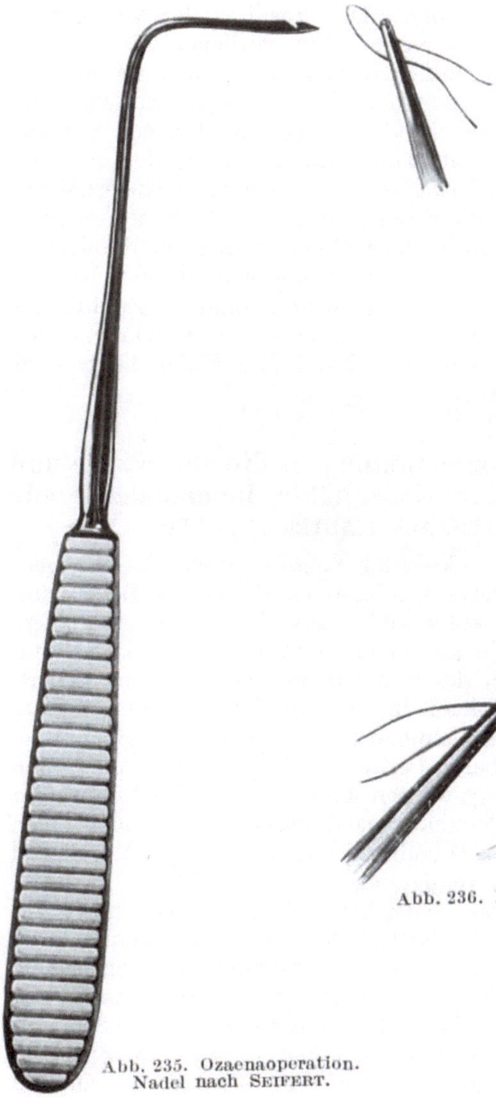

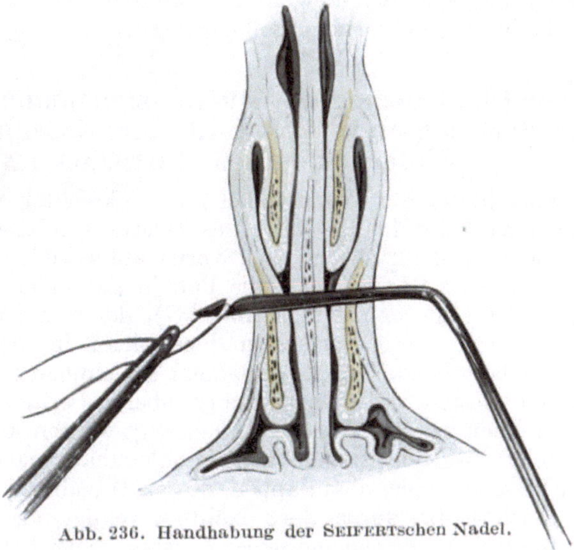

Abb. 236. Handhabung der SEIFERTschen Nadel.

Abb. 235. Ozaenaoperation. Nadel nach SEIFERT.

bei vorgeschrittenen Fällen mit einem Metallbolzen die „Treibarbeit" an den noch festen Knochenteilen einschließlich der Crista pyriformis in der Weise, daß im Knochen durch kurze kräftige Hammerschläge in der Umgrenzung der luxierten Wand Vertiefung neben Vertiefung angelegt wird. Durch diese Maßnahmen wird auch die laterale Nasenwand mit der ihr anhaftenden unteren Muschel der Nasenscheidewand bis zur Berührung mit derselben genähert. Dasselbe geschieht vom Siebbein aus mit der mittleren Muschel. Bei sehr weitem unterem Nasengang wird der knöcherne Ansatz der Kieferhöhlenwand dicht am Kieferhöhlenboden abgemeißelt und in den unteren Nasengang so hineingestellt, daß dessen Schleimhaut sich nach oben umlegt und eine Duplikatur bildet. Der durchmeißelte und abgelöste Knochen heilt an seiner neuen Stelle reaktionslos ein, wenn die Schleimhaut erhalten bleibt. Die verlagerte seitliche Nasenwand wird durch Tamponade von der Kieferhöhle aus in ihrer neuen Lage fixiert. Kräftige Tamponade der übrigen Höhle verhütet den Abfluß von Blut oder Sekreten in den Rachen, während dieselbe Reihe von Eingriffen auf der anderen Seite erfolgt. Das Resultat der Verlagerung ist auf Abb. 232 dargestellt. Damit die verlagerten seitlichen Nasenwände nicht wieder in die Kieferhöhlen zurücksinken, werden sie bei sehr weiter Nase durch die temporäre Plattennaht HINSBERGs oder durch die SEIFERTsche Naht am mittleren Teil der Nasenscheidewand festgehalten. Die von SEIFERT angegebene, rechtwinkelige Nadel (s. Abb. 235) wird in die Kieferhöhle der rechten Seite eingeführt, mit kräftigem Druck durch die medialen Kieferhöhlenwände beider Seiten und durch das dazwischen liegende Septum hindurchgestoßen, mit einer nicht zu schwachen Fadenschlinge armiert in die Kieferhöhle zurückgezogen, sodann von der linken Kieferhöhle aus an einer benachbarten Stelle in derselben Weise durch alle 3 Schichten hindurchgeführt, die Fadenschlinge nun auch in die linke Kieferhöhle gezogen, wo die Doppelfäden kräftig angespannt und geknüpft werden (Abb. 236). Die Fäden bleiben bis zur Sicherung der neuen Stellung liegen.

2. Die Einpflanzung des Ductus stenonianus in die erweiterte und mit dem hinteren Abschnitt der Nasenhöhle kommunizierende Kieferhöhle nach WITTMAACK-LAUTENSCHLÄGER.

Vom hintersten Wundwinkel aus senkrechter Schnitt durch die Wangenschleimhaut bis in die Nähe des Ductus stenonianus, diesen im Bogen umgehend und dann scharf nach vorne abbiegend. Aus dem so entstandenen, vorne offenen Dreieck wird die Papille mit einem schmalen Rand der Mundschleimhaut umschnitten (s. Abb. 237), der strangartige Duktus freipräpariert, nach außen stumpf verfolgt und gelockert, bis das aus Papille und intaktem Duktus bestehende Gebilde mit einem Schleimhautrand bequem (ohne Spannung) an einer festen Stelle der hinteren oberen Peripherie der Kieferhöhlenöffnung durch einen feinen Catgutfaden befestigt werden kann. Durch Flachziehen der winkelig ausgeschnittenen Wangenschleimhaut nach vorne gewinnt man einen bedeutenden Schleimhautlappen, dessen Wundrand mit dem unteren Wundrand der Kieferhöhle durch 2—3 Nähte vereinigt wird.

Die Heilung erfolgt meist per primam. Speicheltr äufeln stellt sich höchstens am Anfang ein, wenn die Öffnung in der Kieferhöhle nach der Nasenhöhle zu groß und der untere Nasengang in seinem vorderen Abschnitt nicht eng genug geworden ist, verliert sich aber früher oder später. Man achte vor allem darauf, daß an der Überleitungsstelle des Speichels im mittleren Nasengang die Schleimhaut der lateralen Nasenwand fest der Septumschleimhaut anliegt. Die Speichelflüssigkeit kann in diesem Falle keinen anderen Weg nehmen, als in den hinteren Teil der Nasenhöhle und in den Nasenrachenraum, auch wenn, wie beim Essen, der Kopf nach vorne gebeugt wird.

Diese Plastik ist in frühen Fällen (bei Jugendlichen) nicht nötig. Bei weiter vorgeschrittenen Fällen, wie wir sie leider auch heute noch zu Gesicht bekommen, ist es gut, die geöffneten Höhlen nach Verlagerung und Naht 3—4 Wochen feucht zu tamponieren (täglich wechseln!) und dann erst die Plastik vorzunehmen. Schmerzhaft ist kein Verbandwechsel mehr, auch nicht der erste, seit wir auch hier den Gazeschleier benutzen, der die ganze Höhle auskleidet und erst nach 10—12 Tagen entfernt zu werden braucht (s. S. 28). Auch sonst bereitet die berufene und geübte Hand keine Schmerzen.

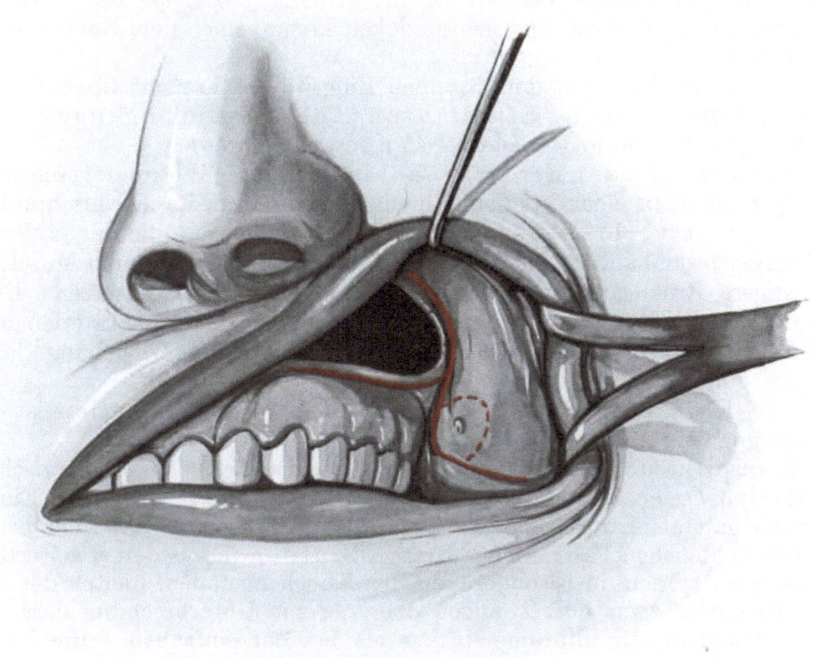

Abb. 237. Einpflanzung des Ductus parotideus in die Kieferhöhle.

In der Frage der Tamponade und Speichelgangsplastik gibt uns das klinische Bild und der Operationsbefund die nötigen Anhaltspunkte. Bei der Vielartigkeit der Krankheitsbilder ist die Entscheidung manchesmal nicht leicht, im Zweifel wähle man immer das eingreifendere Verfahren. Nur dann ist man vor Rückschlägen und Enttäuschungen geschützt.

So kompliziert die Operation nach der Beschreibung in ihren verschiedenen Phasen aussieht, so einfach ist ihre Ausführung.

Die Eröffnung der Kieferhöhle durch Wegnahme ihrer fazialen Wand läßt sich mit Hammer und Meißel (Stanzen eignen sich nicht) trotz der oft erheblichen Knochensklerosierung rasch ausführen; ebenso rasch geschieht die Luxation der medialen Kieferhöhlenwand, die Ausräumung der Siebbeinzellen und die Verbeulung bzw. Luxation der noch übrigen Teile der lateralen Nasenwand bei nicht zu alten Fällen. Die Seifertsche Septumnaht ist nur bei stärkerer Knochenverdickung mit einigen Schwierigkeiten verknüpft, indes lassen sich schon im voraus bei der Treibarbeit Lücken im Knochen herstellen, welche die Handhabung der Nadel erleichtern.

Die Plastik ist, wenn man sich den Verlauf des Speichelganges gut eingeprägt hat, verhältnismäßig einfach. Oft genügen eine oder zwei fixierende Nähte. Die Tendenz zur Heilung und Knochenneubildung im Vestibulum oris ist außerordentlich groß, die Wangenweichteile haben, auch wenn die Nähte nicht halten, die Neigung, sich in die Kieferhöhle zu legen und den Speichelgang mit hineinzuziehen. Bezüglich der Wirkung der Speichelflüssigkeit kommt es weniger darauf an, daß sie die Nasenschleimhaut allenthalben berieselt, sie braucht nur die Kieferhöhle und das einwandernde oder in sie hineingepflanzte Gewebe feucht zu erhalten, die Wirkung auf die gesamte Nasenschleimhaut bleibt nicht aus. Die gleichzeitige Berieselung der hinteren Partien der Nase und des Nasenrachens durch die Speichelflüssigkeit kommt auch dem Rachen und Kehlkopf zugute.

Prüfen wir den Wert der einzelnen Eingriffe, so braucht über die Wirkung der Wittmaackschen Einpflanzung des Speichelganges auf den Flüssigkeitshaushalt nichts weiter gesagt zu werden.

Die Verengerung der Nasenhöhle ist in ihrer Wirkung wesentlich nachhaltiger, sie dient einerseits dem Flüssigkeitsausgleich durch Einschränkung des Flüssigkeitsverbrauchs und ermöglicht andererseits, die der luxierten lateralen Nasenwand anliegenden Gebilde, einschließlich der unteren Muschel, unter günstigere Ernährungs- und Regenerationsbedingungen zu setzen. Durch die Luxation und die ihr folgenden Eindellungen des Knochens werden in diesem zahlreiche aktive Herde geschaffen, die auf die Wiederbelebung des Parenchyms günstig einwirken.

Die Eröffnung der Kieferhöhle bzw. Siebbeinzellen ist, wie die Erfahrung lehrte, durchaus nötig.

Komplikationen ernsterer Art, die einst bei allen chirurgischen Eingriffen an Ozaenakranken befürchtet wurden — jeder operative Eingriff bei Ozaena galt als Kunstfehler mit gefährlichen Folgen — habe ich bei keinem meiner zahlreichen Fälle erlebt. Heftige Blutungen aus den erweiterten, starrwandigen Arterien, insbesondere aus den Knochengefäßen, hielten den Fortgang der Operation zwar auf, zwangen aber nie zur Unterbrechung derselben. Im allgemeinen ist die Blutung stärker als bei der einfachen Aufmeißelung der Kieferhöhle und der angrenzenden Siebbeinzellen, weil den Gefäßverödungen in der Peripherie Erweiterungen in den zuführenden arteriellen Gefäßen entsprechen. Mechanische Verlötung der Knochengefäße und temporäre Tamponade haben immer zum Ziele geführt und die Ausstopfung des Nasenrachens vermeiden lassen. Indes ist letztere Maßnahme bzw. die Kuhnsche perorale Tubage Anfängern zu empfehlen, um Komplikationen von seiten der Lunge zu verhüten.

Infektionen der Nachbarorgane oder allgemeiner Art habe ich keine gesehen. Zwar kommt es in den ersten Tagen nach der Operation nicht selten zu hohen Temperaturanstiegen ohne irgendwelche lokale Reizerscheinungen, wobei das Allgemeinbefinden nur wenig leidet. Auftretende Unruhe oder Schlaflosigkeit werden durch Medikamente bekämpft. Die eingelegten tieferen, dem Knochen anhaftenden Tampons bleiben mit dem „Schleier" möglichst lange liegen, die oberflächlichen werden täglich erneuert und gut durchfeuchtet.

Bisweilen schwillt nach der Duktusplastik die Parotis an. Lockerung der vestibulären Naht, Kataplasmen von außen beseitigen schnell diese Komplikation. Dasselbe Verfahren gilt bei Abszeßbildung in der nach Exzision der Parotispapille geschaffenen Wangentasche. Um Abszesse oder Retentionen sicher zu verhüten, verschließt man die Kieferhöhle nicht völlig durch Naht, sondern läßt im medialen Winkel eine Öffnung, durch welche man locker einen dränierenden Vioformgazestreifen einschiebt. Durch diese Öffnung entleert sich auch in den ersten Wochen die überschüssige Speichelflüssigkeit, wodurch der unangenehmsten Komplikation, dem Speichelträufeln, bis zur Festigung der luxierten lateralen Nasenwand vorgebeugt wird.

Die Resultate sind durchaus gut und auch für die Dauer befriedigend, in frühen Fällen am besten. Rückschläge können auch nach längerer Zeit erfolgen und erfordern Nachkorrekturen sowie stärkere Flüssigkeitszufuhr. Am geeignetsten für die Operation sind jugendliche, in der Pubertät befindliche Kranke, bei denen noch aktive Eiterungen in den Nebenhöhlen vorhanden sind und Atrophie und Borkenbildung eben erst auftreten. Die therapeutisch am schwersten zu bekämpfende Fibrose hat bei ihnen nur einen geringen Grad erreicht, der Knochen ist gut zu bearbeiten, die Nebenhöhlen lassen sich leicht ausräumen, die Ernährung des dislozierten und transplantierten Gewebes ist günstiger, die Aussichten für Wiederherstellung normaler Zirkulation infolgedessen besser als bei den späten Fällen mit ausgedehnter Fibrose der Schleimhaut und völliger Verödung ihrer spezifischen Elemente[1], bei denen von einer kausalen Therapie keine Rede mehr sein kann. Die Erfolge der operativen Therapie haben die Richtigkeit unserer theoretischen Anschauungen über Ursache und Wesen der Ozaena in jeder Beziehung bestätigt.

Das hier beschriebene, in vielen Jahren entwickelte operative Verfahren mußte sich sogleich nach seiner Bekanntgebung und ohne daß es geprüft worden wäre, vielfache Modifikationen gefallen lassen.

3. HALLEsche Modifikation.

HALLE hielt sich im großen ganzen an meine Angaben, nahm jedoch alle Eingriffe von der Nase aus vor und zielte grundsätzlich auf Synechiebildung ab.

Schnittführung: Senkrechter Schnitt durch die Nasenschleimhaut vor den Muschelköpfen, dicht hinter der Apertura pyriformis, den Nasenboden überquerend bis zum Septum. Abhebelung der Schleimhaut des unteren Nasenganges. Eröffnung der Kieferhöhle nach STURMANN. Hierauf erfolgt die vom unteren Nasengang aus schwierige Luxation der seitlichen Nasenwand mit einem kräftigen, in die Kieferhöhle eingeführten Hebel (geringer Hebelspielraum) bis zur Berührung der Muscheln mit der Nasenscheidewand. Anfrischung der mit dem Septum korrespondierenden Muschelteile und der Septumschleimhaut zum Zwecke narbiger Verwachsung dieser Teile und zur dauernden Fixation der seitlichen Nasenwand in ihrer neuen Stellung. Tamponade der Kieferhöhle, Weiterbehandlung wie bei der STURMANNschen Operation (s. S. 134) durch die nasale Lücke.

HINSBERG eröffnet wieder die Kieferhöhle von der fazialen Wand aus, mobilisiert ebenfalls die mediale Kieferhöhlenwand, wobei ein Stück der Crista pyriformis in die Luxation einbezogen wird, und befestigt, nachdem der Eingriff auf beiden Seiten vorgenommen worden ist, die Nasenwände an das Septum mit folgender Naht (s. Abb. 234):

Eine Metallplatte von 1 : 1,5 cm wird mit einem starken Bronzedraht versehen, dieser durch die mediale Kieferhöhlenwand der einen Seite, dann durch die Nasenscheidewand und die Kieferhöhlenwand der anderen Seite mittels einer kräftigen Nadel hindurchgeführt. Nach Abnahme der Nadel wird auf das Ende des Bronzedrahtes von der anderen eröffneten Kieferhöhle aus eine zweite Metallplatte und eine durchlöcherte Bleiperle aufgefädelt. Nachdem die Metallplatten und mit ihnen die seitlichen Nasenwände ad maximum einander genähert sind, wird die Bleiperle mit einer Flachzange zusammengedrückt, so daß sie sich

[1] Vgl. LAUTENSCHLÄGER: „Grundlagen der Ozaenatherapie“. Arch. Ohr- usw. Heilk. **120**.

auf dem Bronzedraht nicht mehr verschieben kann. Die Tamponade der Kieferhöhlen fällt weg. HINSBERG hat, um zur Entfernung der eingepflanzten Fremdkörper nicht noch einmal die Kieferhöhlen öffnen zu müssen, resorptionsfähiges Material anstatt der Metallplatten genommen und ist mit seinen Erfolgen ebenso zufrieden wie HALLE.

4. Die Eingriffe von der Nasenscheidewand aus.

Zuerst hat SCHÖNSTADT mit vorübergehendem Erfolg Tibiaspäne von der Nasolabialfalte aus unter die Schleimhaut des Nasenbodens und der Scheidewand eingelegt. BRÜNINGS nahm Fettgewebe, nachdem er die Schleimhaut von der Nasenhöhle aus abgelöst und eine Tasche zur Aufnahme des Gewebes gebildet hatte. ECKERT MÖBIUS verwendet präparierten Rinderknochen (Spongiosa vom Rinderknie) bzw. Knochenbrei.

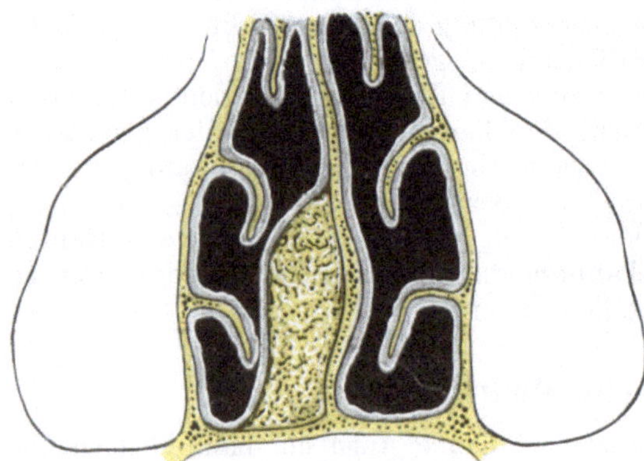

Abb. 238. Verengerung der Nasenhöhle von der Scheidewand aus.

Verfahren nach ECKERT-MÖBIUS.

Schleimhautschnitt wie bei der submukösen Fensterresektion (s. S. 146). Ablösung von Perichondrium und Periost bis in die Gegend der Choanen. Die Schleimhaut darf nicht einreißen, eine Forderung, die bei weit vorgeschrittener Atrophie nur im unteren Nasengang erfüllbar ist. In die durch Schleimhautablösung gebildete, vorne offene Tasche werden in Segmente geteilte und abgemessene Knochenstücke so eingelegt, daß die Tasche eben ausgefüllt ist (s. Abb.).

Die geschonte Schleimhaut legt sich von selbst überall an und braucht nicht genäht zu werden.

Diese einfache Operation wird zu verschiedenen Zeiten erst auf einer, dann auf der anderen Seite ausgeführt und soll in nicht weit vorgeschrittenen Fällen zur „Umstimmung“ der Schleimhaut genügen.

Zur gerechten Beurteilung einer Operationsmethode und ihrer Modifikationen bedarf es bei der Ozaena guter und langer Beobachtung. Jeder operative Reiz hat eine gewisse symptomatische Besserung zur Folge, die „Umstimmung“ ist aber nicht immer von Dauer, Rückschläge erfolgen oft noch nach Jahren. Nur die Art und Stärke der Rückschläge, der Zeitraum innerhalb dessen sie geschehen, die Mühe und Mittel, welche zu ihrer Überwindung aufgebracht werden müssen, geben uns Maßstäbe für die Wirksamkeit und Zuverlässigkeit der angewandten Methode an die Hand. Bei allen Rezidiven muß vorerst der gestörte Flüssigkeitshaushalt reguliert werden, der Rückfall in das alte Ozaenabild läßt sich bei allen, nicht zu weit vorgeschrittenen Fällen immer vermeiden.

Q. Die pernasalen Hypophysenoperationen.

1. Die perseptale Methode nach O. HIRSCH.

In der Richtung auf die Keilbeinhöhle wird ein langes und entsprechend breites Stück der Nasenscheidewand (s. diese Operation S. 105) bis zum Rostrum sphenoidale weggenommen, die Schleimhaut der vorderen Keilbeinhöhlenwand beiderseits vom Ansatz des Vomer mit einem abgebogenen Elevatorium abgehebelt, hierauf ein Siebbeinhaken in eines der vorliegenden Ostien der Keilbeinhöhle eingeführt, die mit dem Haken hergestellte Eingangspforte mit einer von hinten nach vorne schneidenden Stanze erweitert und von hier aus die ganze

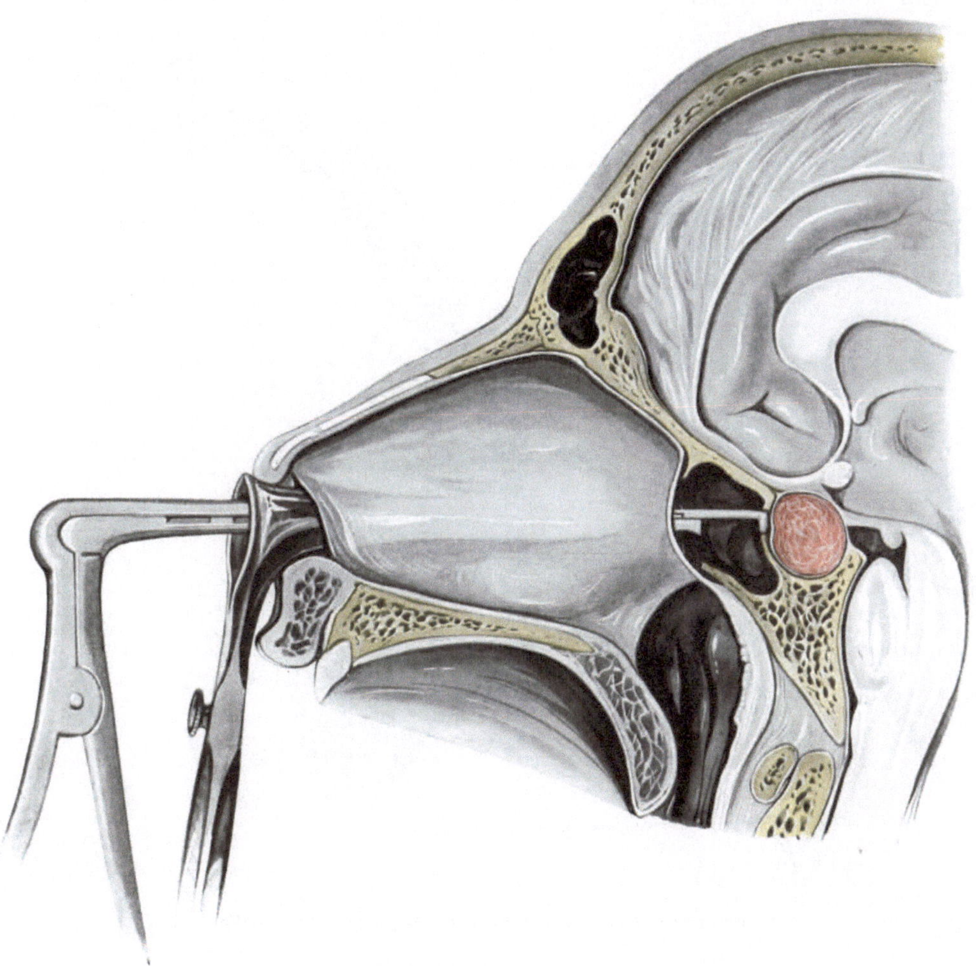

Abb. 239. Perseptale Hypophysenoperation nach O. Hirsch.

vordere Keilbeinhöhlenwand einschließlich des Rostrum sphenoidale und der Keilbeinhöhlenzwischenwände abgetragen.

Durch diese verhältnismäßig einfache Voroperation ist ein für den Geübten hinreichend übersichtlicher Zugang zum Boden des Türkensattels geschaffen. Nun muß der die Hypophyse von der Keilbeinhöhle trennende Knochen durchbohrt werden, was mit einem langen schmalen Meißel gut möglich ist, wenn ein Tumor (Adenom, Zyste) ihn bereits verdünnt hat. Eine dickere Knochenlage kann diesen Teil der Operation erschweren. In einem solchen Fall sucht man, vorsichtig mit einem Hohlmeißel in die Tiefe dringend und die Knochenspäne mit Häkchen und Pinzette entfernend, ein kreisrundes Loch im Knochen herzustellen, von dem aus man den Rand schichtweise abträgt, bis eine genügend große Stelle der Dura freiliegt. Nach Bedarf löst man die Dura mit einem rechtwinkelig abgebogenen Raspatorium (HIRSCH) seitlich noch weiter vom Knochen ab, worauf dann das feste Duragewebe genau in der Mittellinie mit einem spitzen, scharfen Messer gespalten und der Tumor mit einem stumpfen Löffel (Gallensteinlöffel nach KIRSCHNER) und Konchotom

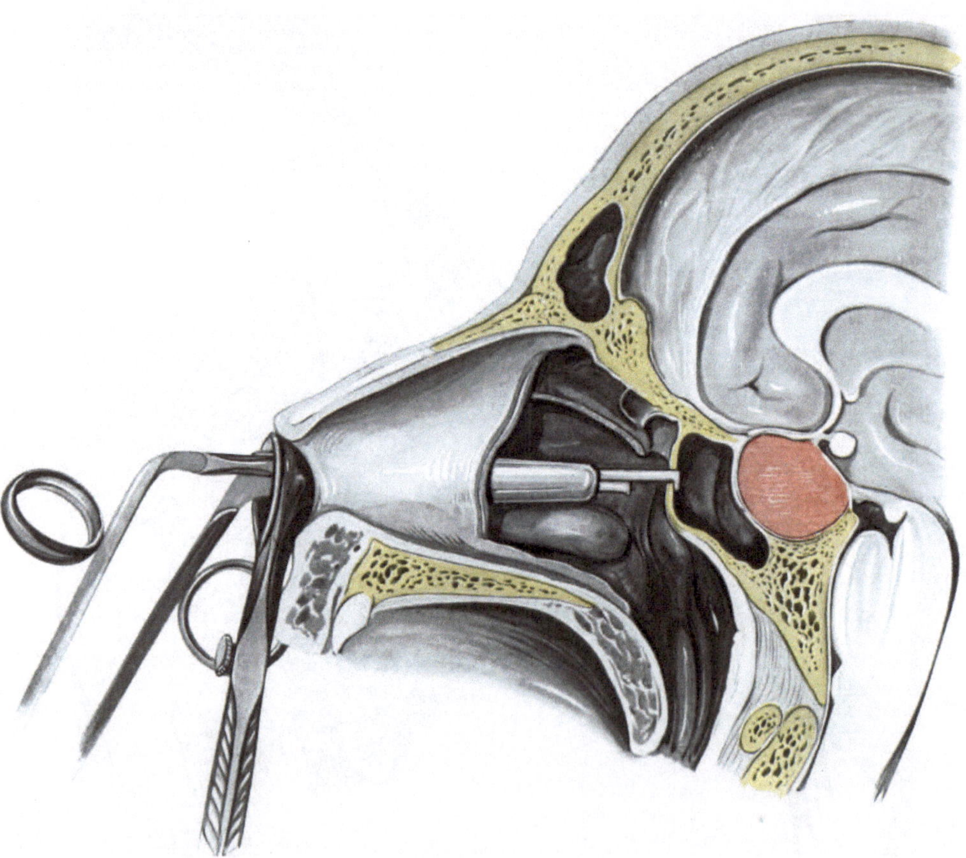

Abb. 240. Septale Hypophysenoperation nach WEST-CLAUS.

im Gebiete der Sella ausgeräumt bzw. Teile des Tumors zur mikroskopischen Untersuchung entfernt werden.

Um die stets verhängnisvolle Verwechslung mit einem Hydrocephalus internus zu verhüten, punktiert man den Tumor vor der Duraspaltung. Saugt die Spritze Liquor cerebrospinalis an, dann verzichtet man auf weitere Eingriffe.

2. Modifikation nach WEST-CLAUS.

WEST schenkt sich die submuköse Resektion, drängt das knorpelige Septum im ganzen beiseite, durchtrennt es im hinteren Teil, nimmt, ohne eine Schleimhauttasche zu bilden, das ganze knöcherne Septum einschließlich seiner Schleimhautbedeckung zwischen die Blätter eines langen KILLIANschen Spekulums, entfernt den Vomer und gelangt so ebenfalls an die vordere Keilbeinhöhlenwand. Das weitere Vorgehen entspricht im großen und ganzen den Angaben HIRSCHS.

H. CLAUS operiert nach WEST und räumt außerdem nach Resektion der mittleren Muscheln beiderseits das Siebbeinlabyrinth aus. Er erreicht dadurch eine größere Bewegungsfreiheit und bessere Übersicht als WEST (Abb. 240).

3. Der bukko-nasale Weg (durch eine Kieferhöhle)

vorgeschlagen von FEIN, zuerst beschritten von A. DENKER.

Vorgehen wie bei der DENKERschen Operation der Nasenrachengeschwülste.

Zunächst Radikaloperation der Kieferhöhle, wobei die ganze mediale Wand der Kieferhöhle einschließlich der unteren und mittleren Muschel entfernt wird. Ausräumung der mittleren und hinteren Siebbeinzellen und der Keilbeinhöhle auf der entsprechenden Seite. Sodann Eröffnung auch der anderen Keilbeinhöhle und Freilegung der Hypophyse in der oben geschilderten Weise.

Abgesehen von der schonenden Methode O. HIRSCHs und seiner Modifikation durch WEST sind die anderen hier erwähnten Verfahren eingreifend und zerstören funktionswichtige Organe der Nase.

Wir erhalten die mediale Kieferhöhlenwand, Inhalt und Profil der Nasenhöhle, ohne die Vorteile der FEIN-DENKERschen Methode aufzugeben.

Das Verfahren ist folgendes:

Schnitt durch die Übergangfalte der Wangenschleimhaut wie bei der Radikaloperation der Oberkieferhöhle (s. S. 129). Ablösung der Schleimhaut samt Periost medial bis an den Rand der Apertura pyriformis, seitlich bis an die Crista zygomatico-alveolaris, oben — mit Umgebung des Foramen infraorbitale — bis zum Os lacrymale. Der Ausdehnung der Schleimhautablösung angemessen wird der Knochen mit Meißel und Hammer entfernt. Hierauf Absprengung des hinteren Teiles der medialen Kieferhöhlenwand (s. Abb. 231 u. S. 170), wobei die Gegend des Jochfortsatzes als Hypomochlion benutzt wird. Durch hebelnde Bewegungen wird von der Absprengungslinie aus die ganze mediale Kieferhöhlenwand ins Naseninnere gedrängt, wobei auch der Vomer eingebrochen und in die Nasenhöhle der anderen Seite verlagert wird. Nun erfolgt die Ausräumung des frei zutage liegenden Siebbeinlabyrinthes mittels Konchotoms und scharfen Löffeln unter Schonung der Lamina papyracea.

Am Übergang von der Kieferhöhle in das Siebbein wird die, beide trennende, Knochenschwelle ohne Verletzung der retromaxillären Gefäße möglichst tief abgetragen. Die Keilbeinhöhle schließt sich den hinteren Siebbeinzellen unmittelbar an, sie wird bei der Ausräumung der letzteren mit eröffnet, die Öffnung verbreitert.

Danach erfolgt die Resektion des Rostrum sphenoidale, die Entfernung der vorderen Keilbeinhöhlenwand der anderen Seite und die Beseitigung aller Zwischenwände mit der Schleimhautauskleidung der erweiterten Höhle.

Nun liegt die knöcherne untere Wand des Türkensattels im Grunde der Operationshöhle meist in Form eines Wulstes vor Augen. Sie wird wie bei der Operation nach HIRSCH genau in der Mitte mit einem feinen Meißel geöffnet, die Öffnung mit dem Meißel oder einem Siebbeinhaken erweitert, die Dura vorsichtig von ihrer Unterlage abgehebelt, sodann, ebenfalls genau in der Mitte, mit einem scharfen, spitzen Skalpell durchtrennt, die Tumormassen bzw. die Zystenwände ausgelöffelt, sodann die Öffnung im Boden der Sella durch einen kurzen flachen Vioformgazetampon abgeschlossen, über welchen die weiteren Höhlentampons geschichtet werden. Diese werden nach 2—5 Tagen erneuert, der Fenstertampon bleibt 10—12 Tage liegen.

Um schon vor der Operation Klarheit über die Art des Tumors, die Festigkeit und Dicke des Knochens, über die Größe, Ausdehnung und Kammerung der zu durchdringenden Höhlen, insbesondere der hinteren Siebbeinzellen und der Keilbeinhöhlen zu gewinnen, fertigen wir mehrere gute Röntgenbilder der in Frage kommenden Höhlen, eventuell ein Stereoskopbild, an. Bei unregelmäßiger Kammerung der Keilbeinhöhlen und der hinteren Siebbeinzellen kann die Orientierung schwierig sein, die Vorwölbung der Tumorstelle ist bei intrasellaren Zysten und Adenomen trotzdem unschwer zu erkennen. Sonst hält man sich genau an die Mitte der Keilbeinhöhlenhinterwand, wobei

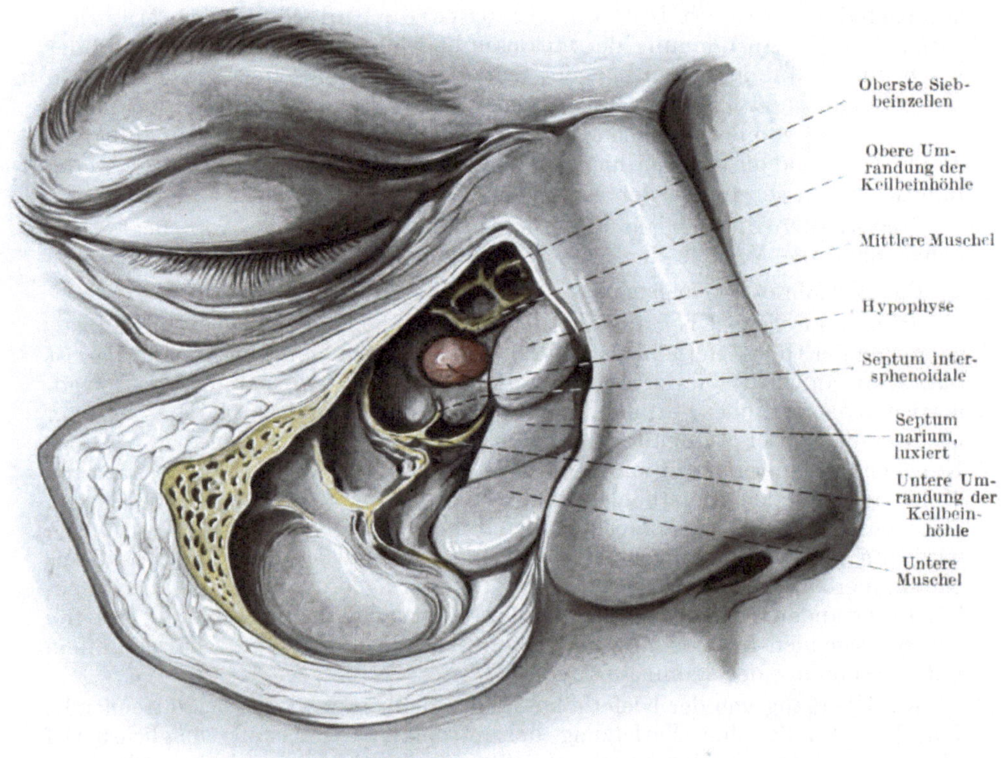

Abb. 241. Topographie nach Luxation der medialen Kieferhöhlenwand.

stehengelassene Reste des Septum intersphenoidale Führung geben können. Damit die beim Liegen nach hinten gerichtete Kopfhaltung nicht zu topographischen Irrtümern verleitet, bringen wir nach der breiten Eröffnung und Ausräumung der Keilbeinhöhle den Kranken in halbe Sitzstellung und orientieren uns dann noch einmal über den Punkt, dem genau der Boden des erweiterten Türkensattels entspricht. Zu einer verhältnismäßig kleinen Keilbeinhöhle (Pneumatisationshemmung?) gehört meist ein kompakter Keilbeinkörper, bei großen Keilbeinhöhlen ist der Knochen ihrer Hinterwand dünner und leichter zu durchbrechen. Man hüte sich, die Öffnung zu hoch anzulegen, damit man nicht die Basis der mittleren Schädelgrube trifft, bleibe aber auch genügend weit vom Boden der Keilbeinhöhle ab, um nicht in den Keilbeinkörper oder gar in den Clivus zu geraten.

Die Operation kann von jeder Seite aus vorgenommen werden. Wir bevorzugen die Seite, auf der die an sich weitere und übersichtlichere Nasenhöhle zu finden ist, der Rechtshändige stellt sich auf die rechte, der Linkshändige wählt lieber die linke Seite des Kranken.

Vor der Operation enthalten wir uns jedes, auch noch so geringfügigen Eingriffs in der Nase oder im Rachen, räumen Polypen oder Hypertrophien im

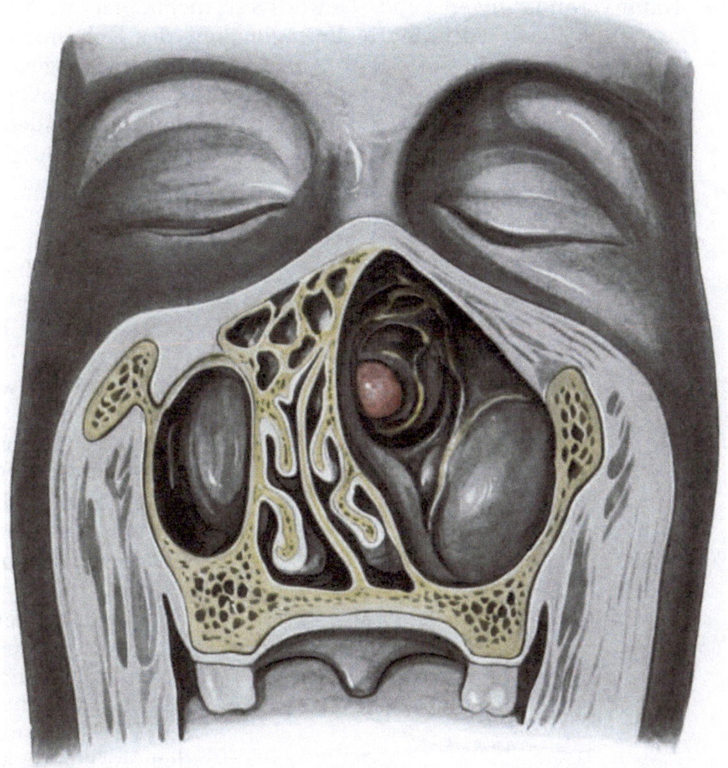

Abb. 242. Hypophysenoperation nach DENKER-LAUTENSCHLÄGER.

Verlauf unseres Haupteingriffs aus und lassen auch jede akute Entzündung erst völlig abklingen, bevor wir handeln.

Geeignet für die transsphenoidalen Operationsmethoden sind vor allem die Kurzschädel mit Geschwülsten, welche im Sattel selbst sitzen, ihn gleichmäßig erweitert und den knöchernen Boden der Sella verdünnt haben, also die intrasellären Zysten und Adenome.

Ist die Behandlung eines Tumors mittels Radiums angezeigt, dann gibt der permaxilläre Weg die beste Möglichkeit das wirksame Agens unmittelbar an den Tumor heranzubringen und jederzeit ungehindert auszuwechseln.

Durch die Verbesserung der äußeren Operationsmethoden, insbesondere des transfrontalen Eingriffs, ist die transsphenoidale Operation weniger gebräuchlich geworden — zu Unrecht, denn bei allen Geschwülsten des Vorderlappens ist der ebenso bequeme als ungefährliche pernasale Weg vorzuziehen.

III. Die Eingriffe im Rachen und Kehlkopf.

Einleitung. In den starren, von Teilen des Skelets und zahlreichen Muskeln gebildeten Mantel des Halses ist das Eingeweidekabel derart eingefügt, daß es bei geringster Reibung die größte Beweglichkeit besitzt. Diesen Vorzug verdankt es dem sehr lockeren, den ganzen „Mantel" auskleidenden Bindegewebe, welches den Eingeweiden beim Schlucken, Sprechen und Würgen erlaubt, alle Raumveränderungen und Gewebsverschiebungen mitzumachen (Abb. 243). Diese funktionell vorteilhafte Beweglichkeit des Röhrenkabels hat chirurgisch gesehen den Nachteil großer Infektionsempfindlichkeit des lockeren Bindegewebes, das an jedem Punkte des Mantels ergriffen werden kann und die sehr gefährliche Infektion weiterleitet.

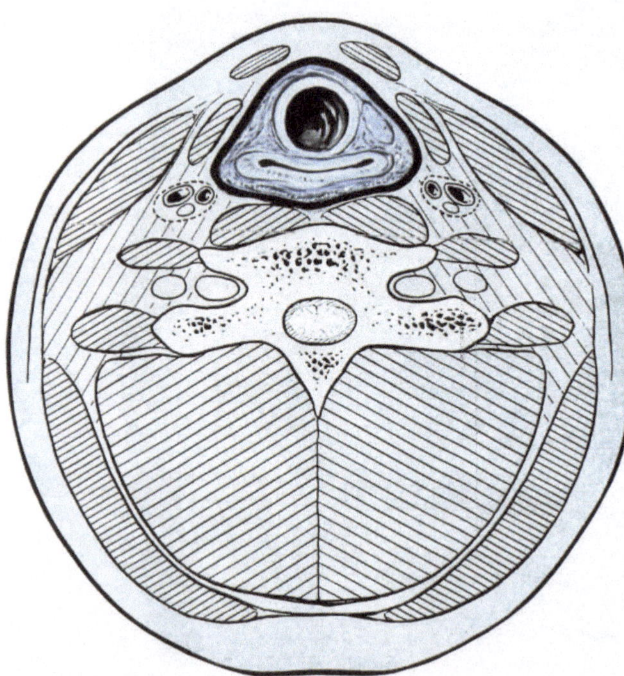

Abb. 243. Frontalschnitt durch den Hals. (Schematisch.) Luft- und Speiseröhre sind in einen von lockerem Bindegewebe umgebenen starren Mantel verschiebbar eingefügt.

Die Gefahr der Infektion dieses lockeren Bindegewebes wird erhöht durch die Reichhaltigkeit der pathogenen Mund- und Rachenflora. Zahlreiche Erfahrungen, insbesondere am Krankengut des Krieges, haben uns die eindringliche Lehre gegeben, alle Eingriffe von innen, welche die Mundhöhle mit dem lockeren Mantelgewebe oder den Muskelscheiden des Mundbodens und des Halses in Verbindung setzen, grundsätzlich zu vermeiden und *von außen* einzugehen. Bei den tiefen, stürmisch einsetzenden Phlegmonen des Mundbodens oder der seitlichen Halsgegend hat nur die sofort vorgenommene breite äußere Spaltung mit Dränage des Infektionsweges im lockeren Bindegewebe Aussicht auf Erfolg. In zweifelhaften Fällen nehmen wir stets den größeren Eingriff von außen vor, die Hoffnung auf spontane Abgrenzung des Infektionsherdes mit nachfolgender Abszeßbildung trügt. Wir kommen besser allen Möglichkeiten zuvor und lassen uns das Gesetz des Handelns nicht erst von einer inzwischen bedrohlich gewordenen Sachlage vorschreiben. Die klinisch gut zu unterscheidenden oberflächlich gelegenen Eiterherde am Zungengrund oder Mundboden können unbedenklich von innen geöffnet werden.

Da die Muskulatur, welche die Halseingeweide bewegt, stufenartig in der Richtung von der Schädelbasis nach dem Brustkorb verläuft (Abb. 244), geschehen die *aktiven* Verschiebungen im wesentlichen auf- und abwärts, seitliche Bewegungen können nur passiv erfolgen.

Man hat den an der Schädelbasis beginnenden, bis zum Eingang der Speiseröhre reichenden Eingeweideraum in drei Abschnitte zerlegt:

a) in den Epipharynx, b) den Meso- und c) den Hypopharynx. Die Abgrenzung ist aus den Abb. 245 und 246 ersichtlich.

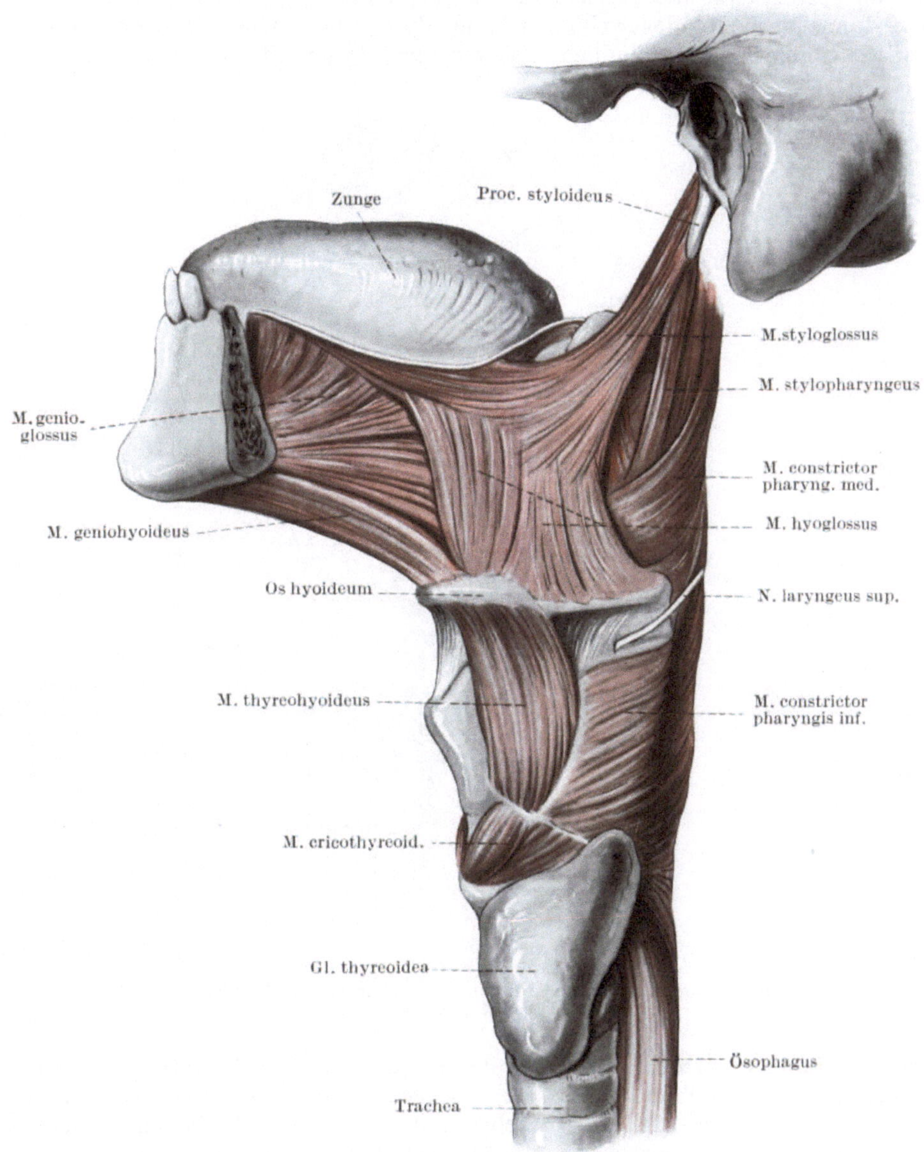

Abb. 244. Stufenartig gebauter Muskelapparat der Halseingeweide.

A. Die Eingriffe im Nasenrachen.

Für das Verständnis der folgenden Ausführungen sind einige anatomische und physiologische, chirurgisch wichtige Vorbemerkungen nötig.

Der Nasenrachen (Epipharynx) wird begrenzt oben vom knöchernen Rachendach (Fornix), hinten von der Wirbelsäule (Atlas und Epistropheus). Die reliefartig gestalteten Seitenwände enthalten die vorspringenden knorpeligen Mündungen der Tuba Eustachii und die sog. ROSENMÜLLERschen Gruben (Abb. 245). Die Auskleidung des Nasenrachens ist die gewöhnliche der Eingeweidewände, nur im Fornix fehlt die Muskelhaut, die Schleimhaut ist dort lediglich durch eine dünne derbe bindegewebige Schicht direkt mit dem Knochen verlötet und wenig infektionsempfindlich. Weiter abwärts gesellt sich zu der lockerer

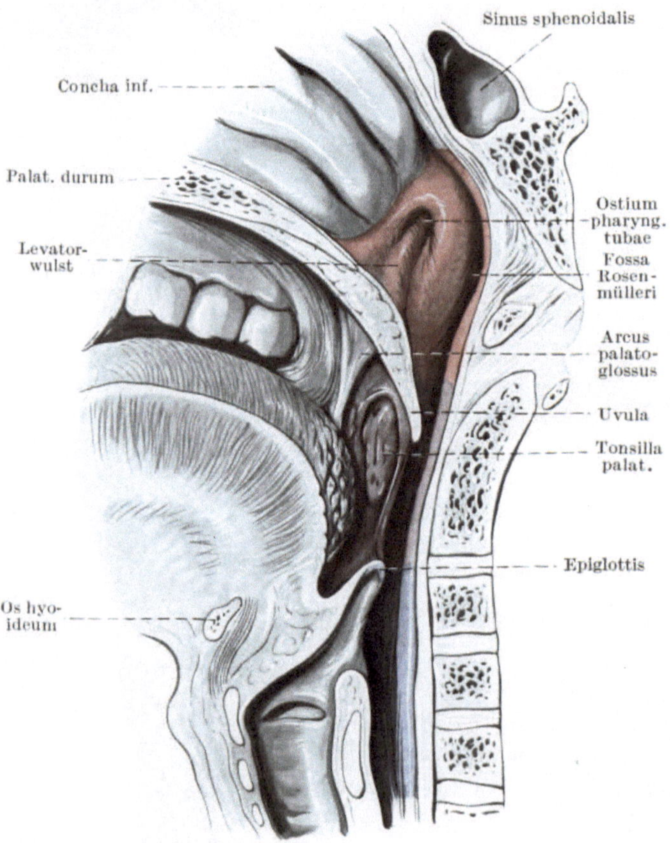

Abb. 245. Medianschnitt durch den Pharynx. Epipharynx rot, Mesopharynx violett, Hypopharynx blau.

und empfindlicher werdenden Faserhaut eine dünne Muskelschicht (Konstriktoren und Levatoren des Schlundkopfes), deren Züge sich in der Mittellinie der Hinterwand über der Wirbelsäule zur Rachennaht vereinigen (Raphe pharyngis).

Vorne geht der Nasenrachen in die Nasenhöhle über, als Grenze ist eine durch die Choanen gelegte Ebene zu denken.

Die Nasenrachenschleimhaut trägt flimmerndes Zylinderepithel und viele Drüsen. Zwischen Schleimhautmuskelschlauch und der prävertebralen Halsfaszie, im sog. Retroviszeralraum, sind Lymphdrüsen eingelagert, deren mittlere nur im Kindesalter vorhanden ist, während die beiden seitlichen in der Höhe des Atlas gelegenen Drüsen auch noch ins spätere Lebensalter hineinreichen. Sie sind chirurgisch von Bedeutung, weil sie vereitern und Abszesse im prävertebralen Bindegewebe hervorrufen können. (Siehe retropharyngealen Abszeß, S. 213.)

Das knöcherne Rachendach setzt sich zusammen aus dem unteren Teil des Keilbeins und dem vorderen Teil des Hinterhauptbeins. Es ist der Sitz der meist schon im frühen Kindesalter ausgebildeten Rachenmandel (Abb. 248) (LUSCHKAsche Tonsille), einer Anhäufung lymphoiden Gewebes, die oft weit in den Nasenrachen vorspringt. Sie bildet sich früher oder später meist von selbst zurück, kommt aber bisweilen als mehr oder weniger ausgeprägtes Polster noch im höheren Lebensalter vor.

Die Störungen durch die vergrößerte Rachenmandel betreffen in erster Linie die Nasenatmung. Folgen der (auch durch andere Ursachen hervorgerufenen) Atemstörung sind: Behinderte Nahrungsaufnahme, mangelhafter Schlaf, die ungenügende Ventilation der Mittelohrräume, örtliche und allgemeine Zirkulationsstörungen, die verlangsamte geistige Entwicklung, Hochstand des Gaumengewölbes und Einziehung im unteren Teil des Brustkorbes.

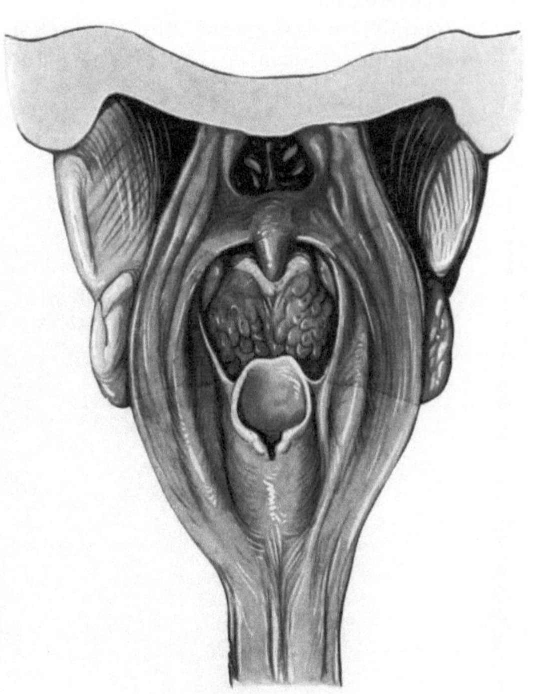
Abb. 246. Pharynx von hinten eröffnet. Farben wie in Abb. 245.

Wir stellen das Vorhandensein einer Rachenmandelvergrößerung am häufigsten durch die Rhinoscopia posterior fest. Ist sie nicht anwendbar, so nehmen wir unsere Zuflucht zur vorderen Rhinoskopie. Meist kann selbst bei ungebärdigen Kindern die Abschwellung der unteren Muschel durch $^1/_2$% iges Pantokain bis zu einem solchen Grade bewirkt werden, daß die hintere Rachenwand im reflektierten Licht erscheint. Man hat dabei den Vorteil, zugleich in der Nase selbst gelegene Atmungshindernisse zu erkennen. Der Tubeneingang, der die Rachenmandel seitlich begrenzt, liegt geradewegs am Ende der unteren Muschel, man kann also nicht fehlgehen, wenn man den Rand der abgeschwollenen Muschel als Leitschiene benutzt und beim Phonieren die Bewegungen der hinteren Rachenwand verfolgt. Eine vergrößerte Tonsilla pharyngea bewegt sich beim Schlucken mit ihren Lichtreflexen mit und verrät dabei ihre Größe und Beschaffenheit. Die Hochhebung des Gaumensegels und der Uvula durch einen schmalen Spatel (s. Abb. 247) gibt keinen genügenden Einblick, die Untersuchung mit dem Zeigefinger ist schmerzhaft und entzweit das untersuchte Kind meist für immer mit seinem Arzte. Wenn dringende Gründe für diese Form der Diagnosenstellung sprechen (Verdacht auf Tumor, Mißbildung u. a.), dann soll durch Einträufelung einer $^1/_2$%igen Novokain- oder Pantokainlösung in beide Nasenhälften der Nasenrachen unempfindlich gemacht und die Untersuchung so rasch und schonend als möglich vorgenommen werden.

Nach Anästhesierung der hinteren Rachenwand kann der Diagnose sogleich die Adenotomie ohne oder mit Rauschnarkose folgen.

Die Annahme, daß durch interne Mittel oder durch Änderung der Ernährung hypertrophische Rachenmandeln sich von selbst zurückbilden, trifft nur für einzelne Fälle und in geringem Maße zu.

Meist braucht die natürliche, schon vor Beginn der Pubertät einsetzende Rückbildung viele Jahre, im übrigen tritt mit der Zeit eine notdürftige Anpassung des Organismus an die Verengerung der oberen Luftwege ein.

Nachdem die über viele Jahrzehnte sich erstreckende Erfahrung erwiesen hat, wie günstig die Entfernung der hyperplastischen Rachenmandel in bezug auf die ganze körperliche und geistige Entwicklung des Patienten, auf Nasen- und Ohrenleiden u. a. wirkt, muß

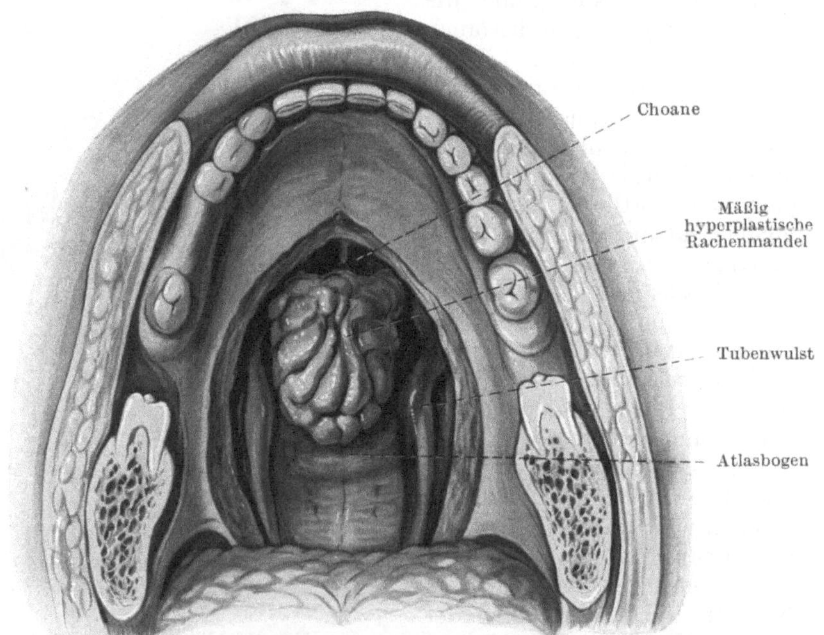

Abb. 247. Abb. 248. Topographie der Rachenmandel. Gaumendach zum Teil abgetragen.

dem chirurgischen Eingriff die erste Stelle in der Therapie zuerkannt werden.

Damit aber die volle Wirkung des segensreichen Eingriffs in die Erscheinung trete, muß unsere Arbeit so gründlich als möglich sein; es dürfen keine Reste stehenbleiben, die sich wieder ergänzen können. Der ungenügende Eingriff ist zwecklos, und wenn ein Operateur behauptet, er hätte alles entfernt, trotzdem seien die typischen adenoiden Wucherungen nachgewachsen, so kann man als sicher annehmen, daß er ungenügend operiert hat.

Die totale Entfernung ist denn auch kein so einfacher Eingriff, als er meist hingestellt wird. Viel Erfahrung, geschickte Handhabung der Instrumente und gut geschultes Personal verbürgen erst für jeden Fall die unbedingte Sicherheit des Erfolges.

1. Die Operation der Rachenmandel und der Nasenrachengeschwülste.

Die erste Bedingung ist die absolut ruhige Haltung des zu Operierenden durch eine zuverlässige Mannsperson. Der ausweichende Patient stellt jede gerechte Instrumentenführung von vornherein in Frage. Da es zuverlässige, mit allen „Tücken des Subjekts“ vertraute Leute — Familienmitglieder sind durchaus abzulehnen — nur selten gibt, so wenden wir meist die Rauschnarkose (Brom- oder Chloräthyl) an.

Patient sitzt gerade ausgerichtet auf dem Schoße des Wärters, der die kindlichen Beine zwischen seinen Schenkeln festklemmt und mit seinen Händen die Hände des Kindes über dem Becken so verschränkt, daß die Atmung ungehindert bleibt (Abb. 249).

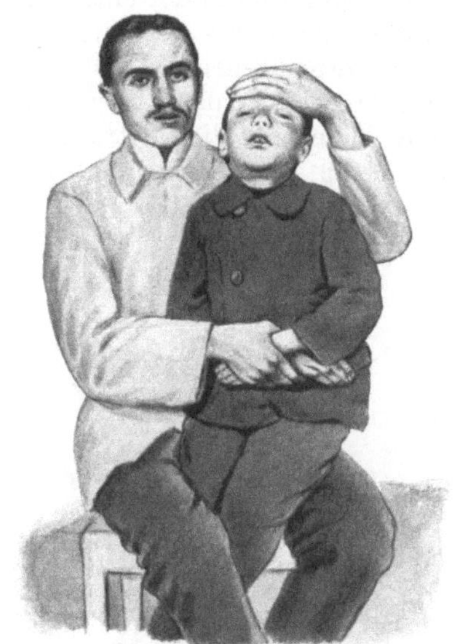

Abb. 249. Fixation des Kranken durch einen Gehilfen nach DENKER.

In den freien, gerade ausgerichteten Kopf wird vor der Betäubung der Mundsperrer eingesetzt und nun der Mund langsam und genügend weit geöffnet (Abb. 250 u. 251). Bei der sofort folgenden Bromäthernarkose enthält die nach außen abgedichtete Maske das Narkotikum, das kurz vorher auf eine mehrfache Lage Mull aufgegossen wurde. Die Maske muß fast luftdicht aufgesetzt, bei völlig aussetzender Atmung aber kurze Zeit weggelassen werden. Die Chloräthylnarkose geschieht in der üblichen Weise. Man unterbricht die Narkose wenige Sekunden, nachdem der Widerstand des Kindes nachzulassen beginnt, nimmt die

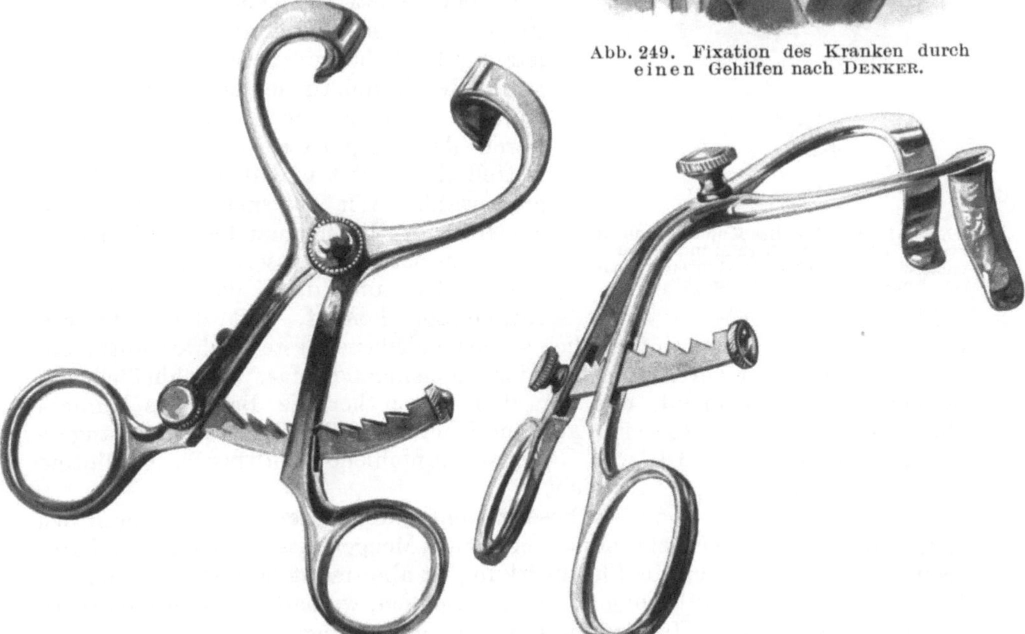

Abb. 250. Mundsperrer nach DOYEN-JANSEN.

Maske ab, wartet, wenn die Narkose zu tief ist, bis die ersten Abwehrabsichten erkennbar werden und operiert, indem man das BECKMANNsche Ringmesser (Abb. 252) hinter dem Gaumensegel so hoch als möglich hinaufschiebt, es an das Rachendach anpreßt und nun den Griff hebend, die Messerschneide an der hinteren Nasenrachenwand gleichmäßig nach unten durchzieht (s. Abb. 253). Da man im Dunkeln arbeitet, muß man ein feines Tastgefühl besitzen und mit der Örtlichkeit wohl vertraut sein.

Der Rahmen des Instrumentes soll dem Umfang des Tumors entsprechen. Meist genügt dann der einmalige Weg des Messers. Die abgelöste Rachenmandel wird zugleich mit dem Instrument aus dem Munde entfernt, oder bei stark nach vorne geneigtem Oberkörper ausgespuckt. Die verschluckte Rachentonsille wird verdaut oder später mit verschlucktem Blut wieder ausgespien, beim Fallen auf die Glottis holt sie der Zeigefinger heraus. Man achte darauf, daß durch eingeführte Instrumente oder den Finger keine Tumorteile in die Choanen gepreßt werden und dort liegenbleiben. Sie können sich später unbemerkt lösen, in den Kehlkopfrachen gleiten und Erstickung verursachen.

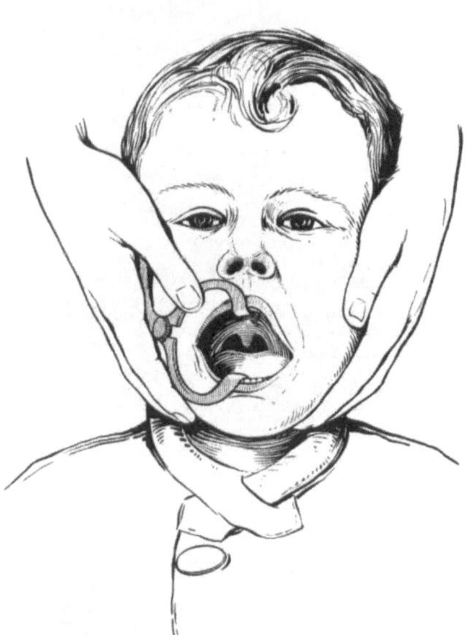

Abb. 251. Fixation des Kopfes durch eine zweite Hilfsperson. Der Mundsperrer ist eingesetzt und wird von hinten zugleich mit dem Kopfe festgehalten.

Nicht selten springt der Bogen des Atlas über die vordere Wirbelsäulefläche hervor und wird, wenn der Kopf zu sehr nach hinten gebeugt wird, beim Durchziehen des Ringmessers zugleich mit der Schleimhaut verletzt. Abgesehen von stärkerer Blutung und einer mehrere Tage anhaltenden schmerzhaften Fixation der Halswirbelsäule zieht die Nebenverletzung meist keine weiteren Folgen nach sich. Schlimmer ist die Verletzung der Tubenwülste mit narbigem Verschluß des Ostium tubae, die man vermeidet dadurch, daß man auch beim Nachkürettieren das Ringmesser möglichst in der Mittellinie ansetzt und den Ring nicht zu groß wählt. Wir bedienen uns, nachdem die Größe der Rachenmandel ungefähr feststeht, zweier Ringmesser, von denen erst das größere und dann das kleinere zur Anwendung kommt. Mit dem letzteren lassen sich in der Mitte und seitlich stehengebliebene Reste leichter abtragen. Denker verwendet zur Entfernung der Rachenmandel fast ausschließlich ein scherenartiges Instrument, das von den Seiten her die Basis des Tumors abtrennt und diesen mittels eines auf den Scherenblättern angebrachten Fängers ergreift und festhält. Die von Passow empfohlene Schützsche Guillotine ist heute kaum noch gebräuchlich.

In vielen Fällen ist die Narkose zu entbehren. Der Schmerz kann bei älteren Kindern durch Einstäubung von kleinen Mengen einer 2%igen Pantokainlösung gemildert werden, die Shockwirkung ist aber meist beträchtlich und der Eindruck einer Vergewaltigung oft unauslöschlich, weshalb die Rauschnarkose schon aus Gründen der Humanität recht oft Verwendung finden sollte. Freilich muß man sie auch richtig anzuwenden verstehen. Sie darf nicht tief sein. Man operiere, wenn man noch keine große Erfahrung hat, lieber nahe am Erwachen und führe das Ringmesser stets auf der Höhe der Inspiration bzw. zu Beginn eines Exspiriums ein. Nach der raschen Beendigung des eigentlichen Eingriffs nimmt man sofort den Mundsperrer heraus und läßt, während das Becken des noch sitzenden Kindes von hinten her festgehalten wird, den Oberkörper im rechten Winkel nach vorne beugen, damit Blut- und Mandelteile aus dem Mundrachen nach vorne fließen und ausgespuckt werden. In dieser Stellung faßt man von unten mit dem Zeigefinger in den Kehlkopfrachen, falls die Atmung verlegt sein sollte und reinigt ihn durch mehrmaliges Auswischen. Der Reiz des Fingers löst dabei Husten aus, Aspiration von Blut und Gewebsteilen wird dadurch sicher vermieden.

Unmittelbar nach dem Eingriff sieht man in den Rachen, um sich über die Blutung und noch vorhandene Gewebsreste zu informieren. Die Blutung ist ziemlich heftig, läßt aber bald nach, wenn der Operierte zur Ruhe gekommen ist und frei durch die Nase atmet. Blutet es weiter, so sind

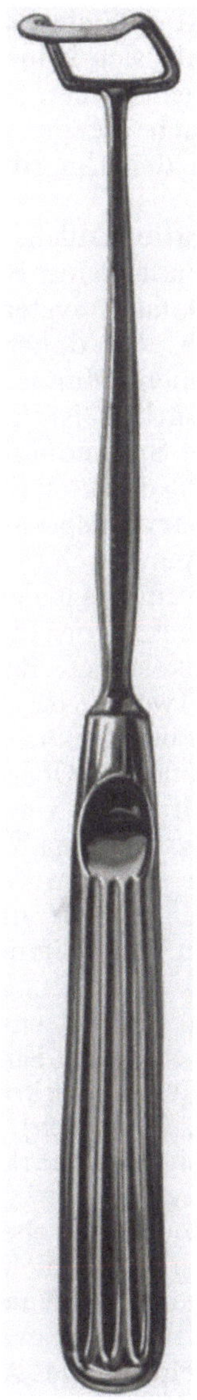

Abb. 252. Ringmesser nach Beckmann.

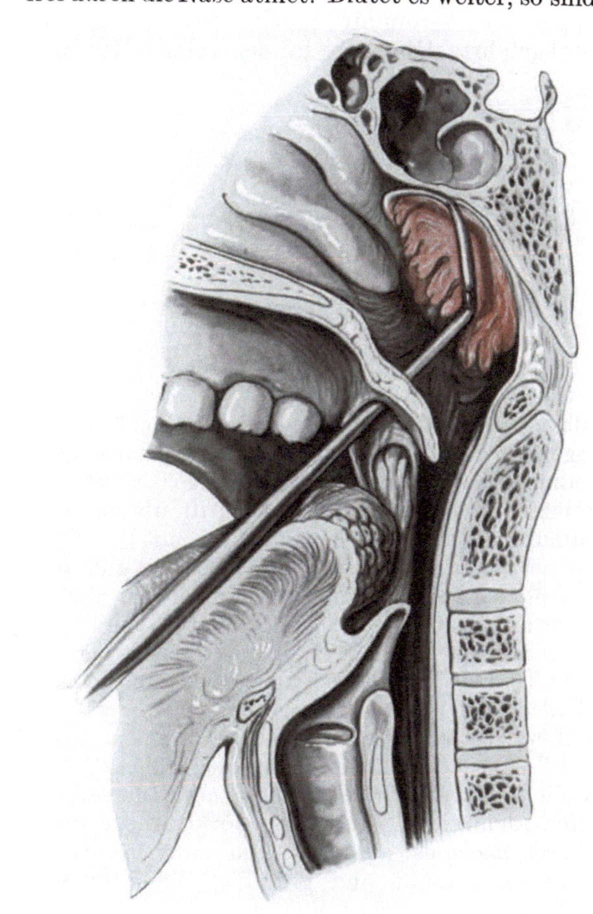

Abb. 253. Operation der Rachenmandel. Das Ringmesser ist durch den weit geöffneten Mund an das Rachendach geschoben und faßt mit seiner Schneide die Rachentonsille am oberen Pol.

meist herabhängende Gewebsfetzen schuld, um die herum sich Gerinnsel bilden, die allmählich den ganzen Nasenrachenraum ausfüllen. Die Entfernung der manchesmal nur geringfügigen Gewebsreste und der Gerinnsel bringt fast stets die Blutung sofort zum Stillstand. Die Untersuchung des Nasenrachens nach Überbleibseln nimmt man in der Weise vor, daß man mit einem geeigneten Spatel (s. Abb. 247) den weichen Gaumen mit dem Gaumensegel in die Höhe hebt, was unmittelbar nach der Rachenmandelentfernung leichter geschieht als vorher oder später. Beim Hochgleiten des Spatels an der hinteren Rachenwand sind Gewebsreste gut zu erkennen, an dem noch halbbetäubten Kinde trägt man diese rasch mit einem HARTMANNschen Konchotom (s. Abb. 254) ab, beseitigt dabei die Blutkoagula, legt den Patienten warm zugedeckt auf ein Sofa und gibt die Anweisung, immer durch die Nase zu atmen, damit sich keine neuen Blutgerinnsel ansammeln können. Entlassung nach einer halben Stunde, wenn die Atmung durch beide Nasenhälften frei ist. Auch die im leichten Rausch operierten halb wach gebliebenen Kinder haben an den Eingriff selbst meist keine Erinnerung mehr.

Kost: Möglichst wenig und niemals am Tage der Operation Milch, die zusammen mit dem verschluckten Blut als Vomitiv wirkt, sondern nur Schleimsuppen und verdünnte Fruchtsäfte. 3 Tage Bettruhe. Danach systematisch durchgeführte Übungen in der reinen Nasenatmung, d. h. bei dauernd geschlossenem Munde.

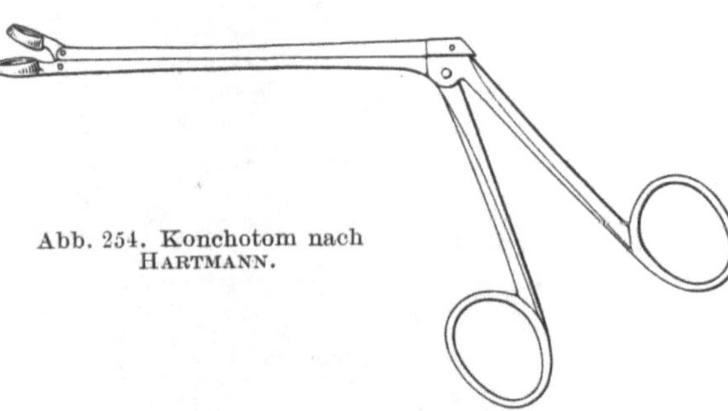

Abb. 254. Konchotom nach HARTMANN.

Gefährlich ist die Narkose bei Spasmophilen und bei geistig defekten Kindern. Dem Laryngospasmus begegnet man durch Einführen des Zeigefingers in den Kehlkopf zwecks Aufrichtung des Kehldeckels und Befreiung der Luftwege von Blutgerinnseln bei stark nach vorn unten geneigter Oberkörperhaltung. Die Intubation bzw. Tracheotomie konnten wir stets vermeiden. Angeborene Herzfehler sind keine Gegenanzeige gegen eine vorsichtige Narkose, Herzmuskelschwäche nach Infektionskrankheiten oder aus anderen Gründen verbietet Narkose und den Eingriff überhaupt. Meist nehmen wir die Ausräumung des Nasenrachens zugleich mit der Tonsillotomie in einer Sitzung vor, was bei einiger Übung auch in Narkose gut ausführbar ist.

Andauernde Nachblutungen erfordern die Ausstopfung des Nasenrachens in der auf S. 100 beschriebenen Weise. Wundinfektionen nach diesen Eingriffen haben wir nie gesehen, doch nicht selten den Ausbruch einer Kinderkrankheit in den ersten Tagen nach der Operation (Masern, Röteln, Scharlach) und in 2 Fällen eine günstig verlaufene Pneumonie vermutlich infolge starker Abkühlung des erhitzten Körpers auf einem weiten Heimwege.

Bildet sich nach einer gut ausgeführten Adenotomie neues Gewebe, dann ist die mikroskopische Untersuchung derselben unerläßlich, weil nicht ganz selten kleinzellige Sarkome vorkommen, die im Beginne ihres Wachstums klinisch harmlos aussehen und zunächst langsam wachsen. Nur wenn sie frühzeitig erkannt und gründlich beseitigt werden, besteht einige Aussicht auf Heilung. Seltener sind Karzinome, noch seltener Enzephalozelen. Eine besondere Stellung nimmt das Nasenrachenfibrom ein, welches histologisch als gewöhnliche derbe Bindegewebsgeschwulst imponiert, in dessen von elastischen Fasern durchwebtem Stroma zellreicheres Gewebe und ansehnliche Blutgefäße eingelagert sind. Anatomisch müssen wir es unter die gutartigen Tumoren einreihen, klinisch gehört es dagegen wegen seines raschen destruierenden Wachstums zu den malignen Geschwülsten. Es beginnt seinen Zug zumeist vom vorderen Teil des Keilbeinkörpers, breitet sich in der Keilbeinhöhle und dann im Nasenrachen aus, von wo es Fortsätze in die Nase, deren Nebenhöhlen, in die Orbita, ins Schädelinnere oder in die Wangen- und Schläfenbeingegend ausstreckt. Das Wachstum geht zunächst unmerklich und schmerzlos vor sich, später kommt es zu Sprachstörungen und infolge von Druck auf Trigeminusäste zu Neuralgien, die Schädelkapsel kann durch Druckusur geöffnet und so der Weg für eine infektiöse Meningitis vom Nasenrachenraum oder von den Nasennebenhöhlen aus freigemacht werden. Häufige Spontanblutungen schwächen den Organismus, die Ausdehnung des Tumors nach dem Mund- und Kehlkopfrachen kann die Atmung völlig verlegen.

Differentialdiagnostisch kommt der vom Choanalrand entspringende gutartige Choanalpolyp in Betracht, der keine Tendenz zur Wucherung in benachbartes Gewebe zeigt und durch seinen schmalen Stiel allein schon von dem breit am Rachendach aufsitzenden Nasenrachenfibrom unterschieden werden kann. Letzteres hat der Therapie bis in die neueste Zeit große Schwierigkeiten gemacht. Die viel zu eingreifende SCHLOFFERsche Operation mit meist völliger Zerstörung des Nasenhöhleninhaltes wetteiferte mit der Aufklappung des harten Gaumens, auch die totale Oberkieferresektion wurde ausgeführt. Keine dieser Methoden leistet entfernt so Gutes wie die S. 179 beschriebene Freilegung des Nasenrachens auf dem Wege durch eine oder bei ausgedehntem Tumorwachstum durch beide Kieferhöhlen, die wir auch, da sie keinerlei äußere Narben zur Folge hat und in der Nase häufig den Status quo wiederherzustellen erlaubt, bei frühen Fällen grundsätzlich anwenden. Die operative Reichweite geht auf unserem kurzen und bequemen Weg nach Freilegung der Kieferhöhlen, Luxation der seitlichen Nasenwand mit Resektion ihres hinteren Teils bis in die Fossa sphenopalatina und die Orbita (s. dazu Hypophysenoperation, S. 180). Um den Orbitalinhalt zugänglicher zu machen, braucht man nur die hintere-obere Kieferhöhlenwand wegzunehmen. Auch der Processus frontalis des Oberkiefers kann unbedenklich geopfert werden, falls ein noch breiterer Zugang zu den Siebbeinzellen oder zur Keilbeinhöhle wünschenswert ist (siehe dieses Werk S. 169). Der mit geringem Blutverlust ohne Entstellung der Gesichtsmaske und ohne Opferung wesentlicher Bestandteile der Nasenhöhle gebahnte Weg führt sogleich mitten ins Zentrum des Operationsgebietes und von hier aus zu sämtlichen Ausläufern des durch seine unberechenbaren Verzweigungen besonders gefürchteten und schwer ausrottbaren Tumors. Für vorgeschrittene Fälle ist die perorale Tubage mit Abtamponierung des Rachens zu empfehlen, weil die Blutungen aus dem Tumor selbst sehr stark sein können. Sonst genügen die Anordnungen wie bei der Aufmeißelung der Kieferhöhle (s. S. 127).

Gestielte Nasenrachenpolypen können am hängenden Kopf mit dem Finger oder in halb liegender Stellung mittels einer Geschwulstzange (Modell nach DENKER) abgedreht und beseitigt werden. Entspringen sie aus der Nase oder der Kieferhöhle, so werden sie mit dem LANGEschen Haken vom Naseneingang aus entfernt (s. S. 97).

2. Die Eingriffe im Mundrachen.

Allgemeines. Der Mesopharynx reicht vom Gaumensegel bis zum Zungengrund. Er wird umfaßt hinten von der Wirbelsäule, seitlich von den aufsteigenden Kieferästen, vorne vom Zungenbein. In seiner Höhlung dominieren die Gaumenbogen mit den Tonsillen und die gedrungene Muskelmasse der Zunge (Abb. 255). Das netzförmige Bindegewebe der Submukosaenthält eine große Anzahl von Lymphfollikeln, die zu Haufen vereinigt die sog. Mandeln darstellen. Sie führen dem Speichelstrom unzählige, Leuko- und Lymphozyten enthaltende Nebenflüsse zu. Ihre physiologische Bedeutung ist umstritten. Während die Gaumenmandeln das Ziel vielfacher Eingriffe sind, bietet die dritte große Lymphdrüse des Mesopharynx, die Zungentonsille, höchst selten Veranlassung zu chirurgischer Betätigung.

Die arterielle Blutversorgung des Mesopharynx geschieht von der Carotis externa aus (Abb. 256). (Art. maxillar. ext. und intern., Art. pharyngea ascendens.) Die Versorgung der Gaumenmandeln kann sowohl aus der A. pharyngea ascendens als auch direkt durch die A. maxillaris oder die Carotis interna vor sich gehen (Abb. 257).

Die Carotis interna soll in seltenen Fällen unmittelbar hinter dem hinteren Gaumenbogen verlaufen. Anatomische Präparate dieser Abnormität liegen nicht vor. Klinisch ist eine starke Vene und eine erweiterte A. pharyngea ascendens

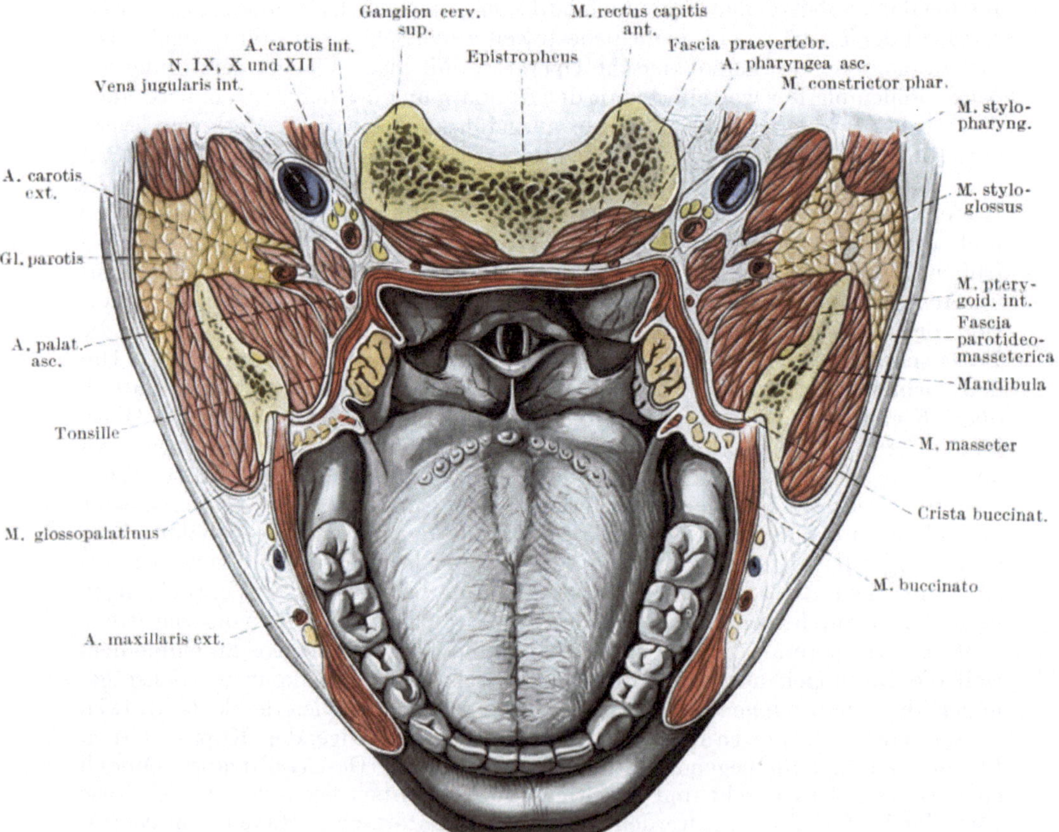

Abb. 255. Horizontalschnitt durch den Mesopharynx in Höhe der Gaumenmandeln.

beobachtet. Man achte vor jeder Operation auf hervortretende, in der Schleimhaut sich abzeichnende Gefäße und auf abnorme Pulsationen.

Das venöse Geflecht der seitlichen Rachenwand (Plexus pharyngeus) steht in unmittelbarem Zusammenhang mit den Schwellkörpern der unteren Muscheln und dem in der Gaumensegelhinterwand verborgenen Plexus venosus.

Die Lymphgefäße schließen sich im allgemeinen eng an die venösen Verzweigungen an, doch sollen nach neueren Untersuchungen (Schlemmer) die Lymphwege der Gaumenmandeln in sich vollkommen abgeschlossen sein und keine von der Mund- und Nasenschleimhaut zu den Mandeln führende Lymphbahnen besitzen. Die so häufige Infektion der Mandeln schon nach geringfügigen Eingriffen in der Nase (Galvanokaustik) müßte demnach auf dem Blutwege erfolgen.

Die motorische Innervation des Mundrachens geschieht im wesentlichen vom N. vagus (Rami pharyngei). Seine Äste verflechten sich auf dem M. constrictor pharyng. med. mit Ästen des N. glossopharyngeus und des sympathicus zum Plexus pharyngeus, aus dem auch die sensiblen Äste für die Rachenschleimhaut abgegeben werden.

3. Die Eingriffe bei Verletzungen der Mundrachenhöhle.

Abgesehen von den die Mundrachenhöhle treffenden Hieb-, Stich- und Schußverletzungen geschehen die meisten Läsionen durch Stäbe oder Stöcke, die im Munde getragen und beim Fallen nach vorne in den Rachen gestoßen werden, ferner durch abbrechende chirurgische Instrumente, fehlerhafte operative Technik oder durch Fremdkörper, die unbemerkt mit der Nahrung eingeschmuggelt werden (Fischgräten, spitze Knochen u. a.).

Besondere Beachtung verdienen Insektenstiche (Bienen, Wespen). Sie sind durch rasch zunehmendes Ödem gefährlich. Die Tracheotomie muß sofort geschehen, auch hier kann das Glottisödem noch spät die Atmung verlegen und überraschend den Erstickungstod bewirken. Verbrennungen oder Verätzungen des Rachens erreichen selten hohe Grade, weil die schädlichen Stoffe meist entweder sogleich ausgespuckt oder schnell in die Speiseröhre befördert werden, wo sie wegen der langsameren Fortbewegung größeres Unheil anrichten. Mit Vorliebe spießen sich Gräten in oder neben den Tonsillen und am Zungengrund ein, seltener in den Valleculae oder im Recessus pyriformis. Große Gegenstände fangen sich meist im Hypopharynx und können durch gleichzeitiges Verlegen der Glottis Erstickung herbeiführen (reitende Fremdkörper).

Jedes Fremdkörpergefühl auf seine Berechtigung prüfen! Die meisten Fremdkörper sind auf den ersten Blick zu erkennen, wenn sie nicht durch Blutungen, Zerreißungen des Gewebes verdeckt werden, oder, was äußerst selten ist, völlig im Gewebe verschwinden (Palpation, Radiogramm). Durch Beugung und Drehen des Kopfes unter Anhebung des Zäpfchens kann man sich die Mandelnischen und die hinteren Teile des Rachens zugänglicher machen. Tiefer sitzende Verletzungen und Fremdkörper sind mit dem Kehlkopfspiegel oder durch direkte Untersuchungsmethoden nachzuweisen.

Verletzungen im Rachen heilen im allgemeinen schnell und ohne chirurgische Nachhilfe, soweit sie die Weichteile allein betreffen und weder die Fascia buccopharyngea noch das prävertebrale Bindegewebe überschritten haben.

Tiefere Einrisse werden genäht. Zerfetzte und stark gequetschte Teile soll man nicht durchaus zu erhalten suchen, sie werden von der reichen pathogenen Mundflora infiziert, im Strome der Atmungsluft nekrotisch und verzögern die Heilung. Sondierungen unterläßt man. Auch mit antiseptischen Spülungen sei man zurückhaltend. Nach der chirurgischen Wundversorgung flüssige Nahrung, unausgesetzte Zerstäubung und Einatmung von natürlichen Säuerlingen, Lösungen von Natr. bicarbonic. oder Kamillentee.

Jede Mundrachenverletzung mit Durchbrechung des Schleimhautmuskelschlauches und der Faszie kann eine lebensbedrohende Erkrankung nach sich ziehen, weshalb alle Phasen des weiteren Verlaufs, das Verhalten der Gewebe und der Allgemeinzustand überwacht werden müssen. Von außen eingedrungene Fremdkörper entfernt man nach Abtamponieren der Mundhöhle möglichst von außen, weil die meist tödliche Infektion des Wundkanals von der Mundhöhle aus zu fürchten ist. Steckt der Fremdkörper auch noch so verlockend unter der Schleimhaut, so versucht man unter keinen Umständen die immer lebensbedrohliche Extraktion vom Munde aus, sondern nimmt die Operation von außen vor.

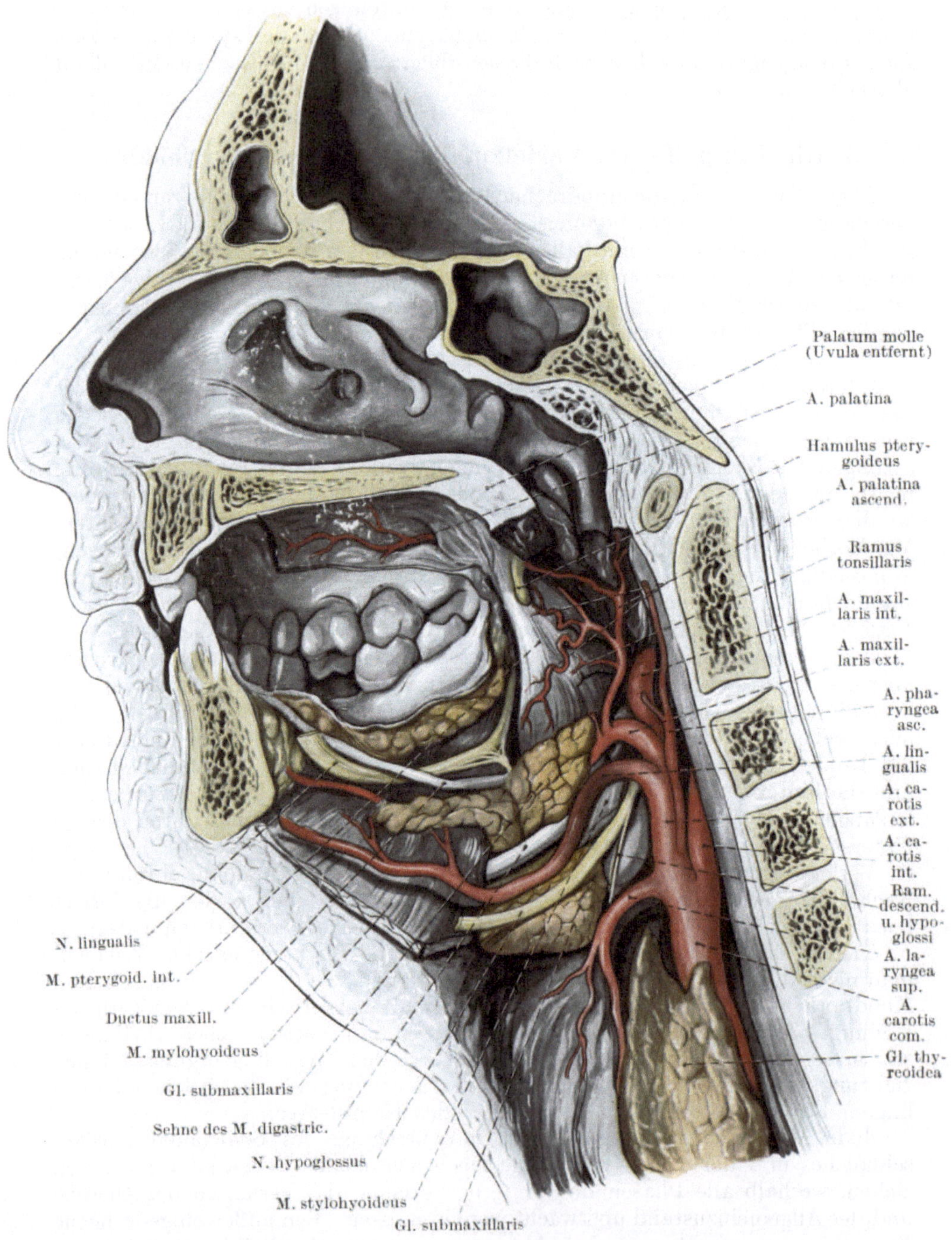

Abb. 256. Medianschnitt durch Kopf und Hals. Nach Entfernung aller Weichteile des Mundbodens und Schlundes ist die Art. carotis ext. mit ihren Ästen von innen her dargestellt. (Orig.-Abb. nach einem Präparat aus dem Anatomischen Institut Berlin.)

Kleinere oberflächlich sitzende Fremdkörper sind meist mit einer langen geraden anatomischen Pinzette oder einer schmalen, von oben nach unten schließenden kurzmäuligen Nasenzange, schwieriger mit den seitlich fassenden Kornzangen zu entfernen. Die direkte Untersuchung und Einstellung erleichtert bei tiefer im Rachen sitzenden Fremdkörpern die Extraktion und macht alle, eine eigene Technik erfordernden abgebogenen Instrumente entbehrlich. Die Pharyngotomie ist die Ultima ratio und nach dem heutigen Stande der technischen Hilfsmittel nur in seltenen Fällen notwendig.

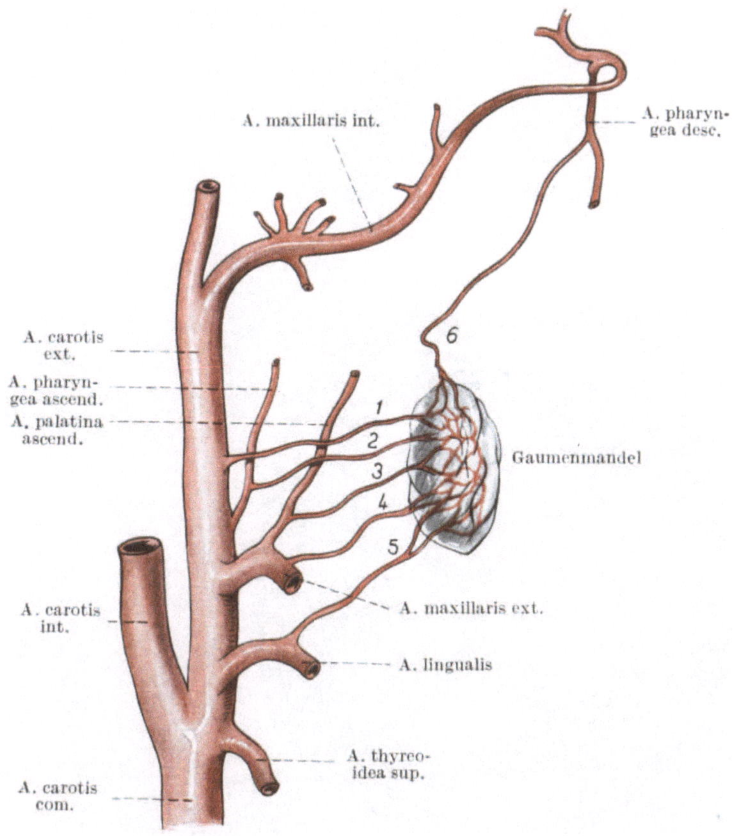

Abb. 257. Verschiedene Möglichkeiten der arteriellen Versorgung der Gaumenmandel 1—6.

4. Die Eingriffe bei Blutungen im Mundrachen.

Die nach Verletzungen der Mundrachenhöhle auftretenden Blutungen sind von besonderem chirurgischem Interesse. Sie kommen meist unvermutet und erfordern augenblickliche Maßnahmen. Überblickt man die große Reihe der bekanntgewordenen Todesfälle, so findet man als Ursache der nach chirurgischen Eingriffen erfolgten Blutungen häufig einen abnormen Gefäßverlauf angegeben. Wohl kommen im Gefäßgebiete der seitlichen Mundrachenwände gewisse Abnormitäten vor (s. Abb. 257). Bedenkt man aber, daß die Gefäßäste von einer relativ starren Wand festgehalten werden und von da in ein bewegtes gleitendes Rohr übertreten, dann versteht man, daß auch Blutungen aus mittleren und kleinen Gefäßen gefährlich werden können. Am gefährlichsten sind angeschnittene Arterien oder Venen, die sich nicht retrahieren können. Ihr peripheres Ende wird beim Schlucken und Würgen auf- und abgeschoben, wobei das Gefäßrohr immer wieder aufgerissen wird. Ähnlich verhalten sich die durch Substanzverluste arrodierten Gefäße mit brüchiger Wand.

Der einfachen Abklemmung des blutenden Gefäßes stellen sich oft bedeutende Hindernisse entgegen: Widerstand bei der Öffnung des Mundes, beim Herab-

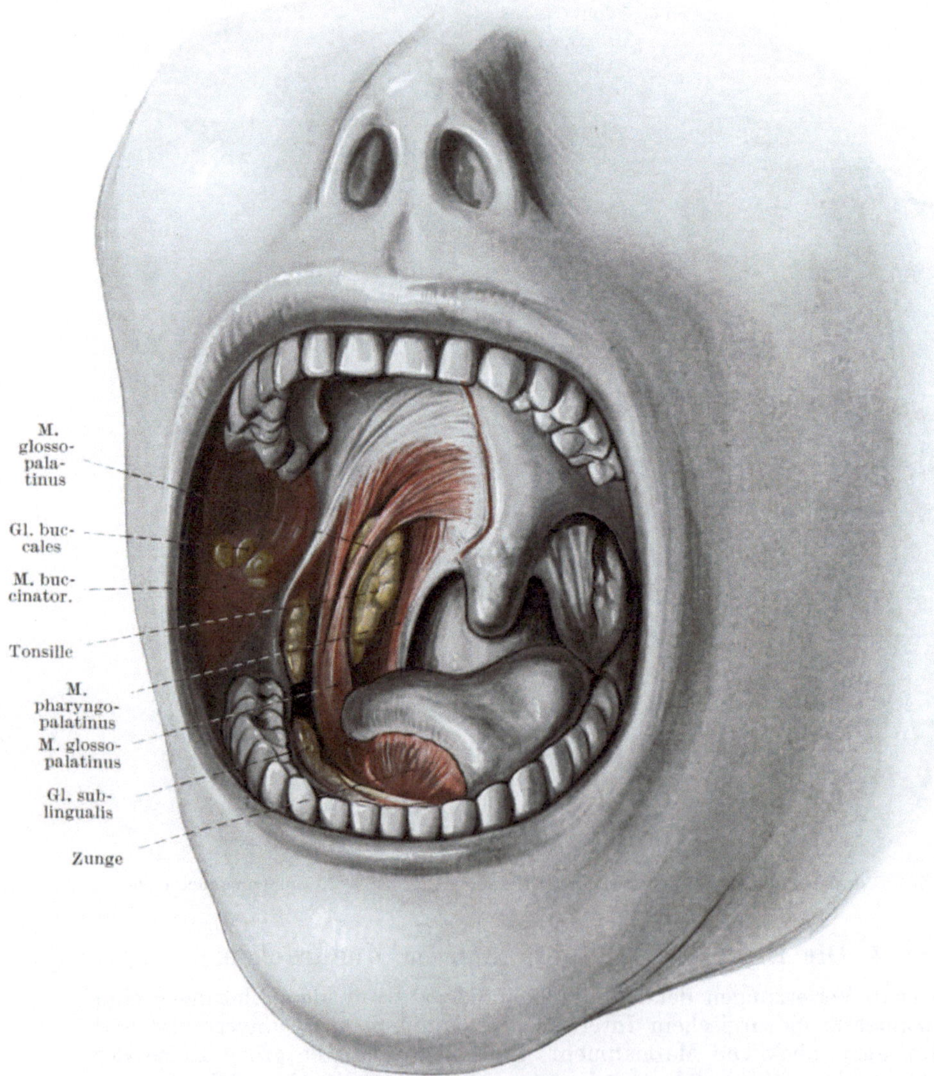

Abb. 258. Muskulatur der rechten Tonsillengegend nach Entfernung von Schleimhaut und Fettgewebe. (Präparat aus dem Anatomischen Institut Berlin.)

drücken der Zunge, bei der Einführung von Instrumenten, Ansammlung des strömenden Blutes in der Mundhöhle, Würgreflexe, mangelhafte Beleuchtung u. a. m. Der Versuch mit chemischen Mitteln oder mit dem Galvanokauter zu helfen, hat nur bei leichteren parenchymatösen Blutungen einige Aussicht auf Erfolg. Man verliere keine Zeit mit diesen und sonstigen Versuchen, sondern gehe gleich in medias res, armiere eine gewöhnliche Kornzange mit einem rasch geformten passenden Tupfer, und drücke diesen direkt auf die blutende Stelle, während die andere Hand vom Karotisdreieck aus gegenhält. Damit ist die augenblickliche Gefahr meist gebannt.

Inzwischen läßt man die Vorbereitungen zur endgültigen Versorgung des Gefäßes treffen und bei arteriellen Blutungen die Karotis am Tuberculum caroticum der Halswirbelsäule zusammendrücken. Bei der Lockerung des aufgepreßten Tampons erkennt ein rascher Blick manchesmal genau den Herd der Blutung und ermöglicht die Anlegung einer Klemme. Sitzt diese gut, dann kann man den Kranken eine Zeitlang in Ruhe lassen, den Rachen kokainisieren und später in aller Gemächlichkeit die Umstechung des Gefäßes vornehmen.

Klemmen oder Kompressorium (Abb. 259 u. 260) bleiben gut sitzend im Notfalle längere Zeit liegen. Sie hängen zum Munde heraus und bilden bei geeigneter Lagerung des Kranken keine allzu große Belästigung.

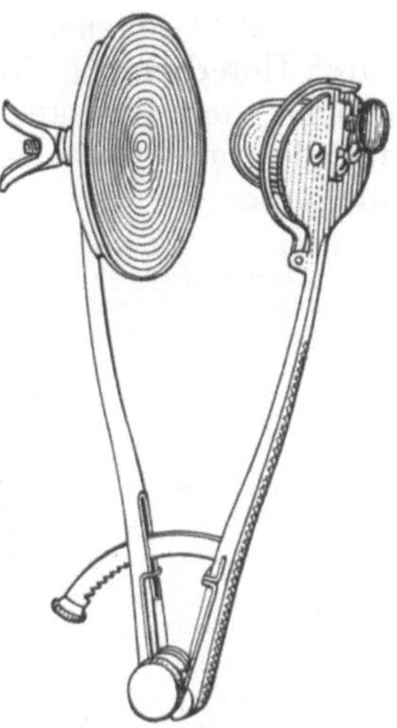

Abb. 259. Kompressorium nach MARSCHIK.

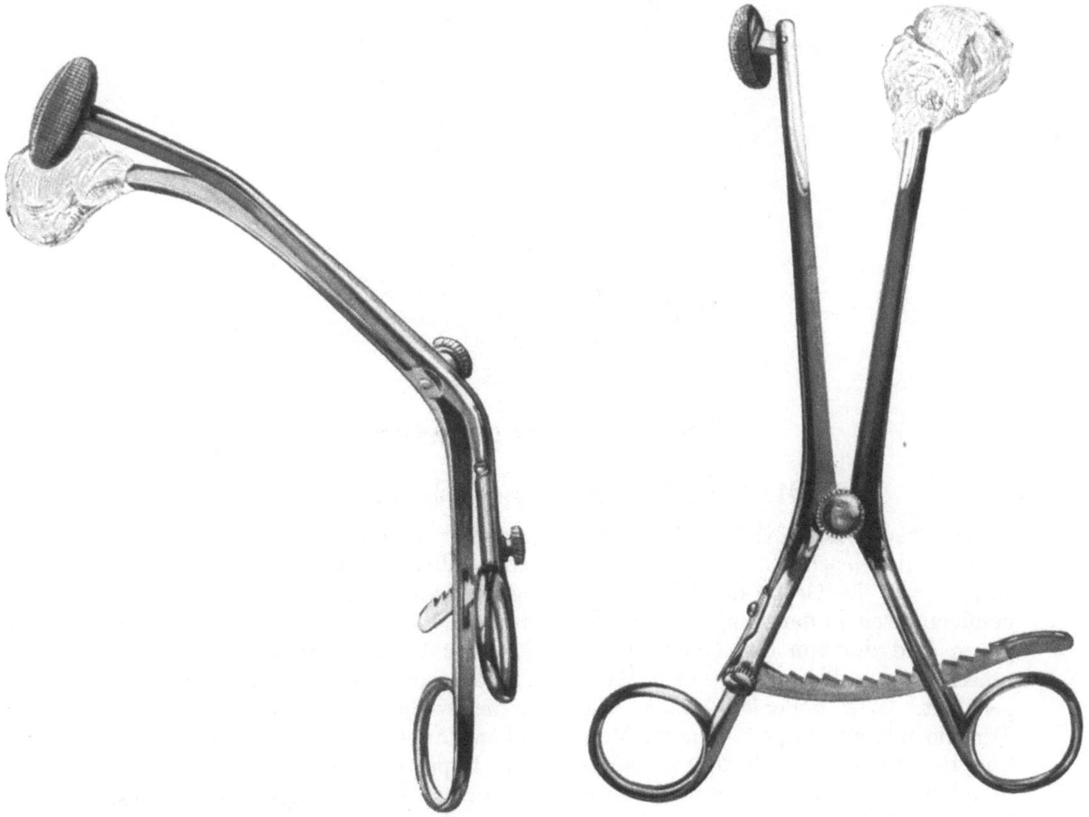

Abb. 260. Doppelseitig wirkendes Kompressorium nach LAUTENSCHLÄGER.

Am besten ist die sofortige Versorgung durch die Naht (s. d. S. 202). Die Unterbindung der Karotis bleibt immer eine zweifelhafte Maßnahme und soll nur im äußersten Notfalle vorgenommen werden.

Die nicht seltenen Blutungen im Gebiete der A. lingualis werden von außen durch Unterbindung an typischer Stelle gestillt. Stärkere Blutungen, die vom Zungengrund oder aus dem Kehlkopf stammen, erfordern die Tracheotomie und die Tamponade des blutenden Höhlen- oder Röhrenabschnittes von oben und unten.

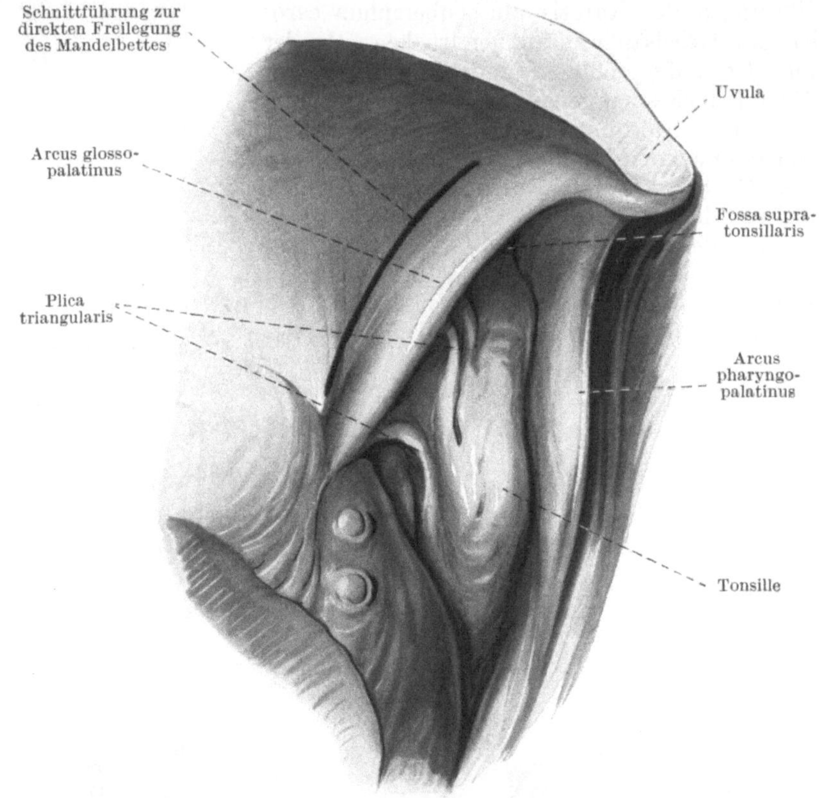

Abb. 261. Topographie der rechten Mandel.

5. Die Eingriffe an den Gaumenmandeln.

Die heute noch viel geübte **Abtragung der Gaumenmandeln** mittels der gebräuchlichen schneidenden Kappinstrumente führt in den meisten Fällen zum Ziele, wenn die Größe der Ringteile richtig gewählt wird und die Mandel sich genügend weit in den Ring und aus den Gaumenbogen hinausdrängen läßt. Dagegen sind die von den Gaumenbogen und dem Ligamentum triangulare fest umschlossenen Tonsillen weder für die Tonsillotome noch die kalte Schlinge geeignet. Wer Bedenken trägt, alles Mandelgewebe zu entfernen, ziehe die Tonsille mit einer gut fassenden Museuxschen Zange hervor, löse mit dem geknöpften Messer (s. Abb. 262) kunstgerecht das hypertrophische Gewebe aus dem Mandelbett heraus und schneide es weg, wobei die Plica triangularis und festhaftende Teile des vorderen Gaumenbogens ohne Schaden geopfert werden können. Dieses für alle Fälle anwendbare Verfahren macht uns von komplizierten, nicht immer nach Wunsch funktionierenden und oft allzu radikalen Instrumenten (Sluder) unabhängig, kann im Ätherrausch ausgeführt werden und hinterläßt schöne glatte Narben. Bei sehr zerklüfteten Mandeln, in denen auch die Faßzange keinen Halt findet, leistet das HARTMANNsche Konchotom gute Dienste, mit dem zunächst im unteren Mandelteil eine breite Bresche in das Gewebsmassiv gelegt wird, von wo die über der Bresche gelegenen Reste mit ein paar Schlägen weggenommen werden können. Dies Verfahren eignet sich besonders für kleine und kleinste Kinder.

Wir ziehen diese individualisierenden Verfahren den grob-schematisch arbeitenden Kappmaschinen vor (Abb. 263). Auch in den Fällen, wo die hypertrophischen Tonsillen frei in den Rachen hineinragen und sich leicht umgreifen lassen, verwenden wir lieber das geknöpfte Messer und das Konchotom, die Gewebsquetschungen vermeiden und jedem Falle gerecht werden.

Bei der Ausschälung des ganzen zwischen den Gaumenbogen liegenden Follikelkomplexes richten wir uns ebenfalls nach den individuell verschiedenen anatomischen Verhältnissen. Die zu exstirpierende Mandel wird wie ein gutartiger Tumor behandelt, dessen Widerlager durchaus geschont und erhalten wird.

Die **Mandelausschälung** verläuft wie folgt.

Zunächst Anästhesierung (Abbildung 264.) Die Nadelspitze wird nur seicht in die lockere Schleimhaut des hinteren Gaumenbogens eingestochen (1). Das sparsam verwendete $^1/_2$% ige Novokain-Suprarenin zerfließt im Gaumenbogen nach allen Seiten. Ein weiterer Einstich erfolgt etwas nach vorne nahe dem oberen Pol (2), der dritte anästhesiert den vorderen Gaumenbogen in seinem mittleren und ein vierter in seinem untersten Teil bis zum Zungengrund.

Mit einer neuen, frisch sterilisierten Nadel sucht man nun das Mandelbettbindegewebe von vorne zu treffen, indem man die Tonsille etwas nach innen zieht und zwischen ihrem hinteren Rande und der Fläche des M. buccopharyngeus die Nadel vorschiebt. Die Gewebsaufquellung und die Verdrängung der Tonsille nach innen zeigen, ob wir auf dem richtigen Wege sind. Hier kann eine größere Flüssigkeitsmenge einfließen, während man sonst kleinere Depots anlegt, um die Topographie nicht zu verwischen. Ebenso verfährt man auf der anderen Seite. Dann bestreicht man die Schleimhaut des Rachens und der

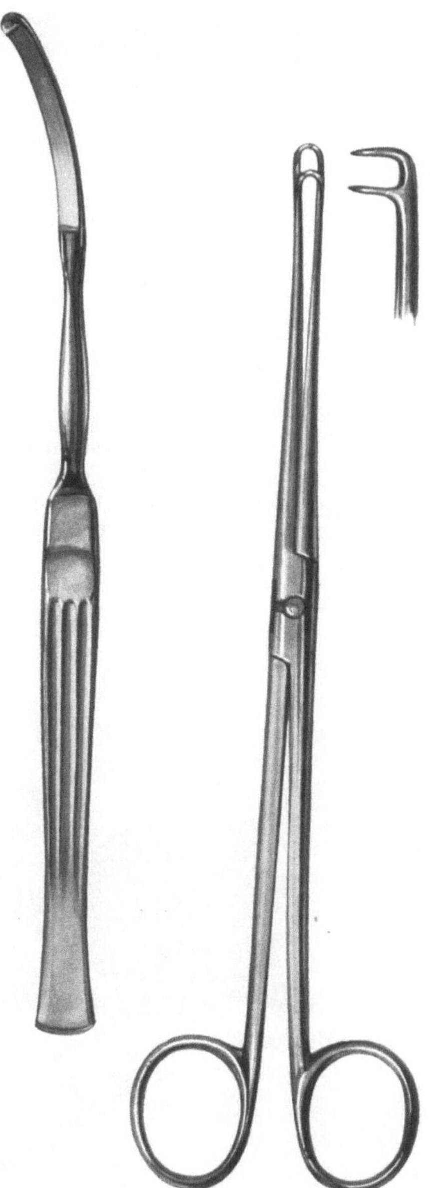

Abb. 262. Geknöpftes Messer. Modifizierte Faßzange nach MUSEUX.

Zähne sowie den Zungengrund mit einer wäßrigen 3%igen Pantokainlösung und wartet noch 5 Minuten, bevor man den eigentlichen Eingriff beginnt. Der Mundsperrer ist häufig entbehrlich. Er engt die Instrumentenführung ein, ruft

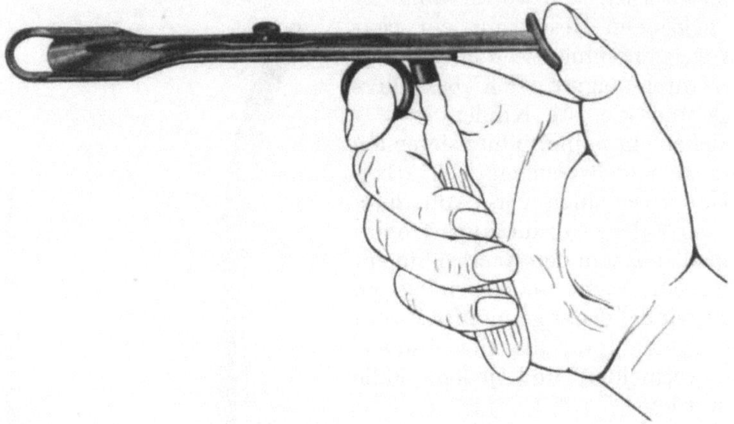

Abb. 263. Instrument zur Tonsillenamputation nach PHYSICK.

trotz der Anästhesierung Würgbewegungen hervor, hindert am Ausspucken und ist die nicht seltene Ursache von unmerklicher Blutaspiration schon im Verlauf des Eingriffs.

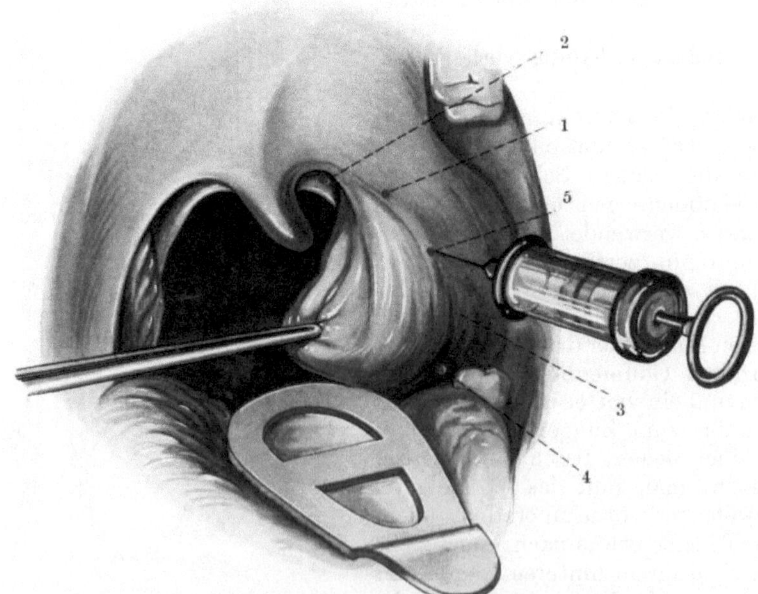

Abb. 264. Tonsillektomie. Einstichpunkte für die Lokalanästhesie. Letzter Akt. Die Spitze steckt im Mandelbett.

Unsere schmalen Instrumente (Abb. 265, 266 u. 247) lassen sich schnell einführen, ebenso rasch verschwinden sie aus dem Munde, wir können jederzeit sofort den Eingriff unterbrechen und fortsetzen, ohne vom Mundsperrer beengt oder durch angesammeltes Blut gestört zu werden.

Die Mandel faßt man am Rande des vorderen Gaumenbogens mit einer langen, schmalen Hakenpinzette, zieht sie nach innen, wobei der vordere Gaumenbogen gespannt und dicht über dem Ansatz der Mandel mit einem langen, etwas geballten Skalpell ritzend durchtrennt wird (Abb. 261 u. 267). Man strebe danach, sofort die Mandelkapsel, sei es auch nur an einer kleinen Stelle, freizulegen, damit man das stumpfe, abgebogene Elevatorium in das Mandelbett hineinschieben und durch auf- und abgleitende Striche die Mandel aus ihren Verbindungen lösen kann. Nicht selten genügt die Tätigkeit des Elevatoriums allein, um die lockere Bindegewebsschicht nach oben und unten größtenteils zu durchdringen. Man gehe dann nach oben weiter und umkreise mit dem Elevatorium die Kuppe der Mandel. Auf die entblößte Kuppe drückt man das löffelartig gestaltete Instrument (Abb. 268) mit seiner Wölbung fest nach unten, wobei auch die hinteren Gewebsverbindungen zwischen Mandelbett und Kapsel sich spannen und durchrissen werden, und durchschneidet nun, sich dicht an das Mandelgewebe haltend, alle zäheren Stränge mit einer leicht gebogenen, kurzen Schere (Abb. 266). Die lokkeren Bindegewebszüge reißen beim Drucke nach unten von selbst ein. Zum Vorteil des kosmetischen Ergebnisses und der Blutstillung erhalte man möglichst viel vom lockeren Bindegewebe. Von Zeit zu Zeit vermindere man den Druck, damit sich die Gefäße füllen und rechtzeitig erkannt und gefaßt werden können. Gerade im hinteren Teile des Mandelbettes muß man beim Durchtrennen der Stränge besonders behutsam sein, weil hier häufig stärkere Gefäße anzutreffen sind, deren Eröffnung zur Unterbrechung des Eingriffes zwingen kann. Den unteren Mandelpol präparieren wir besonders sorgfältig mit der Schere von seinem Bette ab, um die untere Stützverbindung der beiden Gaumenbogen zu erhalten, was bei der Abschnürung mit der kalten Schlinge nicht immer möglich ist. Die stehengebliebene Brücke fassen wir bei der unteren Naht mit und fügen sie der Wundhöhle ein, wodurch diese einen zuverlässigen Abschluß nach unten findet (s. Gaumenbogennaht, S. 202).

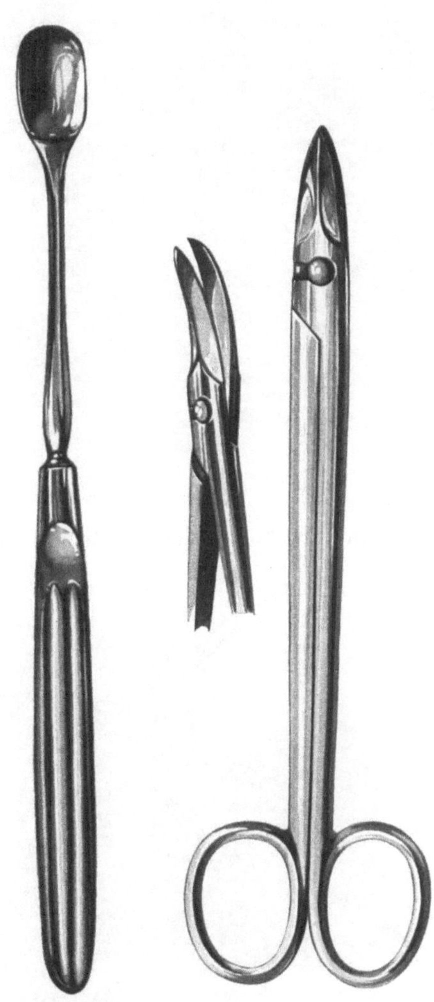

Abb. 265. Tonsillenspatel nach LAUTENSCHLÄGER.

Abb. 266. Kurze, vorne abgestumpfte Schere.

Jede Gewebsquetschung im Mundrachen leistet Infektionen Vorschub, weshalb wir das stehenbleibende Gewebe schonend behandeln und nur die allernötigsten Gefäße abklemmen. Ist die mit vier Instrumenten (Pinzette, oder

Mandelklemme, Skalpell, Schere, Löffelelevatorium) meist in einem Zuge vorgenommene Ausschälung beendet, dann wird das breit klaffende Mandelbett nach weghängenden Gewebsfetzen untersucht. Diese werden abgetragen und nun ohne Rücksicht auf noch blutende Gefäße die Gaumenbogen sogleich vernäht.

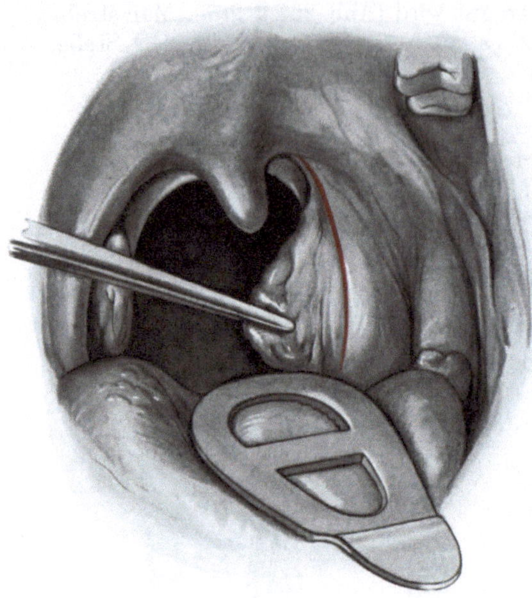

Abb. 267. Tonsillektomie. Schnittführung.

Die Gaumenbogen sollen möglichst gleichmäßig und ohne Spannung aneinandergelegt werden. Je reiner man bei der Ausschälung präpariert, um so mehr Material kann erhalten werden, um so besser und gleichmäßiger ist die Naht.

Man muß stets gewärtig sein, daß die Blutung einige Stunden später erst richtig einsetzt. Die Naht wird dann schmerzhaft und unsicher. Daher baue man allen Möglichkeiten vor und befolge die Regel, sichere durchgreifende Nähte zu legen, die das ganze Wundgebiet und nicht nur die oberflächlichen Teile allein fixieren.

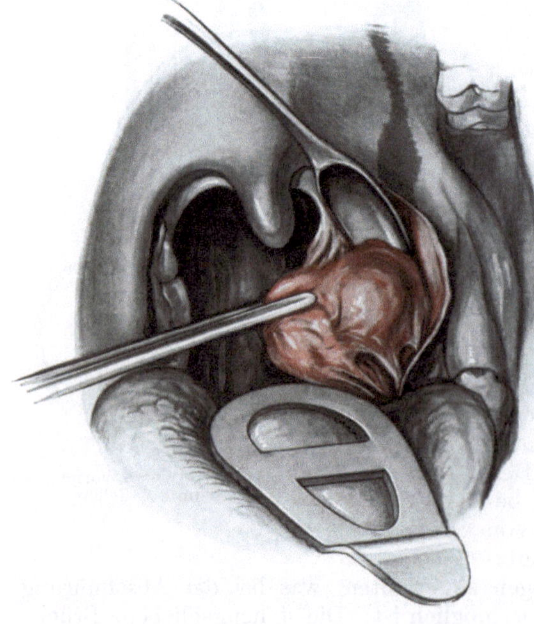

Abb. 268. Tonsillektomie. Die vorne und oben abgelöste Mandel wird nach innen gezogen und zum Schluß hinten und unten abpräpariert.

Wenn nach einer einfachen Mandelschlitzung eine stärkere Blutung auftritt, dann handelt es sich meistens um ein längs getroffenes kleineres Gefäß, das im Grunde einer Lakune liegt und sich nicht retrahieren kann. Durch Wegnahme des v o r ihm befindlichen Mandelgewebes stehen diese sonst oft tagelang immer wieder auftretenden Blutungen meist sofort, wenn nicht, dann hilft auch hier die durch beide Gaumenbogen und durch das Mandelmassiv gelegte Naht.

6. Die Gaumenbogennaht[1].

Die Schwierigkeit der Blutstillung nach der Tonsillektomie oder nach Entfernung von Geschwülsten der Gaumenmandeln liegt hauptsächlich an der Enge und Unzugänglichkeit des Operationsfeldes, das nur durch reflektiertes Licht genügend zu beleuchten ist.

[1] Chirurg 1, 116 (1928).

Dazu kommen die dauernden Verschiebungen der Weichteile durch Schluck- und Würgbewegungen und die den Blutdruck steigernde aktive Unruhe des Patienten.

Das Gesichtsfeld ist rasch mit Blut überschwemmt; die einzelnen Gefäße mit Klemmen zu fassen, ist mühsam und oft unmöglich, die Unterbindung in dem dünnen, brüchigen, nachgebenden Gewebe und in einer solchen Situation erfordert große Geschicklichkeit und Geduld von seiten des Arztes und zugleich Entgegenkommen und Verständnis von seiten des Kranken. Die tiefe Naht der Gaumenbogen überwindet am sichersten alle Schwierigkeiten, sie hat sich bis jetzt immer bewährt.

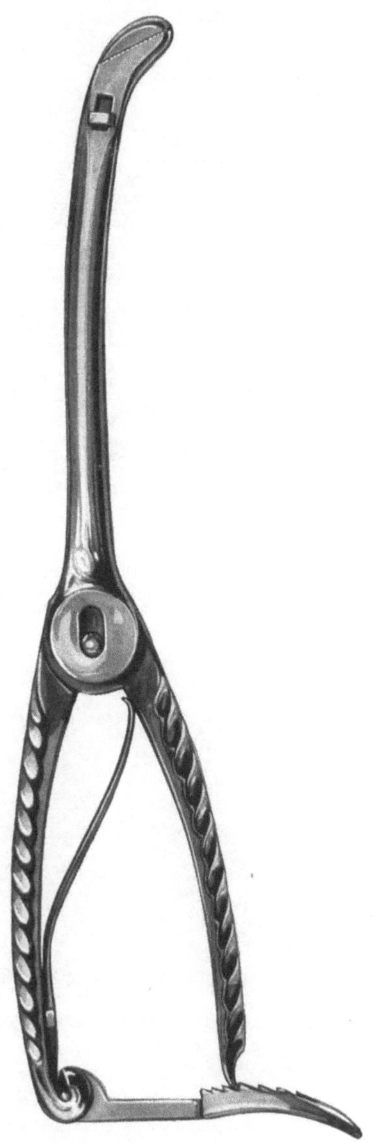

Abb. 269. Nadelhalter nach HAGEDORN-LAUTENSCHLÄGER.

Blutgerinnsel reizen das Wundgewebe und fördern die Nachblutung. Man entfernt sie mit Wasserstoffsuperoxydlösung.

Das beste blutstillende Mittel ist lebendiges Körpergewebe, direkt auf das gleichartige Gewebe aufgedrückt, aus dem die Blutung erfolgt. Verbandstoffe sind minderwertige Ersatzmittel.

Ausreichendes Gewebe zur Deckung der blutenden Stellen ist nicht immer vorhanden. Nach der Mandelausschälung bleibt vorn das Segel und die schmale Basis des Arcus palatoglossus, hinten der Arcus palatopharyngeus. Die beiden Gaumenbogen lassen sich, wenn keine stärkeren Verwachsungen zu lösen waren und größere Substanzverluste vermieden wurden, meist so vereinigen, daß sie die ganzen Wundflächen vollkommen decken. Das einfachste wäre, lediglich die Gaumenbogen*ränder* zu nähen. Die Erfahrung hat aber gelehrt, daß diese Vereinigung unzureichend ist, weil bei dieser oberflächlichen Wundversorgung mit oder ohne eingeschobenen Gazetampon die zarten Gaumenbogen sogleich oder später einreißen. Die Stellen, aus denen die Blutung kommt, werden nicht mitgefaßt, die elastischen, dünnen Gewebsränder geben, wenn die Vereinigung wirklich gelingt, dem Blutdruck nach, hinter den vereinigten Blättern und hinter den Tampons bilden sich Spalträume, in denen das Blut weitersickert.

Die richtig ausgeführte tiefe Naht beugt dieser Gefahr vor. Dazu gehört, daß man stets Teile des offenen Mandelbettes (Bindegewebe, Muskelfasern) mitfaßt, diese an die Oberfläche hebt, mit der Gaumenbogenwundfläche vereinigt und so die Bildung eines Hohlraumes hinter der Naht verhütet.

Während der Ausschälung, die in *einem* Zug erfolgen soll, halten wir uns im allgemeinen mit der Blutstillung, mit Unterbindungen usw. nicht auf. Nur größere, die Übersicht störende Gefäße werden abgeklemmt, die Klemmen nach Möglichkeit bis zur Beendigung der Operation bzw. der Naht liegengelassen.

Instrumentarium. Ein mit einer langen kräftigen, stark gebogenen Nadel armierter modifizierter Hagedorn (Schiefmaul, Abb. 269), eine genügend lange Haken- und eine anatomische Pinzette.

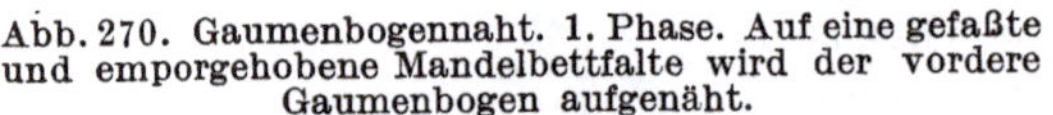

Abb. 270. Gaumenbogennaht. 1. Phase. Auf eine gefaßte und emporgehobene Mandelbettfalte wird der vordere Gaumenbogen aufgenäht.

Die Hakenpinzette faßt zuerst eine dickere Falte des Mandelbettes möglichst an der Stelle, die am stärksten blutet, sticht die Nadel am zurückgesunkenen vorderen Gaumenbogen ein und vereinigt diesen mit der emporgehobenen Mandelbettfalte. Hinter der Falte wird die Nadel im Mandelbett weitergeführt und erscheint nun dicht am Ansatz des hinteren Gaumenbogens, der mit seiner Vorderfläche auf die Nadel aufgezogen wird. Die Nadel darf nicht ins prävertebrale Bindegewebe geraten. Die starke Biegung der Nadel und gute Beleuchtung schützen davor (s. Abb. 270 u. 271).

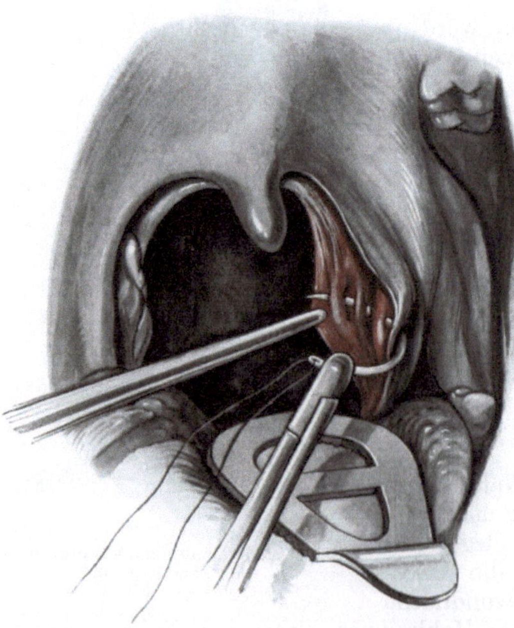

Abb. 271. Gaumenbogennaht. 2. Phase. Anheftung des hinteren Gaumenbogens.

Nun wird der Nadelhalter abgenommen. Durch Würg- und Brechbewegungen können die auf der Nadel befindlichen Gewebe verschoben werden, weshalb man möglichst rasch die aus dem hinteren Gaumenbogen herausragende Nadelspitze mit der Pinzette ergreift und die Nadel ihrer Biegung entsprechend mit dem Faden zum Munde herauszieht. Der nicht zu dünne Faden wird mit beiden Zeigefingern dicht über dem gerafften Gewebe einmal geschlungen, kräftig zusammengezogen und geknüpft. Damit allein ist das vorher weit klaffende Mandelbett häufig schon in seiner ganzen Ausdehnung bedeckt. Der Sicherheit halber legt man nun in derselben Weise, nur mit einer kürzeren Nadel, eine zweite Naht in der Nähe des Zungengrundes, wobei die stehengebliebene Schleimhautfalte des unteren Mandelpols mitgefaßt wird, und eine dritte, mehr von oben nach unten greifende, am oberen Pol der Wunde an. Auch hier sucht man nach Möglichkeit eine Falte aus dem Wundbett mitzufassen. Der untere Pol muß mit der zweiten Naht fest nach unten abgeschlossen sein, ohne daß die Zungenbewegung dadurch behindert wird (s. Abb. 272).

Zum Schluß ist keine Wundfläche mehr zu sehen, die Wundränder sind allenthalben gut vereinigt.

Die erste Naht ist meistens entscheidend für den Erfolg der Blutstillung. Mit ihr allein kommt man häufig aus. Blutet es trotz dreier Nähte weiter, dann nehme man alle Nähte wieder heraus und lege besser liegende an. Leichtere Nachblutungen stehen, wenn erst das genähte Gewebe unter der unnachgiebigen Naht aufgequollen ist, durch die Gewebsquellung von selbst.

Muß man bei der Exstirpation von Tumoren Teile der Gaumenbogen wegnehmen, so behilft man sich mit dem noch vorhandenen Material, indem man die Reste der Gaumenbogen oder der benachbarten Schleimhaut auf die Wundfläche in der oben beschriebenen Weise aufnäht unter Vermeidung stärkerer Spannung. Den hinteren Gaumenbogen lasse ich, um narbigen Verziehungen des weichen Gaumens vorzubeugen, in diesen Fällen möglichst frei und begnüge mich damit, die vorderen Reste in die Wundhöhle einzunähen und dabei vor allem die blutenden Stellen, evtl. unter Zuhilfenahme eines Tampons zu bedecken. Tampons im Mundrachen bedürfen stets der zuverlässigsten Anheftung. Man soll auch fest im Gewebe sitzende, zwischen den Gaumenbogen eingeklemmte Tampons durch ein Kompressorium oder noch besser durch eine das Gewebe an entsprechender Stelle gut fassende Naht gegen das Abgleiten sichern.

Hämatome zwischen den Blättern des weichen Gaumens, die den Heilungsverlauf ungünstig beeinflussen können, entstehen nur dann, wenn der Grund des Mandelbettes durch die obere Naht nicht ausreichend mitgefaßt wurde, so daß Blut, das nach unten keinen Ausweg hat, hinter der Naht emporsteigen in das lockere Bindegewebe des weichen Gaumens eindringen und sich dort ausbreiten kann. Die Blutung hört schließlich von selbst auf durch Eigenkompression. Die Resorption der Blutkoagula nimmt längere Zeit in Anspruch.

Während der Naht achten wir auch bei stärkerer Blutung auf die Spitze der Nadel, verfolgen bei guter Beleuchtung ihren Weg und nehmen lieber den vorderen Gaumenbogen und die Wundhöhle für sich und dann erst, nach Abnahme des Nadelhalters und seiner Wiederarmierung, den hinteren Gaumenbogen auf die Nadel, als daß die Nadelspitze ins Ungewisse gleitet und Nebenverletzungen macht.

Bei einiger Übung und richtiger Wahl der Nadelgröße und -biegung gelingt die ununterbrochene einzeitige Naht immer. Die kurzfristige Anlegung eines sich auf Kinn und Mundboden stützenden selbsthaltenden Zungenspatels erweist sich hierbei als zweckmäßig (Abb. 273).

Wer mit beiden Händen zu arbeiten gelernt hat, ist auch bei der Gaumenbogennaht im Vorteil. Rechts näht er mit der linken Hand, auf der linken Seite führt er den Nadelhalter mit der rechten, braucht so die Hände nicht zu überkreuzen und sich dabei das Licht wegzunehmen.

Die primäre Vereinigung der Gaumenbogen wird durch diese Naht nicht angestrebt, aber auch nicht verhindert. Meist klaffen nach 3—4 Tagen die Wundränder wieder auseinander und belegen sich mit einem grauweißen Schorf, der nach weiteren 3—5 Tagen verschwindet. Ist man während der Operation auf stärkere bindegewebige Verwachsungen gestoßen und mußte mit alten Narben Teile der Gaumenbogensubstanz opfern, dann kommt an und für sich keine prima intentio zustande, aber auch diese Fälle heilen ohne Deformierung der Rachengebilde, wenn der hintere Gaumenbogen intakt blieb.

Die Seidenfäden werden bereits am 2., spätestens am 4. Tage mit einer langen, scharfen Schere am Knoten durchschnitten und herausgenommen, die

Hauptnaht immer zuletzt. Weitere Blutungen sind danach nicht mehr zu erwarten, es sei denn, daß sich nachträglich nekrotische Fetzen abstoßen und ein Gefäßlumen freilegen. In solchen, glücklicherweise seltenen Fällen von Spätblutung ist die Naht dann wesentlich schwieriger, weil die Gewebe brüchiger sind und die Nadel weiter außen einen festen Halt suchen muß. Trotzdem ist die Naht auch hierbei das beste Hilfsmittel. Die Einfügung eines in Wasserstoffsuperoxydlösung getauchten komprimierenden Tampons hilft die ersten bedrohlichen Erscheinungen zu bekämpfen.

Die Ursache von Spätblutungen kann in einer im Mundrachen häufigen Sekundärinfektion gequetschter Teile liegen. Genaue eigene Untersuchungen

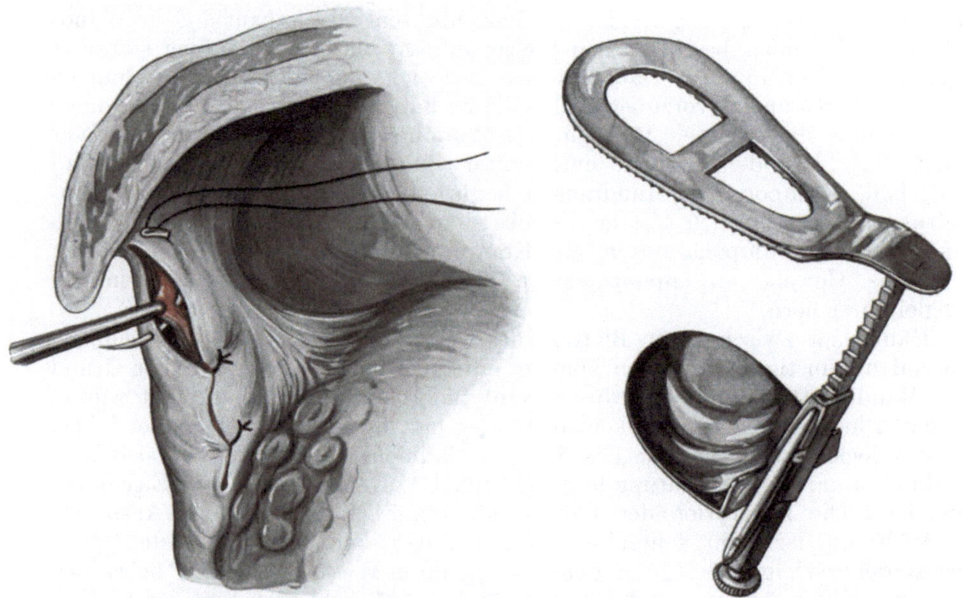

Abb. 272. Gaumenbogennaht. Letzte Phase. Völliger Verschluß des Mandelbettes.

Abb. 273. Selbsthaltender Zungenspatel nach MANN.

haben als Ursache die mangelnde Thrombenbildung auf infektiöser Basis erwiesen. Sekundärinfektion verhütet man dadurch, daß man im Verlauf der Nachbehandlung die Wunden öfter mit Jodtinktur bestreicht.

Ist in besonderen Fällen die Allgemeinnarkose nicht zu umgehen, dann nimmt man die Mandelausschälung am hängenden Kopfe am besten in der Schwebelage vor. Die Blutung ist stärker, Blutstillung und Instrumentenführung sind erschwert.

Wenn auch die landläufige Annahme, daß Wunden in der Mundhöhle rasch heilen und wenig Pflege nötig haben, im allgemeinen zu Recht besteht, so muß doch eine Beschränkung dieser Auffassung stattfinden für die Teile des Mundrachens, über welche beim Atmen mit geschlossenem Munde Luft hinwegstreicht, so daß sie austrocknen.

Die totale Ausrottung einer oder beider kranken Mandeln im nicht entzündeten Gewebe ist im allgemeinen als ungefährlich anzusehen. Trotzdem sind die objektiven Gefahren noch bedeutend genug, um den Eingriff nicht ohne gewichtige Gründe vorzunehmen.

In vielen Fällen liegt die Neigung zu rezidivierenden Anginen und Abszessen an umschriebenen Entzündungsherden in der Tiefe einer Tonsille, deren

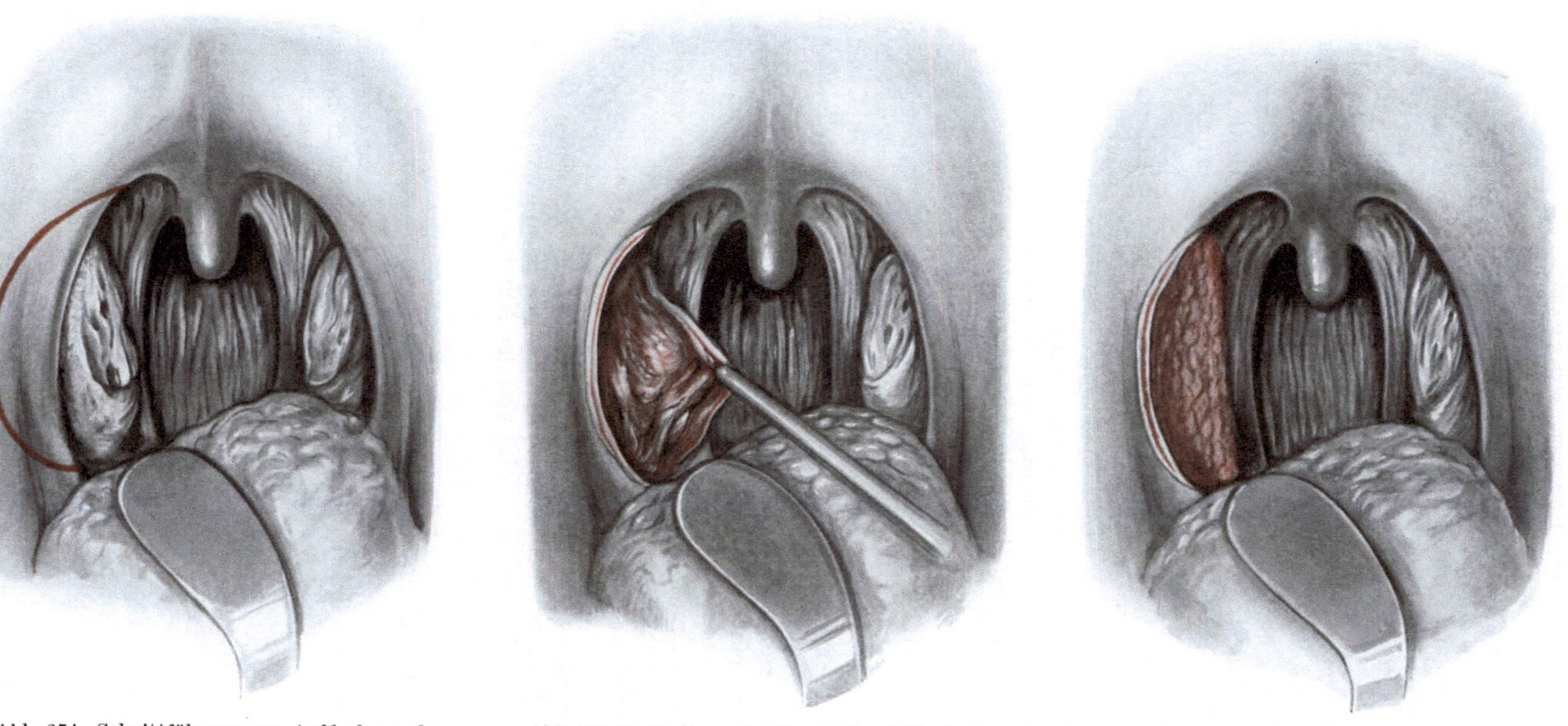

Abb. 274. Schnittführung zur Aufdeckung der Mandel von vorne.

Abb. 275. Aufdeckung der Mandel durch Fortnahme des vorderen Gaumenbogens. Ablösung desselben zugleich mit dem Mandelgewebe.

Abb. 276. Abtragung des Mandelgewebes bis auf ein flaches Polster.

Abb. 274—276. Aufdeckung und Verkleinerung der Mandel.

weitverzweigte Buchten zersetzte Massen beherbergen. Diese „Herde“ bleiben lokalisiert und ungefährlich, solange ihr Inhalt nach außen abgeschoben werden kann und solange sie nicht an die Mandelkapsel reichen, dort bindegewebig verwachsen und die Überleitung der Infektion auf den Inhalt benachbarter Räume, meist auf dem Wege der bindegewebigen Gefäßscheiden, vermitteln. Die das peritonsilläre Bindegewebe direkt berührenden Herde sind die eigentlich gefährlichen Vermittler von Allgemeininfektionen und die Hauptursache peritonsillärer Abszesse.

Durch Absaugen nützt man in diesen Fällen nicht, das Schlitzen kann vorübergehende Wirkung haben, wenn man dabei tief gelegene Herde eröffnet. Viel wirksamer ist die Aufdeckung der Mandel mit Wegnahme des vorderen Gaumenbogens[1].

Schnittführung siehe Abb. 261. Das Skalpell trennt zugleich mit dem vorderen Gaumenbogen den oberen Mandelteil bis auf einen schmalen Saum ab, durchdringt dann die Mandel selbst und läßt von ihr nur eine dünne Schale stehen, in welcher alle Gänge, Ausbuchtungen und versteckten Herde sichtbar sind. Diese werden mit einem mittelgroßen Konchotom völlig freigelegt, das Mandelgewebe allenthalben abgeflacht, bis sich dem Auge eine glatte gleichmäßige, gut übersichtliche Höhle darbietet, die, nach vorne völlig offen, nur noch mit einem dünnen Polster adenoiden Gewebes ausgekleidet ist. Kaum nennenswerte Blutung, die leicht zu stillen ist, weil die Gefäßstümpfe in das restliche adenoide Polster und in das Bindegewebe der Kapsel zurückgleiten können, gute Vernarbung ohne Profilschädigung trotz Verlustes des vorderen Gaumenbogens — vor allem eine bleibende Übersichtlichkeit des ganzen Mandelfeldes sind die Vorzüge des mit wenig Aufwand durchzuführenden Verfahrens.

In den Rachen herabhängende Fibrome (Fibroma pendulum) werden mit einer Hakenpinzette gefaßt und durch einen Scherenschnitt dicht am Ansatz abgetragen. Eine überlange Uvula kürzt man in derselben Weise, legt aber den muskulären Stumpf nicht frei, der entblößt Schluckschmerzen verursacht und sich nur langsam wieder überhäutet. Am besten vereinigt man die abgelöste und sehr verschiebliche Schleimhaut mittels einer feinen Catgutnaht über dem Stumpf.

Den überlangen Griffelfortsatz nach v. Eicken zu resezieren sind wir noch nicht in der Lage gewesen. Die Eröffnung des parapharyngealen, sehr infektionsempfindlichen Raumes (s. S. 212) von der Mundhöhle aus erregt auch bei dieser Operation Bedenken.

7. Die Eröffnung des Peritonsillärabszesses.

Um sich über Dasein, Sitz und Ausdehnung eines Abszesses zu orientieren, anästhesiert man die Schleimhaut über dem Infiltrat und punktiert mit einer längeren Kanüle in der Richtung auf das Mandelbett, unter Vermeidung des paratonsillären Gewebes. Zieht die Spritze Eiter auf, so läßt man die Kanüle stecken und schneidet ihr folgend mit einem scharfen spitzen Skalpell bis zur Abszeßhöhle ein. Die Öffnung wird mit einer vorne abgebogenen Kornzange erweitert und der Eiter gründlich entleert. Skalpell und Kornzange in einem Instrument vereint hat den Nachteil aller zusammengefaßten und für mehrere Funktionen bestimmten Geräte — keines leistet in der Gemeinschaft sein Bestes. Beim inzisionsreifen Abszeß genügt das Skalpell.

Zeigt sich nach wiederholter Punktion kein Eiter, und breitet sich das Infiltrat bedrohlich aus, dann ist die Teilablösung angezeigt.

[1] Siehe Chirurg 7, 26 (1935).

8. Die Teilablösung der Mandel mit temporärer Tamponade des Mandelbettes[1].

Die Erfahrung hat gelehrt, daß auch das entzündete peritonsilläre Gewebe die Mandelausschälung duldet. Vielfach sind Mandeln unmittelbar nach Eröffnung eines peritonsillären Abszesses ohne Schaden enukleiert worden (LINK, L. BLAU).

Immerhin kann eine gleichzeitig vorhandene Entzündung die objektive Gefährlichkeit des Eingriffes steigern, besonders wenn die minierende Vorarbeit des Abszeßeiters fehlt und alte Verwachsungen vorhanden sind.

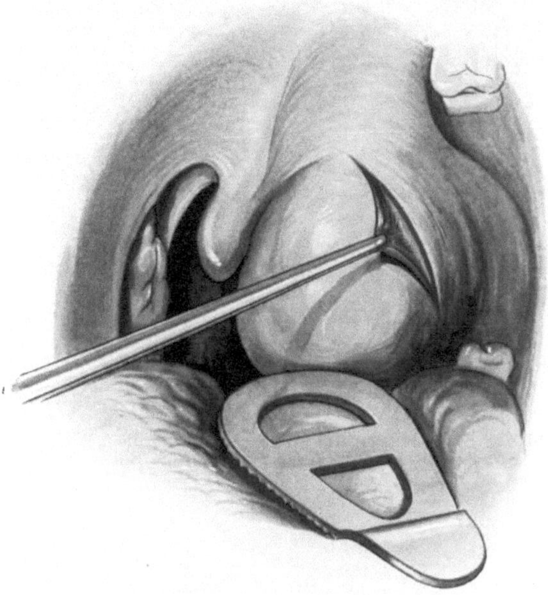

Abb. 277. Schnittführung zur Teilablösung der Gaumenmandel.

Um stets die Steuerung in der Hand zu behalten und in jeder Situation der Sachlage entsprechend verfahren zu können, haben wir bei allen entzündlichen Verwicklungen die Teilablösung der Mandel mit temporärer Tamponade des Mandelbettes eingeführt und durchweg bewährt gefunden.

Operation. Infiltration des vorderen Gaumenbogens und des angrenzenden Teiles vom weichen Gaumen wie oben. Tiefere Einstiche unterbleiben. Pinselung der gesamten Mundrachenschleimhaut mit 3%iger Kokain-Suprareninlösung. Aufsuchung des Mandelbettes vom Ansatz des vorderen Gaumenbogens aus. Oberflächliche Spaltung der Weichteile durch einen etwa 3 cm langen, fast senkrechten Schnitt parallel zum vorderen Gaumenbogenrand (s. Abb. 261 u. 277).

Von diesem Einschnitt aus findet man den Zwischenraum zwischen Mandel und Diaphragma rasch, weil das entzündliche Infiltrat die Mandel nach innen abgedrängt hat. Ein stumpfes, durch den angelegten Schlitz vordringendes Elevatorium durchtrennt alle lockeren bindegewebigen Maschen, festere Züge werden mit der vorne abgestumpften Schere dicht am Mandelgewebe abgeschnitten. So wird die Mandel in wenigen Sekunden vorn und oben aus ihrem Bette herausgelöst. Unten und hinten bleibt die Tonsille befestigt (Abb. 278).

Blutet es nach diesem Eingriff nur wenig, so wird mit angefeuchteten Vioformgazestreifen (sterile Kochsalzlösung!) die Wundtasche so ausgestopft, daß die Gazestreifen (5—6 cm breit) gerade noch über den Wundrand hinausragen (s. Abb. 279). Bei heftiger Blutung, auf die man bei Verwachsungen immer gefaßt sein muß, feste trockene Tamponade mit Naht über den Tampons. Die Seidenfäden (2 bis 3 genügen) finden gewöhnlich an den Wundrändern keinen rechten Halt. Man legt sie durch das derbe Gewebe über dem aufsteigenden Kieferast und dann mitten durch die Tonsille, wobei auch der hintere Gaumenbogen durchbohrt werden darf. Die Nähte können meist am 3. oder 4. Tag

[1] Siehe Chirurg 5, 385 (1933).

entfernt werden, ohne daß sich die Blutung wiederholt. Der Drucktampon bleibt so lange sitzen, bis das Infiltrat zum größten Teil verschwunden ist, und die bedrohlichen Erscheinungen zurückgegangen sind. Er kann nicht rutschen, da er in einer unten und hinten geschlossenen Tasche liegt und vorne durch den Faden der Naht festgehalten wird. Nach der Abschwellung der Gewebe und Besserung des Allgemeinzustandes kann man die Totalablösung ohne Schwierigkeit folgen lassen.

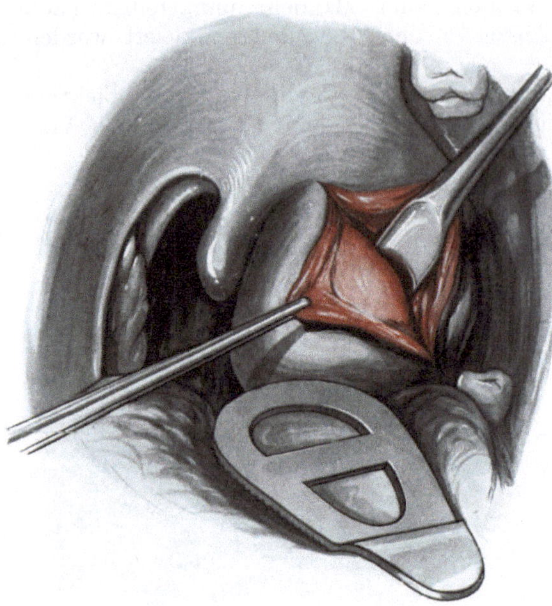

Abb. 278. Das Elevatorium löst, sich dicht an die freigelegte Kapsel haltend, die Mandel von ihrem Bette ab.

Die den vorderen Gaumenbogen mit dem weichen Gaumen und der Zunge verbindende und stehengebliebene Gewebsbrücke (M. glossopalatinus) wird nach Entfernung des Tampons im unteren Abschnitt schräg durchtrennt. Sie wächst auf der Wundfläche an und verbessert das kosmetische Bild.

Die Vorteile der Ablösung mit nachfolgender temporärer Tamponade sind recht bedeutend. Sie hemmt nicht nur die weitere Ausbreitung der von hier ausgegangenen Phlegmonen, sondern verhütet auch die Infektion der Nachbarorgane.

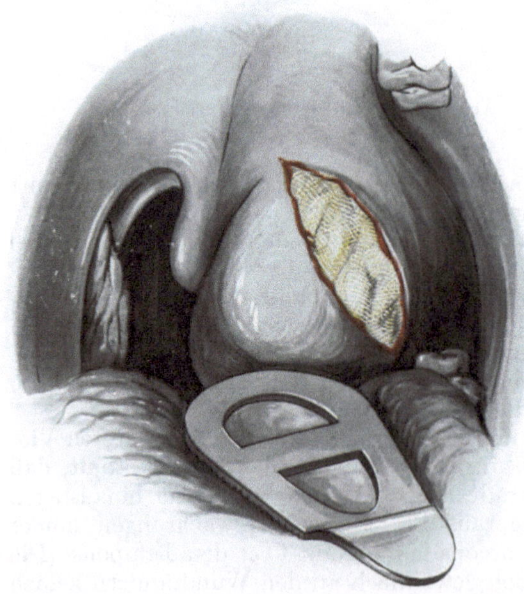

Abb. 279. Tamponade des Mandelbettes nach Teilablösung der Gaumenmandel.

Ein weiterer Vorteil liegt darin, daß der mit der totalen Ausschälung verbundene Shock vollkommen wegfällt. Was das bedeutet, weiß der zu schätzen, der gezwungen war, an einem ausgehungerten, durch Fieber und Schüttelfröste heruntergekommenen Kranken die Vena jugularis zu unterbinden und dann noch eine oder gar beide Tonsillen auszuschälen. Diesen gehäuften Eingriffen, zu denen womöglich noch eine Blutung hinzukommt, ist der Kranke dann nicht mehr gewachsen.

Ich habe in solchen und ähnlichen Fällen lediglich durch die Teilablösung Heilung erreicht und keinen einzigen Kranken verloren.

Weniger günstig sind die Erfahrungen, wenn eine Phlegmone sich bereits in dem infektionsempfindlichen para- oder retropharyngealen Gewebe entwickelt hat (s. Abb. 280 u. 281) und sulzige Infiltrate in der Hals- und Nackenmuskulatur aufgetreten sind.

Solche Phlegmonen entstehen durch Infektion vom Munde aus im Anschluß an Sondierung nach Verletzungen, an tiefe Einstiche zur Lokalanästhesie oder zur Probepunktion von vermuteten Abszessen durch Kanülen, welche

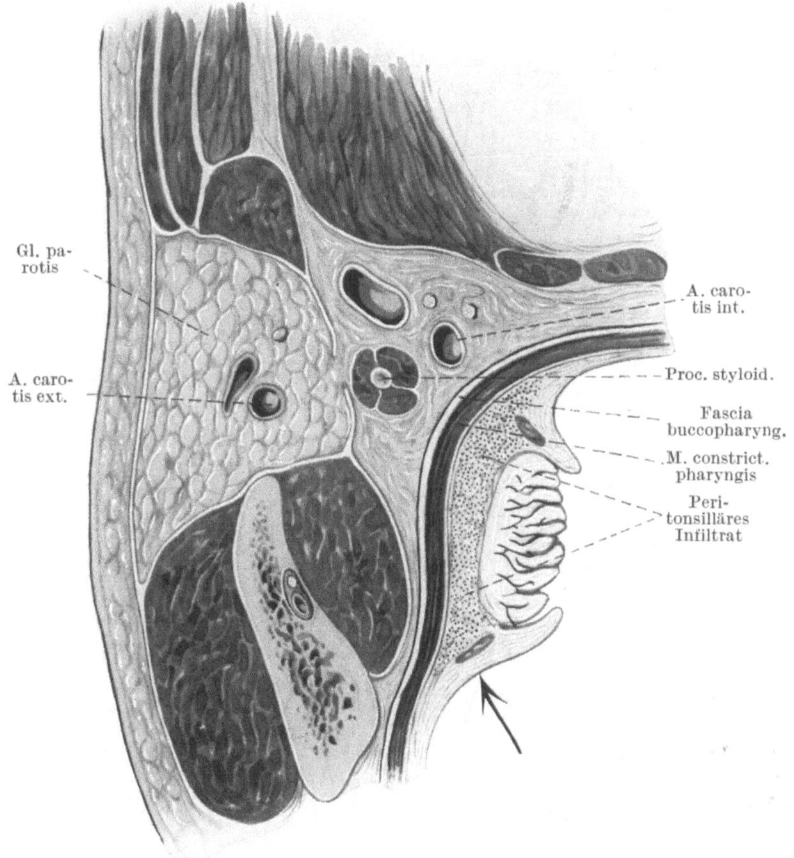

Abb. 280. Horizontalschnitt durch die seitliche Halsgegend in der Höhe der Tonsille.

den Schleimhautmuskelring durchbrechen und das Spatium parapharyngeum oder die retropharyngeale Bindegewebsschicht infizieren.

Der gegebene äußere Weg zu den infizierten Bindegewebsräumen ist der vom hinteren Kopfnickerrand, vom seitlichen Halsdreieck bzw. vom Nacken aus.

Ein entschiedener Vorteil der temporären Mandelbettamponade ist die sichere Beherrschung der Blutung. Durchtrennt man schon bei der Ablösung ein abnorm verlaufendes großes Gefäß und blutet es dabei heftig, so braucht man nur das abgelöste Mandelstück wieder fest aufzudrücken, um die Blutung sofort zu stillen. Damit in dem durch Würgen und Schlucken lebhaft bewegten Gewebe keine weitere Blutung stattfindet, befestigt man über dem blutenden Gefäß einen Tampon mittels einer ihn fixierenden Naht, die durch beide

Gaumenbogen hindurchgeht. Der Faden wird über Tampon und Tonsille geknüpft.

Unmittelbar im Anschluß an die Eröffnung eines gewöhnlichen peritonsillären Abszesses kann unvermutet eine heftige Blutung auftreten. Ist die Einstichöffnung klein, dann können große Blutinfiltrate zwischen Faszie und Schleimhaut entstehen, welche nach unten bis zur Glottis, nach oben bis zum Gaumendach reichen. Auch in diesen Fällen warten wir nicht, sondern lösen nach Erweiterung der Inzision mit einer Kornzange die Mandel bis zur Stelle des

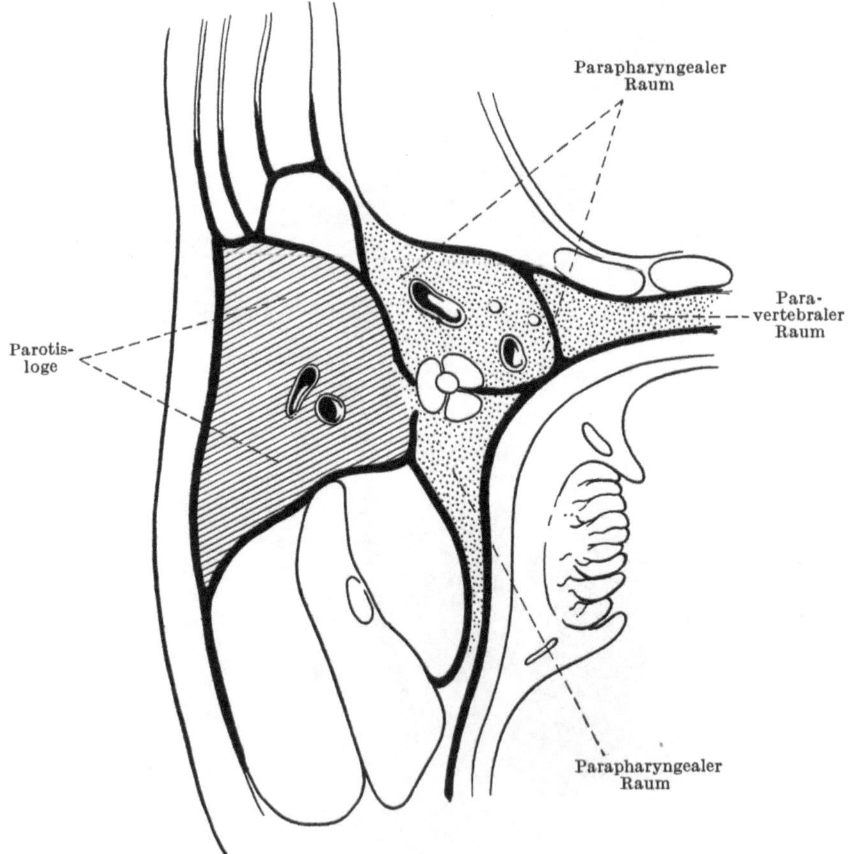

Abb. 281. Skizze zu Abb. 280.

blutenden Gefäßes und womöglich noch darüber hinaus ab, tamponieren das Mandelbett mit fingerlangen übereinandergelegten Vioformgazestreifen, komprimieren jetzt erst von innen und außen und befestigen die Tampons durch 1—2 Nähte.

Die Blutstillung gelang bis jetzt stets ohne Unterbindung der Karotis. Blutergüsse zwischen die Blätter des Velums lassen sich bei solchen Improvisationen nicht immer vermeiden. Sie können aber infolge der Tamponade keine große Ausdehnung gewinnen und schaden nur insofern, als sie die Heilung verzögern.

Während der Tamponade nehmen die Höhlentampons die Entzündungsprodukte aus dem infiltrierten Bindegewebe und der Mandel auf und geben sie durch den Wundspalt nach außen ab. Die entzündliche Schwellung verliert sich rasch, die durch den Rückgang des Infiltrates gelockerten Tampons bleiben schließlich allein noch zurück, mit ihrer Entfernung ist die Heilung beendet.

Um Wundbelag und Sekundärinfektion zu vermeiden und die Demarkation an den Gefäßstümpfen sicherzustellen, bestreicht man auch hier die Wundflächen nach Herausnahme der Tampons täglich 2—3mal oberflächlich mit Jodtinktur. Die aus Gründen der Blutstillung stehengebliebenen Mandelgewebsreste am hinteren Gaumenbogen oder am unteren Mandelpol werden in einer kurzen Nachoperation — meist genügt das Konchotom — entfernt. Alle die erwähnten Eingriffe können ohne Bedenken auch im Privathaus vorgenommen werden.

9. Die Eingriffe bei Retropharyngealabszeß.

Eiteransammlungen im lockeren retropharyngealen Bindegewebe zwischen dem starren „Mantel" und dem eingeschobenen Eingeweidekabel (s. oben S. 182) entstehen am häufigsten bei Kindern durch Vereiterung prävertebraler Lymphdrüsen. Die nur im Kindesalter vorhandenen medial angeordneten Drüsen erkranken seltener dabei als die seitlichen, welche auch im späteren Alter noch als typische Drüsen in der Höhe des Atlas an der hinteren seitlichen Schlundwand eingebettet zu finden sind.

Beim Erwachsenen ist die zweite Form des retropharyngealen Abszesses, der sog. „kalte" Abszeß, häufiger. Er entsteht durch eitrige Entzündung der obersten Halswirbel meist auf tuberkulöser Grundlage, selten auf Grund eines vereiterten Gummas mit oder ohne Vermittlung der seitlichen prävertebralen Drüsen. Bei unsicherer Herkunft des Eiters sind eitrige Erkrankung des Mittelohres oder der Nasennebenhöhlen in Betracht zu ziehen, durch die in seltenen Fällen die Infektion des retropharyngealen Gewebes erfolgen kann. Die primären akuten, meist tödlich endenden Phlegmonen des Mesopharynx entstehen meist durch direkte, oft unscheinbare Verletzung bei der Autoskopie oder der Infiltrationsanästhesie, durch Punktionen, Fremdkörper oder ohne nachweisbare Ursache.

Alle Formen des retropharyngealen Abszesses sind lebensbedrohend und bedürfen chirurgischer Behandlung.

Der bis zum Kehlkopf hinabgestiegene Eiter kann durch Druck auf den Larynxeingang oder durch kollaterales Ödem Erstickung herbeiführen, das gleiche droht bei der meist im Schlaf erfolgenden Berstung des Eitersackes, der seinen Inhalt plötzlich über die Atmungswege entleert. Im günstigsten Falle hat Patient noch genug Besinnung und die Kraft, sich herumzuwerfen und dadurch die Luftwege zu befreien. Auch dann folgt häufig noch infolge Eiteraspiration in die tieferen Luftwege eine septische Pneumonie.

Senkt sich der Eiter ins hintere Mediastinum, so kommt es zur Infektion des Brustfellraumes, zur eitrigen Pleuritis und Perikarditis.

Die T h e r a p i e des Retropharyngealabszesses besteht in der sofortigen Öffnung der Eiteransammlung im Mundrachen von der Mundhöhle aus. Patient wird von einem Gehilfen festgehalten wie bei der Adenotomie (s. S. 187). Mundsperrer zum Öffnen des Mundes vermeiden wir nach Möglichkeit. Am geeignetsten ist im Falle der Not das Jansensche Kinderinstrument, das wenig hinderlich ist und nach der Inzision blitzschnell herausgenommen werden kann, so daß keine Eiteraspiration erfolgt (Abb. 250).

Kopf und Oberkörper des Patienten werden sofort nach dem Einschnitt stark vorneüber gebeugt, wobei der Unterkörper im Schoße des Gehilfen festgehalten wird. Die quere Inzision erfolgt, nachdem man die Zunge leicht herabgedrückt hat, etwas unterhalb der stärksten Vorwölbung mittels eines sehr spitzen Skalpells mit kurzem Blatt und langem Stil.

Um bei kleinsten Kindern die Glottis nicht mit Eiter überschwemmen zu lassen, macht man im Schreiexspirium zunächst nur einen Entlastungsschnitt, dem ein Teil des Eiters langsam entströmen kann und erweitert dann die Öffnung mit einer vorne abgebogenen Kornzange oder man führt den Eingriff am hängenden Kopfe aus, wobei freilich Nase und Tubengegend den Eiterschwall über sich ergehen lassen müssen, was nicht immer ohne Infektion der Mittelohrräume und der Nasennebenhöhlen abläuft. Bei Miterkrankung der Halswirbelsäule (Röntgenaufnahme!) ist der Eingriff am hängenden Kopfe deshalb bedenklich, weil dabei die Belastung der Wirbel zu stark ist und schon die gewaltsame Lageveränderung und Rückwärtsbeugung des Kopfes tödlich wirken kann. Häufig bietet in diesen Fällen die Eröffnung von außen günstigere Aussichten, auch in bezug auf die Dauerheilung (Röntgenaufnahme von der Seite her!)

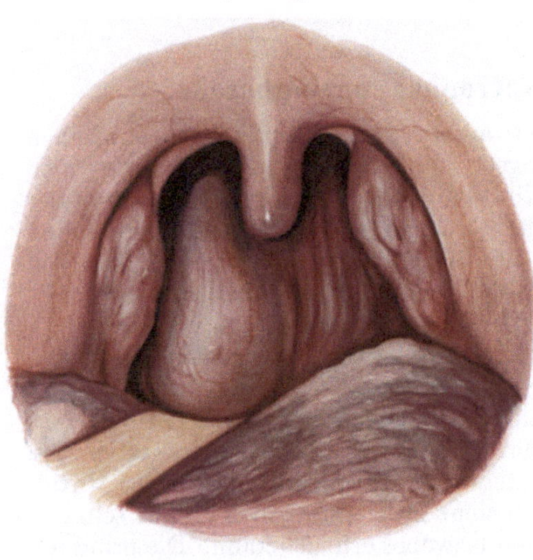

Abb. 282. Rechtsseitiger aus dem Epipharynx stammender retropharyngealer Abszeß.

Bei Beobachtung dieser Schutzregeln entstehen keine üblen Zufälle. Blutungen sind so gut wie ausgeschlossen, Verletzungen der Wirbelkörper oder der Zwischenwirbelscheiben können nur dem Ungeschickten zustoßen, der, wenn er seiner Sache nicht sicher ist, das Skalpellblatt mit einem Heftpflasterstreifen verkürzen und sichern mag.

Die Nachbehandlung des gewöhnlichen Abszesses ist einfach. Meist verschwinden alle Krankheitszeichen unmittelbar nach dem Einschnitt und der Eiterentleerung, selten ist die wiederholte Lösung einer Verklebung an der Einstichstelle erforderlich.

Füllt sich dagegen der Eitersack immer wieder von neuem, so erfolgen die äußeren Eingriffe, die auch in Frage kommen, wenn infolge einer Kieferklemme der Mund nicht genügend weit geöffnet werden kann.

Bei allen auf traumatischem Wege entstandenen retropharyngealen Abszessen muß aus den bereits oben angeführten Gründen (s. S. 211) ebenfalls die Eröffnung von außen vorgenommen werden.

Die Wirbelkaries bedarf besonderer Behandlung.

C. Die Eingriffe im Kehlkopfrachen (Hypopharynx).

Die Untersuchung des Kehlkopfrachens geschieht bei direktem Licht in der Weise, daß man sich vor den Patienten stellt, ihn den Kopf wenig nach hinten beugen und ruhig atmen läßt. Mit einem geraden Autoskopierspatel drückt man den kokainisierten Zungengrund abwärts und nach vorn, wobei der Rand der Epiglottis erscheint. Beim Aufrichten des Spatelhandgriffs und bei verstärktem Druck auf den Zungengrund zeigt sich ohne weiteres die obere hintere Hälfte des Kehlkopfrachens. Die dem Larynx anliegende vordere Hälfte wird am besten im Spiegelbild betrachtet. Man kokainisiert zu

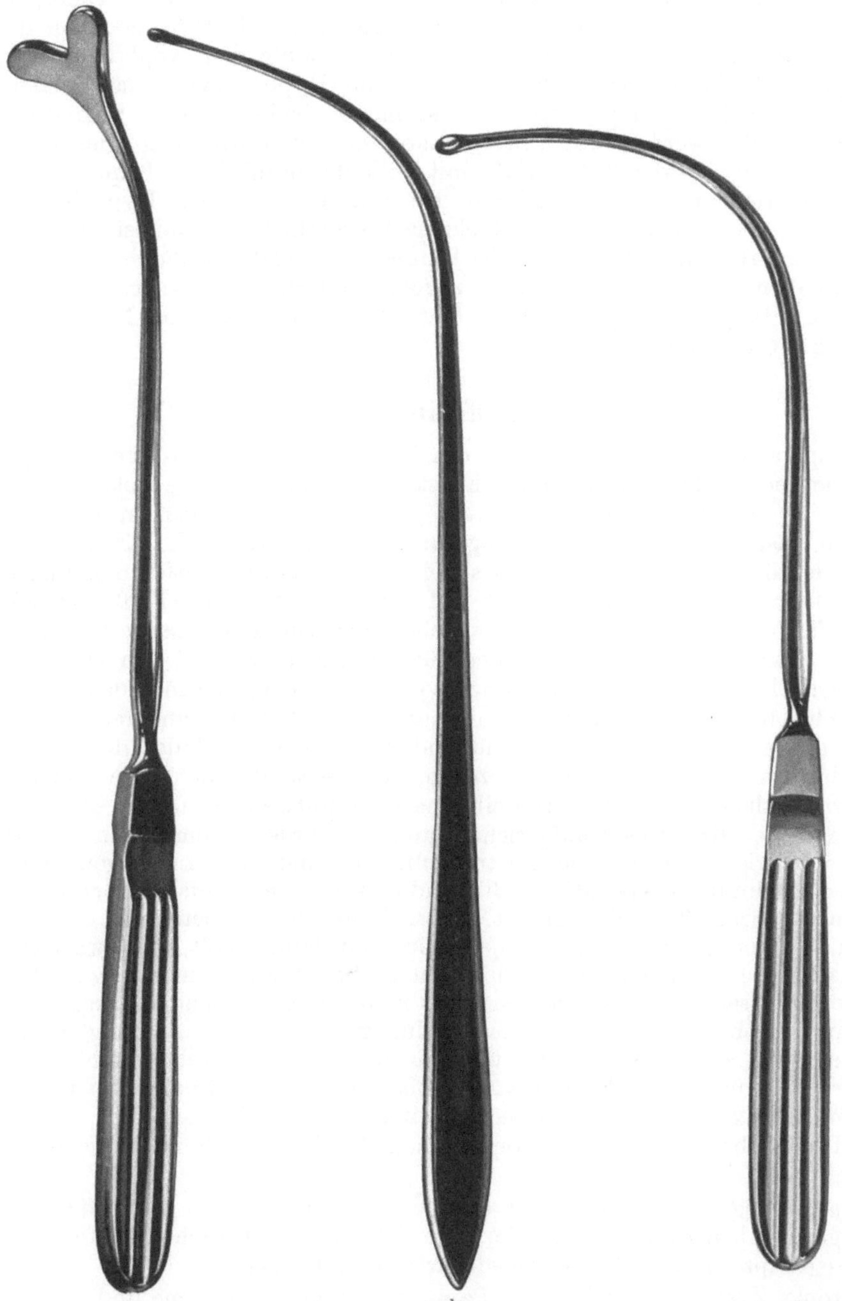

Abb. 283 a—c. a REICHERTscher Haken, b Kehlkopfsonde, c Hebel zur Hypopharyngoskopie nach v. EICKEN.

diesem Zweck die Glottis mit besonderer Berücksichtigung der vorderen Kommissur, führt eine rechtwinklig abgebogene kräftige Sonde zwischen die Stimmlippen und übt nun mit dieser einen Zug nach vorne aus (v. EICKEN, Abb. 283 c).

Dabei zieht man den Larynx im ganzen von der Wirbelsäule weg und nun läßt sich der Hypopharynx völlig übersehen, bis zur Platte des Ringknorpels und darüber hinaus. Dem EICKENschen Hebel dient als Hypomochlion die obere Zahnreihe. Patient beugt bei der Untersuchung den Kopf ein wenig nach vorne. Dadurch können Neubildungen im Hypopharynx, insbesondere die spät erst in Erscheinung tretenden Karzinome, frühzeitig erkannt und der Heilung zugeführt werden. Der Untersuchung folgt die Entfernung eines locker sitzenden Fremdkörpers auf dem Fuße mit Hilfe der im nächsten Kapitel angegebenen Instrumente. Um festgekeilte Fremdkörper aus dem Hypopharynx zu entfernen, stellt man sich das Objekt nach gründlicher Kokainisierung mit dem Röhrenspatel ein, lockert es aus der Umklammerung der Schlundmuskulatur und zieht es mit einer geraden Zange zugleich mit dem Röhrenspatel heraus (s. Schwebelaryngoskopie). Auch hier ist nur im äußersten Notfalle die Pharyngotomie am Platze.

1. Die Eingriffe im Kehlkopf.

Die operative Technik mit Hilfe des Spiegels, die sog. indirekte Operationsmethode, gehört zu unseren schönsten Betätigungen. Sie belästigt den Kranken so gut wie gar nicht und stellt geringe Anforderungen an Werkzeug und Hilfe; der befriedigenden Leistung entspricht der erfreuliche Erfolg.

Am deutlichsten erfahren wir dies bei der operativen Entfernung kleiner Geschwülste, die an der funktionell viel beanspruchten Verschlußpforte des Kehlkopfes besonders häufig sind. Sie stellen mancherlei technische Probleme.

Nach ausreichender Anästhesierung führen wir im Spiegel den erprobten REICHERTschen Haken (s. Abb. 283a) so auf den Zungengrund, daß er mit seinen Flügeln genau in der Mittellinie auf dem Kehldeckelband reitet. Nun werden die fest auf den Zungengrund und die beiden Vallekulae drückenden Hakenflügel am Stiel nach vorne gezogen, der Assistent faßt diesen und hält ihn, etwas seitlich an die obere Zahnreihe gedrängt, unbeweglich fest (s. Abb. 285). Dabei wird der Kehldeckel aufgerichtet und die vordere Kommissur sichtbar gemacht. Patient atmet ohne Anstrengung aus und ein. Im angewärmten Spiegel erscheint das übersichtliche Bild und nun wird das sorgfältig vorbereitete Instrument an die Zielstelle geführt. Diese Stelle darf keinen Augenblick im Gesichtsfeld verlorengehen. Das Objekt wird erst dann gefaßt, wenn wir sicher sind, daß das Instrument an der richtigen Stelle ist und kein unerwünschtes Gewebe mitfassen kann. Am besten führt man alle schneidenden Zangen und Stanzen (s. Abb. 286—289) geschlossen ein, gebraucht sie wie Sonden und öffnet sie erst dann, wenn man tastend die Operationsstelle erreicht hat. Die zur Fixierung des Kehldeckels angegebenen Instrumente sind bei tief gelagertem Larynx und weitem Schlund vorteilhaft, doch sollen sie keinen glänzenden Überzug haben, weil die von solchen Kehldeckelhaltern ausgehenden Reflexe stören.

Veranlassung zu den leicht zu erlernenden chirurgischen Eingriffen von innen geben kleinere Tumoren, die, dem bunten histologischen Aufbau des Organes entsprechend, sehr verschiedenartig sein können:

Fibrome, Zysten, Pachydermien, Papillome, Angiome, Lipome und Enchondrome. Gelegentlich vorkommende ektopische Schilddrüsentumoren und Amyloidgeschwülste fallen der großen Chirurgie anheim. Besondere Aufmerksamkeit verdienen die Anfänge maligner Tumoren. Sie rechtzeitig zu erkennen, ist die erste und vornehmste Aufgabe des Laryngologen. Die oft nicht leichte Wahl der Operationsweise entscheidet über das weitere Schicksal des Kranken. Endolaryngeal sollen nur die langsam sich ausbreitenden, streng umschriebenen

Plattenepithelkrebse im frühesten Stadium operiert werden. Haben diese schon tiefere Teile einer Stimmlippe ergriffen und ist es bereits zu dem ominösen Stillstand der Stimmlippe beim Phonieren gekommen, dann muß die Spaltung des Kehlkopfes (s. S. 228) vorgenommen werden. Die weiteren Eingriffe richten sich nach dem bei der Laryngofissur erhobenen Befund.

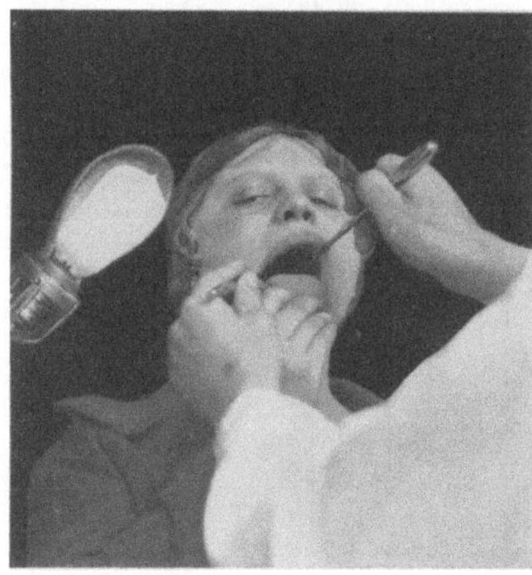

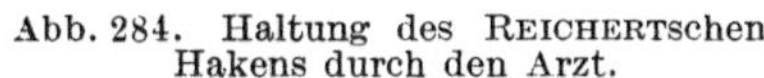

Abb. 284. Haltung des REICHERTschen Hakens durch den Arzt.

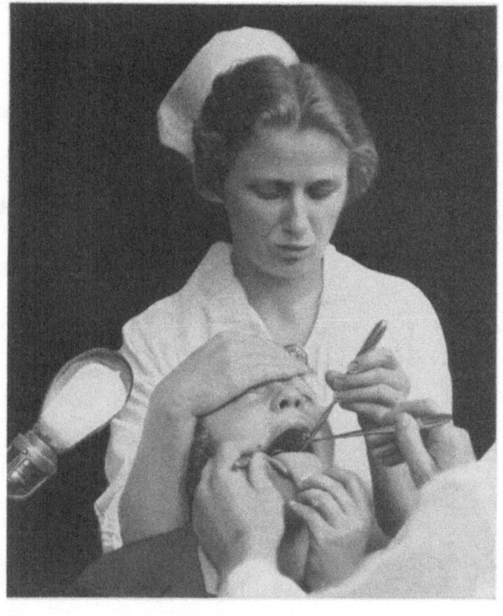

Abb. 285. Haltung des REICHERTschen Hakens durch eine Hilfsperson.

In der Ausübung der vielfach empfohlenen kleineren Eingriffe bei der Kehlkopftuberkulose sind wir sehr zurückhaltend geworden, nachdem die günstige

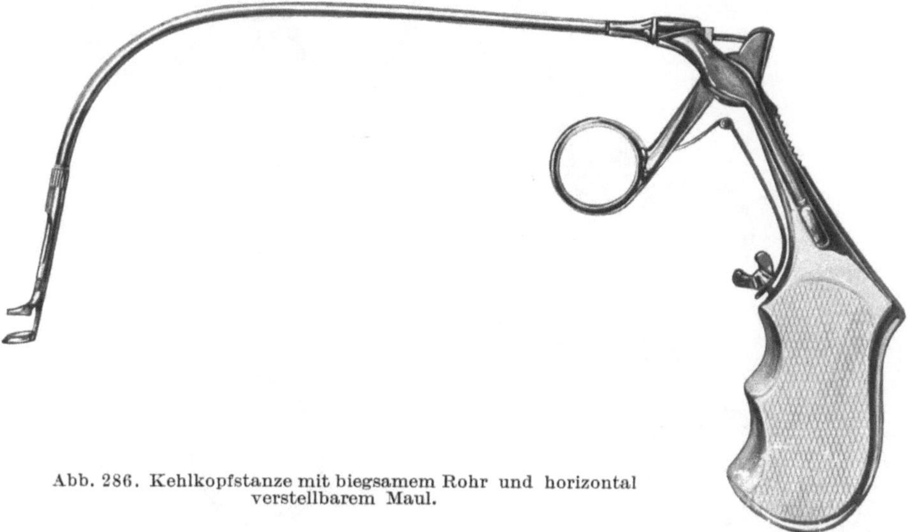

Abb. 286. Kehlkopfstanze mit biegsamem Rohr und horizontal verstellbarem Maul.

Wirkung selbst des gerühmten Tiefenstiches mehrfach nicht nur ausblieb, sondern ins Gegenteil umschlug. Bevor wir die schneidende Zange, die Kürette, den Galvanokauter zu Hilfe nehmen, vergewissern wir uns, ob der Organismus

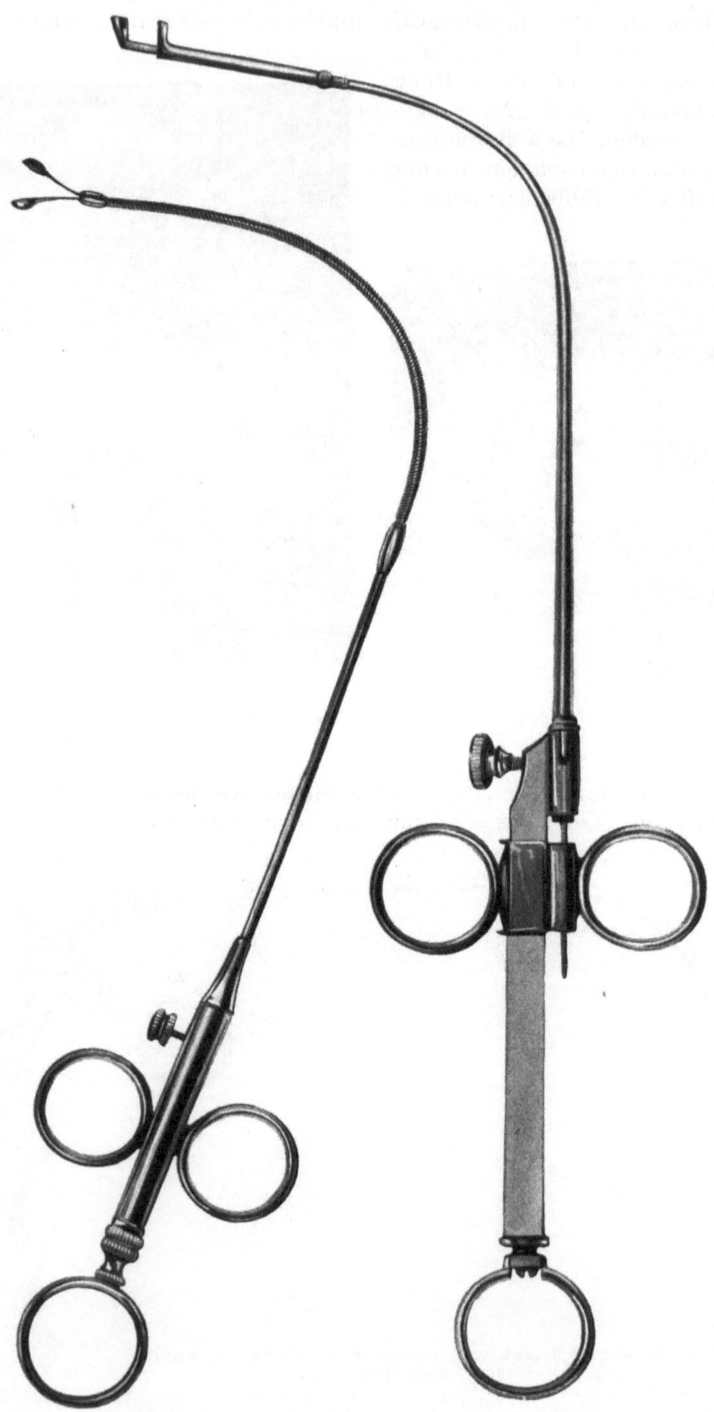

Abb. 287. Kehlkopfzange nach M. SCHMIDT. Abb. 288. Kehlkopfstanze.

aufnahmefähig dafür ist. Man frägt: Besteht an und für sich Neigung zur Heilung? Haben wir Aussicht, mit unserem Eingriff die natürlichen Heilbestrebungen

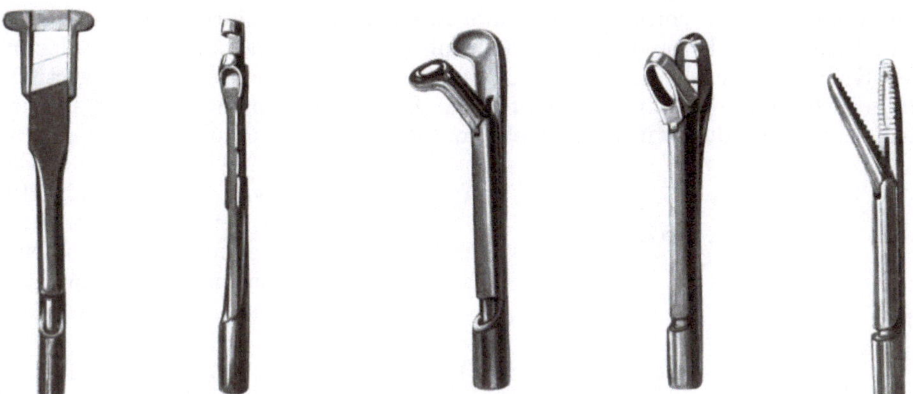

Abb. 289. Brauchbare Ansatzstücke zur KÜMMELschen Kehlkopfzange.

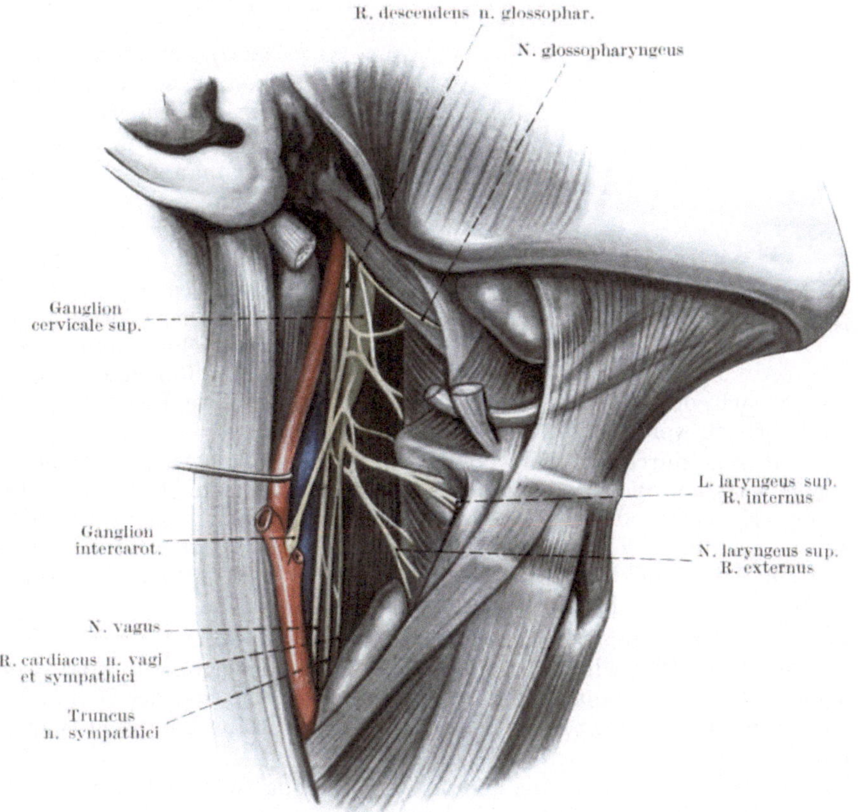

Abb. 290.

zu unterstützen? Ist der Krankheitsprozeß in der Lunge stillstehend, fortschreitend? Wie verhält sich der Prozeß im Kehlkopf dazu? Ist er hyperplastisch oder neigt er mehr zu Gewebszerfall? An welcher Stelle sitzt der anzugreifende Herd? Am Larynxeingang? Im Larynx selbst? Welche Gewebe sind vorwiegend oder mitergriffen? Wie beschaffen ist der allgemeine Status? Wie das Blutbild? Aus den Antworten darauf kann man mit einiger Sicherheit die Aussichten der chirurgischen Hilfe abschätzen. Bei fortschreitender Perichondritis hat sich die Knorpelfensterung nach SEIFERT bewährt: Freilegung des Knorpelgerüstes von außen, Exzision eines oder mehrerer Knorpelstücke unter Erhaltung der Larynxschleimhaut. Die Tracheotomie zur Ruhigstellung der Glottis wenden wir nicht mehr an, doch sind Alkoholeinspritzungen an der Austrittsstelle der N. laryng. sup. (s. Abb. 291) bei der Schmerzbekämpfung nützlich. Im Notfalle muß die Anlegung einer Magenfistel erfolgen.

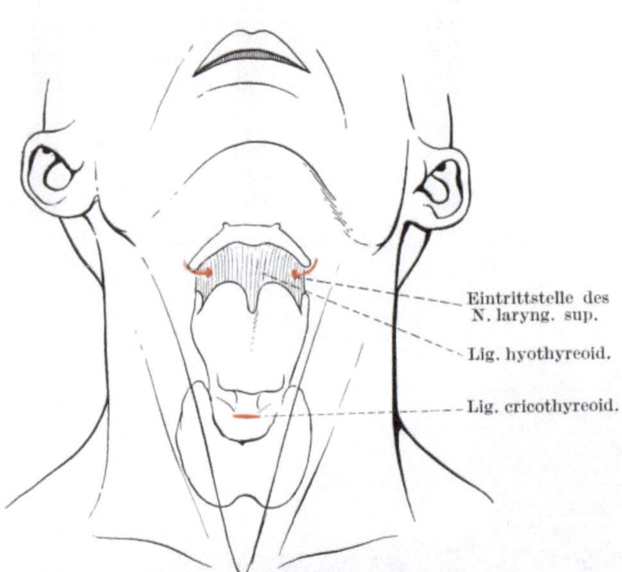

Abb. 291. Skizze zur Fixierung der für die Pharyngotomie, die Nottracheotomie und die Anästhesierung des N. laryng. sup. bedeutsamen Punkte (rot).

2. Kehlkopfverletzungen.

Bei den inneren Verletzungen durch Verbrennung, Verätzung (Kampfgase), Fremdkörper u. a. kommt als einziger chirurgischer Eingriff die Tracheotomie in Frage, mit der man auch bei anscheinend leichteren Läsionen nicht zurückhaltend sein soll. Durch die Tracheotomie beugt man dem gefährlichen Glottisödem und den sekundären, bedrohlichen Phlegmonen vor, die sich rasch nach dem Mediastinum ausbreiten können. Die Intubation ist in diesen Fällen zu verwerfen.

Die äußeren, durch die verschiedensten Werkzeuge hervorgerufenen Verletzungen betreffen Weichteile und Knorpelgerüst vielfach gleichzeitig: Frakturen des Knorpels oder Knochens (bei älteren Leuten), quere Schnittverletzungen, vor allem Schußwunden, bei denen man stets tracheotomieren soll, auch wenn das Projektil den Kehlkopf selbst nicht getroffen hat, weil das sekundäre Ödem oder Emphysem zu fürchten ist.

Durch die Tracheotomie beugt man außerdem der Gefahr der Blutaspiration vor. Sorgfältige Blutstillung, unter Umständen Laryngofissur und exakte Vernähung der noch vorhandenen Kehlkopfschleimhaut mit der mobilisierten äußeren Haut zum Schutze gegen Perichondritis und Hautemphysem (Laryngostoma).

Unmittelbar nach der Sicherstellung der Atmung und nach Unterbindung aller, auch der kleinsten Gefäße suchen wir das, was vom Gewebe noch zu retten ist, einzufügen, tragen Knorpelteile ab oder modellieren sie so, daß sie nicht überstehen und sogleich oder später von lebendem Gewebe gedeckt werden können.

Durch das offene „Laryngostoma“ können nachträgliche Verwachsungen oder Verschiebungen durch Narbenschrumpfung hintangehalten werden. Nach der völligen Heilung folgt der Verschluß des Loches in der Luftröhre durch Anfrischung und genaue Naht der einzelnen Schichten.

Die indirekte Laryngoskopie kann Verwendung finden zur Entfernung kleinerer Fremdkörper am und im Kehlkopf, wozu abgebogene Zangen dienen, denen man eine seitliche Drehung gibt, damit Zange und Führungsrohr den Fremdkörper nicht verdecken.

Große Fremdkörper fangen sich gleich am Kehlkopfeingang, werden durch den reflektorischen Glottisverschluß festgehalten und führen Erstickung herbei, wenn nicht die gefährliche Lage sofort erkannt, der Mund gewaltsam geöffnet und die Glottis durch den vom Mundwinkel aus eingeführten Finger befreit wird. Erleichtert wird der Eingriff dadurch, daß man sich den Schildknorpel von unten nach oben entgegendrückt. Gelingt dies nicht, so vermag noch im letzten Augenblick die Durchstoßung des Bandes zwischen Ring- und Schildknorpel, am besten mit der ausgezeichneten Trokarkanüle, Hilfe zu bringen (s. Abb. 292), welchem Eingriff die Tracheotomie folgen muß, weil die hochsitzende Notkanüle reizt und nachträglich lebensbedrohende Ödeme auftreten. Eine Trokarkanüle sollte in keinem ärztlichen Besteck fehlen.

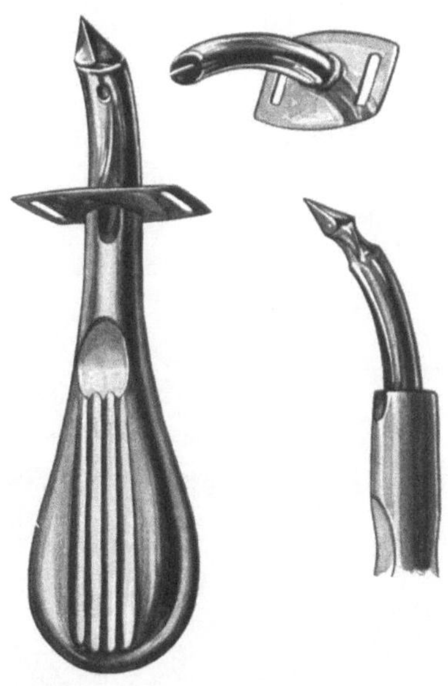

Abb. 292. Trokar für die Nottracheotomie (Koniotomie) nach DENKER.

Die den Kehldeckel überschreitenden Fremdkörper setzen sich am häufigsten in den MORGAGNIschen Taschen fest, wo kleinere Gegenstände völlig verschwinden können. Erst die reaktiven Entzündungserscheinungen verraten ihren Sitz. Spitze Fremdkörper stellen sich vorwiegend in der Richtung der Körperachse ein, andere werden durch den reflektorischen Glottisschluß tief ins Gewebe gepreßt.

Ist keine oder nur geringe Atemnot vorhanden, dann legt man den Kranken mit dem Rücken flach auf den etwas gesenkten Operationstisch, damit nicht bei der Untersuchung ein festsitzender Fremdkörper der eigenen Schwere und dem Inspirationsstrom folgend auf die Wanderschaft geht und in die tieferen Luftwege fällt. Die Einstellung geschieht in Rückenlage in der oben geschilderten Weise oder mittels Stützautoskopie (s. S. 222). Man faßt den Fremdkörper mit einer geeigneten Zange und versucht, ihn, falls er sich nicht extrahieren läßt, durch Drehung des Greifinstrumentes und unter Abdrängung der ihn einschließenden Gewebe freizumachen. Gelingt das nicht, so kann man mit Aussicht auf Erfolg versuchen, von einer Tracheotomieöffnung aus ihn nach oben zu entwickeln. Gelingt auch das nicht, dann führt man in diesen seltenen Fällen sogleich die Spaltung des Kehlkopfes (s. mediane Laryngotomie s. S. 230) möglichst unter Schonung des Ringknorpels aus.

Stets befolge man das Gebot, sich genau über Beschaffenheit, Sitz und Lage des Fremdkörpers zu orientieren, die Möglichkeiten seiner Entfernung zu erwägen und erst dann zu handeln, wenn alle Vorbereitungen getroffen sind, falls wir noch Zeit dazu haben. Aber auch die Nothilfe erfordert einen rasch durchdachten Plan.

Anhang:

Die Schwebe- oder Stützautoskopie.

Um ein übersichtlicheres Gesichtsfeld zu erzielen und mit beiden Händen eingreifen zu können, hat G. KILLIAN das sog. Schwebelaryngoskop erdacht. Es besteht im Grunde aus einem Spatel, an dem der Unterkiefer des auf dem Rücken liegenden Kranken aufgehängt wird. Nach der Meinung KILLIANS sollte das Gewicht des frei am Spatel hängenden Kopfes genügen, um den sonst mit einer Hand ausgeübten Druck auf das Zungenmassiv zu ersetzen (s. Abb. 294). Beim Ausbau dieser Methode erkannte A. SEIFERT, daß die Abdrängung des Zungengrundes weniger durch das Gewicht des Kopfes, als durch den gekrümmten Hakenspatel bewirkt wird. Daher verlegte er den Stützpunkt seines Apparates auf die Brust, später auf die hintere Rachenwand. Durch Spreizen der einerseits auf den Hypopharynx, andererseits auf den Zungengrund sich anlehnenden Blätter des großen „Spekulums“ (HASLINGER hat sein ähnlich konstruiertes Instrument Direktoskop genannt) erhält man einen guten Einblick, und da das Instrument sich selbst hält, hat man beide Hände frei.

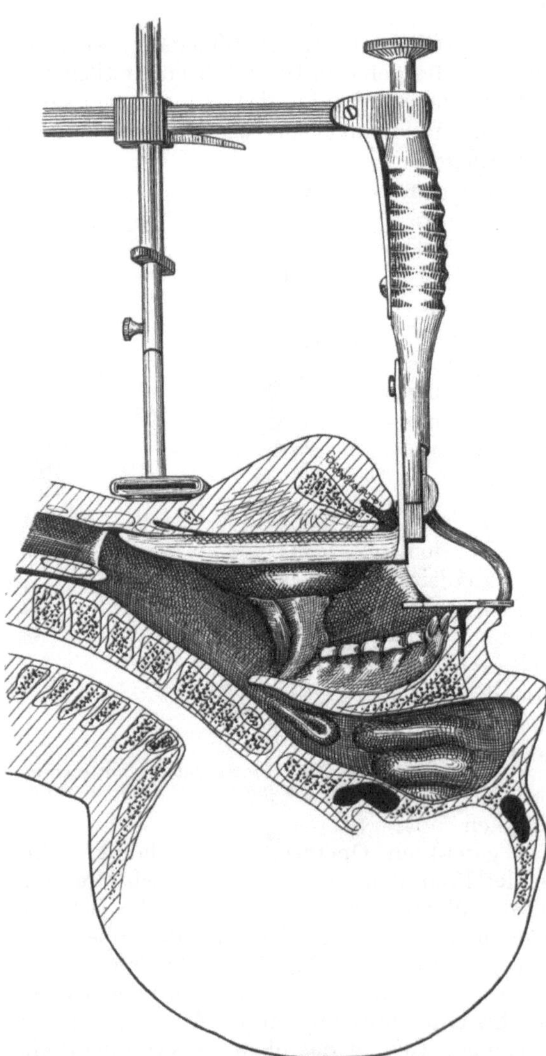

Abb. 293. Lage des Stützautoskops im Sagittalschnitt nach SEIFFERT.

Ein Nachteil ist die Aufstützung auf der sehr leicht verletzbaren und dem Auge schwer zugänglichen Hypopharynxschleimhaut. Diesen Nachteil vermeidet das auch sonst bewährte Autoskop von SEIFERT. Bei ihm ist die KILLIANsche Schwebelaryngoskopie in ihre alte Rechte eingesetzt worden, nur daß die Stütze nicht umständlich an einem „Galgen“ hängt, sondern auf der Brust befestigt wird (s. Abb. 295).

Die Anordnung ist folgende:

Lagerung des Kranken auf einem flachen niedrigen Operationstisch. Der Kopf hängt nicht herab, sondern berührt das Tischplattenende noch mit dem Hinterhaupt. Narkose. Heister. Die Zunge wird genau in der Mittellinie gefaßt und gerade nach vorn gezogen. Einführung des am Apparate befindlichen

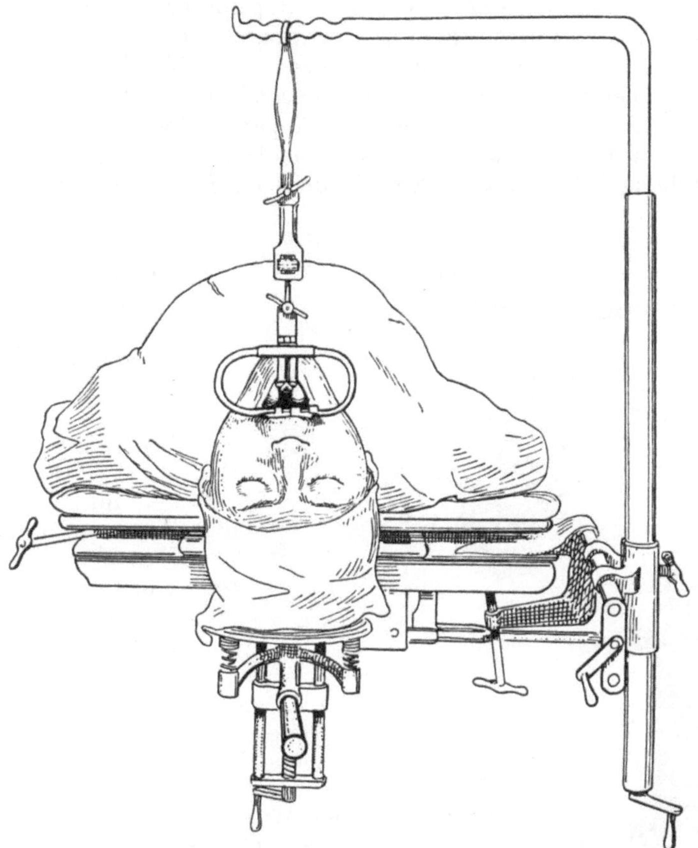

Abb. 294. Einstellung des Kehlkopfes in Schwebelaryngoskopie nach KILLIAN.

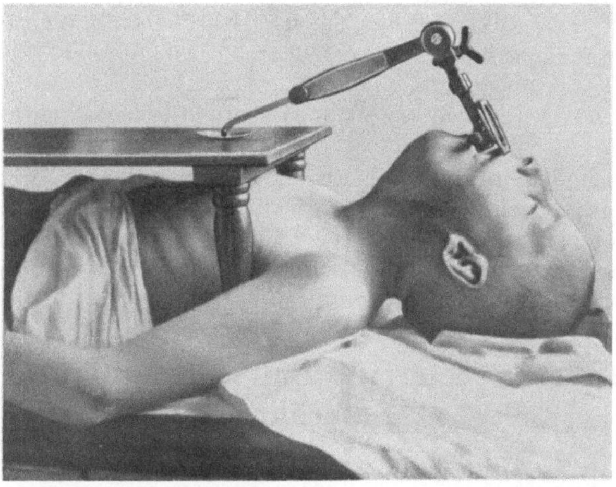

Abb. 295. Einstellung des Kehlkopfes mittels SEIFFERTschen Autoskops. Stütze durch ein Fußbänkchen.

Mundsperrers. Öffnung desselben, wodurch der Heister wegfällt. Der Zahnhaken des Apparates liegt nun hinter den Schneidezähnen des Oberkiefers, der

Spatel in der Mitte des Zungenrückens. Stirnlampenbeleuchtung (KIRSTEINsche Lampe, s. Abb. 296). Durch Drehung der Spatelschraube wird der Spatel dem Zungenrücken entlang nach hinten verschoben, bis der Kehldeckel im Gesichtsfeld erscheint. Durch weiteres Vorschieben um 1—2 cm wird der Epiglottisrand überschritten und nun der Apparat etwas um seine frontale Achse gedreht, wobei er seinen Stützpunkt am harten Gaumen nicht verläßt. Bei dieser Drehung drückt sich das Spatelende tiefer in die Zungenmitte ein und es erscheint die Glottis bis zur vorderen Kommissur. Ist man soweit, dann senkt man die Bruststütze und setzt sie auf einen über den Brustkorb gestellten Schemel oder auf den Brustkorb selbst oder länger ausgezogen, auf den durch Decken geschützten Bauch. Die Übersicht ist danach vollständig, das Bild des Kehlkopfinnern stellt sich plastischer dar als bei der gewöhnlichen Spiegeluntersuchung. Die Beleuchtung erfolgt auch weiterhin durch die Stirnlampe. Die Taschenbänder drängt man durch das Spatelende beiseite und erhält nun mit oder ohne Nachhilfe eines stumpfen Häkchens einen guten Einblick in die MORGAGNIschen Taschen. Auch die oberen Teile des Schildknorpels kann man nun so dem Auge zugänglich machen. Bei einiger Übung gelingt die Untersuchung mittels der „Schwebe" auch am Sitzenden.

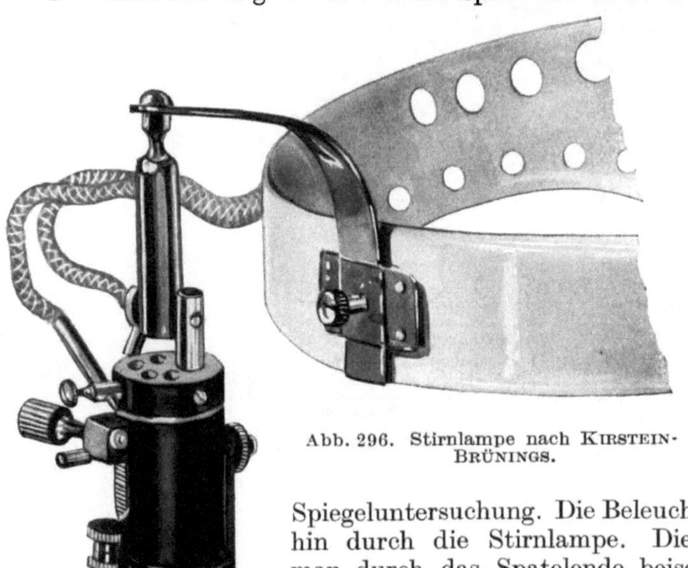

Abb. 296. Stirnlampe nach KIRSTEIN-BRÜNINGS.

Dieselbe wird erleichtert durch eine Morphium-Atropingabe. Bei stärkerer Dyspnöe ist ihre Ausführung untersagt.

Alle Operationsinstrumente sind gerade, die Ansätze können in der Horizontalebene verstellt werden. Ihre Führungsrohre sind am Handteil abgebogen, damit der Metallglanz nicht blendet oder das Gesichtsfeld eingeengt wird.

Mit Hilfe eines Universalgriffes sind sie gut zu handhaben. Auch größere Tumoren können direkt mit schneidenden Instrumenten am liegenden Kranken abgetragen werden.

D. Die äußeren Eingriffe am Kehlkopf und an der Luftröhre.

1. Die Tracheo- und Laryngotomie.

Die Eröffnung der Luftröhre ist ein häufiger meist dringlicher Eingriff, der jedem Laryngologen geläufig sein muß. Die Ausführung ist verhältnismäßig einfach, wenn wir jede Blutung beherrschen und wenn die Schilddrüse nicht zu stark entwickelt ist.

Die Schilddrüse kann von ihrer Unterlage meist stumpf abgelöst und im ganzen erhalten werden, sonst trägt man sie teilweise ab oder durchschneidet sie in der Mittellinie, nachdem man den Isthmus mit einer Kochersonde (s. Abb. 297) unterfahren, abgelöst und nach beiden Seiten mit kräftigen Fäden abgebunden hat.

Die Beherrschung der Blutung ist unsere Hauptaufgabe. Über und unter dem Isthmus verlaufen die meist starken Venae communicantes der Vv. thyreoidae quer über die Mittellinie. Ist oben ein Lobus pyramidalis vorhanden, so ziehen Venen auch dahin. Mit den Venen überschreiten in diesem Falle arterielle Äste der A. thyreoid. sup. die Mittellinie (s. Abb. 299 u. 300).

Zwischen Isthmus und Luftröhre steigt ein Ast der A. thyreoid. infer. hinauf, der schwer zu fassen ist, noch gefährlicher ist die in gleicher Richtung verlaufende, seltener vorkommende Art. thyr. ima. Regelmäßig sind unterhalb des Isthmus die parallel laufenden bedeutenden Venae thyreoid. imae zu finden, deren Querverbindungen ebenfalls die Mittellinie mehrfach überkreuzen.

Die der Mittellinie parallel laufenden Gefäße schont man. Von den Querästen müssen die oberhalb der Schilddrüse liegenden doppelt unterbunden und durchschnitten werden, was von Querästen unterhalb der Schilddrüse liegt, kann man durch stumpfes Präparieren zum größten Teil erhalten.

Das Knorpelgewebe müssen wir seiner Eigenart entsprechend behandeln. Der Knorpel ist empfindlich gegen Ernährungsstörungen, wenig regenerationsfähig und Infektionen sehr zugänglich, weshalb wir uns vor allen Insulten des Knorpels hüten, exponierte Teile ausschneiden, Perichondrium und Schleimhaut schonen. Die beginnende Perichondritis wird sofort und mit allen Mitteln bekämpft, das Zentrum des entzündlichen Herdes exzidiert, die erhaltenen Teile gefurcht oder so verdünnt, daß zugleich mit der Schleimhaut nur eine feine Knorpelschicht übrig bleibt, von der aus später eine befriedigende Ergänzung erfolgen kann. Die Bearbeitung des Knorpels geschieht mit sehr scharfen Scheren und mit spitzen, schmalen Messern. Jede Quetschung muß vermieden werden.

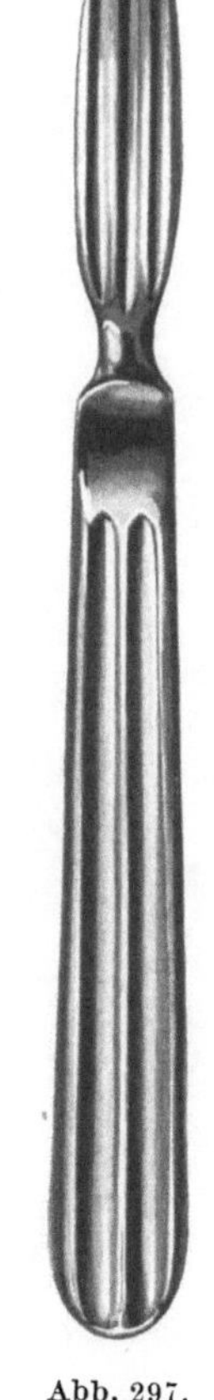

Abb. 297. Sonde nach KOCHER.

a) Der obere Luftröhrenschnitt.

Horizontale Rückenlage. Zur Spannung des Halses: Ganzrolle unter den Nacken und Beugung des Kopfes nach hinten auch bei Atemnot. Orientierung: bei Kindern der Ringknorpel, bei Erwachsenen Kiel und Einschnitt des Schildknorpels. Schnitt von der Mitte des Ringknorpels 4—6 cm nach abwärts durch Haut und oberflächliche Faszie, in deren Blättern die Venae subcut. colli liegen. Alle Queräste werden doppelt unterbunden und durchschnitten. Nun erkennt man zwischen beiden Mm. sternothyreoid. die Faszie als weißen Streifen. Keinesfalls gehe man weiter, als bis dieser Wegweiser gefunden ist. Genau am oberen Ende dieser Linie wird ein Querschlitz in die Faszie geschnitten und eine Hohlsonde eingeführt, die Faszie der Länge nach gespalten, die nun freigewordenen Muskelränder mit stumpfen Haken auseinandergezogen, wobei der Ringknorpel und unter ihm der braunrote Isthmus der Schilddrüse zum Vorschein kommt.

Um weiteren Raum zu gewinnen, löst man den bindegewebigen Halt des Schilddrüsenisthmus durch quere streichende Schnitte vorsichtig vom Ringknorpel ab und drängt nun mit einem Stieltupfer, unter Schonung der Gefäße, die Schilddrüse weiter nach unten, läßt ihr Mittelstück mit einem geeigneten

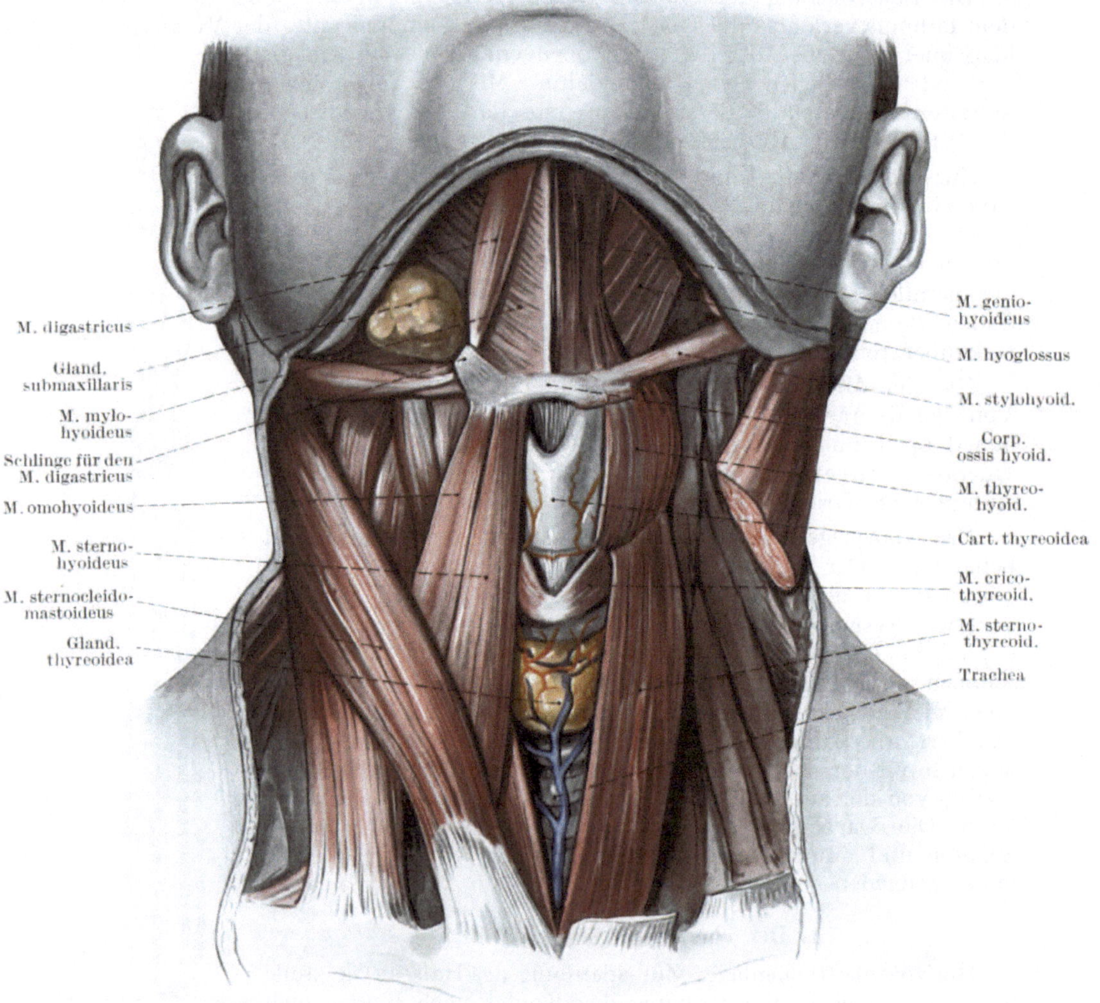

Abb. 298. Topographie der vorderen und seitlichen Halsmuskeln.

Haken zurückhalten, während ein spitzer, einzinkiger Haken den Ringknorpel faßt, nach oben zieht und dabei von der Wirbelsäule abhebt.

Nun durchtrennt ein spitzes Messer dicht unterhalb des Ringknorpels die Trachea in einer der Kanülengröße entsprechenden Ausdehnung, wobei sofort beim ersten Einstich zwei kurze stumpfe Häkchen beiderseits neben dem Skalpell in die Luftröhre eingeführt werden. Die Häkchen halten die Trachea fest und ihre Wundränder auseinander und werden erst dann herausgenommen, wenn die Kanüle eingeführt ist. Um die Einführung zu erleichtern und Druckstellen am Knorpel zu vermeiden, nimmt man mit einer gebogenen Schere von beiden Rändern je ein halbmondförmiges Stückchen der Luftröhrenwand weg.

Die Unempfindlichkeit der Trachealschleimhaut kann mit wenigen Tropfen Pantokain erreicht werden und erleichtert die Einführung der Kanüle, die

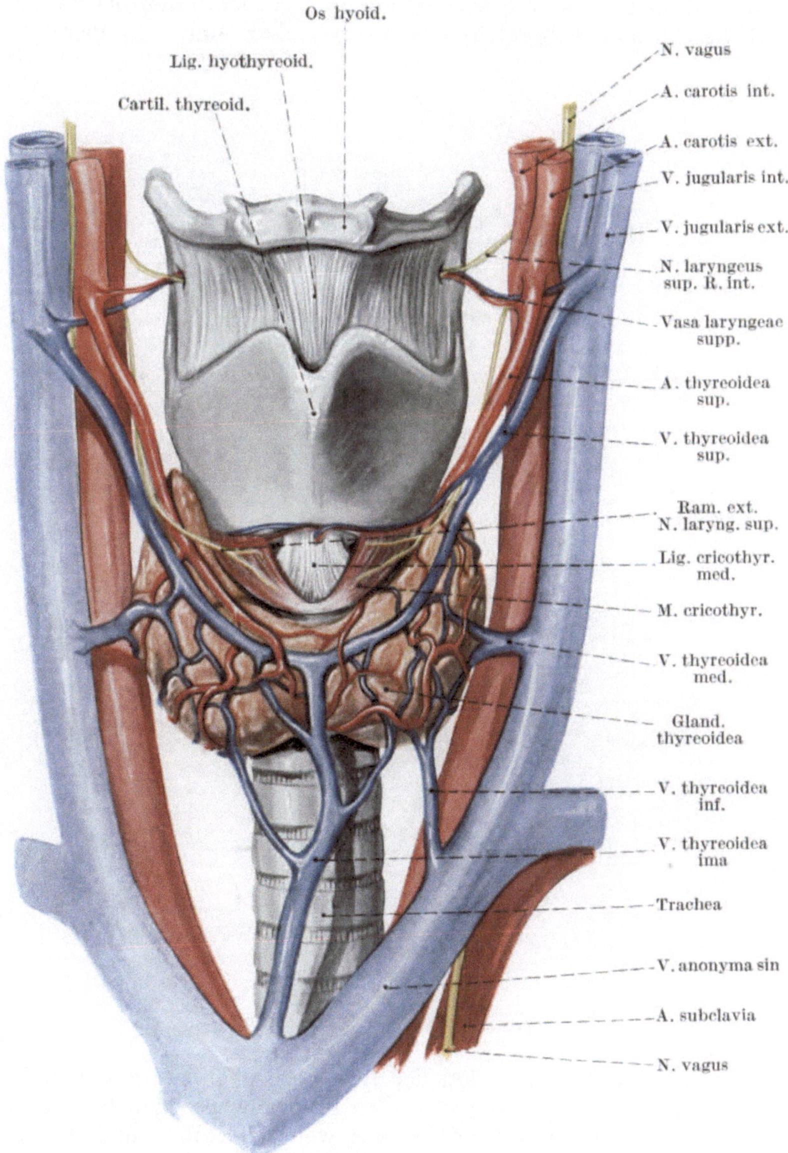

Abb. 299. Topographie der Schilddrüse. Gefäßversorgung derselben.

niemals geschehen soll, bevor nicht im ganzen Wundgebiet vollkommene Bluttrockenheit herrscht.

Unter dem Schild der eingeführten Kanüle bedeckt ein Vioformgazetampon die Wunde, ein kräftiges, um den Nacken geschlungenes Band hält die Kanüle fest. Alle Geräte vorher prüfen!

b) Der untere Luftröhrenschnitt.

Topographie siehe Abb. 300—302.

Längsschnitt vom Ringknorpel bis ins Jugulum genau in der Mittellinie. Immer streng in der Mittellinie bleibend durchdringt man meist stumpf das lockere Bindegewebe wie bei der oberen Tracheotomie, bis die tiefe Halsfaszie und der untere Schilddrüsenrand erkennbar sind. Freilegung des unteren

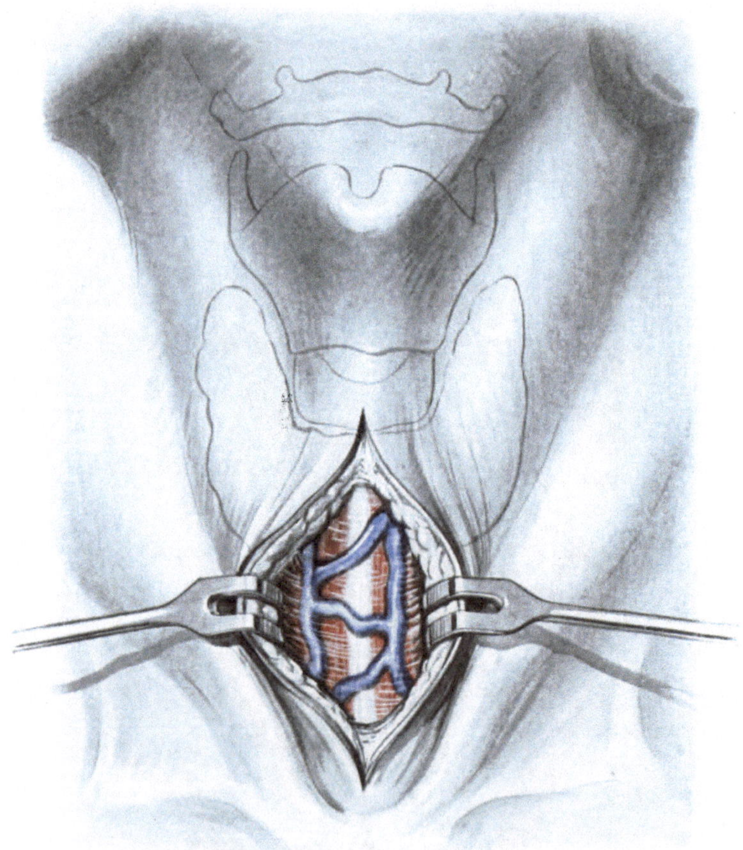

Abb. 300. Tracheotomie I.

Schilddrüsenrandes, Abtasten der Luftröhre nach pulsierenden Gefäßen, Spaltung der Halsfaszie, bis die von allen Bindegewebszügen befreite Trachealwand in dem tiefen, durch stumpfe Haken weit nach oben und unten auseinandergezogenen Trichter zutage liegt.

Nun erfaßt der einzinkige scharfe Haken einen hochgelegenen Trachealring und hebt mit sanftem Zuge die Trachea so weit wie möglich nach der Wundoberfläche. Genaue Revision der Wunde nach blutenden Gefäßen und nun Eröffnung der Luftröhre und Einführung der Kanüle wie oben. Die Kanüle bleibt dem Schilddrüsengewebe ferne und wird gegen das Mediastinum zu besonders sorgfältig abtamponiert, damit die Infektion des vorderen Mediastinums vermieden wird. Wenn der Isthmus sehr breit ist, kann man genötigt werden, das Schilddrüsengewebe auf der Kochersonde schrittweise zu durchtrennen, wobei alle blutenden Gefäße sofort gefaßt werden. Zum Schluß wird die bindegewebige Kapsel der Drüse über den gegen Nachblutung gut versorgten Stümpfen vernäht.

c) Die Koniotomie.

Bei zurückgebeugtem Kopfe Abtasten des oberen Ringknorpel- bzw. unteren Schildknorpelrandes, Spannung des Ligament. conicum durch kräftiges Hoch-

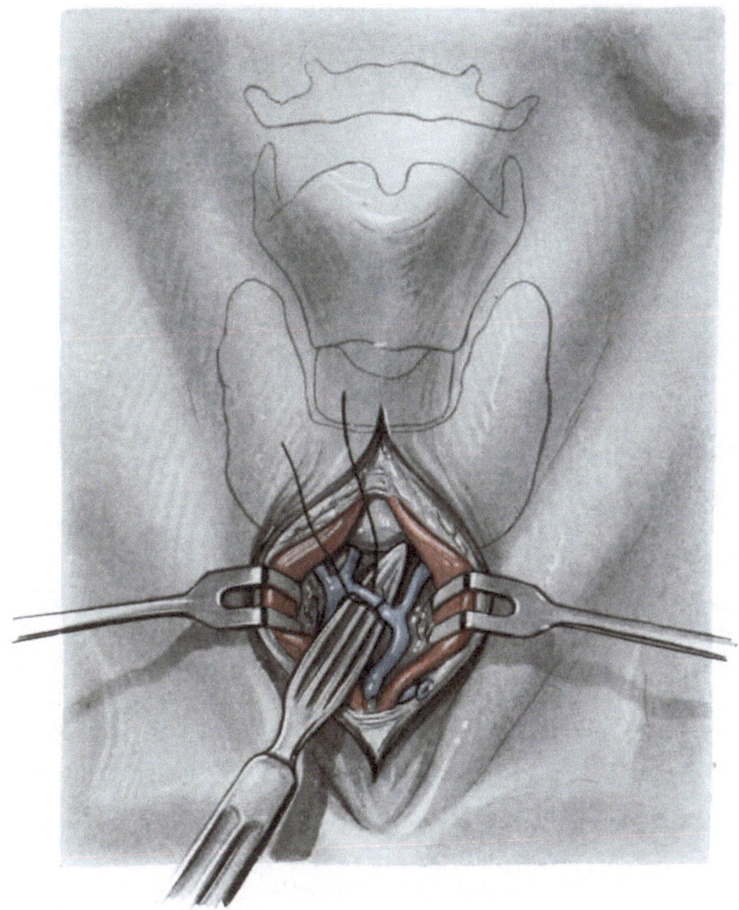

Abb. 301. Tracheotomie II.

ziehen des Schildknorpelmassivs. Ist höchste Lebensgefahr, dann fixiert man den Kehlkopf, macht lediglich einen kleinen Querschnitt durch die Haut und stößt das DENKERsche Instrument (Abb. 292) ohne weiteres zwischen Ring und Schildknorpel in die Luftröhre, dann wird der Mandrin herausgenommen und die Kanüle durch eine Schnur befestigt. Sonst spaltet man der Länge nach die Raphe und zieht die Muskeln auseinander bis der untere Schildknorpelrand erscheint. Die Rami cricothyreoidei der A. thyr. super. lassen sich bei stumpfem Vorgehen vermeiden und mit dem Bindegewebe zur Seite ziehen, so daß genügend Raum bleibt, um das Lig. conicum quer zu spalten und eine BRÜGGEMANNsche Kanüle einzuführen. Die Koniotomie ist ein Notbehelf, dem möglichst bald die regelrechte Tracheotomie folgen muß. Die Intubation nach O'Dwyr ist entbehrlich geworden. Wundversorgung.

Nach der peinlichsten Blutstillung und sorgsamer Tamponade (eventuell mit Verkleinerung der Wundwinkel durch Naht) wird die Kanüle befestigt, der Kranke dem geschulten Wartepersonal überlassen. Die erste Kanüle bleibt 2—4 Tage liegen, das in ihr steckende Rohr wird allein herausgenommen,

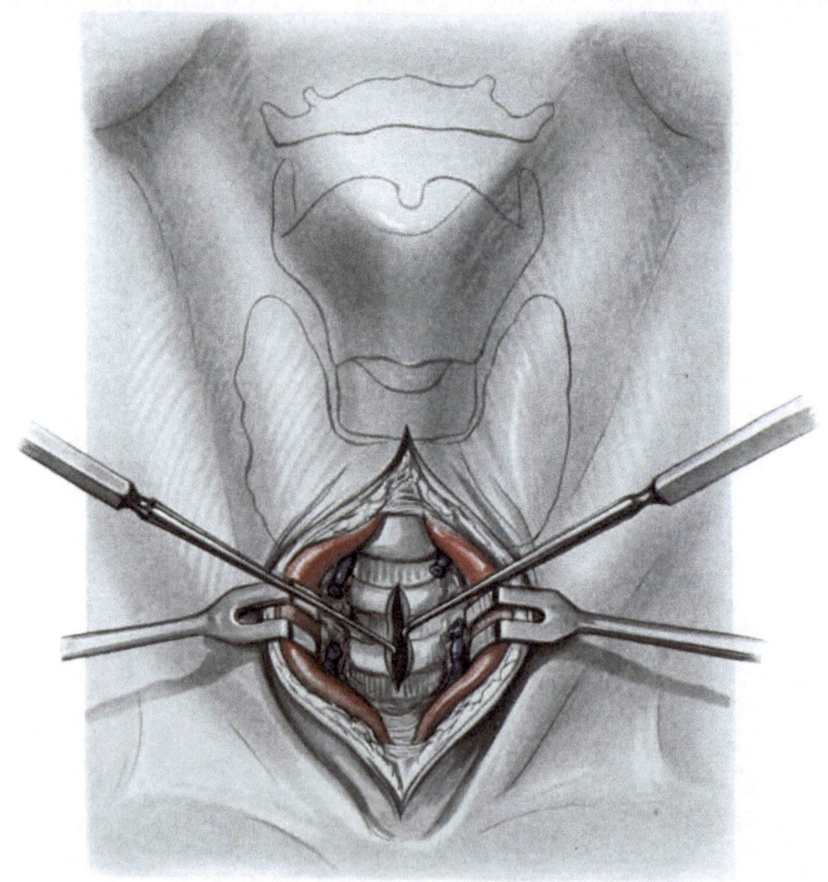

Abb. 302. Tracheotomie III.

gereinigt und wieder eingesetzt. Der Wechsel des inneren Rohres muß spielend vor sich gehen. Es ist zweckmäßig, mehrere Kanülen von gleicher Größe aber verschiedener Krümmung zu verwenden, damit die unvermeidlichen Druckstellen wechseln und kein Dekubitus erfolgt.

d) Die mediane Laryngotomie.

Bei der breiten Spaltung des ganzen Kehlkopfs kommen zu den bereits erwähnten, im Weg liegenden Gefäßen die A. hyoidea (Ast der A. lingualis) und Äste der Vv. medianae colli. Örtliche Betäubung nach Braun.

Nach Spaltung der Haut und ihrer Faszie genau in der Mittellinie vom Zungenbein bis unterhalb des Ringknorpels werden die Muskelränder der bandartig vom Sternum zum Zungenbein ziehenden Muskeln (s. Abb. 244) beiseite gehalten und zuerst und in jedem Falle die Tracheotomia superior ausgeführt. Tamponkanüle. Von der Tracheotomieöffnung aus erfolgt die örtliche Betäubung der Luftröhren- und Kehlkopfschleimhaut und aufwärts die Spaltung des Ring- und Schildknorpels mit einer LISTONschen Schere. Soll nur die einfache Thyreotomie vorgenommen werden, so verschaffen wir uns Zugang durch Spaltung des Lig. conicum. Ringknorpel und Trachealringe bleiben dann erhalten. Die Schere wird an verknöcherten Stellen von der schonend arbeitenden Giglisäge abgelöst, deren oberes Ende durch eine Öffnung in der Membr. hyothyreoidea geführt werden muß. Man löse die Weichteile vom Knorpel bzw. Knochen möglichst sparsam ab, doch so, daß Säge und Schere ungehindert durchdringen können. Die ausgedehnte Spaltung von Schild-, Ringknorpel und Trachea ermöglicht die beste Übersicht, Beherrschung jeder Blutung und gründliches Vorgehen bei Tumoren. Handelt es sich um eine gut lokalisierte Geschwulst, so wird ihre Umgebung von der weit klaffenden (scharfe Haken!) Öffnung aus anästhesiert. Die Einspritzungen heben den Tumor von allen Seiten ab.

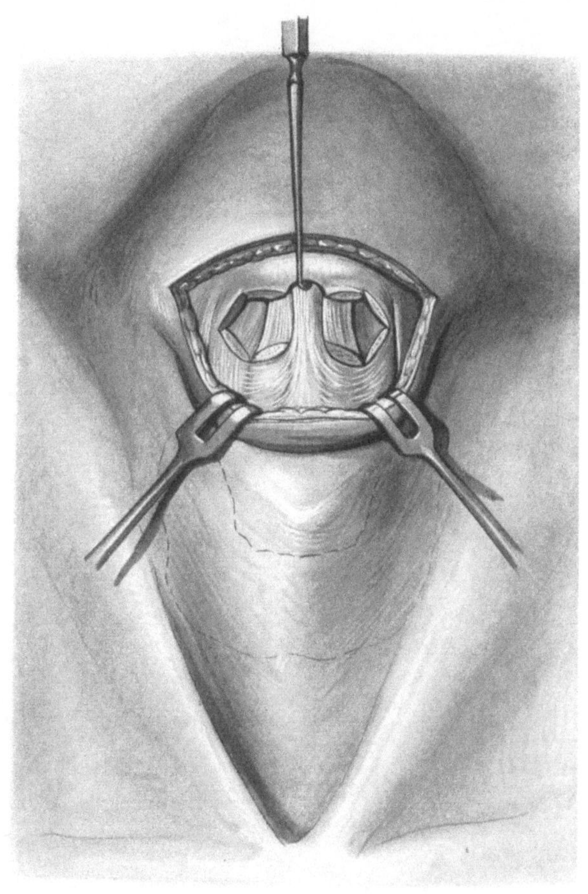

Abb. 303. Pharyngotomia subhyoidea.

Nach Entfernung des Tumors, wobei auch das ihn umgebende Perichondrium mit entfernt werden muß: sorgfältige Blutstillung, Naht des Lig. crico-pharyng., des Perichondriums über Schild- und Ringknorpel und der Haut. Die Trachealkanüle bleibt noch einige Tage liegen, bis die Gefahr des Hautemphysems und der Nachblutung vorüber ist.

Erfordert die Ausbreitung des Krankheitsherdes die Exstirpation einer Kehlkopfhälfte, so kann dieselbe unmittelbar an die umfängliche Spaltung des Atemrohres angeschlossen werden.

2. Die Pharyngotomia subhyoidea.

Durch den Ausbau der direkten Operationsmethoden und die Fensterresektion des Schildknorpels zum Zweck der Radiumbehandlung (SEIFERT) ist die Pharyngotomie ein seltener Eingriff geworden. Lediglich für Geschwülste am Zungengrund und an der hinteren Rachenwand kann sie gelegentlich von Nutzen sein.

Lagerung: halbsitzend mit stark zurückgeneigtem Kopfe.

Örtliche Betäubung: Umspritzung des Operationsgebietes in einer querelliptischen Form ($^1/_2$%ige Novokain-Suprareninlösung) mit besonderer Berücksichtigung der Membran. thyreohyoidea. Eine Hilfsnarkose darf nicht bis zur Ausschaltung der Reflexe kommen. Hautschnitt quer durch Haut und Platysma dicht am unteren Zungenbeinrand unter Schonung des N. laryng. sup. und der ihn begleitenden Vene. Die querverlaufenden Venen an der Oberfläche werden doppelt ligiert und durchschnitten. Schichtweise erfolgt nun die Trennung der Mm. sternohyoid., von denen nach Möglichkeit die lateralen Züge erhalten werden. Auch das Ligament hyothyreoid. wird schichtweise immer dicht am Zungenbein verdünnt und schließlich durchtrennt. Nun zeigt sich die vor dem Kehldeckel befindliche Fettschicht, durch die wir hindurch müssen. Um die Epiglottis dabei nicht zu verletzen, läßt man das Zungenbein mit einem einzinkigen Haken kräftig nach oben, die Membr. hyothyreoid nach unten ziehen und geht mit dem schräg nach oben gestellten Messer allmählich durch das Fettgewebe, das Lig. hyoepiglotticum und durch die Rachenschleimhaut, wobei man sich die vordere Rachenwand von oben her durch den REICHERTschen Haken entgegendrücken läßt, faßt sogleich nach Eröffnung des Rachens den Kehldeckel, zieht ihn heraus und befestigt ihn an einem Seidenfaden. Von der angelegten Wunde aus wird zu beiden Seiten der Epiglottis die Membran vom Zungenbein weiter abgetrennt. Braucht man eine noch größere Öffnung, so können auch noch die Zungenbeinhörner reseziert oder die bis dahin erhaltenen seitlichen Teile der Ligg. thyreohyoid. geopfert werden, ohne Schädigung des N. laryng. sup. Verschluß der Wunde in mehreren Etagen durch Nähte, die zum Teil am Zungenbein befestigt werden (starkes Catgut). Sehr exakte Naht und gute Blutstillung, damit kein Blut sich zwischen die einzelnen Etagen drängt und Fistelbildung verursacht!

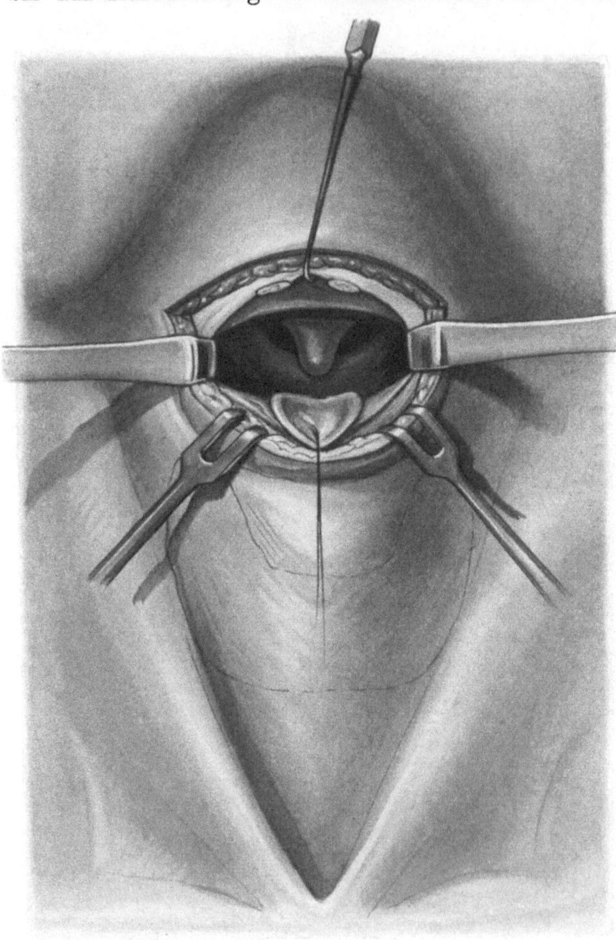

Abb. 304. Pharyngotomia subhyoidea.

IV. Die Eingriffe in der Luftröhre und in den Bronchien (Tracheo-Bronchoskopie).

Die Ausübung der von KILLIAN und seinen Schülern eingeführten bzw. ausgebauten Tracheo-Bronchoskopie lag bis vor kurzem fast ausschließlich in den Händen weniger hierfür besonders ausgebildeter Ärzte. Nun ist sie als dringlicher Eingriff Gemeingut aller Halsspezialisten geworden. Das instrumentelle Rüstzeug ist einfacher und handlicher als früher, die heilige Scheu vor Bronchialbaum und Lunge wich einer nüchternen Schätzung der praktischen Möglichkeiten, die Erfahrung hat die verschiedenartigen Hindernisse mehr und mehr zu überwinden gelehrt, woraus sich feststehende Regeln entwickelt haben, die in letzter Zeit keine wesentliche Änderung mehr erfuhren.

Bevor wir zunächst die obere Tracheo-Bronchoskopie beginnen, werfen wir einen Blick auf den Konstitutionstyp des zu Untersuchenden, wobei sich die uns erwartenden Schwierigkeiten zum Teil schon enthüllen. Pyknisch gebaute vollblütige Leute mit kurzem Hals, engem Rachen, starker Zungen- und Mundbodenmuskulatur setzen der Einführung der Instrumente voraussichtlich bedeutenderen Widerstand entgegen als asthenische, schlanke Menschen mit magerem Halse, weitem Rachen und schlaffer Muskulatur. Wir prüfen den Mundboden und die Zungenbeingegend, die wir mit einem Griff von außen fassen und tastend bewegen. Die Prüfung von innen erfolgt mit einem Löffelstiel oder Spatel. Dabei läßt sich die Dehnbarkeit des Mundbodens, der Gewebsturgor, Stand und Stärke des Kehlkopfes und die Dichtigkeit der Muskulatur abschätzen.

Inner- und unterhalb des hufeisenförmigen Raumes, den die im Gelenk wenig nachgiebige Mandibula umgrenzt, sitzt in Form eines derben Muskel-, Knorpel- und Bandapparates das wesentlichste Hindernis für unsere geraden Instrumente, von dessen Überwindung meist das Schicksal der Untersuchung und der sich anschließenden Eingriffe abhängt (Abb. 305).

Bevor wir auf diesen „Riegel“ treffen, kann eine Zahnbarriere Bedenken hervorrufen, denn auch lange, vorstehende, übergreifende und nach außen weisende Zähne erschweren die Einführung der Instrumente, sie können sogar die Tracheo-Bronchoskopie unmöglich machen. Zur Übung eignen sich daher am besten alte zahnlose Individuen. Zähne im Ernstfalle auszuziehen, um die Bronchoskopie zu erleichtern, ist bedenklich. Man umgeht solche Schwierigkeiten durch die Tracheotomie mit unterer Einführung der Untersuchungsrohre und erhält die Zähne.

Grundsätzlich wenden wir zur Betäubung der Rachenhöhle bis zum Kehlkopfeingang vorwiegend die Ersatzmittel des Kokains an, für die mit Zylinderepithel ausgekleideten tieferen Teile des Luftweges dagegen mehr das reine Kokain in geringen Dosen, am liebsten in feiner Tropfform, Wattepinsel werden nur sparsam gebraucht (Abb. 308).

Zur Prüfung der Reflexerregbarkeit läßt man den Kopf des Patienten leicht nach hinten neigen und führt einen der üblichen Spatel in den geöffneten Mund bis zur hinteren Rachenwand und an den Zungengrund. Art und Stärke der Reaktion geben Anhaltspunkte für die beim Eingriff zu erwartende Abwehr und für das Maß der erforderlichen Arzneimittel.

Die örtliche Betäubung wird beim Erwachsenen wie folgt ausgeführt:

Wie bei der gewöhnlichen indirekten Laryngoskopie heißt man den Patienten seine Zunge herauszustrecken und ihre Spitze mit sanftem Druck festzuhalten und bespritzt mit wenigen Tropfen einer $^1/_2$%igen Pantokain-Suprareninlösung die hintere Rachenwand, den Zungengrund und Kehldeckel, wartet 1—2 Minuten ab, nimmt einen kurzen Watteträger, zwischen dessen Blätter man eine dünne Lage langfaseriger, völlig fettfreier Watte einklemmt (Abb. 308), taucht

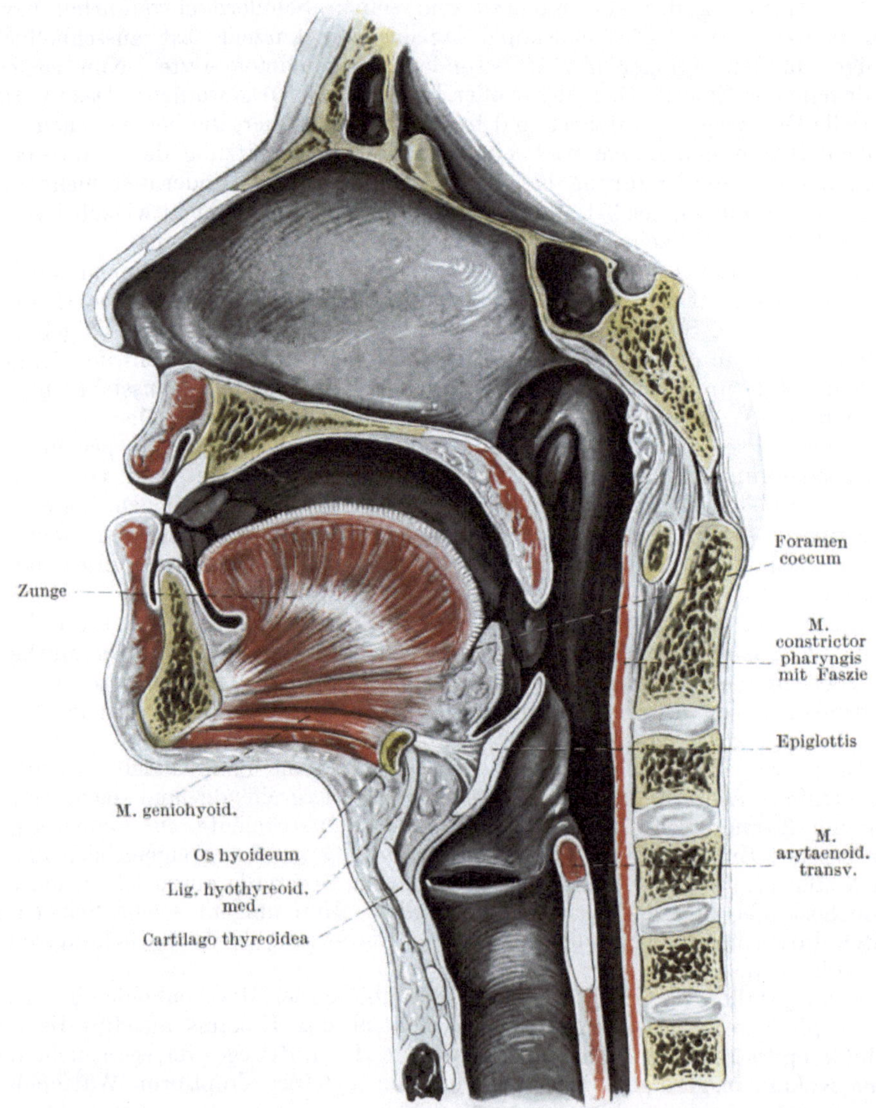

Abb. 305. Medianschnitt durch Pharynx, Mundboden und Larynx. Für die eingeführten geraden Instrumente liegt der Hauptwiderstand in der Gegend des Foramen coecum.

diesen in eine 5%ige Pantokainlösung, drückt ihn vor der Anwendung leicht aus und bestreicht nun Rachenwände, Zungengrund, nach einer Pause dann die laryngeale Epiglottisfläche unter zarter Berührung der hier besonders empfindlichen Schleimhaut, wartet wieder 1—2 Minuten, wiederholt die Bestreichung, gebraucht mehrmals einen längeren Watteträger für den Kehlkopf, und vollendet die Anästhesierung durch Einträufelung mehrerer Tropfen einer

10%igen Kokainlösung unmittelbar auf die Glottis und zwischen die Stimmlippen. Schließlich muß der Rachenraum bis zu den Stimmlippen völlig unempfindlich gegen jede Sondenberührung sein. Danach erfolgt die Anästhesierung des subglottischen Raumes lediglich durch den Kehlkopfspray mit feinster Verteilung von 10%igem Kokain (s. Abb. 307).

Die Auskleidung der Subglottis ist noch empfindlicher und reizbarer als die des Kehlkopfeinganges. Bei jüngeren Individuen quillt sie besonders leicht auf, die reaktive Schwellung ist imstande, die Glottis völlig zu verlegen. Das gefürchtete reaktive Ödem kann noch 2—3 Tage nach dem Eingriff auftreten und rasch und unbemerkt den Erstickungstod herbeiführen.

Bei der Anästhesierung der subglottischen Schleimhäute wird durch das hinabfließende Medikament auch die Trachealschleimhaut unempfindlich. Zum Schluß bestreicht man die Gaumenbogen, die Rachenhinterwand und den Zungengrund noch einmal mit einem Kokaintampon und überprüft die Unempfindlichkeit dieser Teile mit einer Knopfsonde.

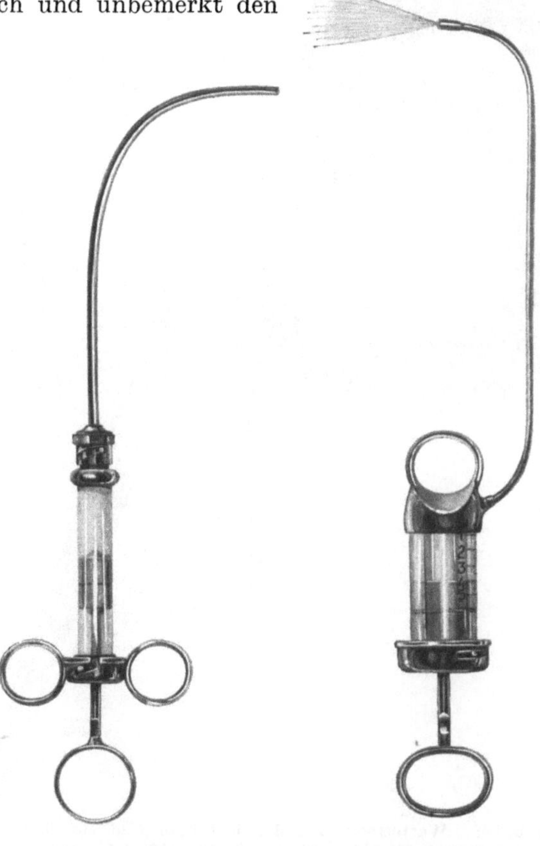

Abb. 306. Kehlkopfspritze.

Abb. 307. Kehlkopfzerstäuber.

Man soll die Pinselungen methodisch und sanft, die Hand in Schreibfederhaltung, aus führen, nicht wahllos im Halse herumwischen, und zu Anfang stets den Kehlkopfspiegel benutzen, damit man die Hauptstellen genau und schonend trifft. Wenn auch die wirksamen Anästhetika heute in großer Reinheit dargestellt werden und die Ersatzmittel wenig giftig sind, so soll man doch sparsam sein und mit dem kleinsten Quantum auszukommen suchen. Bei Kindern wendet man Kokain, Adrenalin und ihre Ersatzmittel wenn überhaupt, dann nur in allerkleinsten Mengen an und bevorzugt die Chloroformnarkose, die von ihnen stets gut vertragen wird. Lokale Anämisierungs- oder Betäubungsmittel neben der Narkose sind selten nötig. Mehrmals haben wir beobachtet, daß schon nach sehr geringem Suprareninverbrauch bei Kindern Vergiftungserscheinungen auftraten.

Die Reflexerregbarkeit stellt sich auch nach der sorgfältigsten Anästhesierung meist bald wieder ein, manchesmal schon nach 10 Minuten, weshalb man keine Zeit verlieren soll, und wenn der Eingriff länger dauert, eine erneute Betäubung mit etwas stärkeren Lösungen vornehmen muß.

Die Eingriffe selbst geschehen mit fester Hand und mit wohlberechneter Kraft, womöglich am frühen Vormittag und bei leerem Magen. Einfühlung in die Psyche des Kranken, allmähliches zartes Vorgehen unter guter Anästhesie, in entscheidenden Momenten energischer Zuspruch ersparen arzneiliche Beruhigungsmittel und manche Wiederholung, doch soll die Narkose auch dann schon Verwendung finden, wenn gewisse Anzeichen im Verhalten des Kranken darauf schließen lassen, daß die Ausführung der Tracheo-Bronchoskopie auf unüberwindliche psychische Widerstände treffen wird.

Instrumentarium. Für die einfache direkte Kehlkopfuntersuchung, die man zur Prüfung der Reflexe und zur Orientierung über die anatomischen Verhältnisse (Stand des Kehldeckels, Dicke der Zungenmuskulatur usw.) stets der Bronchoskopie vorausschicken soll, genügt bei Erwachsenen ein Rinnen- oder Flachspatel nach BRÜNINGS, an dessen Stelle bei Kindern der Röhren- oder Kastenspatel tritt (s. Abb. 310 u. 311).

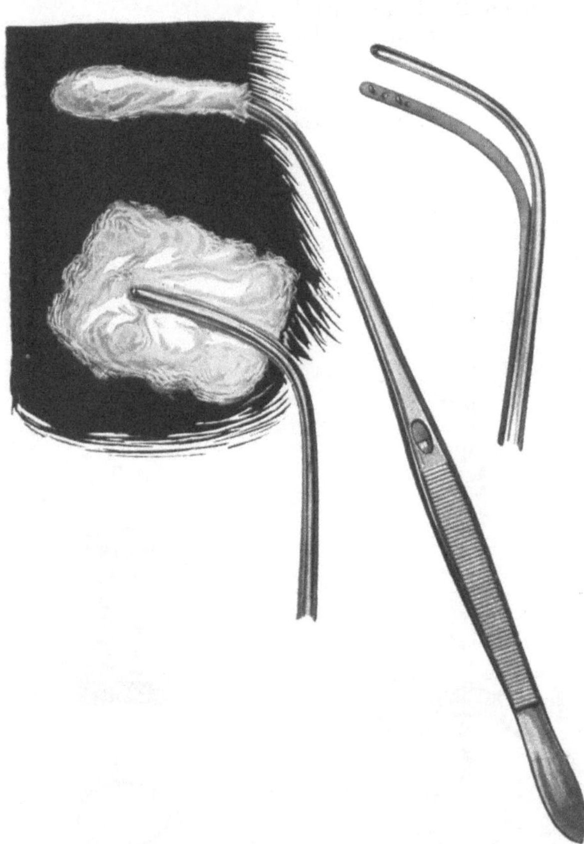

Abb. 308. Watteträger für den Kehlkopf und Rachen. Die Watte kann nicht abgleiten, das Instrument nicht abbrechen.

Mit diesen Instrumenten wird bei wenig nach hinten geneigtem Kopfe der Zungengrund gefaßt und die Zunge in der Mittellinie mit zunehmendem Druck nach unten und vorne gedrängt. Je schmäler der Spatel, um so tiefer läßt er sich in die seitlich ausweichende Muskulatur drücken, um so besser ist der Einblick. Man erkennt dabei der Reihe nach zunächst den Kehldeckel, dann die Arygegend, Teile der aryepiglottischen Falten und den hinteren Ansatz der Stimmlippen. Das schnabelförmige, leicht nach unten gebogene Spatelende muß am Zungen*grunde* dicht vor der Epiglottis anfassen, wobei sich der Kehldeckel aufrichtet und etwas nach vorne neigt. Der ringsum geschlossene, zu einer Röhre geformte Spatel hat den Vorteil, daß der Blick nicht durch Zähne, Lippen oder Haare abgelenkt wird und nach seiner Einführung die Untersuchung auch bei zusammengepreßtem Munde stattfinden kann. Denselben Vorteil bietet der Kastenspatel für Kinder, an dem überdies ein seitlicher Spalt so angebracht ist, daß geeignete Instrumente von rechts her eingeführt und ohne weiteres zu Eingriffen verwendet werden können.

Für die Bronchoskopie nahm KILLIAN anstatt des kurzen KIRSTEINschen Spatels zunächst ein langes Ösophaguskoprohr. Es zeigte sich aber bald, daß kurze Röhren bessere Übersicht gewähren und leichter den Widerstand des Zungenmassivs überwinden als lange. Die für das kurze Rohr nötige Verlängerung wurde durch BRÜNINGS mittels gleitender, durchsteckbaren Röhren ermöglicht (s. Abb. 312). Das Ende dieser Röhren ist schnabelartig gestaltet, der Schnabel überwindet den Widerstand der Glottis (Arytänoidgelenke! Konstriktoren) leichter als ein rundes Rohr und gleitet besser über den Bifurkationssporn hinweg (Abb. 331).

Die **Beleuchtung** geschieht durch das BRÜNINGsche Elektroskop, bei dem Instrumentarium von ROBERTS mittels kleiner, am Schnabelende der Röhren eingelassener Lämpchen.

Als Lichtquelle dient für den Brünings eine Glühbirne mit Dreifadenbrenner. Die Lichtstrahlen werden mittels einer Plankonvexlinse nahezu parallel gemacht und gegen einen flachen, schräg gestellten und nach Bedarf weiter verstellbaren Spiegel geworfen, der sie ins Innere des Rohres reflektiert. Durch einen Spalt im Spiegel kann man den Gang der Lichtstrahlen kontrollieren. Die Beleuchtungsvorrichtung läßt sich sowohl in der Längsrichtung des Rohres nach oben ausziehen als auch horizontal beiseiteschwenken, wodurch Raum geschaffen wird, um Instrumente einzuführen oder die gleitenden Innenrohre auszuwechseln (Abb. 316).

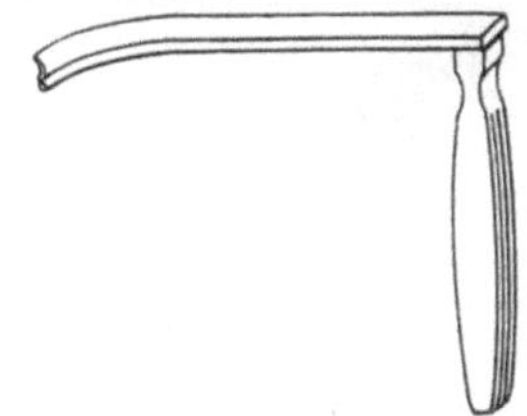

Abb. 309. Universalspatel von KIRSTEIN.

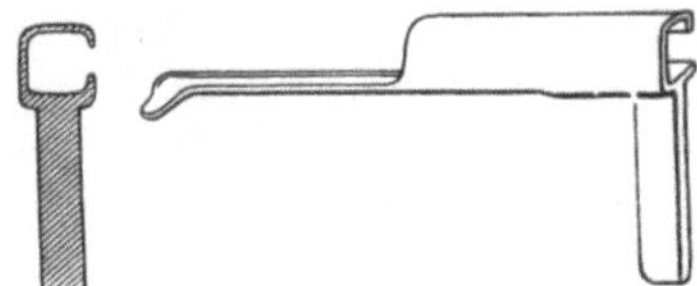

Abb. 310. Kastenspatel für Kinder nach BRÜNINGS.

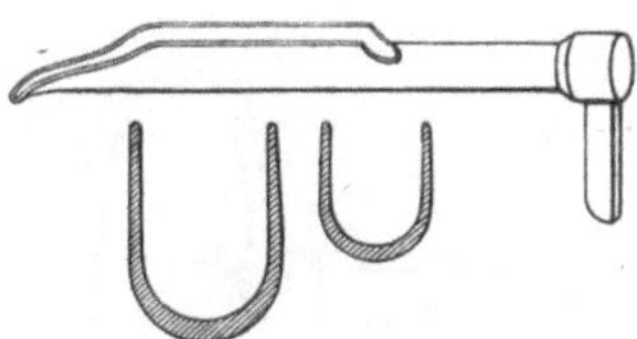

Abb. 311. Autoskopierspatel nach BRÜNINGS.

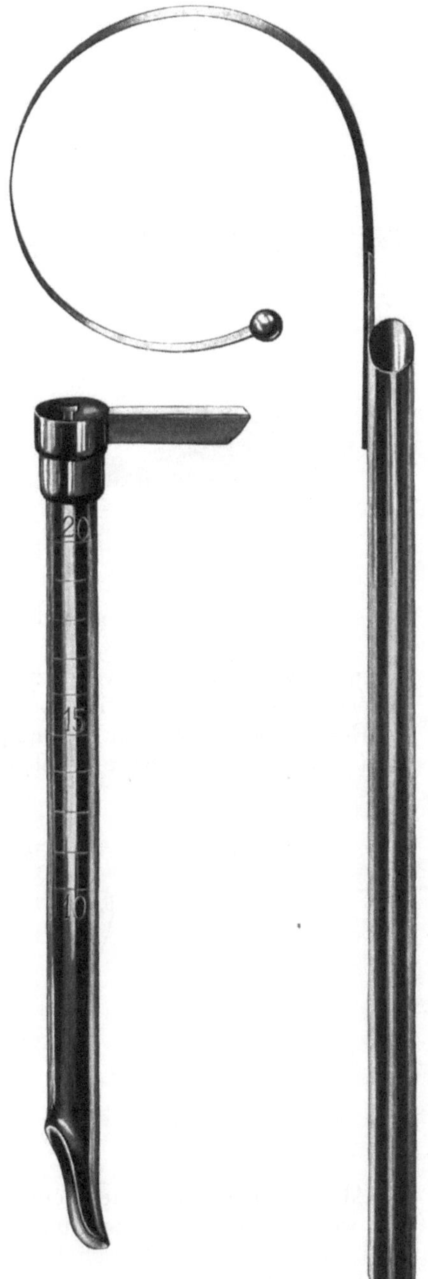

Abb. 312. Verlängerbares Doppelrohr nach BRÜNINGS.

Gegenüber diesem vorzüglichen Beleuchtungsapparat hat bei der Bronchoskopie die Innenbeleuchtung durch kleinste, an dünnen Stäben ins Rohr eingeführte Lämpchen den Nachteil, daß sie sich bei der Berührung mit Sekreten trüben. Ihr großer Vorzug liegt dagegen in der guten Beleuchtung tiefer gelegener Teile und in der Befreiung des Rohres von der Beleuchtungsvorrichtung,

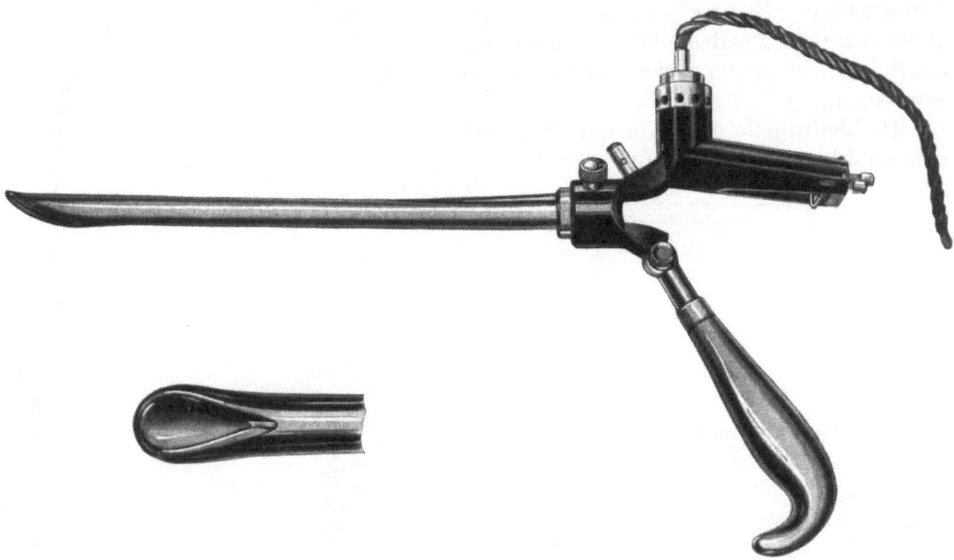

Abb. 313. Ösophago-Bronchoskop nach HASLINGER. Schlittenförmiges Zusatzrohr.

wodurch wir in die Lage versetzt werden, sofort nach Einstellung eines Fremdkörpers das zur Extraktion bestimmte Instrument einzuführen.

Ein Rheostat sorgt für die entsprechende Stromstärke, Erdschluß vermeidet man durch Gummi- oder Linoleumunterlagen.

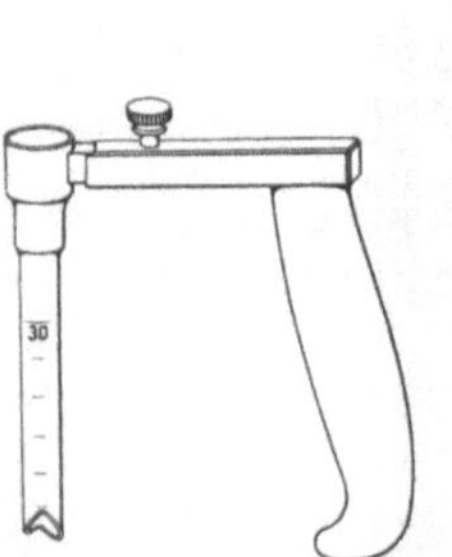

Abb. 314. Rohrgriff nach BRÜNINGS.

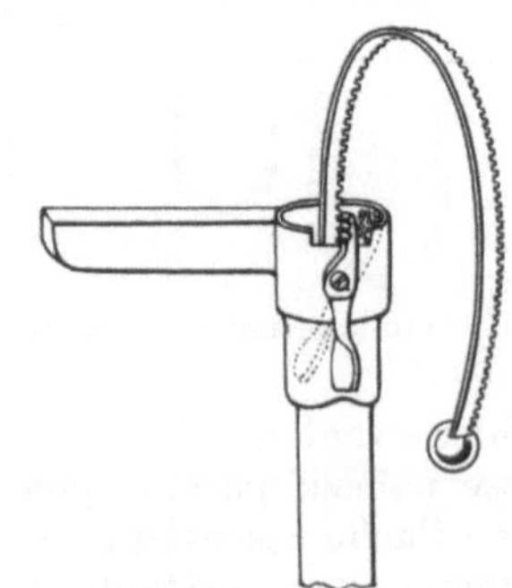

Abb. 315. Fixierhebel zum Bronchoskoprohr nach BRÜNINGS.

Als Raum für die Untersuchung dient ein nicht zu kleines Zimmer, das sich mit wenig Mühe verdunkeln und mit einem Griff an den Lichtschalter erhellen läßt. Vorhänge und Personal funktionieren nicht immer wunschgemäß. Man verdunkle den Raum soweit, daß man seine Instrumente und das Gesicht des Patienten eben noch übersieht, lasse eine schwache blaue Lampe hinter seinem Rücken brennen und stelle einen zuverlässigen Helfer an die Deckenbeleuchtung, die mit voller Helligkeit erstrahlt, sobald Gefahr im Verzug ist. (Notwendigkeit der Tracheotomie, Störung in der Beleuchtung oder im Instrumentarium, Kollaps u. a.)

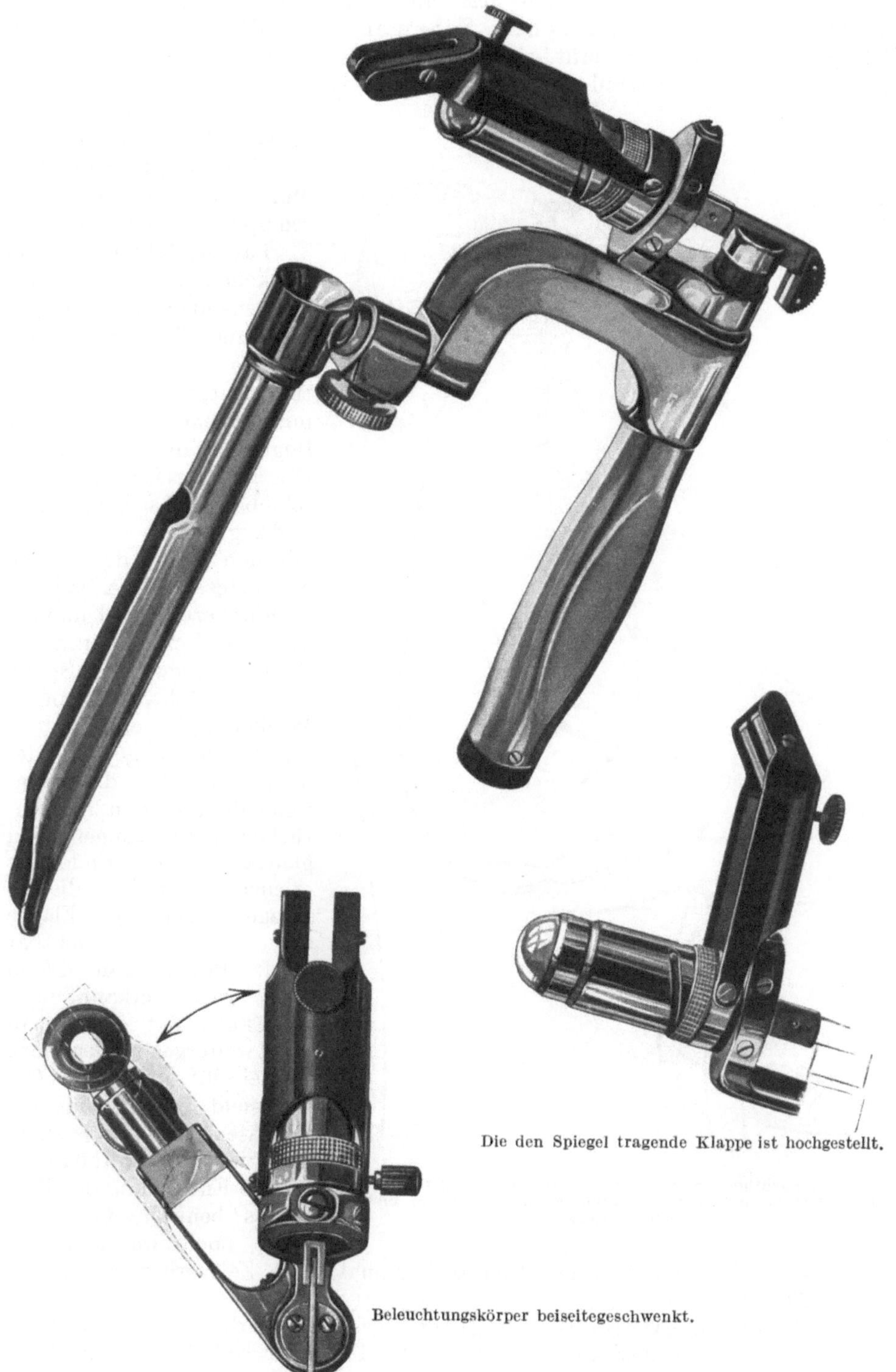

Die den Spiegel tragende Klappe ist hochgestellt.

Beleuchtungskörper beiseitegeschwenkt.

Der gut anästhesierte Patient sitzt mit leicht nach vorne geneigtem Oberkörper auf dem BRÜNINGSschen Schemel (Abb. 317). Alle beengenden Kleidungsstücke sind entfernt. Ein Assistent stellt sich hinterm Schemel auf, gibt acht, daß das Sitzteil des Patienten nicht nach vorne rutscht und bringt Kopf und Oberkörper in die jeweils günstigste Stellung. Im Notfalle kommt man ohne Assistenz aus. Nun schaltet man den Strom ein.

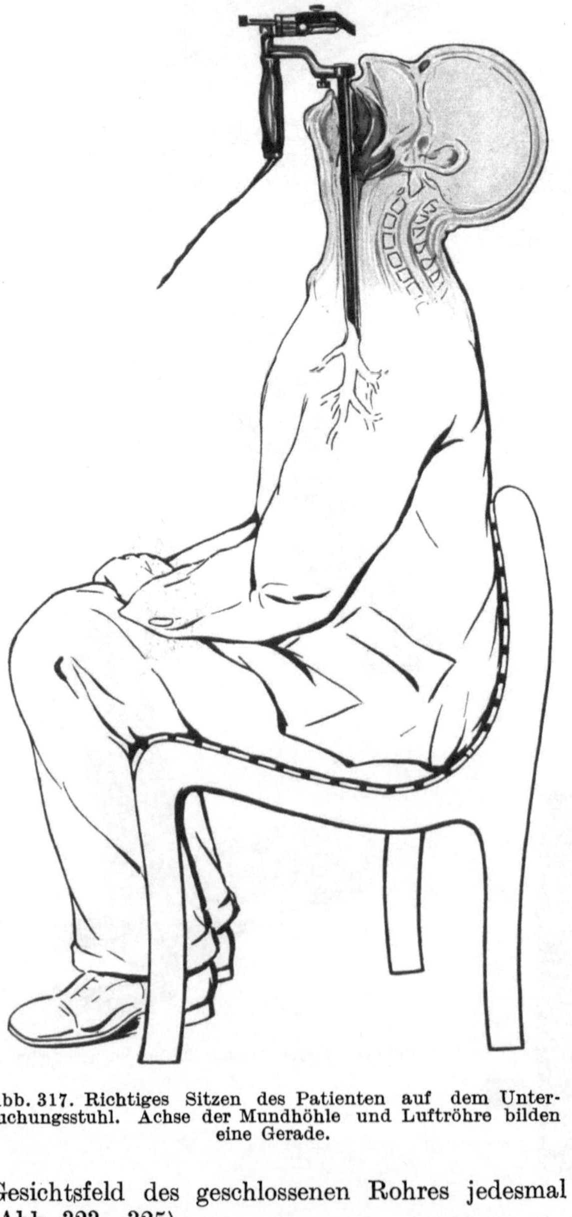

Abb. 317. Richtiges Sitzen des Patienten auf dem Untersuchungsstuhl. Achse der Mundhöhle und Luftröhre bilden eine Gerade.

Patient faßt mit einem trockenen Läppchen seine Zungenspitze zwischen Daumen und Zeigefinger (Abbildung 319) und hält sie ruhig fest, während der Arzt mit seinem eigenen Zeigefinger der linken Hand die Oberlippe des Kranken hochschiebt, dort sich aufstützt und zugleich seinen Daumen auf den Rand der oberen Schneidezähne legt. Dadurch verhütet er die Einklemmung der Oberlippe, schützt die Zähne und bewegt den Spatel bzw. das Rohr, das nun im Winkel zwischen Daumen und Zeigefinger genau in der Mittellinie über die Zahnschneide und den Zungenrücken an den Zungengrund gleitet, wo am Ende des erleuchteten Rohres die der Zunge zugekehrte Fläche des Kehldeckels sichtbar wird. Bevor man diesen nicht genau erkannt und eingestellt hat, darf man nicht weitergehen. Der offene Spatel gibt ein größeres Gesichtsfeld frei als das geschlossene Rohr, weshalb man ihn zur Vorübung für die Einstellung der Epiglottis benutzt, um diese dann auch im kleineren Gesichtsfeld des geschlossenen Rohres jedesmal ohne Zeitverlust zu finden (Abb. 323—325).

Die Überschreitung der Epiglottis geschieht in der Weise, daß wir — stets unter Leitung des Auges — das Rohr über den Kehldeckelrand etwas hinausschieben, den Griff des Elektroskops anheben und den ganzen Kehldeckel nach vorne drängen, bis die Arygegend sichtbar wird. Keinesfalls darf man in dieser Phase der Einführung die Arygegend zu weit überschreiten, weil man sonst

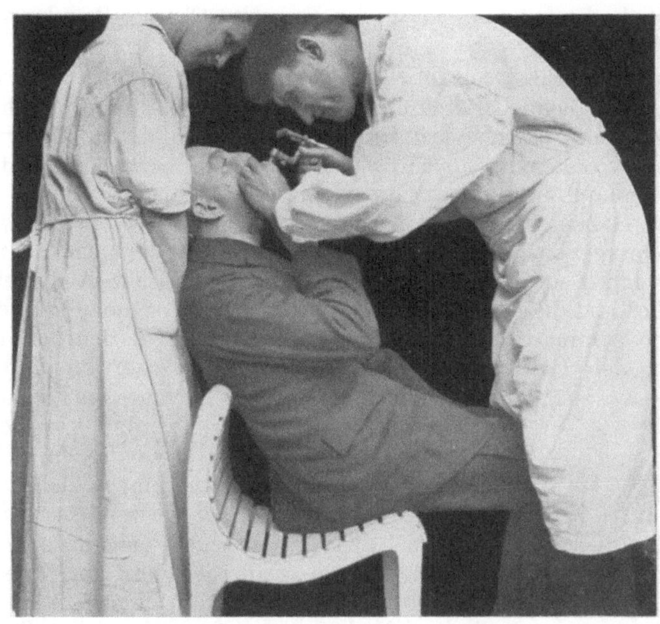

Abb. 318. Falsche Haltung des Patienten.

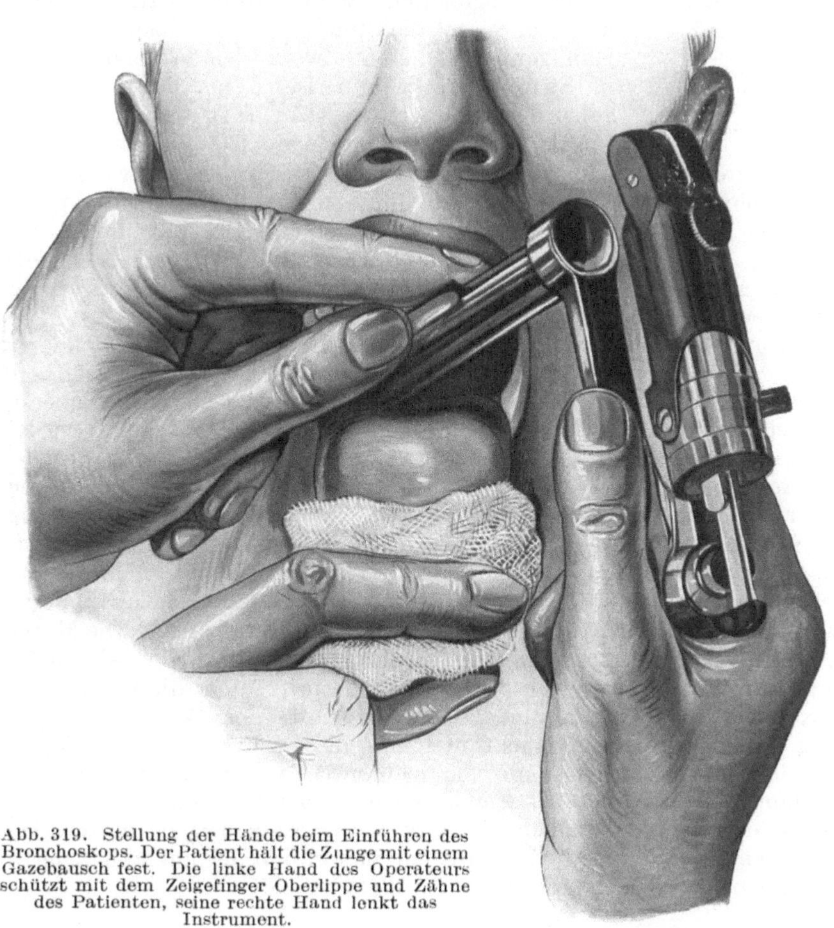

Abb. 319. Stellung der Hände beim Einführen des Bronchoskops. Der Patient hält die Zunge mit einem Gazebausch fest. Die linke Hand des Operateurs schützt mit dem Zeigefinger Oberlippe und Zähne des Patienten, seine rechte Hand lenkt das Instrument.

in den Hypopharynx gerät, wo jede weitere Orientierung aufhört. Man läßt mit Vorteil den Patienten beim Überschreiten des Kehldeckels dauernd phonieren. Dadurch sammelt man einerseits die Gedanken des durch die Untersuchung meist verwirrten Kranken in einer bestimmten Aufgabe, andererseits führt das Spiel der Kehlkopfmuskeln auf die richtige Fährte und behütet uns vor falschen Wegen. Haben wir den rechten Weg verfehlt, so bleibt nichts übrig, als die Untersuchung von neuem zu beginnen. Wenige Versuche an mageren langhalsigen älteren Leuten genügen, um jedesmal sogleich Kehldeckel und Glottis einzustellen und diese zweite wichtige Phase der Untersuchung zu erlernen.

Hat man die symmetrische Bewegung der Aryknorpel deutlich gesehen, dann hebt man den Griff des Tracheoskops noch stärker an und drückt den Kehldeckel an seiner laryngealen Fläche immer weiter nach vorne. Dabei werden vor der Kehlkopfhinterwand auch die Taschenlippen, selten die vordere Kommissur der Stimmlippen sichtbar. Will man diese einstellen, so verwendet man einen schmäleren Spatel, der sich tiefer in das Muskelmassiv der Zunge einprägen läßt und die Glottis der Länge nach noch mehr zu dehnen erlaubt, oder bedient sich des von außen wirkenden BRÜNINGSschen Gegendrückers (Abb. 322 u. 333).

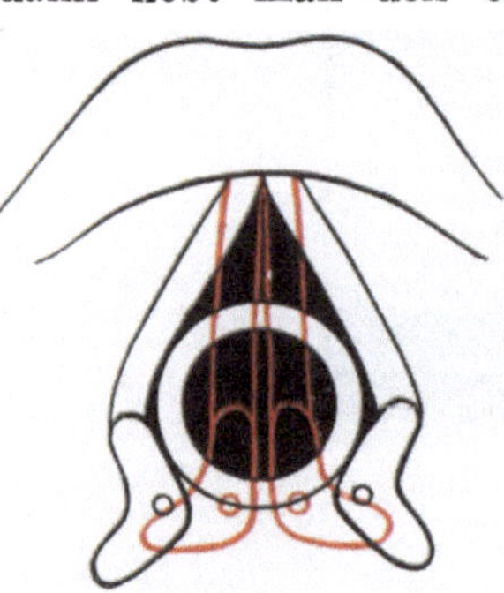

Abb. 320. Ausweichen der Aryknorpel um zwei Achsen (Sattelgelenk) beim Einführen des Bronchoskops. Ausgangsstellung rot.

Der subglottische Raum wird sichtbar, wenn man mit dem Spatel die Stimmlippen auseinanderdrängt. Man muß zu diesem Zweck den Widerstand der in Sattelgelenken ruhenden, seitlich verschiebbaren Aryknorpel mit ihren zarten Muskeln überwinden (Abb. 320). Dieser Widerstand ist nicht groß. Es genügt meist ein geringer Druck des nur wenig vorgeschobenen Rohres oder Spatels auf den hinteren Ansatz der Stimmlippen, um die Passage frei zu machen. Durch Schrägstellung des eingeführten Instrumentes und Neigung des Patientenkopfes zur Seite kann man auch die unter den Stimmlippen gelegenen Teile besichtigen und mit dem Spray oder wenigen Tropfen einer 10%igen Kokainlösung treffen.

Unter Leitung des Auges führen wir nun einen schlanken mit 10%igem Kokain nicht ganz bis zur Sättigung getränkten Wattepinsel durch die geöffnete Glottis bis zur Bifurkation. Die Entfernung derselben von der oberen Zahnreihe beträgt beim Erwachsenen etwa 25 cm (s. Abb. 326) und ist an dem Watteträger markiert. Damit kein Reflexhusten auftritt, der zur Herausnahme unseres in den Kehlkopf eingeführten Instrumentes zwingt, bringen wir mit einer abgebogenen Kehlkopfspritze einen feinen Sprühregen von 2%igem Pantokain-Suprarenin beim Einatmen unter die Stimmlippen. BRÜNINGS hat eine Spritze für die Anästhesierung der Tracheal- und Bronchialschleimhaut angegeben, die mit einem Wattetupfer versehen ist. Auf Druck fließt das Kokain in die Watte, wird hier verbraucht und aus dem Spritzenreservoir ergänzt. Die Menge der verwendeten Flüssigkeit kann an einer Skala abgelesen werden (s. Abb. 327). In jedem Augenblick soll man sich auch ohne Meßspritze über die bereits verbrauchte Kokain- bzw. Adrenalinmenge Rechenschaft geben können.

Von der Bifurkation aus braucht man nur die Spritze oder den Tupfer ein wenig nach rechts zu drehen, um in den rechten Hauptbronchus zu kommen. Der linke Hauptbronchus ist stärker abgebogen. Um ihn zu erreichen, lassen wir den Kopf des zu Untersuchenden stark nach rechts neigen, führen den Wattepinsel vom rechten Mundwinkel aus ein, nähern ihn der linken Trachealwand und schieben ihn behutsam vor.

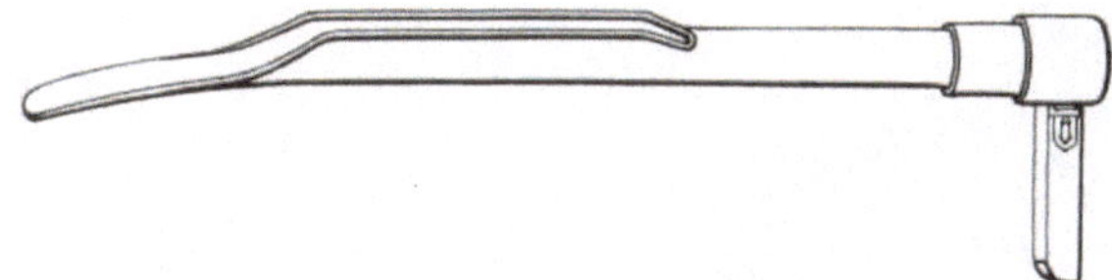

Abb. 321. Spatelrohr nach BRÜNINGS, dessen Schnabelende in die Trachea geschoben wird und dort vermöge seiner Krümmung von selbst festhaftet.

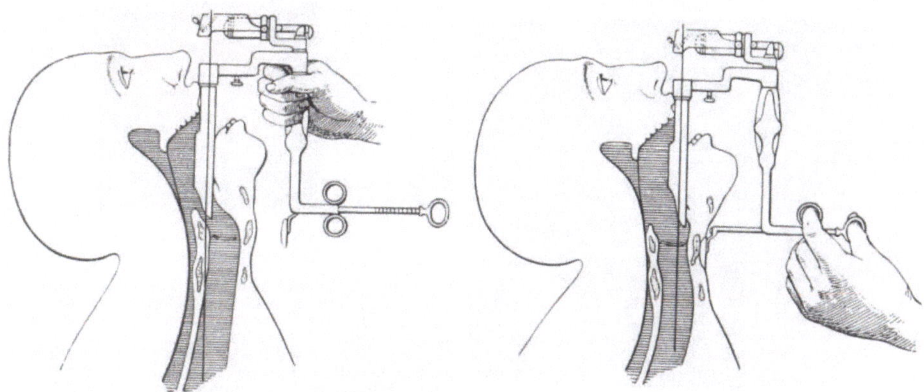

Abb. 322. Wirkungsweise des Gegendrückers nach BRÜNINGS.

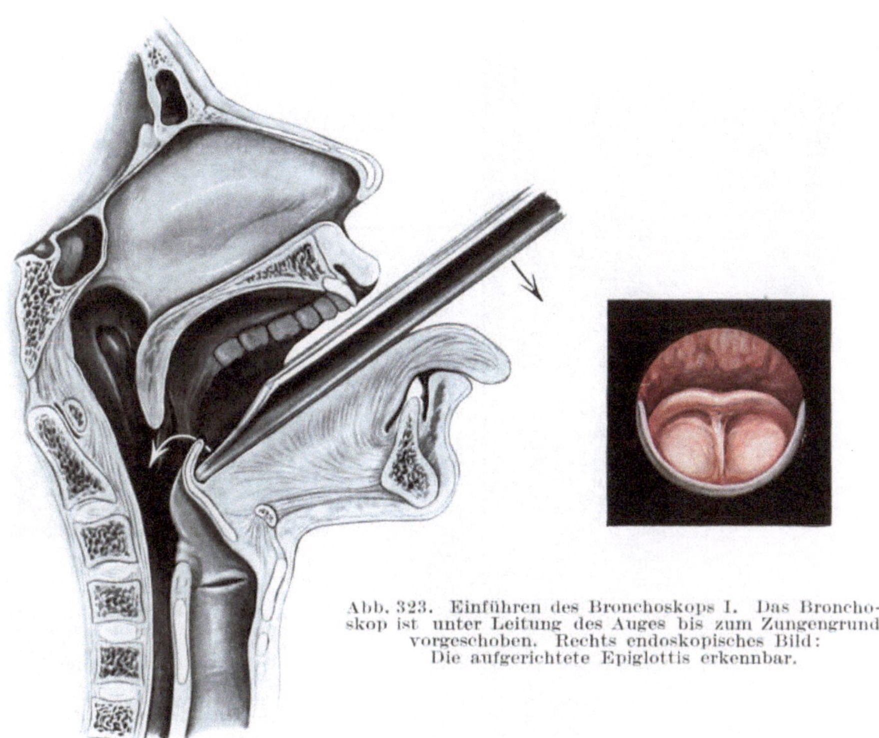

Abb. 323. Einführen des Bronchoskops I. Das Bronchoskop ist unter Leitung des Auges bis zum Zungengrund vorgeschoben. Rechts endoskopisches Bild: Die aufgerichtete Epiglottis erkennbar.

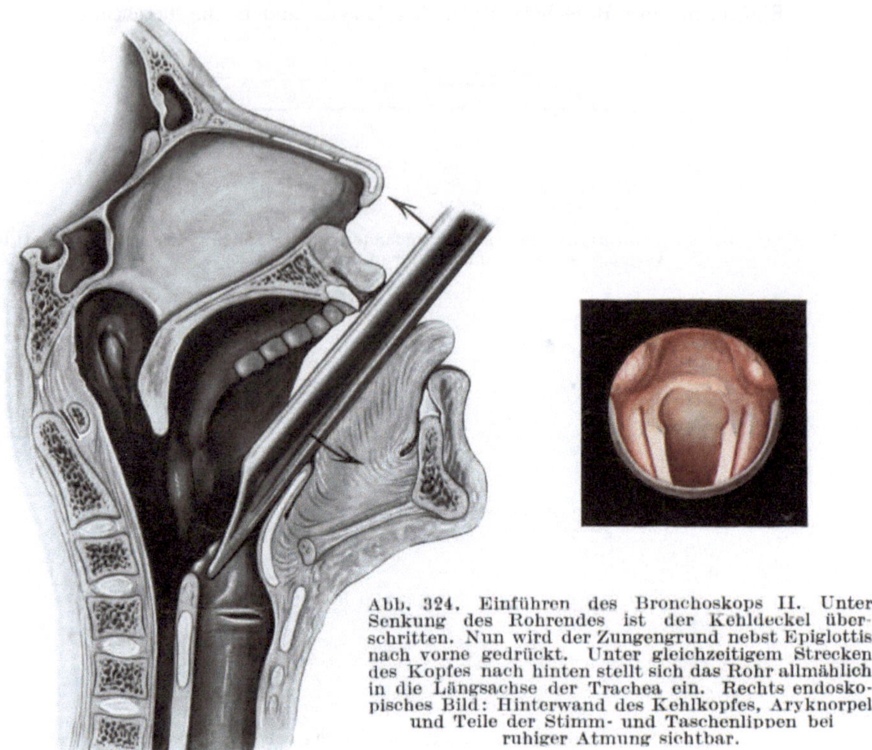

Abb. 324. Einführen des Bronchoskops II. Unter Senkung des Rohrendes ist der Kehldeckel überschritten. Nun wird der Zungengrund nebst Epiglottis nach vorne gedrückt. Unter gleichzeitigem Strecken des Kopfes nach hinten stellt sich das Rohr allmählich in die Längsachse der Trachea ein. Rechts endoskopisches Bild: Hinterwand des Kehlkopfes, Aryknorpel und Teile der Stimm- und Taschenlippen bei ruhiger Atmung sichtbar.

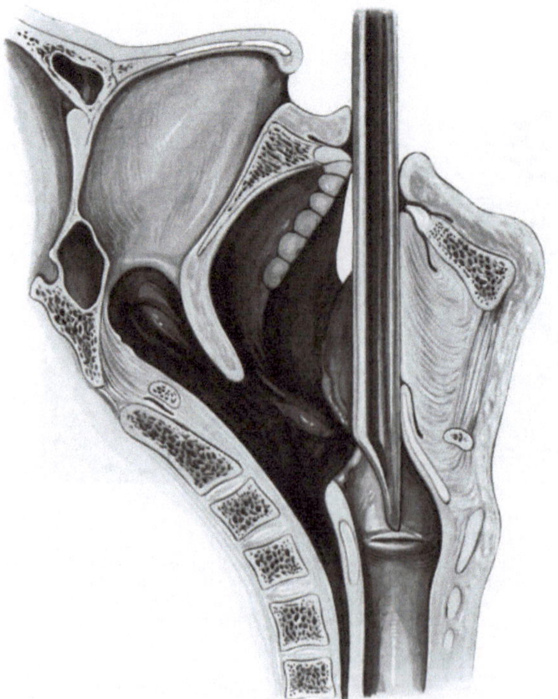

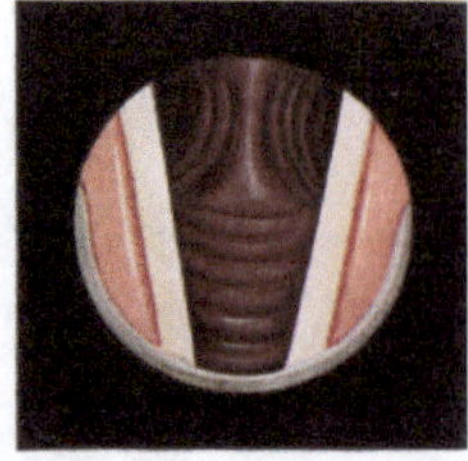

Abb. 325. Einführen des Bronchoskops III. Der Kopf hat die richtige Haltung. Das Instrument steht genau in der Verlängerung der Luftröhre. Rechts endoskopisches Bild: Zwischen den geöffneten Stimmlippen die Luftröhre und die Bifurkation.

Hier sind einige anatomische Hinweise erforderlich. Die in der Höhe des 4.—5. Brustwirbels liegende Bifurkation teilt unter normalen Verhältnissen die Luftröhre in zwei seitlich abgehende Äste, die Hauptbronchien, deren Richtung und Verlauf individuellen Schwankungen unterworfen ist. Bei schlanken Menschen mit langem Thorax weicht der rechte Hauptbronchus nur wenig von der Richtung der Luftröhre ab, bei kurzem Brustkorb ist die Abweichung etwas stärker. Der linke Hauptbronchus ist immer schärfer abgebogen, er ist auch im Verhältnis von 78,4 : 100 enger als der rechte (s. Abb. 326).

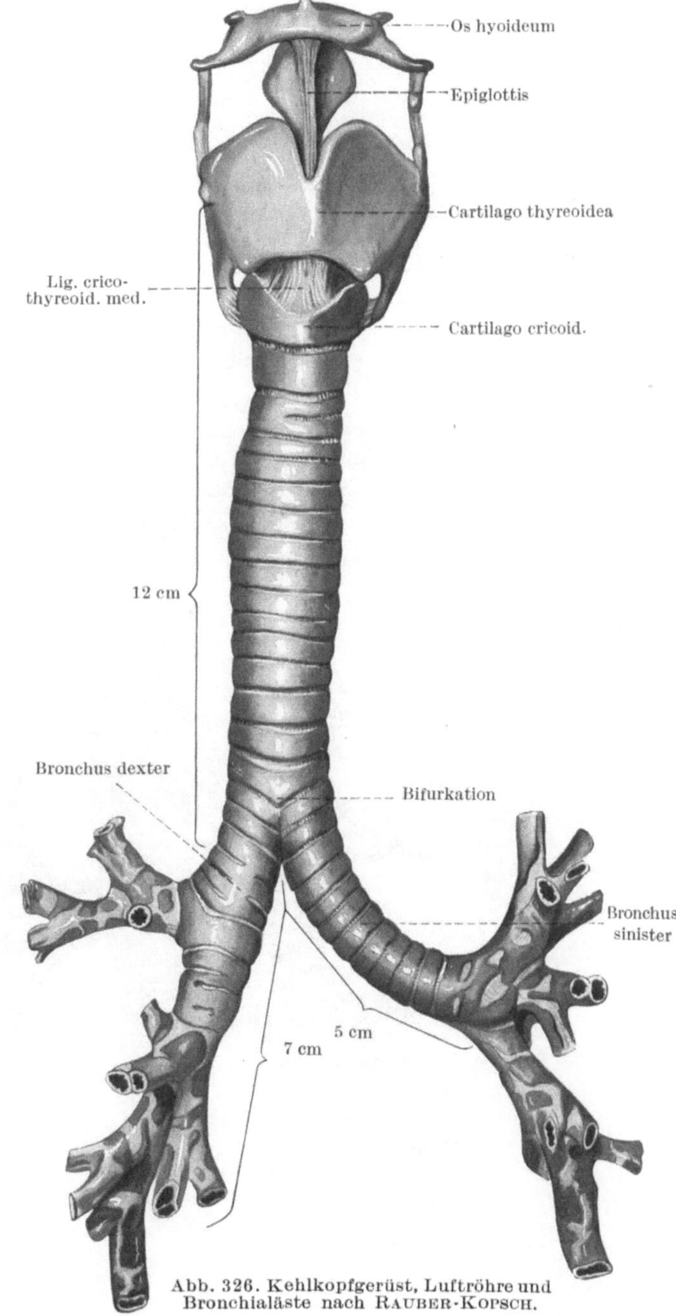

Abb. 326. Kehlkopfgerüst, Luftröhre und Bronchialäste nach RAUBER-KOPSCH.

Von den Hauptbronchien gehen die Oberlappenbronchien in fast horizontaler Richtung ab, der Abgang des rechten liegt höher als die Abzweigung des linken. Vom rechten Oberlappen- oder Stammbronchus zweigt nach vorne der Mittellappenbronchus ab, ein weiterer Teil des Stammbronchus erstreckt sich in den Unterlappen.

Ein linker Mittellappenbronchus ist nicht vorhanden. Die fast gestreckt verlaufenden Unterlappenbronchien lösen sich nach vorne und hinten bis zur Lungenbasis in zahlreiche feinere Endäste auf.

Die Wandung der Luftröhre und der Bronchien ist elastisch und erlaubt eine gewisse Dehnung. Die regelmäßig angeordneten knorpligen Trachealringe gehen in den Bronchien in unregelmäßige Knorpelplatten über, die in den

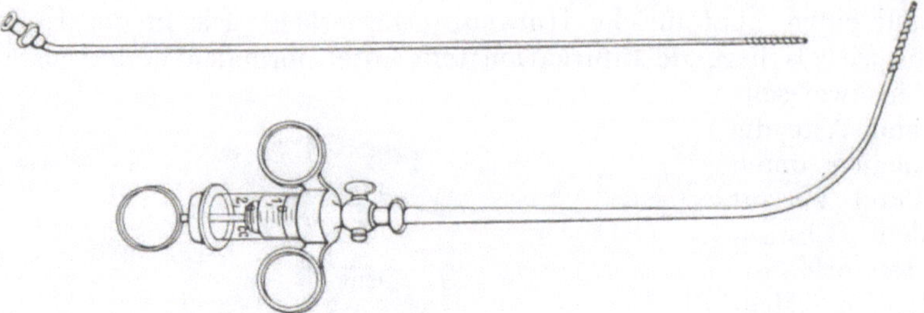

Abb. 327. Pinselspritze nach BRÜNINGS mit geradem und gekrümmtem Ansatz.

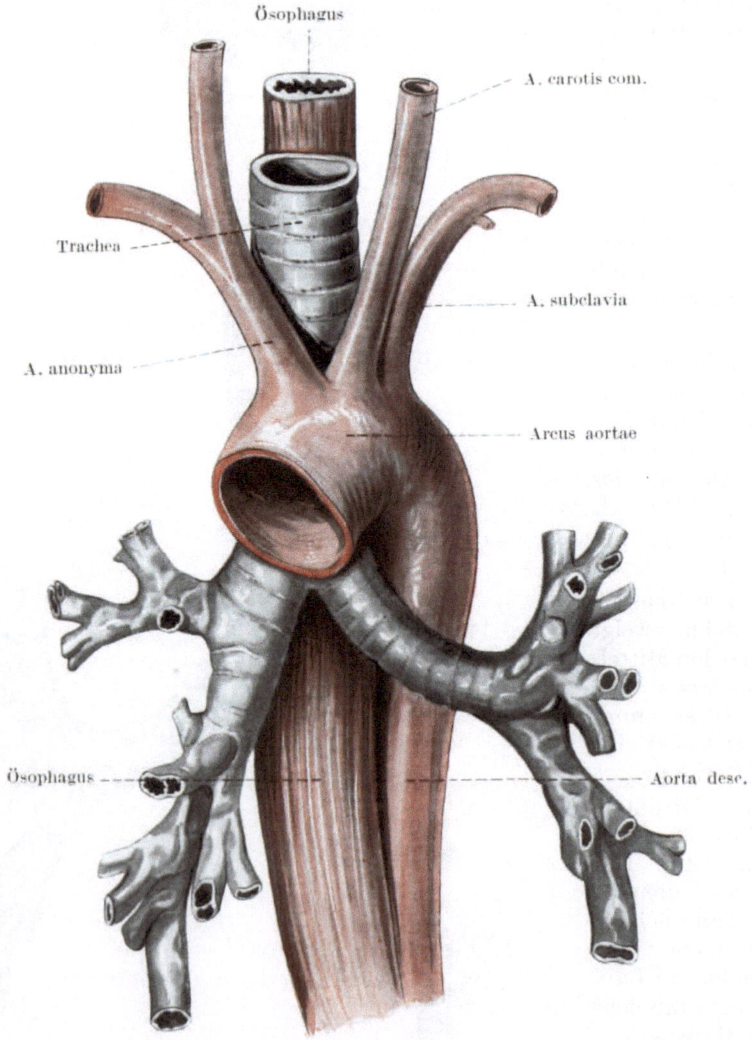

Abb. 328. Stellung der Aorta zum Tracheobronchialrohr und zum Ösophagus.

tiefsten Ästen ganz verschwinden. Der membranöse Verschluß der Luftröhre liegt hinten und berührt sich mit der Speiseröhre, der Aortenbogen reitet auf dem linken Hauptbronchus und drängt meist die Bifurkation nach rechts, deren Sporn mitgehend ebenfalls der rechten Trachealwand genähert ist. Bei Aortenaneurysmen mahnen diese anatomischen Verhältnisse zu besonderer

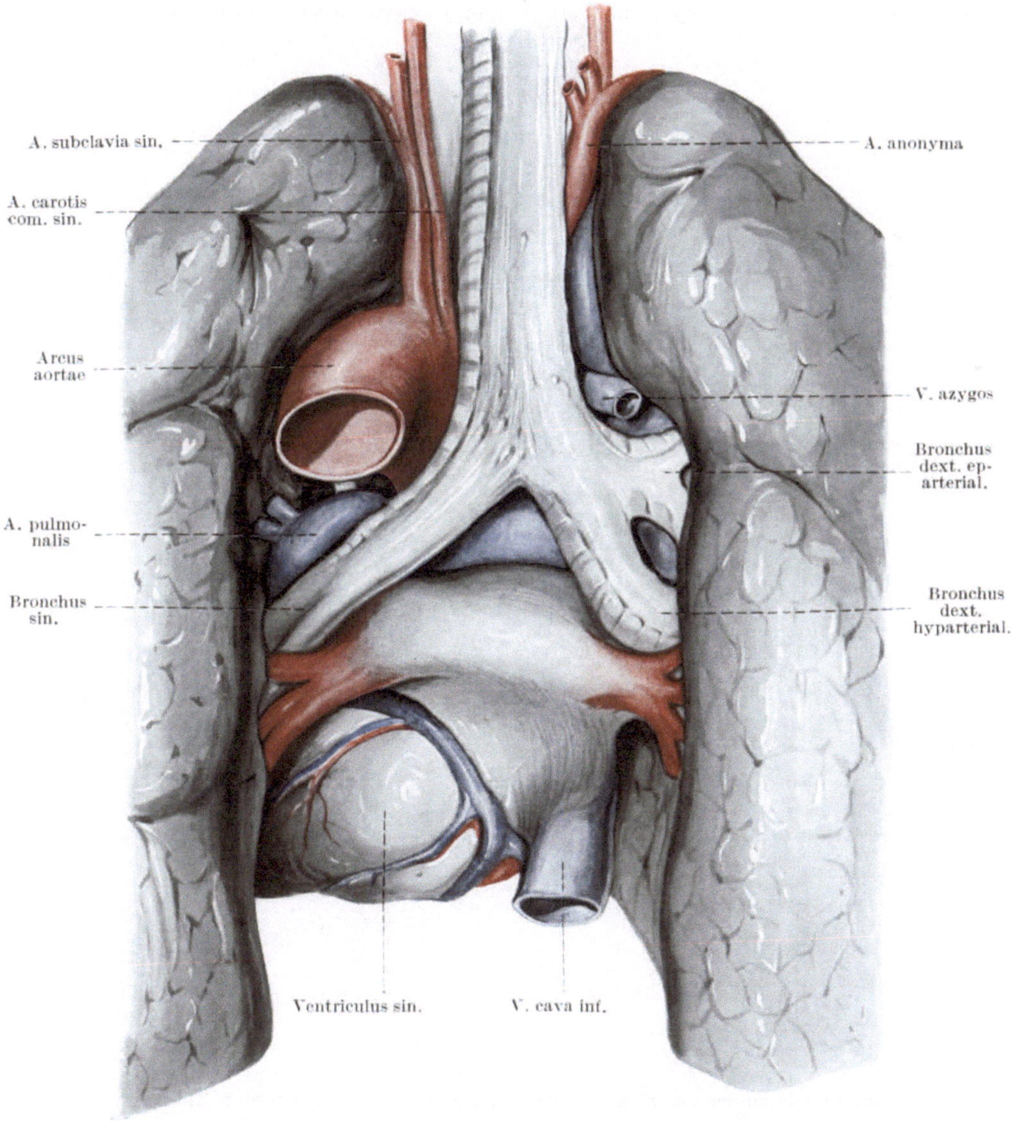

Abb. 329. Lungenwurzel von hinten freigelegt nach RAUBER-KOPSCH. Der bindegewebige Teil der Luftröhre und der Hauptbronchien sichtbar. Lagebeziehungen der großen Gefäße und des Herzens zum Tracheobronchialbaum.

Vorsicht. So können kleine knopfartige, zwischen den Trachealringen sitzende Ausbuchtungen der Aorta (Trachealhernien) bei der Bronchoskopie einreißen und eine tödliche Blutung zur Folge haben.

Bezüglich der Länge der Rohre sind wir jeder Sorge enthoben, seitdem BRÜNINGS die einsteckbaren Hilfsrohre erdacht hat, mit denen man jede beliebige Länge herstellen kann.

Für den Umfang des Rohres ist das Alter und der thorakale Habitus des zu Untersuchenden maßgebend.

Wie wählen zunächst nach dem Alter des Kranken und unserem Augenmaß ein Spatelrohr und versuchen, dieses durch die Glottis einzuführen. Gelingt die Einführung, dann eignet sich auch das dazugehörige Einsatzrohr für die

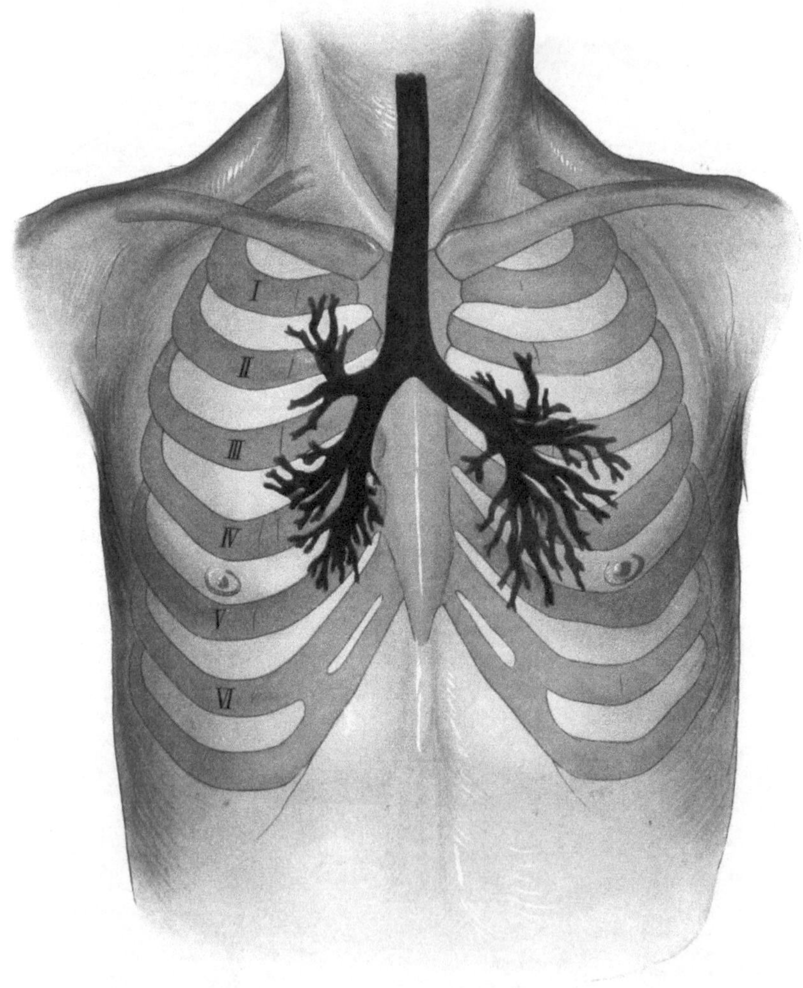

Abb. 330. Projektion der Luftröhre und deren gröberen Äste auf die vordere Thoraxwand.

Tracheo-Bronchoskopie, sofern nicht besondere anatomische Hindernisse (Stenosen usw.) vorliegen.

BRÜNINGS hat seine Rohre dem Lebensalter entsprechend geeicht und folgende Tabelle aufgestellt:

Rohr Nr.	1 (7 mm)	für das	1.— 3. Lebensalter
„	„ $1^{1}/_{2}$ ($7^{3}/_{4}$ mm)	vom	3.— 5. „
„	„ 2 ($8^{1}/_{2}$ mm)	„	4.— 9. „
„	„ 3 (10 mm)	„	8.—14. „
„	„ 4 (12 mm)	für die	übrigen Lebensalter.

Die Übergänge sind bei Jugendlichen je nach dem Stadium der Entwicklung fließend, auch in späteren Lebensaltern sind wir außerhalb dieser schematischen Anordnung auf Augenmaß und Erfahrung angewiesen. Im allgemeinen soll man wegen der besseren Übersicht bei Kindern größere Kaliber wählen als der Tabelle entspricht, bei Erwachsenen kleinere. Man halte aber stets die nächst kleinere bzw. größere bereit und nehme nie die größere Nummer, wenn bei der zuerst gewählten die Wandwiderstände schon bedeutend sind.

Zur Ausführung der Tracheo-Bronchoskopie bedarf man außer dem auf seine Tauglichkeit geprüften Rohre und seinem angemessenen Einschiebsel verschiedener Hilfsmittel.

1. Einer Anzahl langer mit Watte umwickelter gerader Stieltupfer, um das durch Schleim usw. getrübte Gesichtsfeld freizumachen.

2. Einer **Saugpumpe** mit Saugrohren, um größere Sekret- oder Blutmengen rasch nach außen zu befördern.

3. Verschiedener Zangen zum Fassen der Fremdkörper.

Für die Stieltupfer verwenden wir stets langfaserige fettfreie sterile Watte, die von wohl desinfizierten Händen auf die Schraubgänge und Querriefen der Sonde derart aufgedreht wird, daß sie nicht abgleiten kann und den Sondenknopf stets überragt.

Die meisten Kliniken besitzen neben der Druckluft automatisch wirkende Saugapparate, die den Handpumpen bei weitem vorzuziehen sind. An meinen Saugrohren ist in der Höhe der haltenden Finger ein Loch angebracht, das ventilartig verschlossen werden kann. Damit läßt sich der Saugakt jederzeit sofort unterbrechen.

Zur Reinigung des Spiegels am Elektroskop oder der Mignonlampen lege man trockene und nasse (physiologische Kochsalzlösung) Gazestückchen bereit.

Des weiteren brauchen wir als Gleitmittel für die Rohre und Zangen Paraffin. In das Rohr gelangte Paraffin- oder Wassertröpfchen müssen sorgfältig ausgetupft werden, weil sie durch Lichtreflexe die Übersicht stören und den Blick ablenken.

Alle Instrumente werden vorher ausgekocht und getrocknet, das Brüningssche Elektroskop mit Seifenspiritus abgewaschen, Rohre und Zangen eingeölt, hierauf das entsprechende Rohr aufgesteckt, die Lichtleitung eingeschaltet, dann durch die über dem Glühlämpchen befindliche, durch Schraubendrehung verstellbare Plankonvexlinse die Lichtstrahlen parallel gemacht.

Durch seitliche Verschiebung des Spiegelträgers ermittelt man die Stellung, in der die Strahlenbündel genau das Rohr treffen. Das Optimum der Strahlung erscheint auf einer senkrecht vorgehaltenen Fläche als scharf umrissene Sternfigur. Der weitere Gang der Strahlen wird vom Spiegel bestimmt, der mittels einer Stellschraube in die Lage gebracht wird, bei der die größte Fülle der Lichtstrahlen sich im Rohr vereinigt. Die Einschaltung bzw. Unterbrechung des Lichtes geschieht mit dem Daumen der das Elektroskop haltenden Hand an einem leicht beweglichen Hebel (Abb. 316, S. 293).

Die ganze sinnreiche Beleuchtungsvorrichtung muß jederzeit in Bereitschaft sein. Sie darf uns im Augenblick der Not nicht im Stiche lassen, weshalb wir sie wiederholt überprüfen und vor ihrem Gebrauch mit neuen Birnen versehen, von denen wir eine erprobte Anzahl von gleicher Größe bereithalten.

Für dyspnoische Zustände ist Sauerstoff nicht zu entbehren. Stets müssen in einer besonderen Schale die zur Tracheotomie nötigen sterilen Instrumente zur Stelle sein. Auch die Narkose soll jederzeit eingeleitet werden können, was ein weiterer Grund dafür ist, jede Bronchoskopie möglichst bei leerem Magen vorzunehmen.

Wenn auch der Bronchialbaum sich in bezug auf Dehnung viel gefallen läßt, so wende man doch nicht mehr Kraft an als unbedingt nötig ist, und verlasse sich mehr auf sein lebendiges Materialempfinden als auf die tote Mechanik.

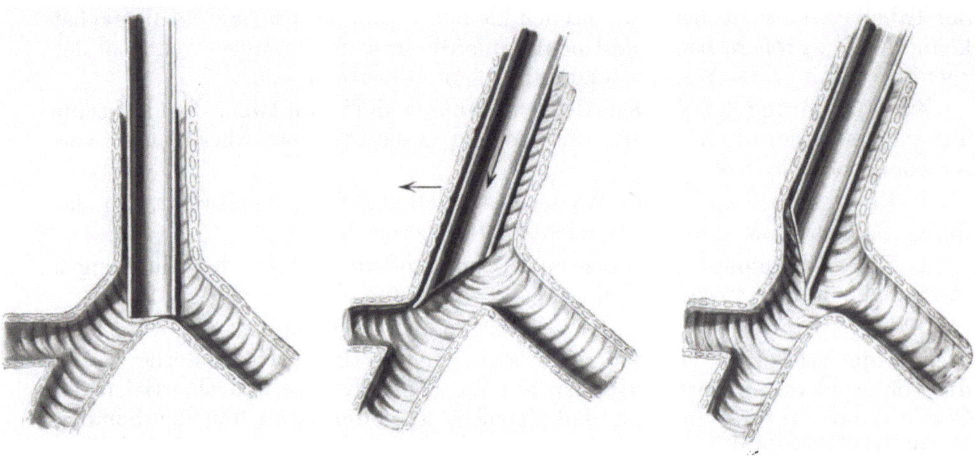

Abb. 331.

Das nicht abgeschrägte Rohr bleibt an der Bifurkation haften. Das abgeschrägte Rohr richtig eingeführt. Falsche Drehung des Schnabels.

Zähne, Tonsillen, Nase und Nasenrachenraum reinige man vorher so gut es geht.

Die Prüfung der Gesamtpersönlichkeit sowohl in körperlicher als psychischer Hinsicht bewahrt uns vor mancher Überraschung und gibt Fingerzeige für das

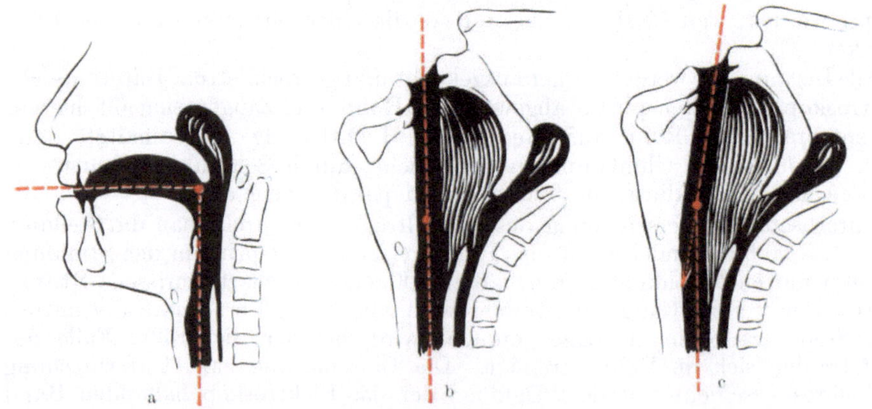

Abb. 332a—c. a Kopf in natürlicher Stellung geradeaus gerichtet. Mund- und Luftröhrenachse bilden einen rechten Winkel. b Kopf richtig nach hinten gestreckt. Mund- und Luftröhrenachse bilden eine gerade Linie. c Kopf überstreckt.

Maß dessen, was wir dem Kranken zumuten können. Wenn man noch so feinfühlig und geschickt zu Werke geht, so bleibt doch die obere Tracheo-Bronchoskopie auch für den toleranten und physisch geeigneten Menschen eine Zumutung.

Haben wir uns glücklich in die Glottis hineingetastet, so hört man ein scharfes hohles Atemgeräusch, wie bei der Eröffnung der Luftröhre durch

Einschnitt von außen. Beim Vorschieben des Rohres in die Tiefe muß der Kopf des Kranken allmählich nach hinten gestreckt werden (Abb. 332a—c), damit das Rohr sich genau in die Achse der Luftröhre einstellt. Unterläßt man diese wichtige Bewegung, dann wird das Schnabelende des Rohres durch den Druck des Zungenmassives an die hintere Trachealwand gepreßt, die Luft kann nicht mehr passieren, Patient bekommt Atemnot, wird unruhig und entledigt sich auf irgendeine Weise des eingeführten Rohres.

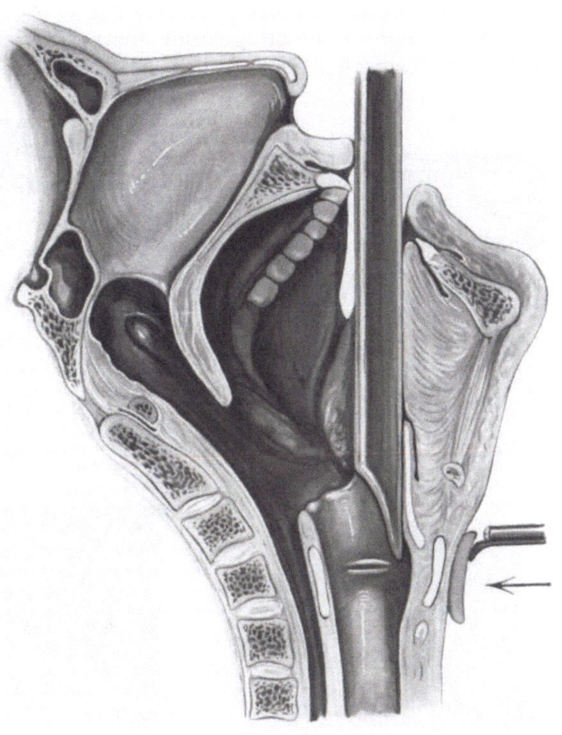

Abb. 333. Einführen des Bronchoskops IV. Wirkung des Gegendrückers: Einstellung der vorderen Kehlkopfkommissur. Bifurkation in toto sichtbar.

Haben wir auch diese Klippe umschifft, dann bietet die Tieferführung des Rohres keine weiteren Schwierigkeiten mehr. Nun kann man schon durch „Modellierung" der Wirbelsäule, durch Beugung, Drehung und Streckung derselben nach verschiedenen Richtungen einen völlig freien Überblick über das ganze Trachealrohr, die Bifurkation und die Hauptbronchien gewinnen (Abb. 333 u. 334). Will man tiefer in den rechten Bronchus hineinsehen, läßt man den Kopf nach der linken Seite neigen oder führt das Rohr in den linken Mundwinkel hinüber.

Zum tieferen Vordringen legt man nun ein gut geöltes und angewärmtes Ergänzungsrohr in der Weise ein, daß man die Handlampe nach links ausschwenkt, das Einschiebsel mit nach rechts gerichteter Feder in das Hauptrohr steckt, dieses dann etwas zurückzieht und die Lampe wieder in die Beleuchtungslage bringt. Die rechte Hand hält die Feder des Ergänzungsrohres, die linke dirigiert das Hauptrohr. Das Innenrohr wird nun an der Stahlfeder mit der rechten Hand bis zur gewünschten Stelle vorgeschoben und die Feder durch einen Hebel am Hauptrohr festgeklemmt.

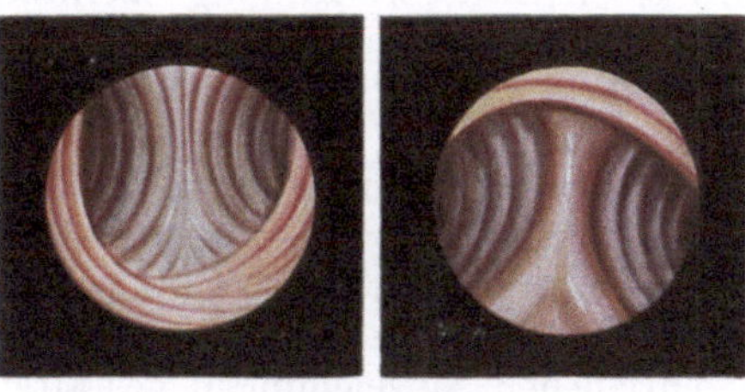

Abb. 334. Endoskopische Bilder von der Bifurkation.

Zur Einstellung des rechten Oberlappenbronchus läßt man das Rohr am Kiele der Bifurkation vorbei (Abb. 331) $1-1^1/_2$ cm in den Hauptbronchus hineingleiten und drängt es gegen die rechte Seitenwand. Dabei springt meist schon die Wurzel des Oberlappenbronchus stufenartig vor. Den Mittellappenbronchus findet man, wenn das Rohr stark an die Vorderwand gepreßt wird. Kann man ihn so nicht finden, so geht man zunächst tiefer in den Stammbronchus hinein und drückt beim langsamen Zurückgehen das Rohr fest gegen die Vorderwand, deren Knorpelringe dabei der Reihe nach durchgeblättert werden, bis die Abgangstelle des Bronchus sich als eine aus dem gleichmäßigen Ringbild herausfallende Stufe verrät.

In die Nebenbronchien gelangt man vom Stammbronchus aus mit Hilfe von kurzen konischen Innenrohren (Brünings), mit denen man die einzelnen

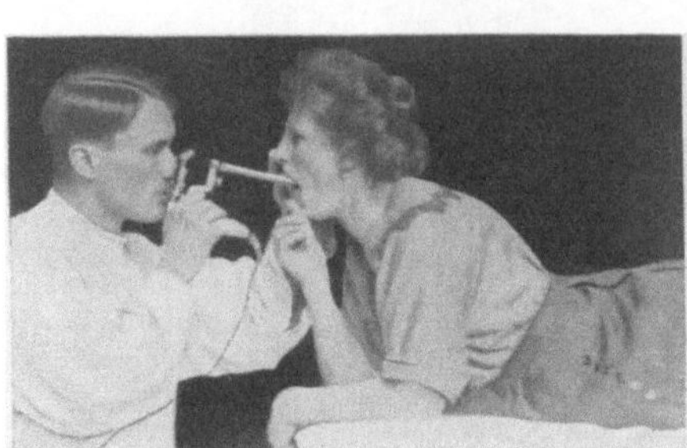

Abb. 335. Untersuchung in Bauchlage.

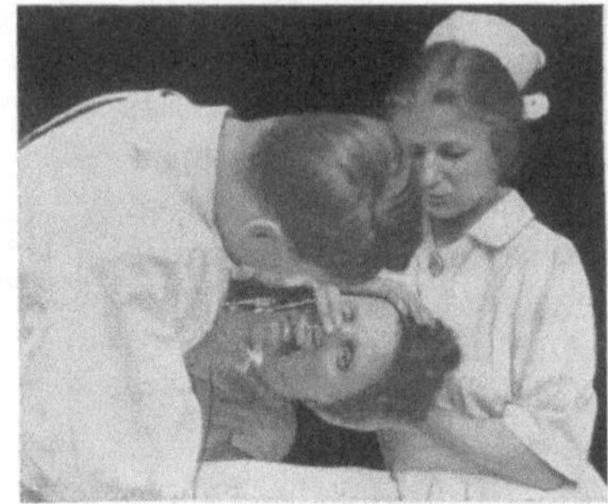

Abb. 336. Untersuchung in linker Seitenlage.

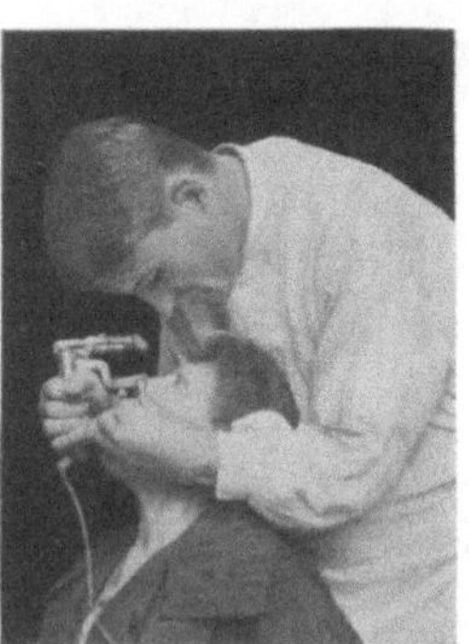

Abb. 337. Untersucher steht hinter der sitzenden Patientin.

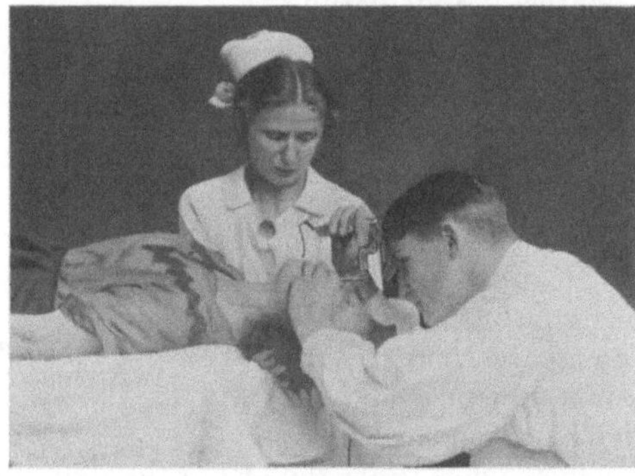

Abb. 338. Untersuchung in Rückenlage.

Bronchien niederer Ordnung ebenfalls durch Verdrängung und beim „Durchblättern" zu Gesicht bekommt.

Sind auf diese Weise rechts alle erreichbaren Bronchialverzweigungen durchsucht und will man das gleiche Spiel links wiederholen, dann läßt man das Hauptrohr liegen und zieht an der Uhrfeder das Innenrohr bis zur Bifurkation zurück, verstellt bei nach rechts geneigtem Patientenkopf das Hauptrohr so weit, daß man den engeren linken Hauptbronchus gut übersehen kann, und führt das Innenrohr in diesen hinein. Wegen der Nähe des Aortenbogens und der oben beschriebenen Abweichungen gestaltet sich die linksseitige Untersuchung etwas schwieriger als rechts. Die für die rechte Seite geschilderte Technik ist links, weil der Mittellappenbronchus fehlt und der Oberlappenbronchus tiefer abgeht als rechts, nicht so leicht, aber doch in gleicher Weise nur mit stärkerem Verdrängungsdruck durchzuführen. Durch sinngemäße Stellung der Wirbelsäule wird die Aufsuchung der Bronchialäste wesentlich erleichtert. Meist führt die sitzende Stellung zum Ziele, bei der auch die nötigen Formänderungen der Wirbelsäule, die Hebung und Senkung des Schultergürtels, am besten vorgenommen werden können.

Die Untersuchung in Rückenlage bei frei schwebendem Kopfe eignet sich besonders für die Fälle, welche von vornherein die Allgemeinnarkose erfordern oder wenn die Eingriffe voraussichtlich von längerer Dauer sind. Haltung und Führung der Instrumente muß der Körperlage angepaßt werden (Abb. 293—338).

Auch in der Rückenlage ist die linke Hand auf den Schutz der Oberlippe und der Zähne bedacht und lenkt das Rohr. Die Einführung des Tracheoskops erfolgt in gleicher Weise wie am Sitzenden mit der rechten Hand, der Druck auf den Spatel geschieht von unten nach oben. Der Kopf darf bei der Einführung nicht zu stark zurückfallen, erst später, wenn der Kehldeckel und die Arygegend erscheinen, lenkt der Assistent den Kopf nach hinten. Der Untersucher läßt sich nach Einführung des Rohres auf einem in der Höhe verstellbaren Schemel nieder und arbeitet in einer Stellung, die gute Übersicht und eine gewisse Bequemlichkeit erlaubt.

Die Untersuchung in linker Seitenlage oder in Bauchlage hat den Vorteil vor der Rückenlage, daß man die Instrumente in gleicher Weise handhaben kann wie am Sitzenden. Die Nachteile überwiegen diesen Vorteil (s. Abb. 335 u. 336). Im übrigen muß die Untersuchungs- bzw. Operationsstellung und -lage der Neigung und Übung jedes einzelnen überlassen werden.

Fremdkörper in der Trachea und im Bronchialbaum. Ursachen. Fremdkörper gelangen in die tieferen Luftwege dadurch, daß bei der Inspiration der den Glottisschluß herbeiführende lebenswichtige Reflexmechanismus nicht oder ungenügend wirkt. Der zwischen Speise- und Luftröhre eingeschaltete „Weichensteller" ist unachtsam oder erschrickt und wirft den Hebel nicht rechtzeitig herum. Die Glottis schließt sich zu spät, der Luftstrom reißt den Fremdkörper in die offene Luftröhre mit, dieser fliegt durch seine Schwere und den Inspirationsstrom getrieben in die Tiefe und klemmt sich je nach seiner Größe und je nach der Haltung des Oberkörpers in dem nach unten enger werdenden Röhrensystem ein. Im Schlaf, in der Narkose oder bei Bewußtlosigkeit aus anderen Ursachen (Trunkenheit, Epilepsie, Blutverlusten, Ohnmachten) ist der Glottisreflex herabgesetzt oder aufgehoben. Kinder verschlucken sich leichter als Erwachsene, meistens handelt es sich um aufgeregte Wesen, oder auch um verträumtes Volk, das beim Essen seine Gedanken wo anders hat oder bei dem die Reflexe träge oder noch nicht genügend ausgebildet sind. Daher fällt fast die Hälfte aller Fremdkörper der Bronchien in die ersten 5 Lebensjahre. Bei Erwachsenen handelt es sich meist um gierige Schnellesser oder um Leute, die ihre kleinen Hilfswerkzeuge (Nadeln, Nägel usw.) im Munde zu halten pflegen und plötzlich erschreckt oder sonstwie abgelenkt werden. Manche Fremdkörper entgleiten der Hand des Zahnarztes. Andere Fremdkörper entstammen entweder direkt den oberen Luftwegen (Mund- und Nasenhöhle, Nasenrachenraum) oder indirekt dem Magen und der Speiseröhre (Brechakt). Fremdkörper oder Teile derselben können bei Verletzungen der Luftwege oder ihrer Nachbarschaft von außen in die Bronchien geraten, die direkte Einatmung von Insekten beim Laufen mit offenem Munde ist nicht selten.

Erscheinungen. Sofort nach der Invasion des fremden Gegenstandes erfolgt eine mehr oder weniger starke Reaktion. Zuerst ein heftiger Hustenreiz, der in seiner Stärke so lange anhält, als der Fremdkörper sich in der Nähe der Bifurkation befindet und noch im Atemstrom beweglich ist. Setzt er sich fest, so kann der Husten aufhören. Bei Störungen des Sensoriums ist der Hustenreflex schwach oder fehlt.

Die Atemnot hängt ab von der Größe und vom Sitze des Eindringlings. Je weiter dieser in die Verzweigung des Bronchialbaumes hinabsteigt, um so geringer ist im allgemeinen die Atembehinderung, doch kann auch ein größerer

Fremdkörper wenig Beschwerden machen, wenn eine seitliche Ritze noch Luft zwischen Bronchialwand und Fremdkörper durchläßt (Pfeifgeräusche!). Fremdkörper, die im Beginn einer Einatmungsphase mitgerissen werden, sind im allgemeinen gefährlicher, als wenn sie in der Mitte oder am Ende derselben in die tieferen Luftwege gelangen. Es befindet sich nach der Ausatmung an und für sich weniger Luft in der Lunge, der Patient wird schneller dyspnoisch; zudem ist die Saugkraft der einströmenden Luft im Beginn eines Inspiriums größer, der Fremdkörper fliegt mit stärkerer Gewalt in die Tiefe.

Fremdkörper, die locker bleiben, aber von der sich reflektorisch schließenden Glottis in der Trachea zurückgehalten werden und nun zwischen Bronchus und

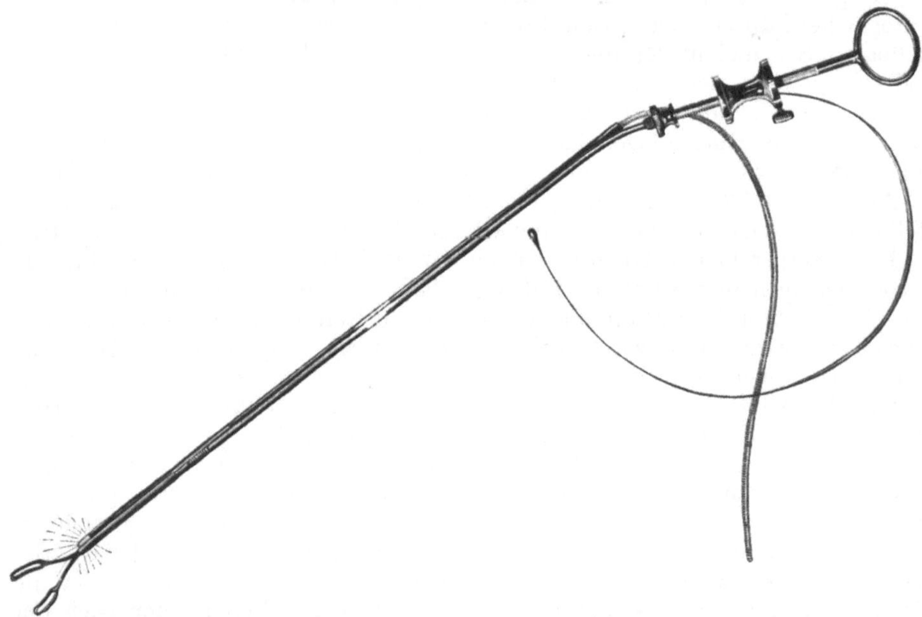

Abb. 339. Bronchoskopiezange mit Beleuchtungsvorrichtung und Verstellschiene nach BRÜNINGS.

Glottis mit eigenartigem hohlem Geräusch — sog. „Floppen" — auf- und abtanzen, verursachen eine intermittierende Atemnot. Verstopfung beider Hauptbronchien bedeutet den Tod, ein Hauptbronchus kann dagegen völlig abgeschlossen werden, ohne daß mehr als eine vorübergehende Atemnot empfunden wird, vorausgesetzt, daß die Lunge der anderen Seite funktioniert. Die völlige Verlegung des rechten Hauptbronchus allein wird aus naheliegenden Gründen schwerer überwunden als die völlige Verstopfung des linken. Bei der Atmung bleibt die befallene Thoraxseite zurück.

Harte und spitze Fremdkörper machen Schmerzen meist hinter der Sternalgegend und haben bisweilen blutigen Auswurf zur Folge.

Fieber, Eiterauswurf beobachtet man im weiteren Verlauf, wenn sekundäre Veränderungen aufgetreten sind.

Nicht selten fehlt jedes Symptom.

Da bei der Atmung der Exspirationsdruck wesentlich stärker ist als der des Inspiriums und in den Bronchialbaum eingedrungene Gegenstände durch die Hustenstöße aus einem engeren in einen weiteren Röhrenquerschnitt getrieben werden, sind die Aussichten für die reaktive Ausstoßung der Eindringlinge relativ günstig. Ungünstig ist dagegen in den tieferen Bronchialabschnitten die exspiratorische Verengerung und inspiratorische Erweiterung der Bronchien, wodurch Fremdkörper bei der Einatmung angesogen, bei der Ausatmung festgeklemmt und so in die Tiefe geschoben werden können.

Sekundäre Veränderungen. Der aseptische und im ganzen festsitzende Fremdkörper kann einheilen. Zunächst ruft er eine regionäre Gewebsreaktion ohne nachweisbare Erscheinungen hervor. Ist er klein, womöglich metallisch und gleich im Beginn der Einatmungsphase durch die Wucht der Inspiration fest ins Gewebe geraten, so bildet sich blandes Granulationsgewebe und die bindegewebige Abkapselung beschließt den günstigen Verlauf.

Wenn der Fremdkörper über lufthaltigem Gewebe der Schleimhaut mehr oder weniger dicht anliegt, reagiert diese mit stärkerer Sekretion. Letztere im Bunde mit der Flimmertätigkeit der Epithelien vermag nun den eingehüllten Gegenstand schlüpfrig zu machen und ihn nachträglich so zu lockern, daß ein Hustenstoß ihn fassen und herausschleudern kann. Bei fest aufsitzenden oder das Bronchiallumen durchbrechenden spitzen, kantigen, infizierten Fremdkörpern kommt es zur reaktiven eitrigen Entzündung, zu umschriebener Abszeßbildung mit Pneumonie, Pleuritis und Pleuraempyem.

Diagnose. Auf die Anamnese soll man sich nicht durchaus verlassen, man soll sie aber auch nicht ohne zwingenden Grund abtun. Die physikalische Thoraxuntersuchung läßt häufig im Stiche. Lange dauernder fetider Auswurf, für den sonst keine Ursache zu finden ist, legt bei einseitigen physikalischen Veränderungen immer den Verdacht eines älteren Fremdkörpers nahe. Bei frischen Fällen läßt sich die Diagnose häufig unschwer aus der Notlage des Kranken erkennen. Ist die Atemnot überwunden, so kann die Ausschaltung eines Lungenabschnittes von der Atmung den Sitz des Fremdkörpers verraten. Giemende, klappende, blasende Geräusche über einer sonst gesunden Lunge können ebenfalls die Zeichen eines Bronchialfremdkörpers sein. Die Röntgenuntersuchung sollte man in solchen Fällen nie unterlassen.

Im Zweifel, ob Ösophagus oder Bronchialbaum Sitz des röntgenologisch festgestellten Fremdkörpers ist, entscheidet unter Umständen der Lungenbefund.

Ein wertvolles diagnostisches Hilfsmittel ist die Durchleuchtung des Brustkorbes. Sie läßt Verdichtungen im Lungengewebe, dessen Verhalten bei der Atmung, die bronchoskopisch wichtigen Veränderungen am Herzen, den großen Gefäßen und Drüsen erkennen. Das Corpus alienum zeichnet sich in den meisten Fällen auf der Platte mehr oder weniger deutlich ab, je nach seiner Beschaffenheit und Lage. Ein Fremdkörper, der nach seiner Artung einen leidlichen Schatten geben müßte, kann durch den Schatten einer Rippe, des Herzens oder eines großen Gefäßes völlig unsichtbar werden. Befindet sich dagegen ein Fremdkörper bei der Durchleuchtung in einem Zwischenrippenraum, so braucht seine Dichtigkeit nur um weniges geringer als die Konsistenz des Lungengewebes zu sein und er wird auf der Röntgenplatte erkennbar. Gute Aufnahmetechnik ist zur Anfertigung scharfer Bilder durchaus erforderlich. Bei kleineren aspirierten Gegenständen kann es vorkommen, daß sich das Lungengewebe über ihnen aufbläht (Ventilstenose) und infolgedessen die befallene Seite im Röntgenbild heller erscheint als die freie. Man muß auch mit der Möglichkeit rechnen, daß der Fremdkörper seinen Platz wechselt, in einen anderen Bronchus gerät oder sich dreht oder in verdichtetem Gewebe eingebettet liegt.

Metallische Fremdkörper, einschließlich Aluminium, sind nach Form und Lage am deutlichsten zu erkennen. Knochen geben nur die Linien der Kompakta wieder, die Spongiosa ist meist unsichtbar. Stark ausgekochte Knochen verschwinden auf der Platte fast völlig. Ähnlich verhalten sich Holzteile.

Glassplitter geben durch ihren Bleigehalt einigen Schatten. Hülsenfrüchte und die ihnen verwandten Körper können nur bei ganz günstiger Lage oder im Zusammenhang mit anderen Verdichtungen des Lungengewebes erkannt werden.

Haben wir den vermuteten Fremdkörper im Bilde gefunden, so bezeichnen wir seinen vermutlichen Sitz auf der Brustwand. Unter Umständen leisten stereoskopische Aufnahmen wertvolle Dienste.

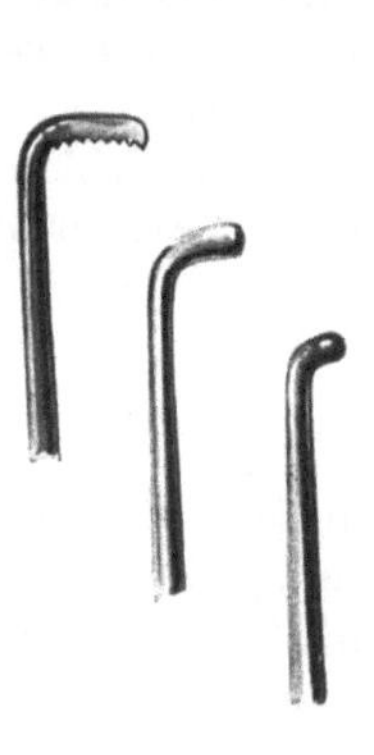

Abb. 340. Fremdkörperhäkchen für Luftröhre und Bronchien.

Im übrigen halte man sich bei Fällen, wo die klinischen Symptome, die Anamnese, der äußere Augenschein für einen Fremdkörper im Bronchialbaum sprechen, nicht bei schwer deutbaren Röntgenbildern auf, sondern nehme sogleich die Bronchoskopie vor.

Da etwa $^4/_5$ aller Fremdkörper in den rechten Hauptbronchus gelangen und in seinen Verzweigungen verschwinden, so suchen wir zuerst ihn und seine Äste ab. Bei frischen Fällen ist die Bronchialschleimhaut unverändert, es sind keine Schwellungen da, es blutet nicht, der Fremdkörper hebt sich bei guter Beleuchtung von seiner gleichmäßig gefärbten Umgebung deutlich ab. Beherrscht man das normale bronchoskopische Bild und versteht beim vorsichtigen Auf- und Abgehen in den Hauptstämmen die einzelnen Abschnitte am Bronchoskop gut beleuchtet vorbeigleiten zu lassen, so wird man so leicht keinen Fremdkörper übersehen, auch keine Schwellung, die ihn verdeckt, man wird ferner die Eingänge zu den Nebenbronchien finden und in diesen die kleineren Gegenstände. Das Auge muß führen, die Hand dient dem Auge. Wir achten sorgfältig auf alle aus dem gewöhnlichen Bilde herausfallenden Erscheinungen und suchen ihr Wesen zu erkennen.

Durch Verschiebung der Rohre und Verdrängung des Gewebes in entsprechender Richtung lassen sich die meisten Verzweigungen des Bronchialbaumes dem Auge zugänglich machen. Die seltenen Fremdkörper in seitlichen Ausläufern des Bronchialbaumes können durch ein nach unten sich verjüngendes Innenrohr ebenfalls zur Not zugänglich werden, der rechte Oberlappenbronchus und die dem natürlichen Gang unserer Instrumente entgegengerichteten Verzweigungen des linken Oberlappens sind dem Bronchoskop verschlossen.

Alte Fälle legen durch starke Sekret- bzw. Eiterbildung der methodischen Untersuchung Hindernisse anderer Art in den Weg. Bei mäßiger Sekretion hilft man sich durch entsprechende Lagerung des Kranken (auf gerader Tischplatte, Füße hoch, Kopfende tief). Nicht selten wird aber das Untersuchungs- bzw. Operationsfeld unübersichtlich infolge der sekundären entzündlichen Reizungen oder wenn hinter dem Fremdkörper sich sekreterfüllte Höhlen (Abszesse, Bronchiektasien) oder blutende Granulationen gebildet haben. In solchen Fällen muß man geduldig die Absaugung fortsetzen, bis das Feld frei wird. Beim plötzlichen Einbruch größerer Eitermassen in das Bronchiallumen kann man die drohende Erstickung nur durch beschleunigtes Absaugen in Rückenlage bei tief gestelltem Oberkörper abzuwenden suchen.

Manchesmal lassen sich hinderliche blutende Granulationen durch drehende Bewegungen des Rohres beiseiteschieben und an die Wand pressen. Die Kompression durch das Rohr verhütet weitere Blutungen. Gelingt das nicht, so trägt man Schritt für Schritt die Granulationen mit einem Doppellöffel ab und sucht die Blutung mit einem Nebennierenpräparat zu stillen. Hierbei ist eine verständnisvolle Assistenz und behende Instrumentenhilfe nicht zu entbehren. Narbige Verengerungen müssen systematisch gedehnt werden (s. Abb. 343 u. 344), meist sind mehrere Sitzungen nötig, um das Bronchiallumen freizumachen und an den eingeklemmten Fremdkörper heranzukommen. Vorsichtige Sondierung ist in diesen Fällen erlaubt und nützlich. Nach der geglückten Extraktion eines Fremdkörpers revidiere man nochmals das Operationsgebiet, um sich ein Bild zu machen von den sekundären Veränderungen der Gewebe und um nicht einen weiteren, außerdem noch vorhandenen Fremdkörper oder einen zurückgebliebenen Splitter desselben zu übersehen.

Therapie. Je früher desto besser. Die Hilfe sei der Lage angemessen. Versuche, bei Atemnot die Ausstoßung des Fremdkörpers durch Klopfen auf den Rücken oder durch Hochschwingen der Arme zu unterstützen, sind nutzlos. Zweckmäßig ist die Lagerung des Kranken aufs Querbett, Gesicht nach dem Fußboden, die Arme oder Ellbogen aufgestützt (Knie-, Arm- bzw. Ellbogenlage). Ist bedrohliche Atemnot vorhanden, dann rasch Luftröhrenschnitt oder zunächst die Koniotomie in Rückenlage.

Durch einen Fingergriff in den Rachen vom Mundwinkel aus überzeugen wir uns bei gefährlicher Atemnot, daß die Glottis frei ist, der Fremdkörper also in der Tiefe stecken muß. Der Reiz des eingeführten Zeigefingers genügt manchesmal um den Fremdkörper zur Ausstoßung zu bringen. Leicht quellbare Gegenstände (Papierkugeln, Erbsen, Bohnen usw.) müssen stets sofort extrahiert werden. Bei aseptischen glatten Fremdkörpern, die glücklich gelagert sind (Bleistifthülsen, Glasperlen usw.) ist, falls die Atemnot nachgelassen hat, ein Aufschub zwecks sorgfältiger Vorbereitung eher zu rechtfertigen, ebenso ist es mit kleinen, tiefer sitzenden Fremdkörpern. Mehrmals fanden wir in solchen Fällen den ausgehusteten Gegenstand nach einiger Zeit auf der Bettdecke oder am Boden liegen. Kennen wir durch Röntgenaufnahme den Sitz des Fremdkörpers, so unterstützt die Beckenhochlagerung mit Drehung auf die gesunde Seite die rückläufige Bewegung desselben und seine Entfernung durch Massage des Brustkorbes und durch künstlich hervorgerufene, forcierte Hustenstöße. Bei größeren Gegenständen wenden wir diese Hilfsmittel wegen der Gefahr der Überwanderung in einen anderen Bronchialabschnitt mit nachfolgender ungünstigerer Einstellung nicht an.

Alle Instrumente und Vorkehrungen zur Tracheotomie müssen dauernd in Bereitschaft bleiben. Wir suchen uns nach Möglichkeit die Form und den Sitz des Fremdkörpers klarzumachen, damit wir bei der Operation mit Wahl und Tausch der Instrumente keine Zeit verlieren. Bei ungewöhnlichen Fremdkörpern ist es zweckmäßig, sich einen Gegenstand ähnlich dem aspirierten oder ein Modell desselben zu verschaffen und das ihm entsprechende Instrument daran auf seine Tauglichkeit zu prüfen. Damit kürzt man die Operationsdauer ab und erspart sich und dem Kranken Kraft und Mühe.

Während bei den oberen direkten Untersuchungsmethoden mit örtlicher Betäubung der Kranke am besten auf dem Brüningsschen Schemel sitzt, liegen alle narkotisierten Kranken auf dem Rücken. Die gleiche Lage ist angezeigt bei körperlich schwachen, leicht kollabierenden, wenn die Untersuchung voraussichtlich länger dauert und wenn wir die geneigte Lage des ganzen Körpers (Kopf tief, Füße hoch) bei übermäßiger Sekretbildung nötig haben. Macht die Einführung in der Rückenlage größere Schwierigkeiten, so legt man den Kranken auf seine linke Seite und versucht nun das Rohr in derselben Weise wie beim Sitzenden einzuführen (s. Abb. 336). Ist dabei die Einführung bis in die Luftröhre gelungen, dann dreht man den Kranken auf den Rücken, wobei man vorsichtig seinen Körper mit dem darin befindlichen Rohr in der richtigen Lage erhält. Alte Leute mit starker Blutfülle im Kopfe empfinden die Rückenlage mit hängendem Kopf besonders unangenehm. Man bringt sie in die Seitenlage oder gibt dem Kopfe von vornherein die recht praktische Stütze von HASLINGER. Gelegentlich kann auch die Bauchlage für die Einführung des Rohres zweckmäßig sein, so, wenn wir eine Steifheit der Wirbelsäule durch das Körpergewicht überwinden oder eine Krümmung derselben ausgleichen wollen (s. Abb. 335).

Bevor die Reflexe nicht ausgeschaltet, die leicht reizbaren Schleimhäute nicht durchaus unempfindlich sind, dürfen wir nichts unternehmen. Ist die Einführung gelungen, so liegt uns meist die Reinigung des vielfach von Schleim getrübten Gesichtsfeldes ob. Sie geschieht durch ein passendes Saugrohr, das zu einer Handpumpe oder einer Sauganlage führt. Der Sekretabfluß wird durch geeignete Lagerung des Kranken unterstützt.

Zur Extraktion dienen besondere Instrumente:

Am gebräuchlichsten sind Zangen, Stanzen und Pinzetten. Die KILLIANschen, von BRÜNINGS verbesserten Zangenansätze sind der Länge nach verstellbar und für die verschiedenartigsten Fremdkörper geeignet.

Mit der Zeit haben sich gewisse Zangentypen herausgebildet (s. Abb. 341 a—f).

a) Die für die größte Zahl der Fremdkörper geeignete Krallenzange.

b) Eine gefensterte Zange (Bohnenzange) zur Entfernung weicher, leicht zerreißbarer Gegenstände.

c) Eine geriefte Nadelzange, die mit der ganzen Fläche faßt.

d) Eine Hohlkörperzange, welche hohle Fremdkörper von innen angreift.

e) Eine Löffelzange für Granulationen oder Probeexzisionen.

Für besondere Fälle haben KILLIAN, v. EICKEN und BRÜNINGS weitere Instrumente konstruiert, so eine Zange für Kragenknöpfe (Abb. 341e) und eine andere für offene Sicherheitsnadeln, die sich bewährt haben. Der Elektromagnet hat nur eine beschränkte Anwendung gefunden, entsprechend den wenigen Fällen, für die er geeignet sein dürfte. (Kurze, locker in Granulationen eingebettete und darum im Bronchoskop unsichtbare Metallfremdkörper.)

Zur Ansaugung weicher Massen oder leicht quellbarer Fremdkörper mit glatter Oberfläche habe ich bereits im Jahre 1911 neben einem heute noch funktionierenden Saugapparat ein Röhrchen angegeben, über das ein feiner Gummireifen gezogen wird (Abb. 342). HILL ist mit einem nach demselben Prinzip konstruierten Röhrchen die Aspiration eines Stückes Kastanie gelungen. A. SEIFERT benutzt einen aus dem Instrumentarium der Bauchchirurgie bekannten Spiralbohrer en miniature, der auf Druck sich in den Fremdkörper einsenkt und ihn festhält. Eingeklemmte Fremdkörper müssen erst gelockert werden, ehe man sie der kräftigen Saugwirkung überläßt, man muß auch darauf achten, daß der Gummiring sich nicht abknickt oder an der Bronchialwand festsaugt, sondern nur das Fremdobjekt erfaßt. Ist es nicht möglich, eingeklemmte weichere Fremdkörper im ganzen zu fassen, dann versucht man sie mit der Bohnenzange zu teilen und holt dann die einzelnen Stücke heraus. In gleicher Weise verfahren wir mit harten, dem Zuge widerstrebenden Gegenständen, die noch an ihrem Sitze zerstückelt werden müssen, z. B. quer eingespießte Nadeln (s. Abb. 345 u. 352).

Narbige Stenosen können den Gebrauch unserer Instrumente erschweren, sogar unmöglich machen. Bei mäßiger Verengerung vermag das unter leichten Drehbewegungen vorwärtsgeschobene Bronchoskoprohr allein den Gewebswiderstand frischer Bindegewebszüge schonend zu überwinden und die Narben soweit zu dehnen, daß der Fremdkörper erreichbar ist. Man prüfe vorher die Dehnfähigkeit des Gewebes mit einem soliden, gut armierten Wattetupfer und versuche ihn angefeuchtet als Bougie zu gebrauchen. Da die Stelle der Verengerung meist sehr empfindlich ist, so müssen wir zur Herabsetzung der Reflexe innerlich

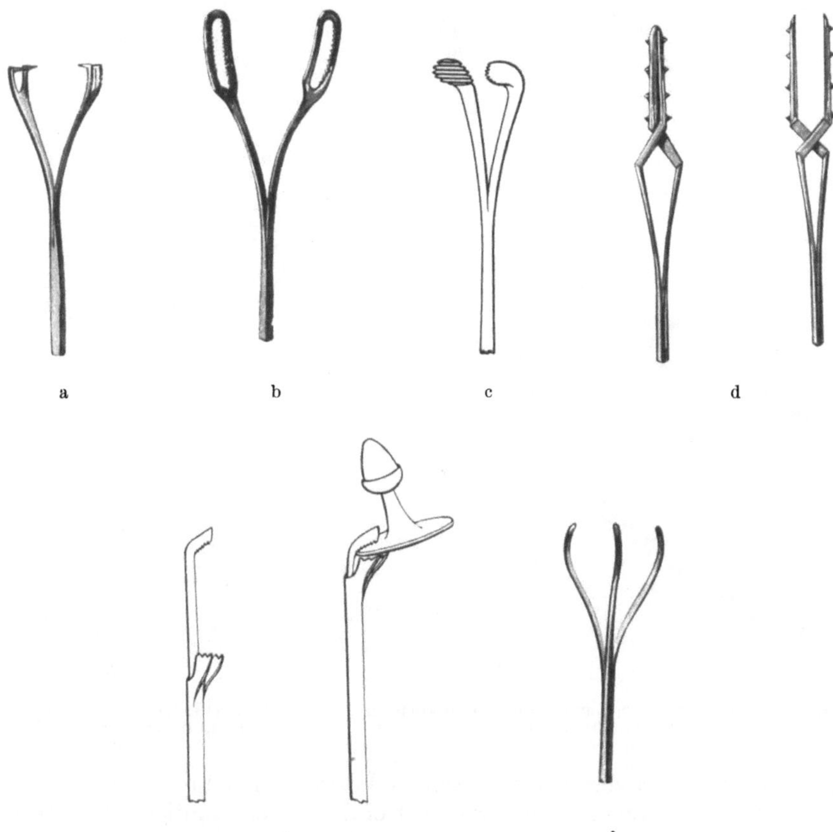

Abb. 341 a—f. a, b, d, f Zusatzinstrumente für die Bronchoskopiezange nach BRÜNINGS. c Nadelzange nach v. EICKEN. e Kragenknopfzange nach MORTON.

Kodein und Morphium, örtlich viel Kokain verwenden und die Sekretion durch Belladonna-Präparate einschränken. Die Bougierung gelingt nicht, wenn der Fremdkörper im Ringe der Narben festsitzt. Läßt er sich nicht aus der Umklammerung entwickeln und ist der Widerstand beim Zuge nach oben zu groß, so versucht man ihn vom Narbenring weg nach unten zu schieben, ein Bougie aus Metall oder Hartgummi (Abb. 343 u. 344) durch die Narbenenge hinterherzuführen und damit die Dehnung der zähen Züge zu bewirken. Die Dehnung muß soweit getrieben werden, daß man den gefaßten und eng an den Tubus gepreßten Fremdkörper hindurchziehen kann, ohne daß der Ringwulst ihn abstreift. Alte Fälle können manches durch die angegebenen Hilfsmittel nicht sogleich zu lösendes Problem stellen, der findige Chirurg wird auch dann auf seine Weise zum Ziel kommen. Damit er sich besser zu helfen weiß, sollen hier die landläufigen Fremdkörper nach ihrer Eigenart beschrieben und die Wege und Mittel ihrer Beseitigung genauer angegeben werden.

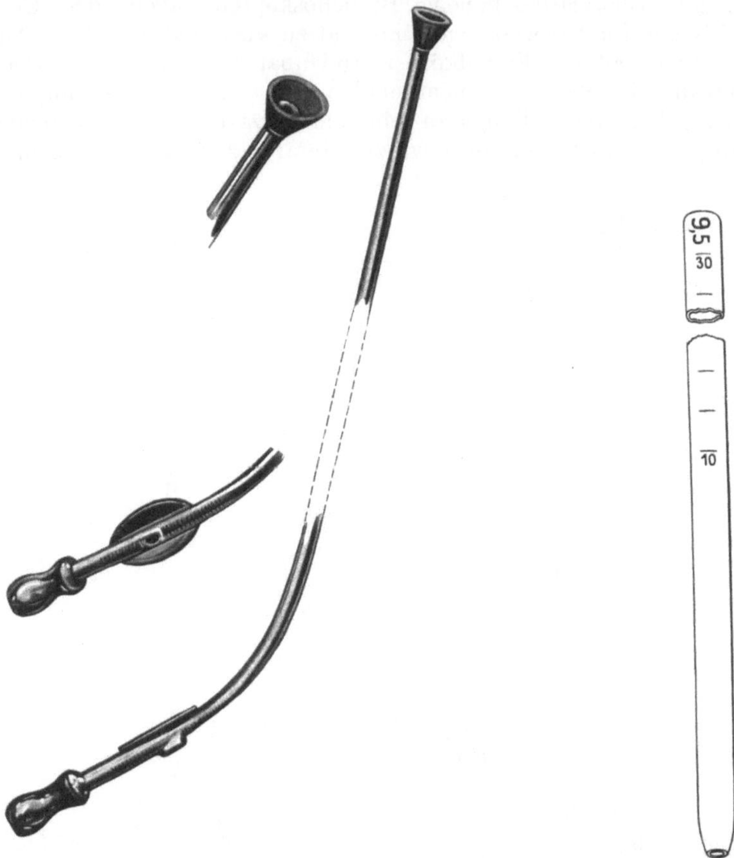

Abb. 342. Röhrchen zum Ansaugen von Fremdkörpern nach LAUTENSCHLÄGER.

Abb. 343. Hohle Metallbougie zur Dehnung tracheobronchialer Narben.

Der Bronchialbaum verträgt dank seinem kräftigen feuchten, von innen nach außen dauernd wirksamen flimmernden Kehrbesen erstaunlich viele Insulte.

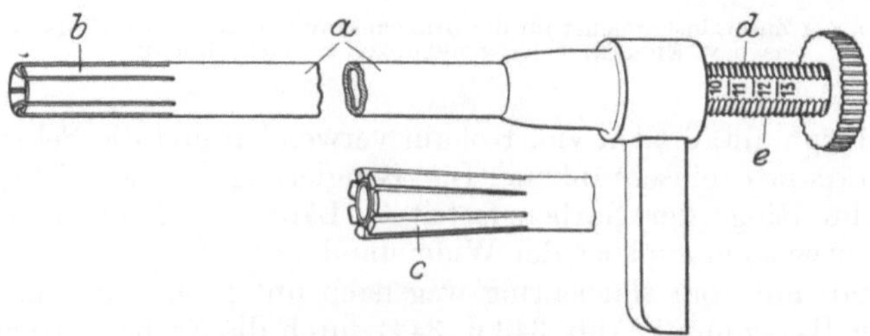

Abb. 344. Dehnungsrohr nach KILLIAN-BRÜNINGS für narbige Stenosen.

Einem Kranken mit einer nichterkannten Luftröhren-Ösophagusfistel wurden mehrere Tage große Mengen flüssiger Nahrung gegeben, die zum Teil in die Bronchien lief und jedesmal durch heftige Hustenstöße nach außen befördert wurde. Abgesehen von der allgemeinen, durch die mangelhafte Ernährung bedingten

Schwächung machte sich kein Schaden bemerkbar. Gehen aber die Flimmerepithelien durch gehäufte Insulte der Schleimhaut auf größeren Strecken verloren, dann wächst die Infektionsgefahr, es füllen sich trotz des Hustenreizes die tieferen Bronchien allmählich mit Sekreten u. dgl. an, Erstickung oder tödliche Bronchopneumonien sind die Folge.

Am häufigsten geraten Knochen beim hastigen Essen in die Bronchien. Platte Knochen sind, wenn sie aufrecht stehen, im Bronchoskop als schmale Leisten zu erkennen, liegend können sie wie Deckel ein größeres Bronchiallumen abschließen. Man muß sich hüten, durch unüberlegte Manipulationen eine günstige Stellung zu verschlechtern. Zur Extraktion ist die Krallenzange (s. Abb. 341a) geeignet, welche das Knochenstück fest anhakt. Folgt es nicht dem Zuge, so lockern wir es mit dem auch bei anderen Fremdkörpern mit Vorteil zu verwendenden Häkchen, dessen Brauchbarkeit wir

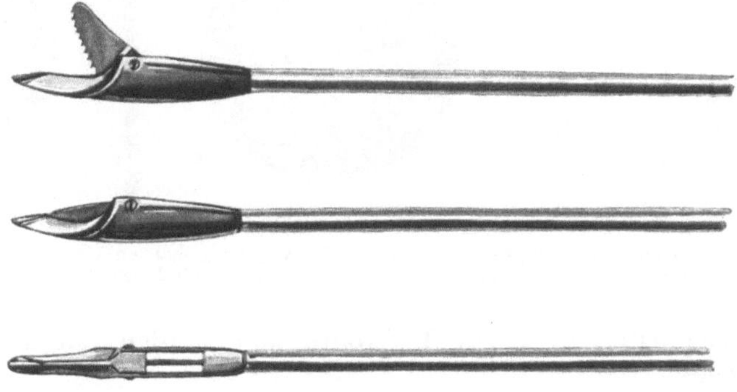

Abb. 345. Zange zum Zerschneiden von Gebißteilen u. dgl.

bereits bei den Fremdkörpern der Nase und des Ohres kennengelernt haben. In den gebräuchlichen Instrumentarien befindet sich ein kleines stumpfes und ein über die Kante gebogenes gezähntes Häkchen mit langen Stielen (s. Abb. 340). Mit dem stumpfen Häkchen gelingt meist die Umgehung des Knochens und seine Lockerung durch Hebelwirkung.

Häufig sind auch Zähne und Gebißteile im Bronchialbaum zu finden. Kariöse Zähne sind erfahrungsgemäß besonders gefährlich. Sie geraten bei gewöhnlichen Extraktionen, häufiger in der Narkose, in die tieferen Luftwege und verursachen bald eine Fremdkörperpneumonie mit schweren Folgeerscheinungen. Hier führt man sofort die Bronchoskopie aus, und gebraucht die Krallenzange.

Eingeklemmte künstliche Gebisse lassen sich manchesmal schwer lösen und müssen, wenn es sich um größere Körper handelt, zerstückelt werden. An der Glottispassage entgleiten sie leicht der Zange und fallen zurück. Man lockert sie, befreit sie aus einer etwaigen Verhakung, faßt sie kräftig mit der Krallenzange an und zieht zugleich mit dem Rohre das Gebiß im ganzen oder die zerstückelten Teile nacheinander heraus.

Fischwirbel und einzelne Gräten sind im Bronchoskop an ihrer weißen oder hellgrauen Farbe leicht zu erkennen. Ihre Einstellung und Extraktion bietet keine nennenswerten Schwierigkeiten.

Kragenknöpfe fangen sich mit ihrer Platte fast regelmäßig in einem Hauptbronchus. Steht dabei der Hals des Knopfes schräg oder aufrecht, so läßt er sich bequem mit der Zange fassen. Steht der Kopf nach unten und zeigt die ganze Plattenfläche nach oben, so versucht man mit einem stumpfen Häkchen an der Platte vorbeizukommen und sie so zu verschieben, daß man sie mit einer zu diesem Zwecke konstruierten schiefmäuligen Zange (s. Abb. 341 e) fassen kann, wenn nicht das größere rechtwinkelig abgebogene Häkchen zur Extraktion ausreicht. Das Häkchen muß an der Basis des Knopfhalses so angreifen, daß es nicht übersteht und keine Nebenverletzung machen kann. Sicherer faßt immer die Zange, das Häkchen soll im allgemeinen nur den Fremdkörper lockern und den Zangenzugriff erleichtern. Nur wenn es in eine Öse gesteckt werden kann, wie der Arm in einen Henkelkorb, dann kann man es unbedenklich zur Extraktion benutzen.

Größere Fruchtsteine, Aprikosen-, Pflaumen- und Dattelkerne sind immer gefährlich. Sie führen entweder sogleich den Abschluß beider Hauptbronchien herbei oder verschwinden der Länge nach in einem Hauptbronchus, stellen sich beim Hochhusten quer zur Luftröhre und werden damit Ursache des Erstickungstodes.

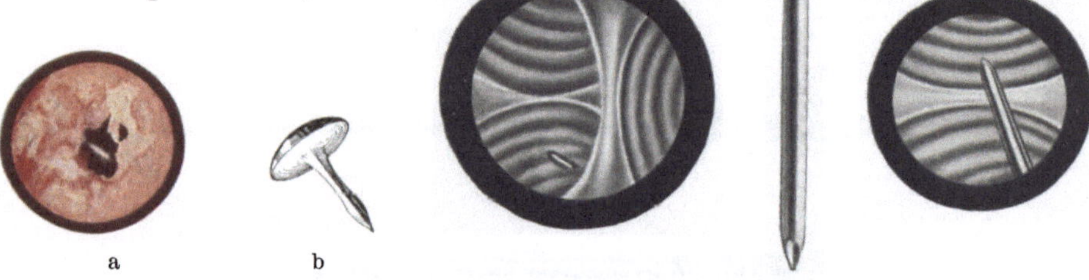

Abb. 346 a und b. Nagel im rechten Hauptbronchus nach H. v. SCHRÖTTER.

Abb. 347. Nagel im rechten Unterlappenbronchus nach KOFLER.

Zur Extraktion dieser Fremdkörper ist ebenfalls die Krallenzange oder die dreiarmige UFFENORDEsche Zange (Abb. 341 f) zweckmäßig, nur daß die Zangenbranchen um den Fremdkörper vermehrt, meist einen zu großen Raum einnehmen, als daß die Glottisenge auf dem Wege nach außen ohne Schwierigkeit passiert werden könnte.

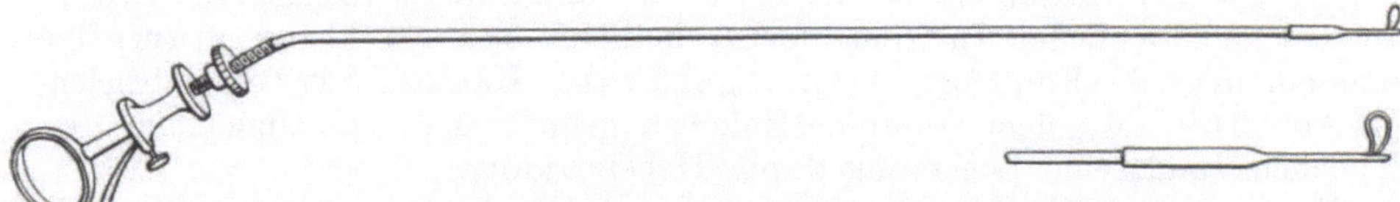

Abb. 348. Rechtwinklig abgebogene Schlinge zur Nagelextraktion.

In solchen Fällen eröffnet man die Luftröhre und entwickelt den Kern mit der Zange durch die Tracheotomiewunde (untere Bronchoskopie, s. S. 264). Wenn es gelingt, von oben einen solchen Fremdkörper zu finden und ihn in seiner Art und Größe zu erkennen, dann soll man der Versuchung, ihn sogleich zu fassen, widerstehen und sich überlegen, ob das Risiko der Extraktion von oben nicht zu groß ist. Im Zweifel nimmt man stets die Tracheotomie und untere Extraktion vor, denn wenn der Fremdkörper bei der oberen Bronchoskopie abgleitet und zurückfällt, dann ist die augenblickliche Erstickung auch durch den nunmehr erfolgenden Luftröhrenschnitt kaum noch abzuwenden.

Je jünger der Patient, um so eher entschließt man sich zum sofortigen Luftröhrenschnitt und zur Fremdkörperentfernung von unten.

Im Gegensatz zu den meist kantigen und voluminösen Fruchtkernen machen die verschiedenen Nadel- und Nägelarten (s. Abb. 346 u. 347) wenig Reizerscheinungen. Auch die Atmung wird wenig oder gar nicht beeinträchtigt.

Sie können ihrer schlanken Form wegen in die tiefsten Ausläufer der Bronchialverästelung gelangen, wo sie schwer aufzufinden sind. Spießt sich ein solcher metallischer Körper zum Teil ins Gewebe ein und liegt quer, so muß man ihn möglichst in seiner Mitte fassen und vor die Mündung des Bronchoskops legen, wo er sich an der starren Rohrwand durchbiegen und ins Rohr hineinziehen läßt. Dabei wird das ins Gewebe eingespießte Stück mit herausgezogen. Sonst zerbricht man ihn mit dem Instrument von CASSELBERRY

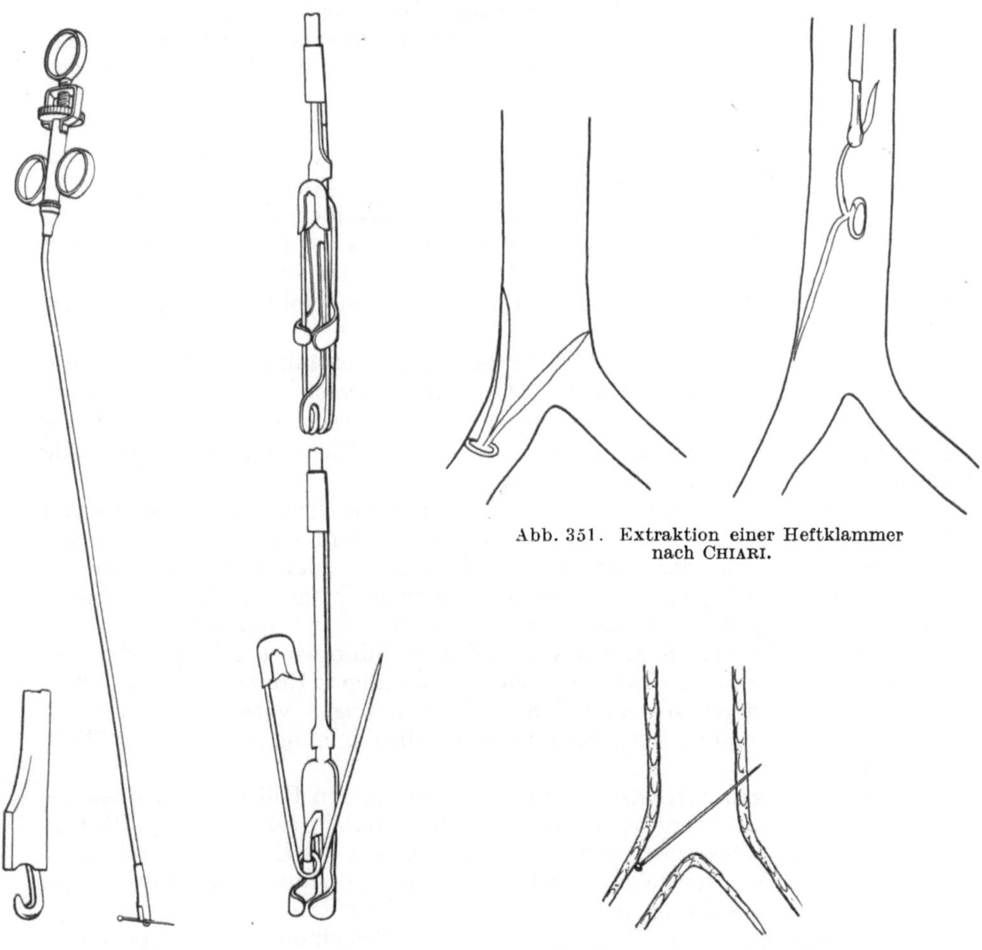

Abb. 351. Extraktion einer Heftklammer nach CHIARI.

Abb. 349. Nadelbrecher nach CASSELBERRY.

Abb. 350. Extraktion von Sicherheitsnadeln nach v. EICKEN.

Abb. 352. Stecknadel in einem Hauptbronchus. (Schematisch.)

(Abb. 349). Auch die BRÜNINGsche abgebogene Schlinge, mit der man ein vorstehendes Nadelstück fassen und entwickeln kann, wird in geeigneten Fällen zum Ziele führen.

Geschlossene Sicherheitsnadeln lassen sich mit Zange oder Häkchen leicht ergreifen und nach außen befördern, im offenen Zustande (meist steht die ungedeckte Spitze nach oben) setzen sie der Extraktion Widerstand entgegen. Faßt man das spitze Ende mit der Nadelzange, so sperrt sich das stumpfe Ende und die Extraktion mißlingt. Hier kommen wir am besten zum Ziele, wenn wir die offene Nadel im Bronchus schließen. Dies ist möglich durch die Instrumente von JACKSON, COOLIDGE und v. EICKEN (Abb. 350). Ähnlich liegen die Extraktionsmöglichkeiten bei Haarnadeln und Heftklammern, bei denen unsere Manöver sich nach Art und Spreizweite des mehr oder weniger biegsamen Stoffes richten (s. Abb. 351).

Glasperlen, Kieselsteinchen, Kirschkerne verursachen meist starke Atemnot. Wegen ihrer glatten Oberfläche werden sie nicht selten ausgehustet. Fest eingekeilt sind sie schwer zu fassen und müssen erst mit einem Häkchen gelockert werden, bevor man sie mit der Krallenzange oder dem Instrument von UFFENORDE einfangen kann. Die Lockerung und Extraktion durch das Saugluftröhrchen ist bei genügendem Vakuum leichter vorzunehmen, doch darf der Fremdkörper nicht viel größer sein als das Lumen des Saugnapfes.

Kanülen, Bleistifthülsen und glatte Hohlkörper anderer Art werden womöglich in eine solche Lage gebracht, daß ein Zängchen geschlossen in dasselbe eingeführt werden kann. Die Zange wird im Hohlraum gespreizt, die eingekerbten rauhen Branchen legen sich fest an die Innenwände an und nun kann die Extraktion erfolgen (s. Abb. 341 d). Besser läßt sich der Fremdkörper mit der Krallenzange an seinem Rande fassen. Die auf diese Art ausgeübte Zugwirkung ist kräftiger, die Fixierung sicherer als mit der im Hohlraum angreifenden Zange.

Muß man weiche, locker gefügte Fremdkörper extrahieren, so dient die KILLIANsche Bohnenzange (Abb. 341 b), deren Riefen das Bohnen-, Mohrrüben-, Apfel- oder Fleischstück im Bogen umfassen und festhalten. Bei wenig aufgequollenen konsistenteren Körpern ist die Krallenzange geeigneter, die freilich im Fremdkörper leicht ausreißt.

Ähren und deren Grannen wandern vermöge ihres eigenartigen Systems von Widerhaken durch das Gewebe in die Tiefe und verursachen dort Abszesse, bei deren Durchbruch oder operativen Eröffnung sie zufällig gefunden werden.

Untere Bronchoskopie. Wenn der Mensch ohne Zunge und Zähne geboren wäre und von Kindheit an das Degenschlucken übte, dann wäre die obere Bronchoskopie für den Kranken wie für den Chirurgen ein Vergnügen. So aber ist die Einführung eines geraden starrwandigen Rohres in den gebrochenen, mit vielartigen Widerständen und Sicherungen versehenen empfindlichen Atmungsweg (das Speiserohr ist wesentlich toleranter) für beide Teile häufig eine Last.

Oft muß das ganze Rüstzeug mit allen besonderen Hilfsmitteln, dazu die Persönlichkeit eines energischen Arztes wirken, damit selbst der willfährige sitzende oder in Rückenlage gebrachte Kranke das lästige, Kopf, Hals- und Unterkiefer in eine ungewohnte Stellung zwängende Untersuchungsinstrument nicht gewaltsam entfernt. Bei Kindern kommt zur Unbelehrbarkeit und gesteigerten Angst die große Empfindlichkeit der Schleimhäute im allgemeinen und der des subglottischen Raumes im besonderen, welcher auch auf die schonendste obere Bronchoskopie mit einer lebensgefährlichen Aufquellung antworten kann (akutes subglottisches Ödem s. oben).

Aber nicht nur bei Kindern, auch bei Erwachsenen treten gelegentlich bei dem mehr oder weniger gewaltsamen Einführen der Metallinstrumente oberflächliche Schleimhautverletzungen (Erosionen, Quetschungen, Einrisse usw.) auf, die zwar meist heilen, aber doch unter Umständen zu Eingangspforten für Infektionen werden können. Solche Verletzungen sind bei der oberen Bronchoskopie durch kantige, spitze, umfangreiche Fremdkörper auch auf dem Wege nach außen möglich. Hierbei stellt sich die weitere Gefahr ein, daß der auf langer Strecke glücklich gefaßte und bis zur Glottisenge hochbugsierte Fremdkörper sich aus unserem Instrument loslöst und wieder in die Tiefe gleitet, diesmal den anderen Hauptbronchus verlegend. Steckte er vorher im rechten Hauptbronchus und ist dort die Lunge atelektatisch geworden, so bedeutet die Einkeilung im anderen Hauptbronchus den sicheren Tod.

Wenn nun eine Möglichkeit besteht, alle diese Unbequemlichkeiten, Hindernisse und Gefahren zu umgehen, so wird jeder mit der Chirurgie der Luftröhre vertraute Arzt freudig danach greifen. Die Tracheotomie gibt uns diese Möglichkeit. Die Entfernung eines ungewöhnlichen Fremdkörpers durch die obere Tracheo-Bronchoskopie kann, von einem geschickten und geübten Facharzt ausgeführt, ein rechtes Kunststück sein und in jeder Weise befriedigen. Je häufiger das gelingt, um so ehrenvoller die Leistung. Indes wird auch der Erfahrene und Erfolgreiche nicht selten vor die Wahl gestellt, entweder den oberen längeren und für den betreffenden Fall unsicheren Weg oder den kurzen schonenden und Sicherheit verbürgenden unteren zu gehen. Wir entscheiden uns leichter für den letzteren als mancher Facharzt der alten Schule. Die Gefahr der Tracheotomie wird überschätzt. Wenn der Schutzmechanismus der Flimmerepithelien erhalten ist und arbeitet, dann kann die Eröffnung der Luftröhre die durch den Fremdkörper verursachten Veränderungen des Lungengewebes nicht verschlimmern. Sie bilden sich ebenso rasch nach Entfernung des schuldigen Fremdkörpers zurück als bei der oberen Bronchoskopie. Das Dékanulement ist einfach, die Narbe, weil frühzeitiger Verschluß möglich, kaum sichtbar. Von unten ist der Weg zum Fremdkörper viel kürzer, infolgedessen der Kokainverbrauch geringer, die Instrumente sind leichter zu handhaben, sie ergreifen den Gegenstand sicherer und halten ihn wegen ihrer Kürze auch fester, die Entwicklung des Fremdkörpers macht weniger Schwierigkeiten durch die breite und leicht zu erweiternde Öffnung in der Luftröhre als durch den Glottisengpaß. Hochsitzende Fremdkörper liegen der Tracheotomieöffnung bisweilen so nahe, daß man ohne Rohreinführung ihre Extraktion mittels schlanker Zangen vornehmen kann. Im dunkeln tastend zu arbeiten ist verboten. Auch hier soll die Hand stets nur dem Auge dienen.

Die untere Bronchoskopie ist Gebot in allen den Fällen, wo ein Fremdkörper bereits beim Eindringen heftige Erstickungserscheinungen verursacht hat, ganz gleich, ob er groß ist oder nicht, denn die Atemnot kann jederzeit wiederkehren und der Luftröhrenschnitt kommt dann zu spät. Alle großen scharfkantigen Gegenstände, die bei der Extraktion von oben große Schwierigkeiten erwarten lassen, werden von unten befreit. Dasselbe geschieht bei alten Fällen, wo der Fremdkörper im entzündeten Gewebe steckt und wo das Rohr voraussichtlich öfters eingeführt werden muß, ebenso wenn durch andere Gründe eine länger dauernde Behandlung erforderlich ist oder wenn bereits von oben Extraktionsversuche gemacht worden und mißlungen sind.

Wegen des drohenden subglottischen Ödems erfolgt die untere Bronchoskopie bei allen Kindern vom 6. Lebensjahr abwärts bis zum Säugling.

Die untere Bronchoskopie ist ferner angezeigt bei Kieferklemme, Tumoren im Rachen und am Mundboden, bei schlechten Zahnverhältnissen, Ulzerationen in der Mund- und Rachenschleimhaut, an der Lippe und in den Mundwinkeln, bei psychopathischen, aufgeregten Personen und bei Epileptikern, wo wir mit einem Anfall während der Untersuchung rechnen müssen.

Für die untere Bronchoskopie wählen wir die Tracheotomia superior. Sie ist rasch ausführbar und gibt den Bronchoskoprohren größeren Spielraum. Für die Tracheotomia inferior liegt die Luftröhre zu tief, infolgedessen wird der Wundkanal länger und bildet einen scharfen Winkel mit der

Luftröhrenachse, was die Einführung gerader Rohre erschwert und die Bildung von Hautemphysemen begünstigt (Abb. 354).

In die Tracheotomieöffnung bringen wir nach sorgfältigster Blutstillung einige Tropfen einer 5%igen Kokain- oder Pantokainlösung (Pantokain hat eine gute Oberflächenwirkung) und betupfen damit die Gegend des subglottischen Raumes (nach oben) und der Bifurkation (nach unten), vergessen dabei auch nicht die Vorderwand der Luftröhre.

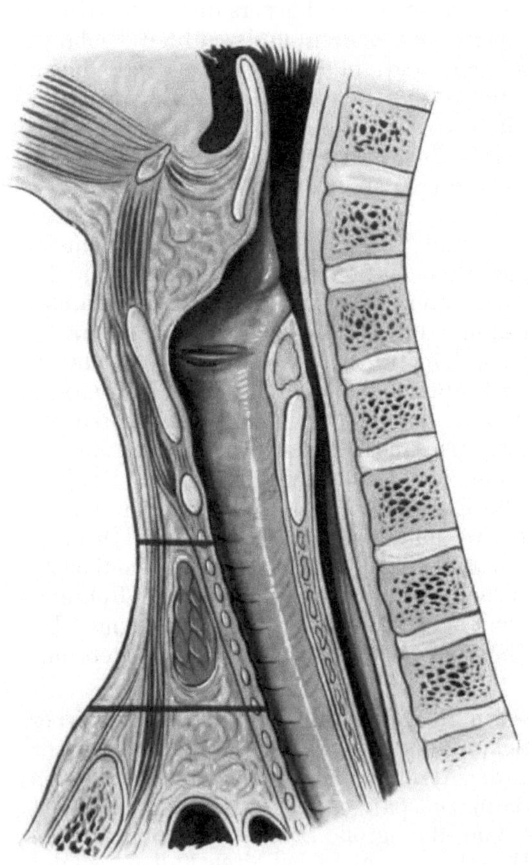

Abb. 354. Halsorgane im Längsschnitt. Kurzer Weg zur Luftröhre bei der oberen Tracheotomie, langer Weg bei der unteren.

Um die tieferen Teile des Bronchialbaumes unempfindlich zu machen, stellt man ein kurzes Rohr ein und pinselt, langsam in die Tiefe gleitend — hier ist der Wattepinsel am Platz —, die Schleimhaut immer an den vom Auge vorher gesichteten Stellen. Für die zarte, aufnahmefähige normale Schleimhaut und die kurzen Wege verbraucht man sehr geringe Mengen Kokain. Die entzündete Schleimhaut bedarf wiederholter Betupfung.

Wir schließen die Bronchoskopie stets unmittelbar an die Tracheotomie an, weil die später mit Sicherheit erfolgende Reizung der Tracheo-Bronchialschleimhaut und der erwachende Wundschmerz schon nach wenigen Stunden die Bronchoskopierung bedeutend erschweren.

Bei der Einführung des vorne etwas abgeschrägten Rohres drehen wir das Patientenkinn beiseite und führen das Rohr nun fast horizontal in die Trachealwunde ein (Abb. 355). Wundhaken sind dabei kaum notwendig, der kurze Rohrschnabel findet seinen Weg, wenn wir ihn mit sanftem Druck zwischen die genügend weit durchtrennten Knorpelringe zwängen. An der hinteren Trachealwand angelangt, wird der Tubus sofort aufgerichtet, wobei die vordere Trachealwand nach außen gedrängt wird. Dabei zeigt sich sogleich die Bifurkationsstelle. Durch die nichtentzündete gelblich-rosa gefärbte Schleimhaut scheinen die Trachealringe gut durch, während diese in der entzündeten und verdickten dunkelroten Schleimhaut verschwinden. Wenige Tropfen Adrenalin oder Suprarenin lassen sie deutlicher erkennen.

Man gehe nie weiter, bevor man die Hauptteilungsstelle der Luftröhre genau erkannt hat und sicher weiß, in welchem Hauptbronchus man vorgedrungen ist.

Bei der unteren Bronchoskopie gelingt mit den kurzen Rohren die Verdrängung der Bifurkationsleiste und der weiteren Teilungsfirste viel leichter als von oben, doch erfordert auch hier die Einstellung des Oberlappenbronchus starke Wandverdrängung, wobei man sich durch den bereits oben angegebenen Kunstgriff hilft, das Rohr erst in die Tiefe zu schieben und auf dem Rückwege die Verdrängung vorzunehmen. Beim langsamen Vorbeilaufen der Trachealringe im Gesichtsfeld springt der First des gesuchten Oberlappenastes oft plötzlich ins Auge. Abnorme Verzweigung des Bronchialstammes und Situs inversus sind so selten, daß ich hier nicht darauf einzugehen brauche.

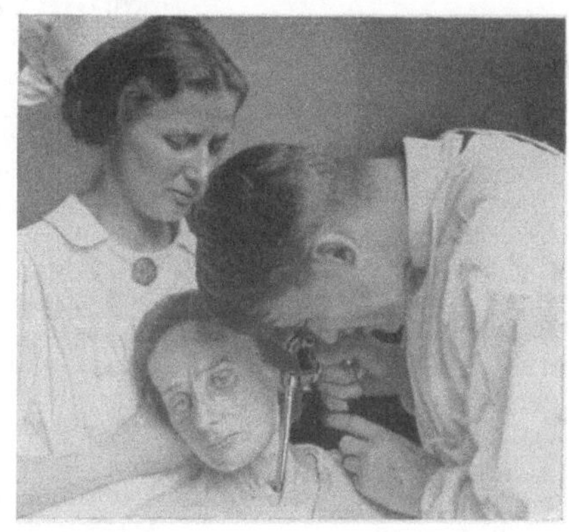

Abb. 355. Untere Tracheo-Bronchoskopie.

Hat man den Fremdkörper gut eingestellt, so muß man den Abschnitt, in dem er steckt, besonders sorgfältig unempfindlich machen, weil die Berührung des Fremdkörperbettes die heftigsten Hustenstöße auslösen kann. Man mache es sich auch hier zur strengen Regel, niemals mit der Lockerung oder Extraktion des Gegenstandes zu beginnen, ehe nicht absolute Ruhe des ganzen Körpers und völlige Schmerzlosigkeit im Operationsgebiet hergestellt ist.

Wird der fremde Gegenstand nicht gefunden, so unterläßt man weitere Versuche, versorgt die Wunde, setzt eine Kanüle ein und wiederholt, wenn die Umstände es zulassen, nach einigen Tagen die Untersuchung in Narkose. Ist die Heilung gelungen, so erfolgt alsbald das Dékanulement.

Stellen sich nach der mißlungenen Extraktion die Zeichen einer Allgemeininfektion oder eine Mediastinitis ein, oder hat sich ein umfangreicher Abszeß gebildet, so treten die großchirurgischen Eingriffe von außen in ihre Rechte.

Sachverzeichnis.